RadCases Plus Q&A
Neurorradiologia

Thieme Revinter

RadCases Plus Q&A
Neurorradiologia
Segunda Edição

Autores

Roy F. Riascos, MD
Professor of Radiology
Chief of Neuroradiology
Department of Diagnostic and Interventional
   Imaging
The University of Texas Health Science Center at
   Houston
Houston, Texas

Eliana Bonfante, MD
Associate Professor of Radiology
Department of Diagnostic and Interventional
   Imaging
The University of Texas Health Science Center at
   Houston
Houston, Texas

Susana Calle, MD
Staff Neuroradiologist
Department of Diagnostic and Interventional
   Imaging
The University of Texas Health Science Center at
   Houston
Houston, Texas

Editores da Série

Jonathan M. Lorenz, MD, FSIR
Professor of Radiology
Section of Interventional Radiology
The University of Chicago
Chicago, Illinois

Hector Ferral, MD
Senior Medical Educator
NorthShore University HealthSystem
Evanston, Illinois

Com 776 figuras

Thieme
Rio de Janeiro • Stuttgart • New York • Delhi

Dados Internacionais de Catalogação na Publicação (CIP)

R481n

Riascos, Roy F.
Neurorradiologia / Roy F. Riascos, Eliana Bonfante & Susana Calle; tradução de Vilma Ribeiro de Souza Varga et al. – 2. Ed. – Rio de Janeiro – RJ: Thieme Revinter Publicações, 2021.

268 p.: il; 21 x 28 cm; (Série RADCASES)
Título Original: *RadCases Plus Q&A Neuro Imaging*
Inclui Índice Remissivo e Bibliografia
ISBN   978-65-5572-029-7
eISBN 978-65-5572-030-3

1. Doenças do Sistema Nervoso Central – diagnóstico imagem. 2. Radiografia. 3. Sistema Nervoso Central – diagnóstico imagem. 4. Técnicas de diagnóstico neurológico. 5. Relatos de Caso. I. Bonfante, Eliana. II. Calle, Susana. III. Título.

CDD: 616.80754
CDU: 616.8-079.43

Nota: O conhecimento médico está em constante evolução. À medida que a pesquisa e a experiência clínica ampliam o nosso saber, pode ser necessário alterar os métodos de tratamento e medicação. Os autores e editores deste material consultaram fontes tidas como confiáveis, a fim de fornecer informações completas e de acordo com os padrões aceitos no momento da publicação. No entanto, em vista da possibilidade de erro humano por parte dos autores, dos editores ou da casa editorial que traz à luz este trabalho, ou ainda de alterações no conhecimento médico, nem os autores, nem os editores, nem a casa editorial, nem qualquer outra parte que se tenha envolvido na elaboração deste material garantem que as informações aqui contidas sejam totalmente precisas ou completas; tampouco se responsabilizam por quaisquer erros ou omissões ou pelos resultados obtidos em consequência do uso de tais informações. É aconselhável que os leitores confirmem em outras fontes as informações aqui contidas. Sugere-se, por exemplo, que verifiquem a bula de cada medicamento que pretendam administrar, a fim de certificar-se de que as informações contidas nesta publicação são precisas e de que não houve mudanças na dose recomendada ou nas contraindicações. Esta recomendação é especialmente importante no caso de medicamentos novos ou pouco utilizados. Alguns dos nomes de produtos, patentes e design a que nos referimos neste livro são, na verdade, marcas registradas ou nomes protegidos pela legislação referente à propriedade intelectual, ainda que nem sempre o texto faça menção específica a esse fato. Portanto, a ocorrência de um nome sem a designação de sua propriedade não deve ser interpretada como uma indicação, por parte da editora, de que ele se encontra em domínio público.

Tradução:
VILMA RIBEIRO DE SOUZA VARGA
Médica e Tradutora Especializada na Área da Saúde, SP

Revisão Técnica:
CARLOS ZICARELLI
Membro Titular da Sociedade Brasileira de Neurocirurgia
Membro Titular da Academia Brasileira de Neurocirurgia
Membro Titular da International Neuromodulation Society
Supervisor do Internato Médico de Neurocirurgia da PUC-PR
Mestre em Tecnologia da Saúde pela Pontifícia Universidade Católica do Paraná (PUC-PR)
Supervisor do Programa de Residência Médica em Neurocirurgia do Hospital Evangélico de Londrina, PR

Título original:
RadCases Plus Q&A Neuro Imaging
Copyright © 2019 by Thieme Medical Publishers, Inc.
ISBN 978-1-62623-237-2

© 2021 Thieme
Todos os direitos reservados.
Rua do Matoso, 170, Tijuca
20270-135, Rio de Janeiro – RJ, Brasil
http://www.ThiemeRevinter.com.br

Thieme Medical Publishers
http://www.thieme.com

Impresso no Brasil por Forma Certa Gráfica Digital Ltda.
5 4 3 2 1
ISBN 978-65-5572-029-7

Também disponível como eBook:
eISBN 978-65-5572-030-3

Todos os direitos reservados. Nenhuma parte desta publicação poderá ser reproduzida ou transmitida por nenhum meio, impresso, eletrônico ou mecânico, incluindo fotocópia, gravação ou qualquer outro tipo de sistema de armazenamento e transmissão de informação, sem prévia autorização por escrito.

Dedicado à mulher a quem meu coração se rende, Maria Claudia, e a nossos três filhos, Camilo, Felipe e Pablo, por tornarem minha vida esta experiência maravilhosa.

—RFR

Este livro é dedicado ao meu amor e apoio, minha alma gêmea, Darren, e a nossos filhos maravilhosos e inspiradores, Matthew e Zachary.

—EB

Este livro é dedicado ao meu incrível marido, Jaime, e à minha linda bebê, Elena; vocês são meu mundo.

—SC

Prefácio da Série

Como parceiros entusiastas da educação em radiologia, continuamos nossa missão de aliviar o esgotamento e a frustração compartilhada pelos residentes e suas famílias que se dedicam ao treinamento em radiologia! Ao lançar a segunda edição da série RadCases, nossa intenção é expandir, em vez de substituir, essa já rica experiência de estudo que foi experimentada, testada e popularizada por residentes em todo o mundo. Em cada edição de subespecialidade, apresentamos 100 novos casos cuidadosamente escolhidos para elevar o nível em nosso esforço de ajudar os residentes a enfrentar a assustadora tarefa de assimilar enorme quantidade de informação. A segunda edição do RadCases aprimora e expande os conceitos encontrados na primeira edição com variações importantes de casos anteriores, estratégias de diagnóstico e gerenciamento atualizados e novas entidades patológicas. Nosso objetivo contínuo é combinar a popularidade e a portabilidade de livros impressos com a adaptabilidade, qualidade excepcional e recursos interativos de um formato eletrônico baseado em casos. Os novos casos serão adicionados ao banco de dados eletrônico existente para enriquecer o ambiente interativo de imagens de alta qualidade que permite aos residentes organizar sessões de estudo, extrair e dominar rapidamente informações e preparar-se para conferências de radiologia baseadas em temas.

Temos uma dívida de gratidão com nossos próprios residentes e muitos estagiários de radiologia que nos ajudaram a criar, adaptar e melhorar o formato e o conteúdo do RadCases, analisando as sugestões de novos casos, funções e formatação. De volta por demanda popular, é a apresentação concisa, ponto a ponto, dos fatos essenciais de cada caso em tópicos, de fácil leitura e um diferencial breve, crítico, começando com o diagnóstico real. Essa abordagem é fácil para os olhos exaustos e encoraja a preparação repetida de informações importantes durante as revisões rápidas, um processo que acreditamos ser fundamental para a educação em radiologia. Nova desde a edição anterior é a adição de uma seção de perguntas e respostas em cada caso para reforçar conceitos-chave. A intenção dos livros impressos é encorajar repetidos estímulos no uso de informações críticas, fornecendo um grupo portátil de casos centrais excepcionais para dominar. Ao contrário dos autores de outros livros de revisão de radiologia com base em casos, removemos a adivinhação, fornecendo anotações e descrições claras para todas as imagens. Em nossa opinião, não há nada pior do que ser incapaz de localizar um achado sutil em uma imagem mal reproduzida, mesmo depois de se conhecer o diagnóstico final.

Os casos *online* expandem o livro impresso e fornecem uma revisão abrangente de toda a especialidade. Milhares de casos são estrategicamente projetados para aumentar o conhecimento do residente, fornecendo exposição a um espectro de exemplos de casos – do básico ao avançado – e explorando "Aunt Minnies", diagnósticos incomuns e variabilidade dentro de um único diagnóstico. O mecanismo de pesquisa permite que o residente crie listas de estudo diárias individualizadas que não são limitadas por fatores como a subseção de radiologia. Por exemplo, adapte a lista de estudos de hoje a casos envolvendo tuberculose e inclua casos em todas as subespecialidades e em todos os sistemas do corpo. Ou estude apenas casos torácicos, incluindo aqueles relacionados a cardiologia, medicina nuclear e pediatria. Ou, ainda, estude apenas casos musculoesqueléticos. A escolha é sua.

Como parceiros entusiastas neste projeto, começamos pequenos e, com o incentivo, talento e orientação de Timothy Hiscock e William Lamsback na Thieme Publishers, aumentamos ainda mais o nível de nossos esforços para ajudar os residentes a enfrentar a assustadora tarefa de assimilar maciças quantidades de informação. Somos apaixonados por continuar essa jornada e continuaremos a expandir as séries, adaptar os casos com base no *feedback* direto dos residentes e aumentar os recursos destinados à revisão e à autoavaliação do conselho. Em primeiro lugar, agradecemos aos nossos estudantes de medicina, residentes e bolsistas por nos permitirem o privilégio de participar de sua jornada educacional.

Jonathan M. Lorenz, MD, FSIR
Hector Ferral, MD

Prefácio

É uma grande emoção para nós estarmos juntos novamente e criarmos esta segunda edição. Elaboramos este livro com grande cuidado para maximizarmos a quantidade de material retido. Nossa recomendação é verdadeiramente analisar cada caso como se lhe fosse apresentado em sua instituição de trabalho. Como sempre, nossos pacientes são nossos melhores professores. Tente extrair a maior quantidade de informação de cada imagem e resista à pressa de virar rapidamente a página e de ler o material fornecido. O fluxo de casos tem a intenção de simular o que se encontra na estação de leitura, tendo um terceiro benefício a mais sinalizando quais imagens são relevantes para o diagnóstico. É oferecida uma apresentação clínica breve e concisa. Convida-se os leitores a testarem seus conhecimentos, estabelecendo diagnósticos diferenciais e determinando qual é a consideração principal e por que outros diagnósticos são menos prováveis. O exercício de desenvolver um diagnóstico operacional com base em um caso apresentado é a essência da aprendizagem em radiologia e, verdadeiramente aperfeiçoará o processo de revisão. Novas tecnologias, incluindo técnicas de perfusão, espectroscopia, medicina nuclear e reconstruções 3D, entre outras, estão incluídas na presente edição. A finalidade é orientar o leitor para que incorpore essas informações adicionais ao processo de pensamento, na medida em que essas modalidades se tornem mais comuns em seu local de trabalho.

Diferentemente da edição anterior, as perguntas e respostas agora foram acrescentadas a cada caso na tentativa de estimular melhor como a neurorradiologia atualmente é ensinada. Nossa esperança é que a natureza interativa e dinâmica do livro sirva para fortalecer os conceitos apresentados.

Agradecimentos

Não existem palavras de gratidão suficientes para todos que permitiram que esta segunda edição de nosso livro se tornasse realidade. Gostaria de agradecer primeiramente a todos os leitores que deram apoio ao material e ajudaram a fazer esta nova edição. Preciso agradecer sinceramente a minhas excelentes coautoras Eliana e Susana por trabalharem comigo neste projeto. Um obrigado especial a todos os estudantes de medicina, residentes, assistentes de pesquisa e colegas do University of Texas Health Science Center e University of Texas Medical Branch por me inspirarem em meu trabalho a cada dia. Agradeço à minha equipe, aos meus colegas e a Susan John pelo apoio. Agradecimentos especiais à minha linda esposa Maria Claudia e aos meus três filhos maravilhosos, os verdadeiros amores da minha vida, por estarem ao meu lado e por sacrificarem tanto de seu tempo para que um projeto como este se tornasse realidade. Minha gratidão a Lucy, Roy Sr. e Roberto por me ajudarem a me tornar quem eu sou.
Obrigado.

—RFR

Com cada um dos meus projetos acadêmicos, a lista de pessoas a quem agradeço vai crescendo cada vez mais. É uma honra ter sido convidada para colaborar em uma segunda edição deste livro. É uma bênção receber *feedback* de residentes e colegas para melhorarmos e atualizarmos nossos casos. Roy e Susana são os melhores parceiros possíveis.

Eles fizeram este projeto parecer que não fosse trabalho, mas que estivéssemos nos divertindo. Agradeço aos meus colegas do departamento de Neurorradiologia, a nossos excelentes pós-graduandos e inquisitivos residentes por enriquecerem meu mundo a cada dia. O amor e apoio do meu marido Darren e de nossos fantásticos filhos, Matthew e Zachary, são o combustível que me mantém aqui todos os dias. E, como sempre, devo quem sou aos meus amados pais, Juan e Ester, que me ensinaram o que a perseverança nos reserva ao final do dia.

—EB

Acima de tudo, gostaria de agradecer a meus coautores por me convidarem a participar deste projeto. É uma honra colaborar com vocês dois nesta segunda edição, e muito tenho aprendido durante o processo. Aos grupos de destacados neurorradiologistas da University of Texas em Houston e do MD Anderson Cancer Center, agradeço por seu papel em me transformar em neurorradiologista. Aprendi muito com cada um de vocês. Sou grata para sempre a meus professores e colegas residentes da Pontificia Universidad Javeriana. Vocês foram o alicerce de meu treinamento e ainda ouço suas palavras de recomendação em meu trabalho cotidiano. Por último, porém definitivamente não menos importante, gostaria de agradecer a meus pais e a meu irmão e a minha irmã. Vocês estão por trás de tudo que sou e de tudo que faço.

—SC

Pranchas em Cores

Caso 25

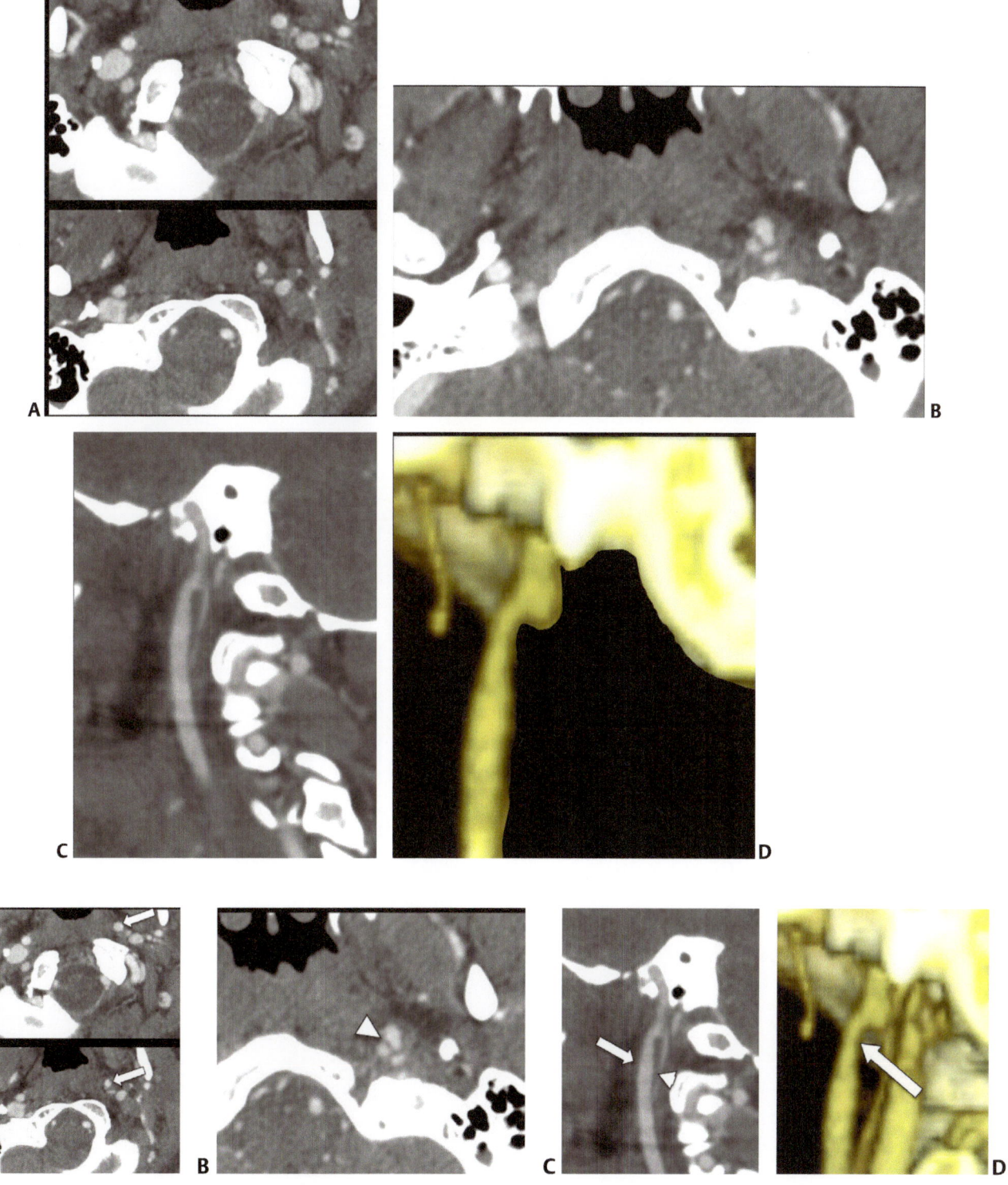

(A) TC contrastada mostra irregularidade do contorno posterior e medial da artéria carótida interna esquerda (ACI) (*setas*). **(B)** TC contrastada pouco mais cranial demonstra um retalho (*cabeça de seta*) na ACI esquerda. **(C)** Imagem sagital reformada de angiografia por TC mostra aumento do diâmetro da ACI esquerda (*seta*) com retalho intraluminal central (*cabeça de seta*), que define uma luz verdadeira anteriormente e uma luz posterior falsa. **(D)** TC com reconstrução 3D renderizada em volume contrastada mostra irregularidade da parede posterior da ACI esquerda (*seta*).

Caso 33

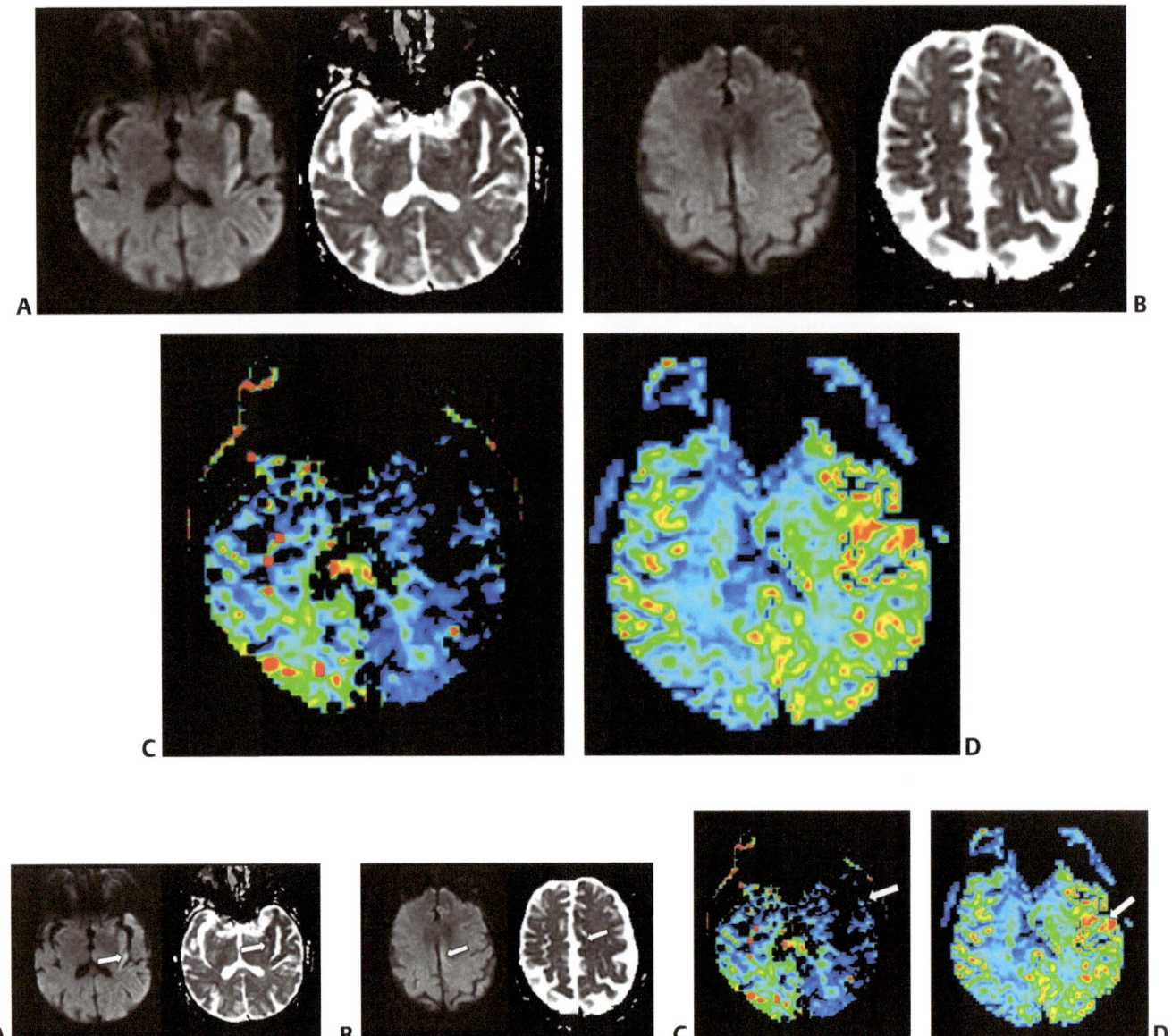

(A) Imagem ponderada em difusão (DWI) demonstra difusão restrita no córtex insular esquerdo e no giro frontal inferior, com correspondente a perda de sinal no mapa do coeficiente de difusão aparente (ADC) (*setas*). **(B)** DWI demonstra difusão restrita no giro cingulado esquerdo, com correspondente perda de sinal no mapa de ADC (*setas*). **(C)** RM de perfusão, mapa do tempo médio de trânsito, mostra retardo do fluxo sanguíneo cerebral no hemisfério cerebral esquerdo (*seta*) – (Ver Prancha em Cores). **(D)** RM de perfusão, mapa integral de captação de contraste negativo, mostra aumento do volume sanguíneo cerebral no hemisfério esquerdo (*seta*).

Caso 40

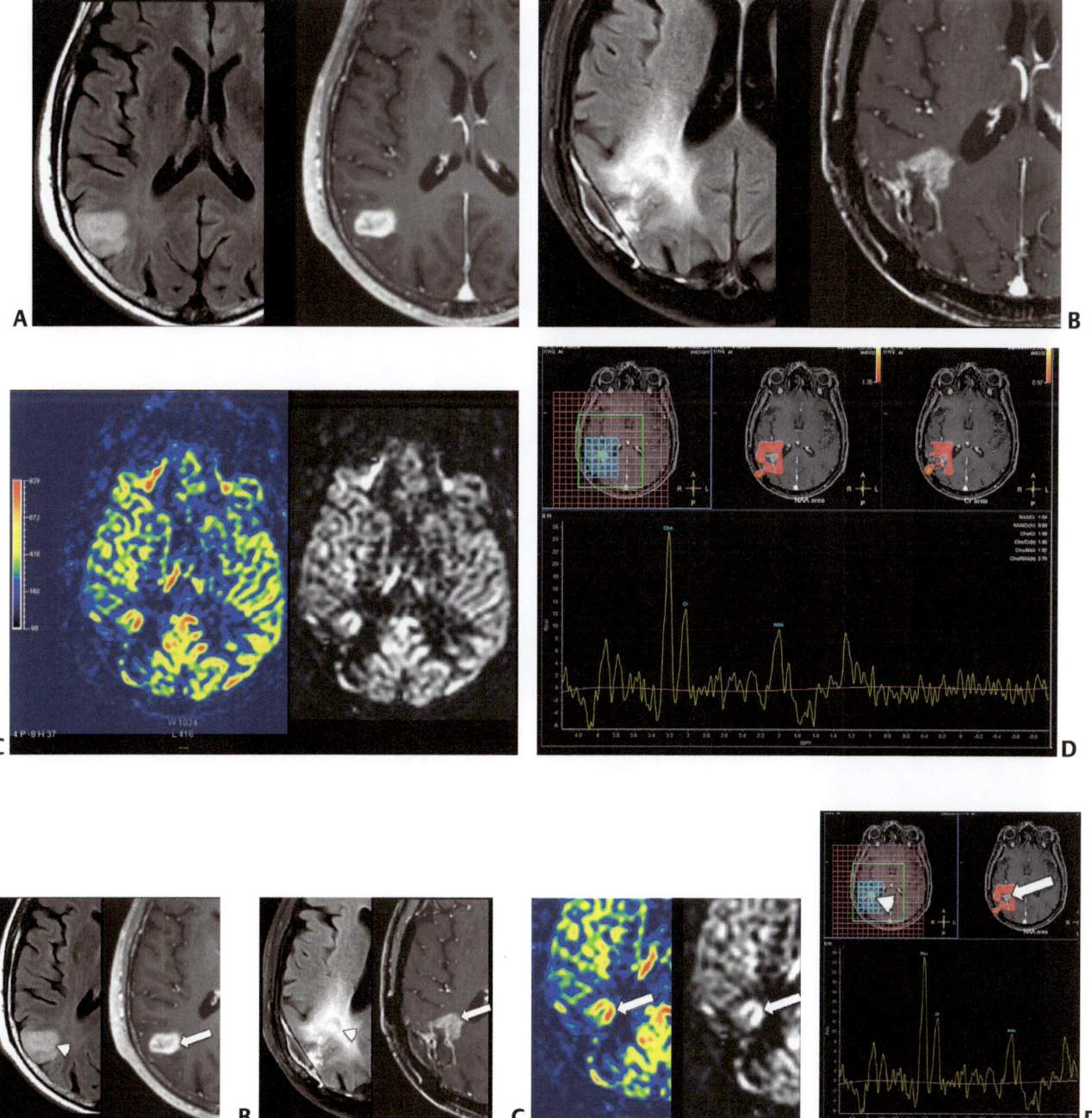

(A) Recuperação de inversão com atenuação do líquido livre (FLAIR) T2 axial e T1 com contraste mostram lesão hiperintensa em T2 na região cortical/subcortical do lobo parietal direito (*cabeça de seta*) que espessa o giro. O sinal em T2 estende-se à superfície pial, diferentemente do edema vasogênico. A lesão mostra captação de contraste difusa depois da administração do contraste com a presença de um centro de captação de contraste mais baixa (*seta*). **(B)** Nove meses depois da ressecção e tratamento com quimiorradioterapia, observa-se aumento do sinal de FLAIR em T2 em torno da cavidade cirúrgica com área nodular de sinal mais baixo (*cabeça de seta*). A sequência pós-contraste em T1 mostra nova área de captação de contraste nodular na face medial e anterior da cavidade de ressecção (*seta*). **(C)** Mapas de perfusão marcados com *spin* arterial colorido e em escala de cinza mostram que a área nodular de captação de contraste tem aumento de perfusão (*setas*). **(D)** Espectroscopia por ressonância magnética (ERM) *multivoxel* interroga a área de captação de contraste nodular (*cabeça de seta*). O mapa colorido com N-acetilaspartato (NAA) mostra depleção de NAA, em comparação com cérebro adjacente (*seta*), e a ERM demonstra aumento do pico de colina, inversão da relação colina:creatina (aproximadamente 2:1) e diminuição do pico de NAA.

Caso 97

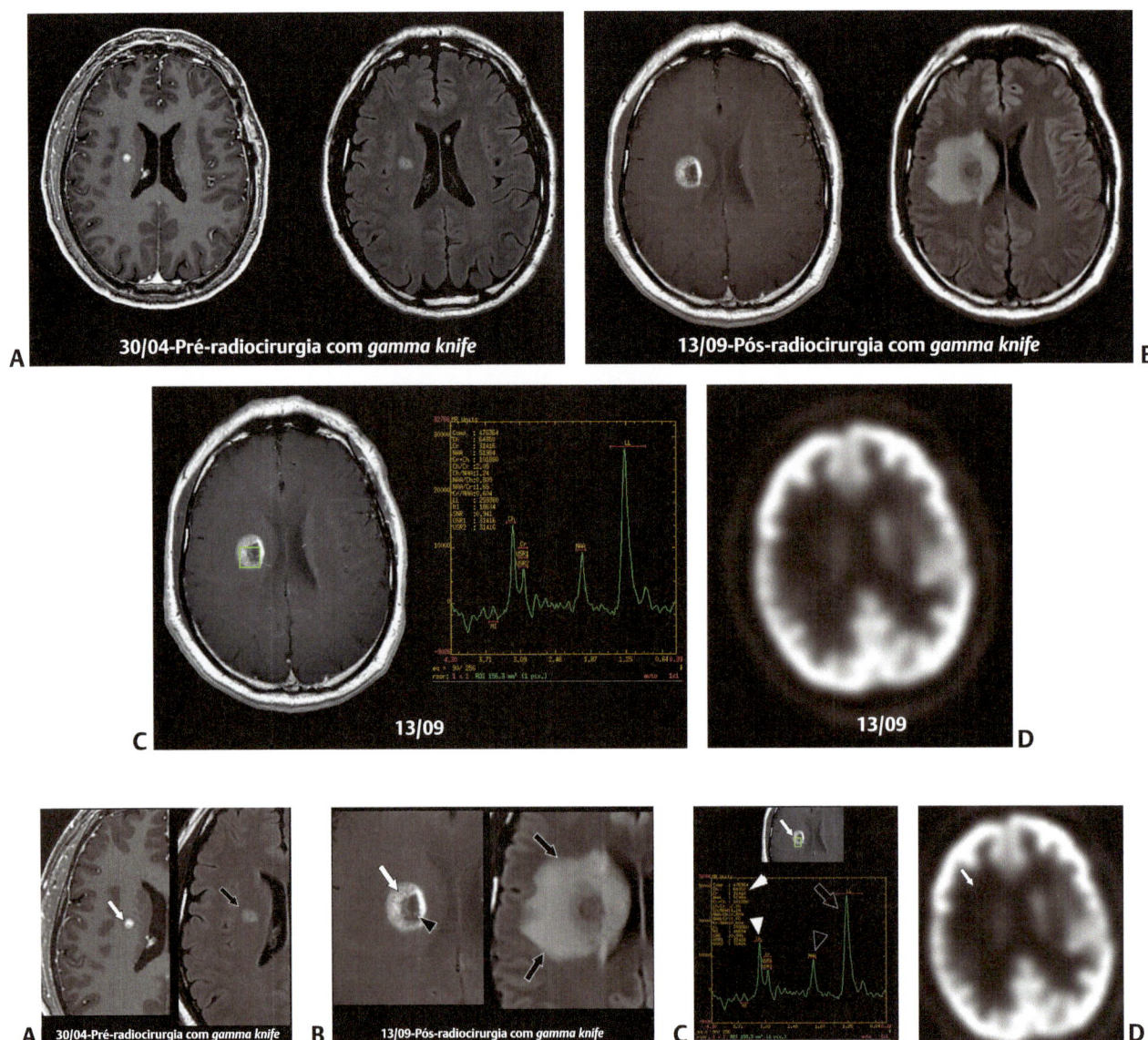

(A) Imagens axiais em T1 pós-contraste em recuperação de inversão com atenuação do líquido livre (FLAIR) em T2 mostram pequeno foco nodular de captação de contraste (*seta branca*) na coroa radiada direita com leve edema vasogênico em torno (*seta preta*), compatível com metástase cerebral. **(B)** Imagens axiais pós-contraste em T1 e FLAIR em T2 após radiocirurgia com *gamma knife* mostram aumento do volume do intervalo da lesão com hipointensidade central (*cabeça de seta preta*), captação de contraste em "bolha de sabão" periférica (*seta branca*) e acentuada progressão no edema vasogênico circundante (*setas pretas*). **(C)** Imagem axial pós-contraste em T1 mostra *voxel* único em boxe de espectroscopia por RM no local da amostragem (*seta branca*). A imagem de espectroscopia mostra inversão da razão colina:creatina com preservação dos valores absolutos normais da colina (*cabeças de setas brancas*), leve depressão do *N*-acetilaspartato (*cabeça de seta preta*) e proeminente pico de lípides/lactato (*seta preta*), indicando predominância de necrose. **(D)** A tomografia por emissão de pósitrons com fluordesoxiglicose (FDG) não mostra aumento significativo da captação de FDG no local da lesão tratada e com aumento de volume (*seta branca*).

Caso 1

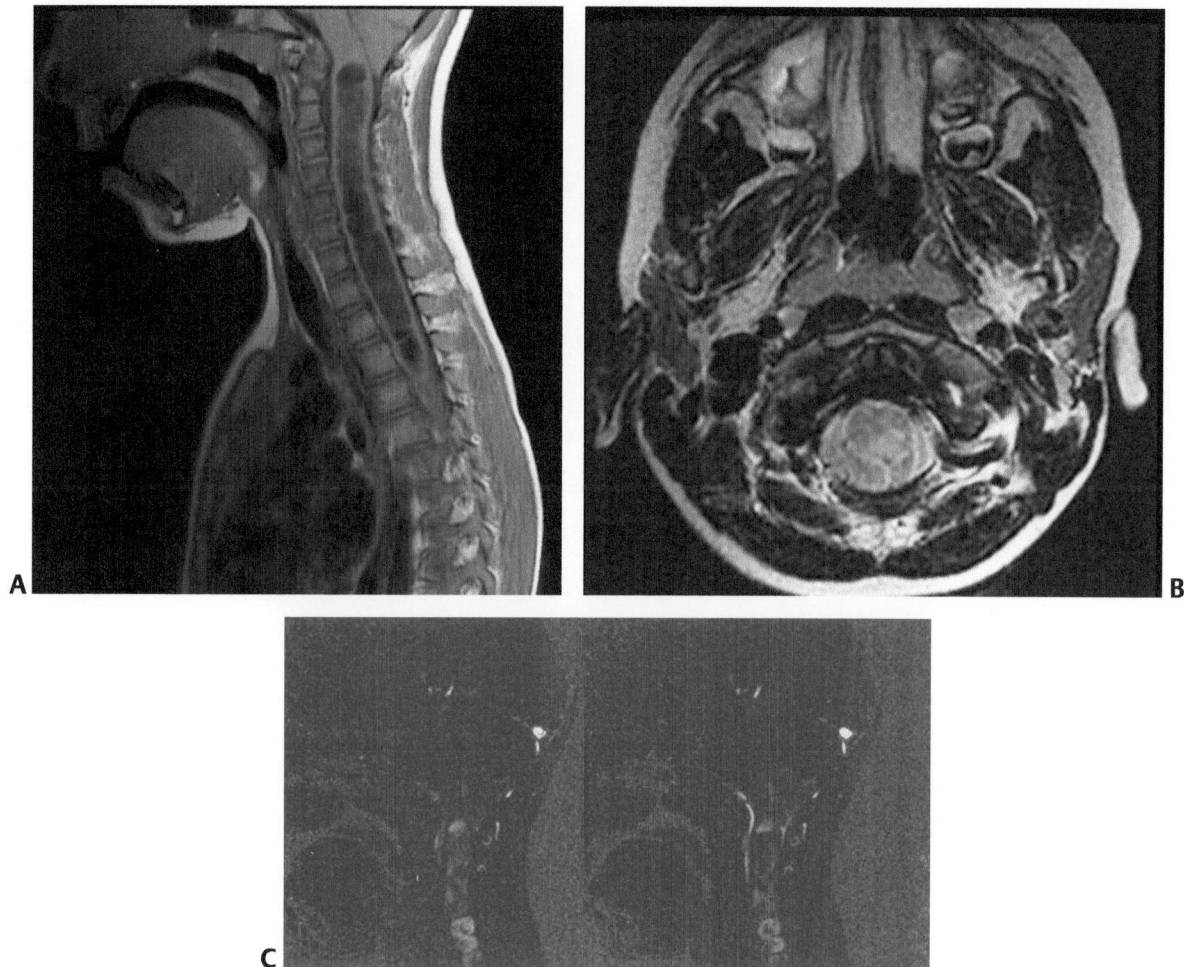

■ Apresentação Clínica

Menino de 6 anos que se apresenta com cefaleias.

■ Achados de Imagem

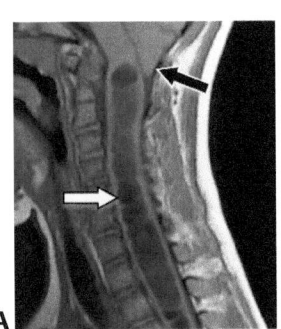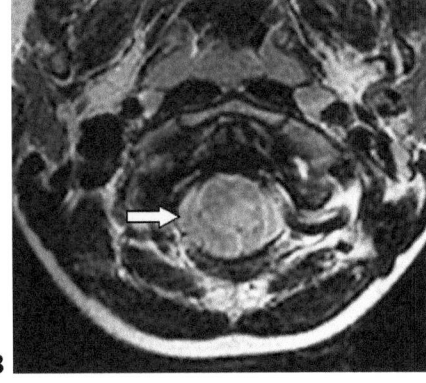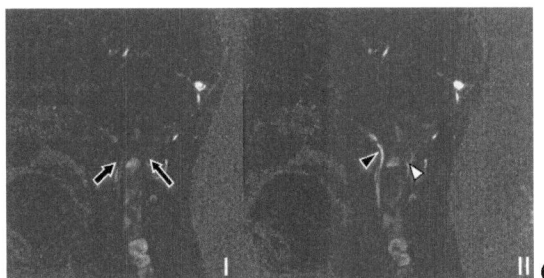

(A) Imagem em T1 sagital mostra amígdalas cerebelares em forma de prendedor de roupa situadas mais de 5 mm abaixo do nível do forame magno no nível do arco posterior de C1 (*seta preta*). Há uma dilatação associada do canal central da medula cervical (*seta branca*). **(B)** Imagem axial ponderada em T2 demonstra forame magno lotado com apagamento do espaço subaracnóideo na junção craniocervical (*seta branca*). **(C)** Imagens de RM com contraste de fase, sincronizadas, transversas (estudo de fluxo do líquido cerebrospinal), durante a fase sistólica (*I*) e fase diastólica (*II*), demonstram a falta de sinal relacionado com o fluxo no forame magno durante a sístole (*setas pretas*). Durante a fase diastólica, há fluxo patente anteriormente no forame magno (*cabeça de seta preta*) com obstrução do fluxo posteriormente em decorrência da herniação das amígdalas cerebelares (*cabeça de seta branca*).

■ Diagnóstico Diferencial

- **Malformação de Chiari I:** Malformação da fossa posterior e do cerebelo, caracterizada por amígdalas cerebelares em forma de prendedor de roupa posicionadas > 5 mm abaixo do nível do forame magno. Esta patologia se associa comumente a uma alteração da dinâmica do fluxo do líquido cerebrospinal (LCS) na junção craniocervical, o que leva à siringo-hidromielia.
- *Hipotensão Intracraniana:* Patologia adquirida ou espontânea que leva à diminuição da pressão, tipicamente decorrente de vazamentos de LCS secundários a trauma, cirurgia ou procedimentos de intervenção na coluna. Exceto pelas amígdalas deslocadas inferiormente, a hipotensão intracraniana também demonstra coleções subdurais crônicas, seios durais dilatados, aumento da hipófise e "flacidez" do mesencéfalo abaixo do nível do dorso da sela. Não há siringo-hidromielia associada.
- *Ectopia das amígdalas:* Posição das amígdalas cerebelares abaixo do nível do forame magno medindo < 5 mm. Em geral, a morfologia das amígdalas é preservada, não ocorrem alterações do fluxo do LCS e a fossa posterior tem tamanho normal.

■ Fatos Essenciais

- Patogênese não esclarecida, em geral acreditando-se que seja secundária a uma insuficiência mesodérmica para-axial.
- A linha básion-opisthion (LBO) marca a margem inferior do forame magno. Medida perpendicular da extremidade inferior das amígdalas cerebelares à LBO > 5 mm, em geral, é considerada diagnóstica da malformação de Chiari I.
- As amígdalas tipicamente causam herniação pelo forame magno até o nível de C1 ou C2.
- A localização do tronco encefálico geralmente é normal.
- As amígdalas adotam uma morfologia pontiaguda ou em forma de prendedor de roupa.
- As folhas do cerebelo exibem uma orientação vertical ou oblíqua, algumas vezes denominada "divisas de sargento".

■ Outros Achados de Imagens

- Alteração da dinâmica do LCS vem a seguir por causa do fluxo anormal entre os espaços do LCS espinal e intracraniano, levando à siringo-hidromielia em 40 a 80% dos pacientes com Chiari I sintomática.
- Há apagamento dos espaços subaracnóideos na junção craniocervical, com o aspecto de "lotação" no forame magno, o que se vê melhor em imagens axiais em T2.
- A hidrocefalia pode ser vista como complicação da malformação de Chiari I em ~ 10% dos casos.
- Outras associações raras incluem disgenesia do corpo caloso e ausência do septo pelúcido.

✓ Pérolas e × Armadilhas

- ✓ Não tem associação com disrafismo espinal.
- ✓ Anomalias cervicais associadas à Chiari I incluem a síndrome de Klippel-Feil.
- ✓ Nas imagens axiais, a visualização das amígdalas cerebelares no nível do dente do odontoide é indicativa de ectopia.
- × Limite inferior deslocado e amígdalas cerebelares com forma normal são compatíveis com ectopia das amígdalas e não se encaixam nos critérios para a malformação de Chiari I.

Caso 2

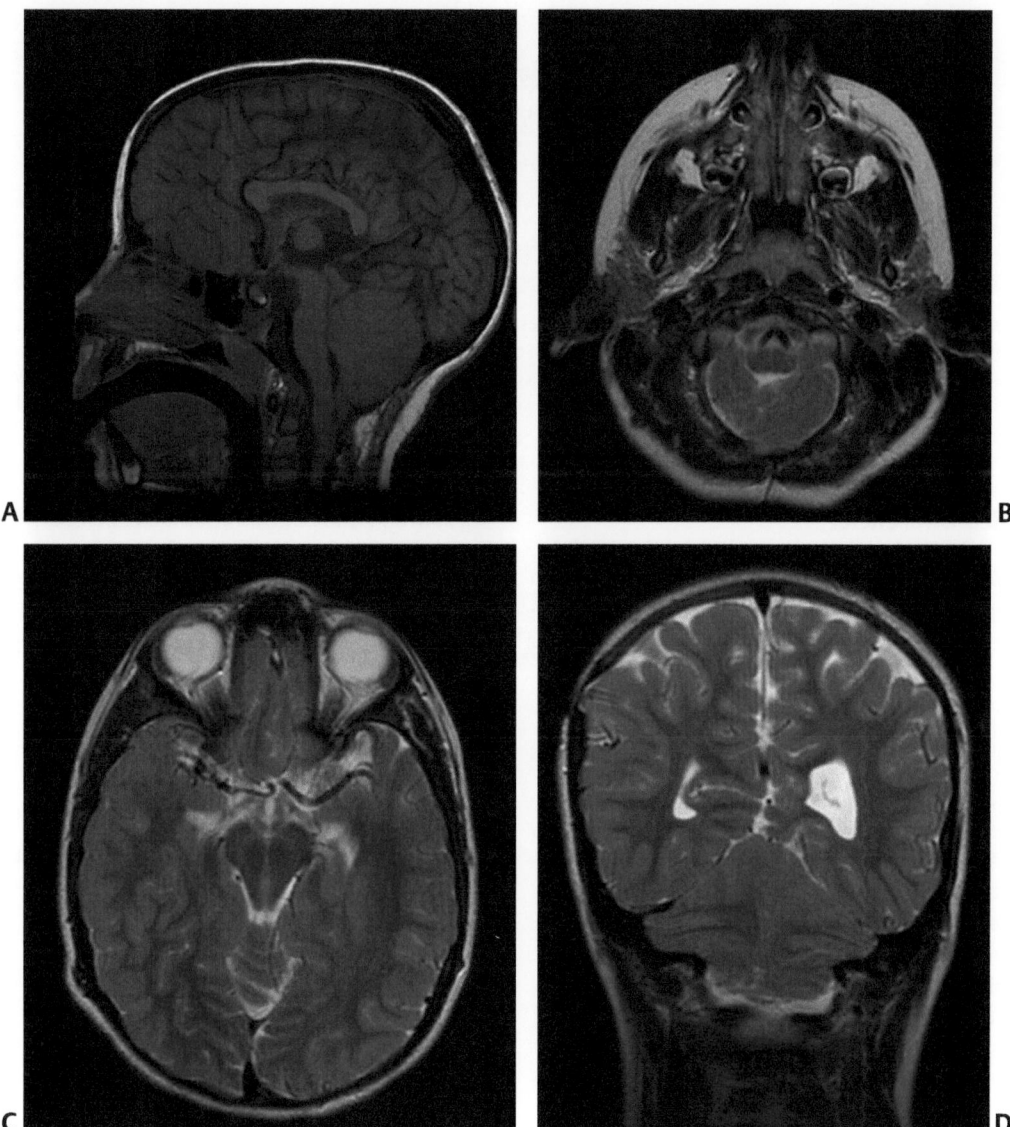

■ **Apresentação Clínica**

Paciente do sexo masculino, 7 anos, com atraso do desenvolvimento.

■ Achados de Imagem

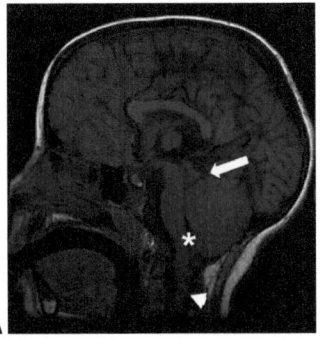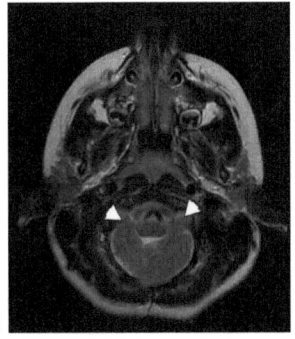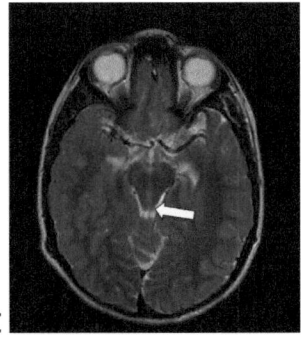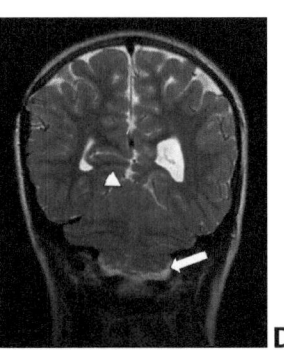

(A) Imagem sagital ponderada em T1 (WI) demonstra teto em forma de bico (*seta*), apagamento do quarto ventrículo (*asterisco*), fossa posterior pequena secundariamente a uma tórcula de implantação baixa, e descida das amígdalas cerebelares até o nível de C2-C3 (*cabeça de seta*). **(B)** T2WI axial demonstra amígdalas cerebelares enrolando-se em torno do bulbo (*cabeças de setas*). **(C)** T2WI axial no nível do mesencéfalo mostra teto em forma de bico (*seta*). **(D)** T2WI coronal demonstra descida das amígdalas cerebelares (*seta*) abaixo do nível do forame magno e elevação do cerebelo (*cabeça de seta*).

■ Diagnóstico Diferencial

- **Malformação de Chiari II:** Anomalia do rombencéfalo caracterizada por fossa posterior pequena com lotação, deformidade e herniação do cerebelo e tronco encefálico. Essa condição se associa a mielomeningocele lombar.
- *Malformação de Chiari I*:
  - Amígdalas cerebelares com situação baixa.
  - Siringe na medula cervical.
  - Hidrocefalia em até 30% dos casos.
  - Associa-se a anomalias esqueléticas incluindo: platibasia, invaginação basilar, assimilação atlanto-occipital, deformidade de Sprengel, síndrome de Klippel-Feil.
- *Hipotensão espinal*:
  - Decorre, mais comumente, de vazamentos do líquido cerebrospinal (LCS) na coluna cervical e torácica.
  - Tronco encefálico flácido.
  - Coleções subdurais.
  - Aumento do líquido em torno dos nervos ópticos.
  - Efusões subdurais.
  - Apagamento paquimeníngeo.

■ Fatos Essenciais

- Na malformação de Chiari II, a fossa posterior é pequena e é baixa a inserção do tentório. O cerebelo hernia superiormente (elevação do cerebelo), e o efeito de massa resultante sobre o teto causa um efeito característico de formação de bico (bico tectal). Além disso, o deslocamento inferior do tronco encefálico leva a um acotovelamento do bulbo e herniação das amígdalas e/ou do verme para o canal espinal cervical.
- São frequentes outras anomalias no telencéfalo (hidrocefalia obstrutiva, disgenesia do corpo caloso, massa intermediária proeminente, ausência do septo pelúcido), na dura-máter (fenestração da foice com giros interdigitados, incisura em forma de coração, tentório hipoplásico) e da abóbada craniana (forame magno aumentado, recortes no osso temporal petroso, crânio lacunar).

■ Outros Achados de Imagens

- Estudos do fluxo do LCS demonstram dinâmica anormal do mesmo no forame magno, o que pode ser usado para decisões referentes à terapia.
- Malformações espinais associadas incluem siringo-hidromielia, escoliose, anomalias da segmentação e diastematomielia.

✓ Pérolas e × Armadilhas

✓ Se forem disponibilizadas apenas imagens axiais, procure amígdalas cerebelares envolvendo o bulbo, teto em forma de bico e colpocefalia como indício do diagnóstico.
✓ Se não houver invaginação basilar, observar as amígdalas cerebelares no mesmo nível da extremidade do dente do odontoide, nas imagens axiais, indicando ectopia das amígdalas.
× As amígdalas cerebelares herniadas podem sofrer atrofia e ser difíceis de detectar no canal espinal cervical.

Caso 3

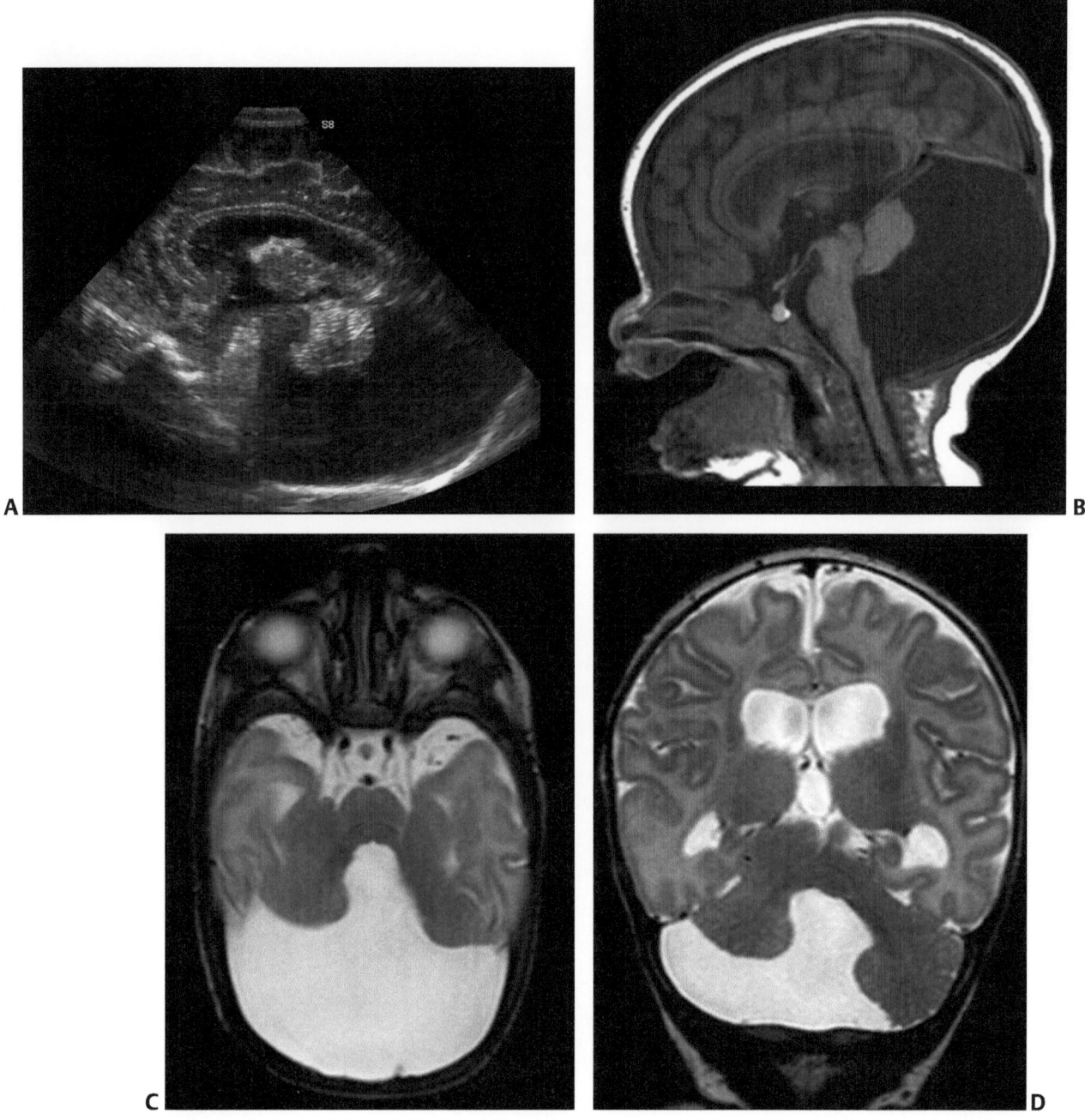

■ Apresentação Clínica

Recém-nascido que apresenta ultrassonografia obstétrica anormal.

Achados de Imagem

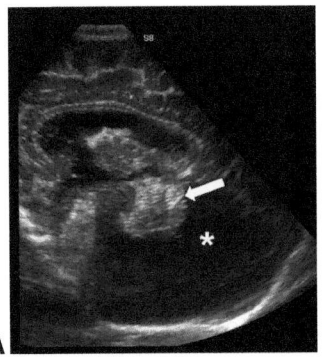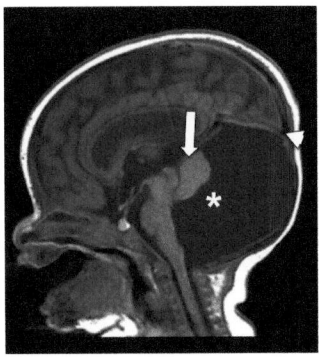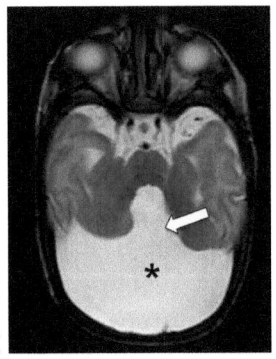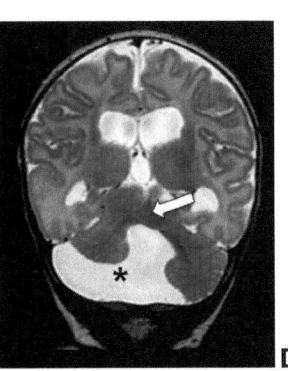

(A) Ultrassonografia sagital mostra pequeno verme cerebelar inclinado superiormente (*seta*) e presença de grande cisto na fossa posterior (*asterisco*).
(B) Imagem ponderada (WI) em T1 sagital mostra o verme hipoplásico (*seta*) com tórcula inserida superiormente (*cabeça de seta*) e grande cisto na fossa posterior (*asterisco*). (C) T2WI axial mostra grande cisto na fossa posterior (*asterisco*) com conexão anormal com o quarto ventrículo (*seta*).
(D) T2WI coronal mostra o verme cerebelar hipoplásico (*seta*) e grande cisto na fossa posterior (*asterisco*).

Diagnóstico Diferencial

- *Malformação de Dandy-Walker:*
  - Hipoplasia e elevação do verme cerebelar.
  - Grande cisto na fossa posterior que é continuação do quarto ventrículo.
  - Aumento da fossa posterior com tentório alto.
- *Cisto da bolsa de Blake:*
  - Não se associa à hipoplasia do verme.
  - Cisto que se estende pelo forame de Magendie e comunica-se com o quarto ventrículo. Em imagens contrastadas, o plexo corióideo será visto estendendo-se através do cisto.
  - Tipicamente, não terá deslocamento superior do tentório.
  - Ausência de comunicação do cisto com o espaço subaracnóideo.
- *Cisto aracnóideo da fossa posterior:*
  - Localizações variáveis na fossa posterior.
  - O verme do cerebelo pode exibir configuração normal ou estar deformado por efeito de massa pelo cisto.
  - Cistos grandes podem causar hidrocefalia.
  - A foice do cerebelo pode estar deslocada da linha média.
  - Não há comunicação do cisto com o quarto ventrículo.

Fatos Essenciais

- Está presente hidrocefalia em 90% dos casos, sendo a manifestação mais comum nos primeiros meses de vida.
- Trinta a 50% dos casos podem ter malformações adicionais, como disgenesia do corpo caloso, encefalocele occipital, polimicrogiria e heterotopia.

Outros Achados de Imagens

- A malformação de Dandy-Walker pode ser identificada em ultrassonografia pré-natal.
- A RM é a melhor ferramenta para diagnóstico.
- O contraste ajuda a diferenciar entre cisto da bolsa de Blake e malformação de Dandy-Walker, identificando o plexo corióideo contrastado estendendo-se através do cisto no caso de cistos da bolsa de Blake.

✓ Pérolas e × Armadilhas

✓ Cinquenta por cento dos casos se associam a anomalias cromossômicas ou transtornos mendelianos.
✓ A maioria dos pacientes apresenta sintomas de hipertensão intracraniana no primeiro ano de vida.
× Procure anomalias associadas para identificar síndromes diferentes:
  - Síndrome de Meckel-Gruber: encefalocele, polidactilia.
  - Síndrome de Walker-Warburg: encefalocele, lissencefalia, microftalmia.
× Se forem adquiridos exames axiais com ângulo agudo, pode ser erroneamente sugerida uma comunicação anormal entre o quarto ventrículo e a cisterna magna.

Caso 4

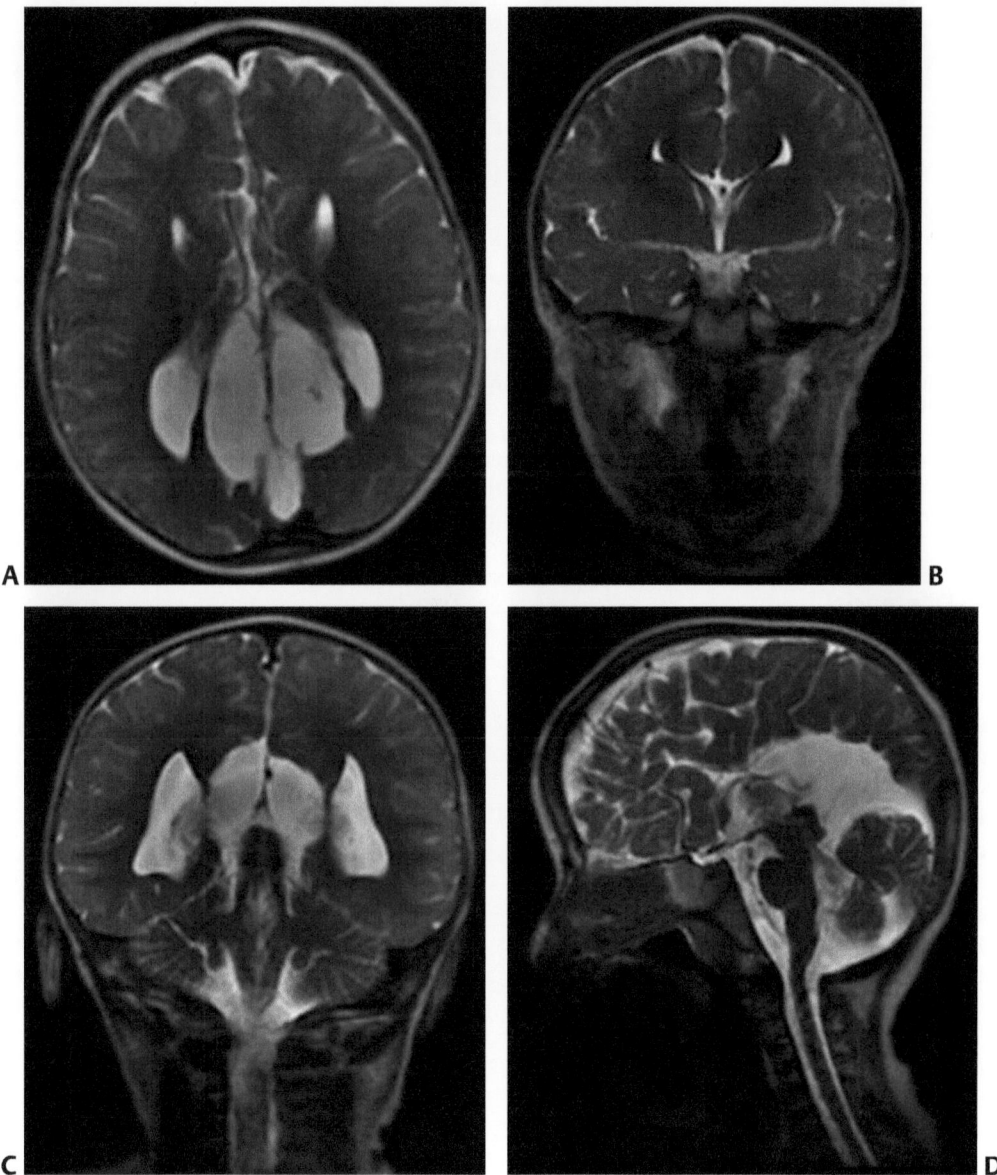

■ Apresentação Clínica

Criança apresentando atraso do desenvolvimento.

■ Achados de Imagem

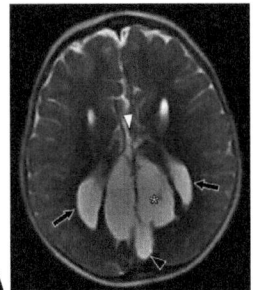 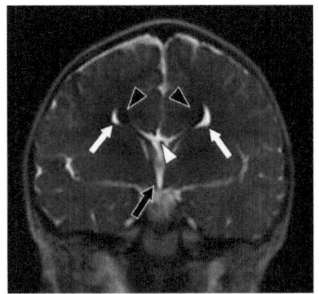 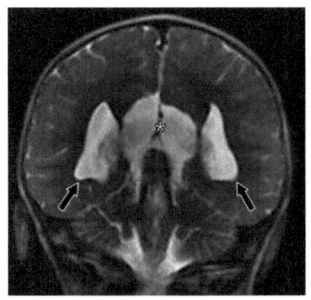 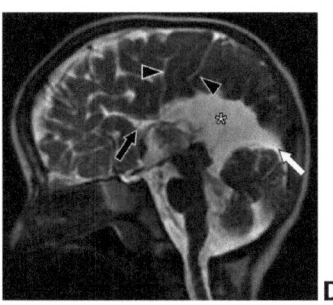

A   B   C   D

(A) Imagem ponderada (WI) em T2 axial demonstra orientação paralela dos ventrículos laterais (*setas pretas*), também denominada "sinal do carro de corrida". Entre os ventrículos laterais amplamente espaçados, há um cisto na linha média (*asterisco*), tendo um vaso que corre através dele, estendendo-se do terceiro ventrículo (*cabeça de seta branca*) ao espaço subaracnóideo (*cabeça de seta preta*). (B) T2WI coronal mostra terceiro ventrículo de implantação alta por causa da ausência do corpo caloso (*cabeça de seta branca*), tendo-se feixes de Probst indentando os corpos superomediais dos ventrículos laterais (*cabeças de setas pretas*). A configuração dos ventrículos simula uma "cabeça de alce", com o terceiro ventrículo representando a cabeça do alce (*seta preta*) e os ventrículos laterais como as galhadas (*setas brancas*). (C) T2WI coronal mostra a estrutura cística (*asterisco*) na linha média entre os corpos posteriores dos ventrículos laterais (*setas pretas*). (D) T2WI sagital do cérebro demonstra agenesia do corpo caloso com eversão do giro do cíngulo. Os giros paramédicos orientados verticalmente se irradiam em direção à localização esperada do corpo caloso e assumem a forma chamada "aspecto em raios de sol" (*cabeças de setas pretas*). O cisto inter-hemisférico (*asterisco*) comunica o sistema ventricular (*seta preta*) com o espaço subaracnóideo (*seta branca*).

■ Diagnóstico Diferencial

- **Agenesia do corpo caloso com cisto inter-hemisférico (ACC com CIH):** ACC com CIH é uma condição distinta que se acredita ter causa variável quando comparada a outros tipos de agenesia do corpo caloso. Essa condição se caracteriza por uma deficiência de formação do corpo caloso associada a um cisto na linha média que pode apresentar-se com ou sem comunicação com o sistema ventricular.
- *Porencefalia:* Condição congênita ou adquirida secundariamente a uma ampla variedade de causas traumáticas, isquêmicas e/ou infecciosas. A lesão, por fim, leva a um cisto ou fenda cheia de líquido cerebrospinal (LCS), revestido(a) por substância branca, comunicando-se com o espaço subaracnóideo e/ou o sistema ventricular.
- *Encefalomalacia cística:* Cavidade cística irregular no local anatômico de agressão remota com gliose em torno e sem comunicação com o ventrículo adjacente. A encefalomalacia cística não tem associação específica com disgenesia do corpo caloso.

■ Fatos Essenciais

- Tipo 1:
  - Cisto único.
  - A intensidade de sinal segue a do LCS.
  - Pensa-se que represente um divertículo do ventrículo. Portanto, o cisto e o ventrículo comunicam-se.
  - Mais comum em meninos.
  - Associa-se a macrocefalia e malformações cranianas.

- Tipo 2:
  - Cistos múltiplos/cisto multiloculado.
  - Não se comunica com o ventrículo.
  - Intensidade de sinal não segue exatamente a do LCS.
  - Associa-se a heterotopia subcortical e polimicrogiria.

■ Outros Achados de Imagens

- ACC com CIH também pode-se associar à malformação de Dandy-Walker.
- O cisto tende a crescer proporcionalmente ao aumento do tamanho ventricular, o que pode indicar que os cistos se desenvolvam como consequência de elevação da pressão ventricular.

✓ Pérolas e × Armadilhas

- ✓ As condições associadas à agenesia do corpo caloso incluem anomalias do desenvolvimento cortical, lipomas, complexo de Dandy-Walker, malformação de Chiari II, holoprosencefalia e encefalocele.
- ✓ A comunicação do CIH com o ventrículo, o número de cistos e sua intensidade de sinal interno permitem classificação precisa.
- × Embora o cisto esteja localizado na linha média, sua morfologia pode ser assimétrica e envolver um lado preferencialmente.
- × Em pacientes com aumento do terceiro ventrículo secundário à hidrocefalia, a avaliação do corpo caloso é limitada por causa da diminuição da espessura e deslocamento superior das fibras. A avaliação depois de descompressão facilita o diagnóstico.

Caso 5

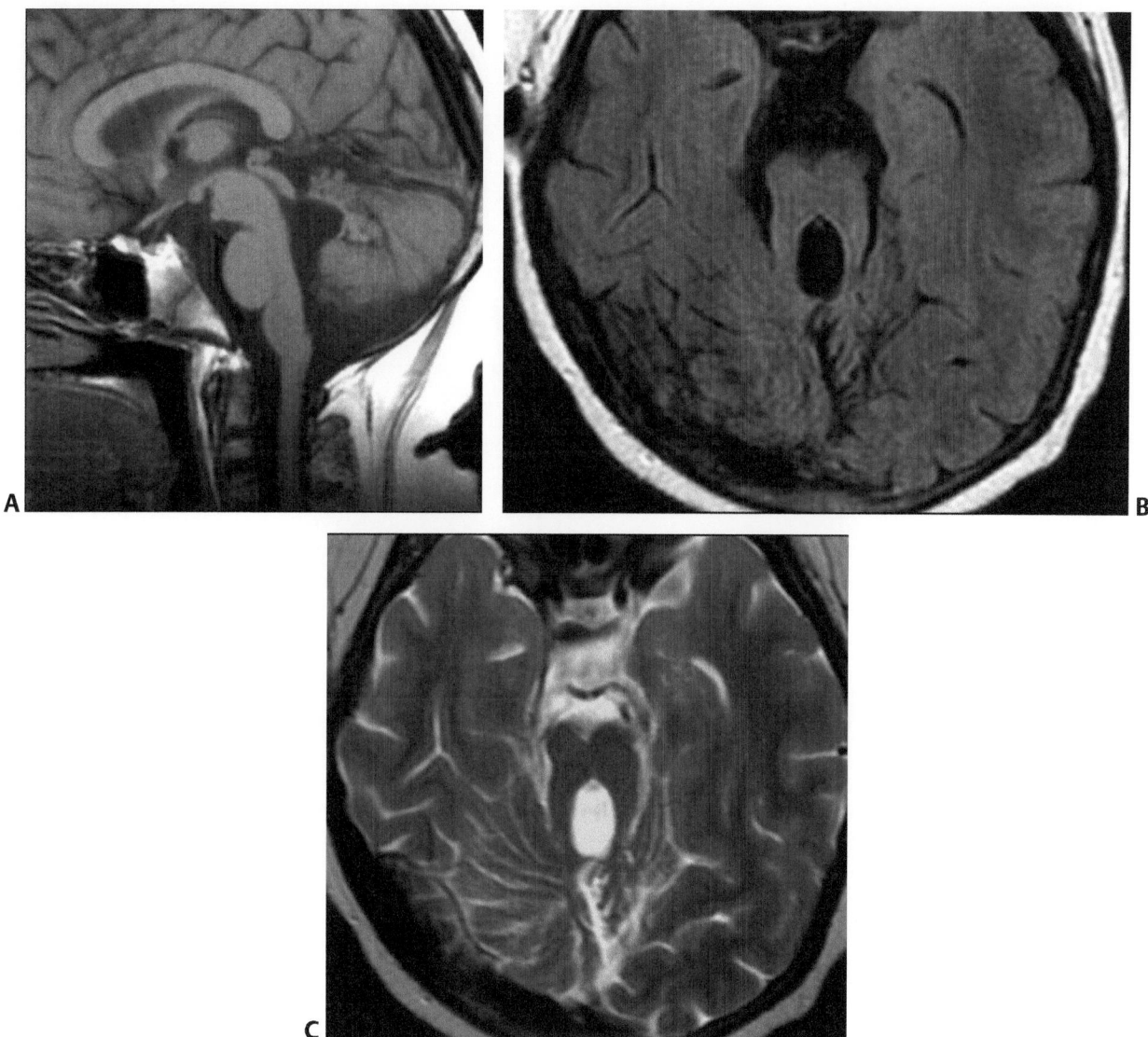

■ Apresentação Clínica

A história clínica não foi dada.

Achados de Imagem

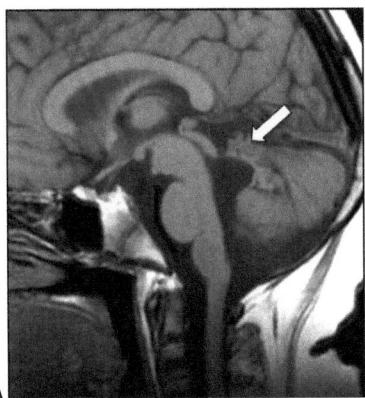 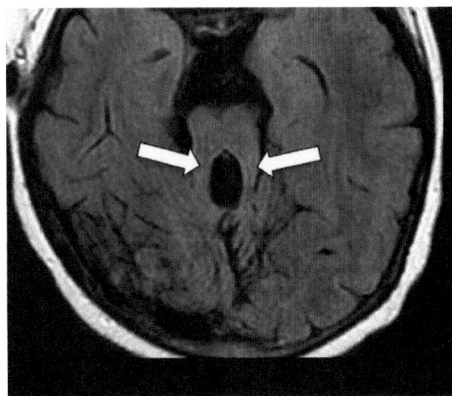 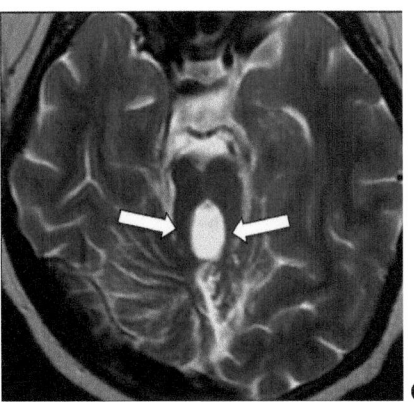

(A) Imagem ponderada (WI) em T1 sagital não contrastada mostra atrofia cerebelar mais proeminente na face superior (*seta*). **(B)** Imagem em recuperação de inversão com atenuação do líquido livre (FLAIR) axial mostra pedúnculos cerebelares superiores espessados (*setas*), o que dá ao mesencéfalo o característico "aspecto de dente molar". **(C)** T2WI axial mostra pedúnculos cerebelares superiores espessados (*setas*) e configuração em "dente molar" do mesencéfalo.

Diagnóstico Diferencial

- **Síndrome de Joubert:** Agenesia ou disgenesia do verme, fossa interpeduncular profunda e pedúnculos cerebelares superiores espessados longos dão ao mesencéfalo o característico aspecto de "dente molar" em imagens de RM axial. Há ausência da decussação normal dos tratos de fibras nos pedúnculos cerebelares superiores. Imagens de RM axiais na fossa posterior classicamente mostram a configuração em "asa de morcego" do quarto ventrículo, reminiscente de um morcego com as asas abertas.
- *Paralisia supranuclear progressiva:*
  - Transtorno neurodegenerativo.
  - Diminuição da cognição, movimentos oculares anormais (paralisia supranuclear do olhar vertical), instabilidade postural e quedas, bem como características parkinsonianas e distúrbios da fala.
  - RM: atrofia do mesencéfalo (aspecto de Mickey Mouse, sinal da glória matinal, sinal do beija-flor). Lesões hiperintensas em T2 envolvem o tegmento da ponte, o teto e os núcleos olivares inferiores.
- *Síndrome de Walker-Warburg:*
  - Doença geneticamente heterogênea que se apresenta com distrofia muscular congênita, lissencefalia do tipo II, hidrocefalia, malformações cerebelares e anormalidades oculares.
  - Malformações cerebelares/do tronco encefálico incluem hipoplasia cerebelar, configuração primitiva em forma de Z do tronco encefálico e ponte/bulbo bífidos.

Fatos Essenciais

- A síndrome de Joubert representa um grupo de transtornos que apresentam clinicamente ataxia, hipotonia, respiração anormal e retardo mental.
- Herança autossômica recessiva.
- Identificam-se vários genes causadores, todos envolvidos na função dos cílios primários e organela do corpo basal, que se acredita desempenhar um papel nas vias de sinalização durante o desenvolvimento do cerebelo.

Outros Achados de Imagens

- Outras anormalidades associadas do sistema nervoso central incluem hidrocefalia, aumento cístico da fossa posterior, anomalias do corpo caloso, cistos da substância branca, hamartomas hipotalâmicos, ausência da hipófise, anomalias de migração e encefalocele occipital.
- Pode estar presente envolvimento de múltiplos órgãos associados, tal como distrofia da retina, nefrolitíase, fibrose hepática e polidactilia.

✓ Pérolas e × Armadilhas

- ✓ Na síndrome de Joubert, as imagens por tensores de difusão e tratografia das fibras revelam ausência de decussação de ambos os pedúnculos cerebelares superiores e tratos corticospinais.
- × A hipoplasia do verme é mais bem avaliada em incidências sagitais. Cortes finos ajudam a impedir médias de volumes com os hemisférios.
- × O tamanho do verme também precisa ser avaliado nas incidências axial e coronal, prestando-se atenção, em particular, se está presente líquido cerebrospinal na linha média entre os hemisférios.

Caso 6

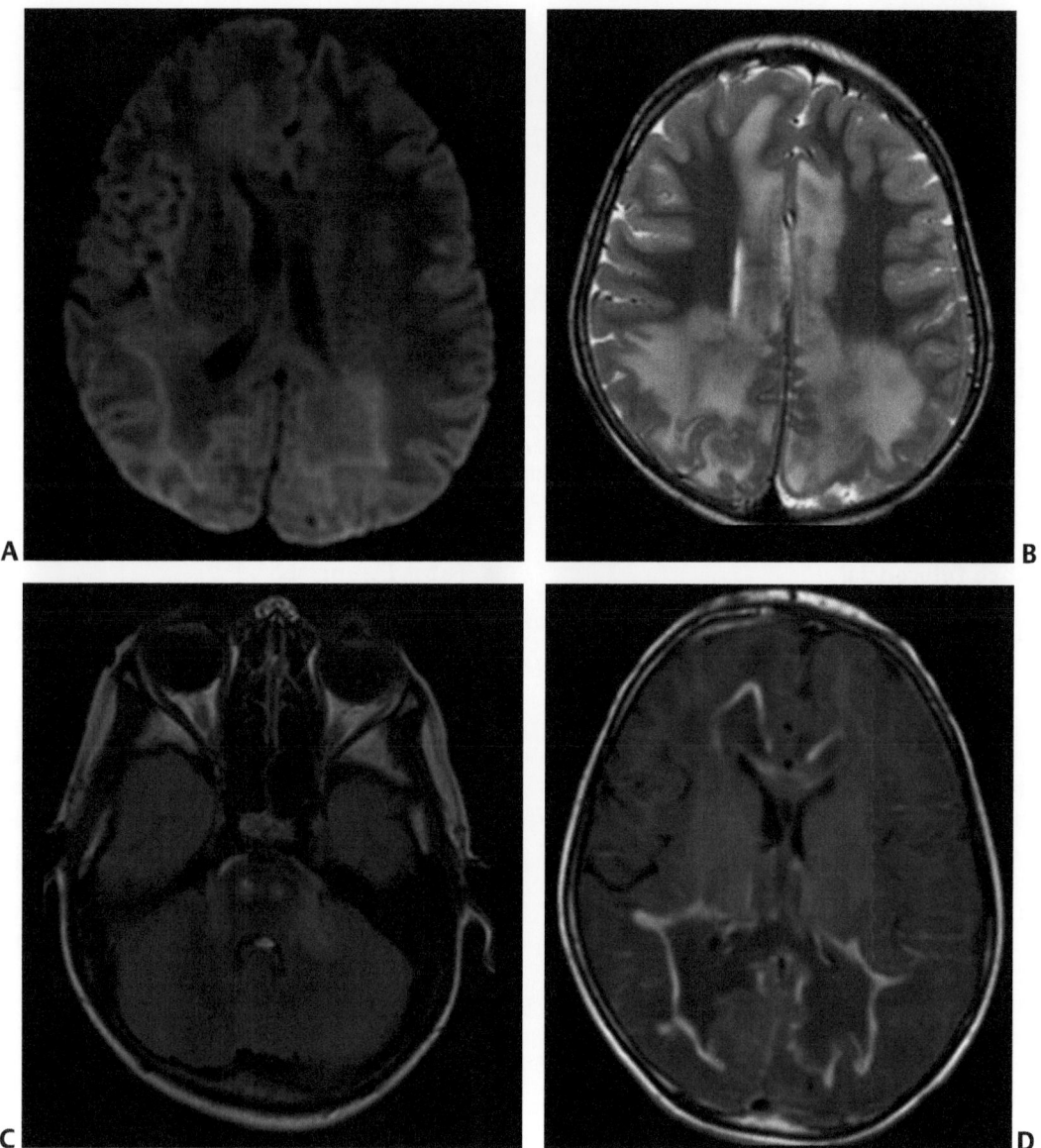

■ Apresentação Clínica

Menino com 7 anos que apresenta crises convulsivas.

■ Achados de Imagem

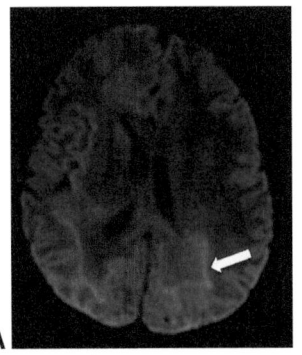 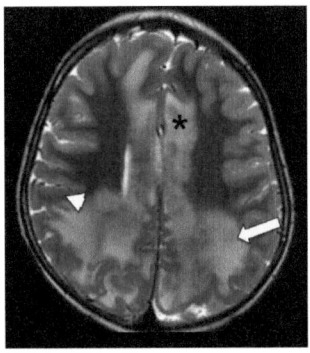 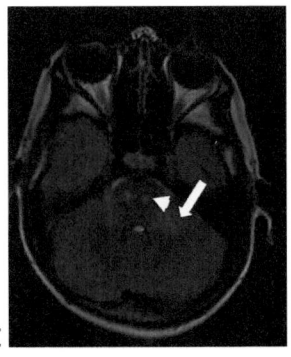 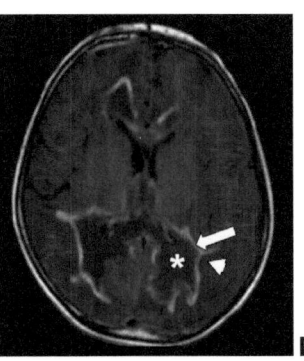

A   B   C   D

(A) Imagem ponderada (WI) em difusão mostra linha de aumento de sinal bem definida que afeta principalmente a substância branca profunda dos lobos parietais (*seta*). **(B)** T2WI axial mostra áreas simétricas confluentes de hiperintensidade que afetam principalmente a substância branca periventricular e profunda nos lobos parietais (*seta*). A anormalidade de sinal estende-se anteriormente na face medial dos lobos frontais (*asterisco*). As fibras "U" subcorticais são poupadas em algumas áreas (*cabeça de seta*). **(C)** Sequência T2 axial em recuperação de inversão com atenuação do líquido livre (FLAIR) mostra hiperintensidade de sinal nos tratos corticospinais (*cabeça de seta*) e nos pedúnculos cerebelares médios (*seta*). **(D)** Há três camadas concêntricas de anormalidade de sinal na região periatrial: baixo sinal central (*asterisco*), cercado por captação de contraste linear (*seta*), e área periférica não realçada de baixo sinal em T1 (*cabeça de seta*). As áreas de captação de contraste linear correspondem às áreas de difusão restrita.

■ Diagnóstico Diferencial

- **Adrenoleucodistrofia (ALD) ligada a X:**
  - Transtorno peroxissômico que afeta o gênero masculino.
  - Aproximadamente 35% dos casos apresentam-se na infância.
  - A apresentação radiológica precede os sintomas clínicos.
  - Hiperintensidades de sinal simétricas periventriculares e na substância branca profunda, com predominância parietal e occipital, poupando as fibras "U" subcorticais nos estágios iniciais.
  - Não se associa a macrocefalia.
- **Doença de Alexander (leucodistrofia fibrinoide):**
  - Esta leucodistrofia tipicamente se apresenta com envolvimento subcortical bifrontal simétrico das fibras "U" no início da doença.
  - O envolvimento das fibras longas no tronco encefálico é frequente. A captação de contraste não é característica.
  - Os pacientes tipicamente são macrocefálicos.
- **Doença de Canavan (degeneração espongiforme da substância branca):**
  - Apresenta-se com macrocefalia, extensas alterações na substância branca com predominância frontal e anormalidades do tálamo e globo pálido, poupando o estriado.
  - Esta doença tipicamente começa na substância branca subcortical e evolui para a substância branca profunda.
  - O cerebelo é local comum de envolvimento.
  - Não se vê captação de contraste.
  - Aumento de *N*-acetilaspartato (NAA) e da relação NAA: creatinina em espectroscopia por ressonância magnética.

■ Fatos Essenciais

- A ALD apresenta-se com alterações na substância branca, hipoadrenalismo e/ou hipogonadismo primário. Tem sido descrita nos lobos parietoccipitais (típica), na parte anterior do lobo frontal e nos lobos temporais. Os tratos visuais e auditivos, o corpo caloso e as fibras de projeção corticospinal também podem ser envolvidas. Por fim, recentemente, foi descrito envolvimento dos pedúnculos cerebelares médios.
- A RM mostra três zonas: uma zona central de gliose irreversível, uma zona contrastada intermediária que representa reação inflamatória ativa e quebra da barreira hematoencefálica, e uma terceira zona periférica de desmielinização ativa.

■ Outros Achados de Imagens

- A RM é importante para o diagnóstico e o acompanhamento da terapia com transplante de células-tronco hematopoiéticas.
- As imagens ponderadas em difusão (DWI) mostram diminuição da fração de anisotropia na zona de desmielinização e hiperintensidade de sinal em DWI na zona intermediária.

✓ Pérolas e × Armadilhas

✓ Considere ALD se as alterações na substância branca envolverem o cérebro posterior.
✓ Raramente se vê envolvimento da junção bulbopontina e do trato corticospinal em qualquer outro tipo de leucodistrofia.
✓ A ALD não se associa a macrocefalia.
× Nem todos os pacientes com ALD apresentam padrão cerebral posterior típico.
× Os achados de espectroscopia não são específicos na ALD.

Caso 7

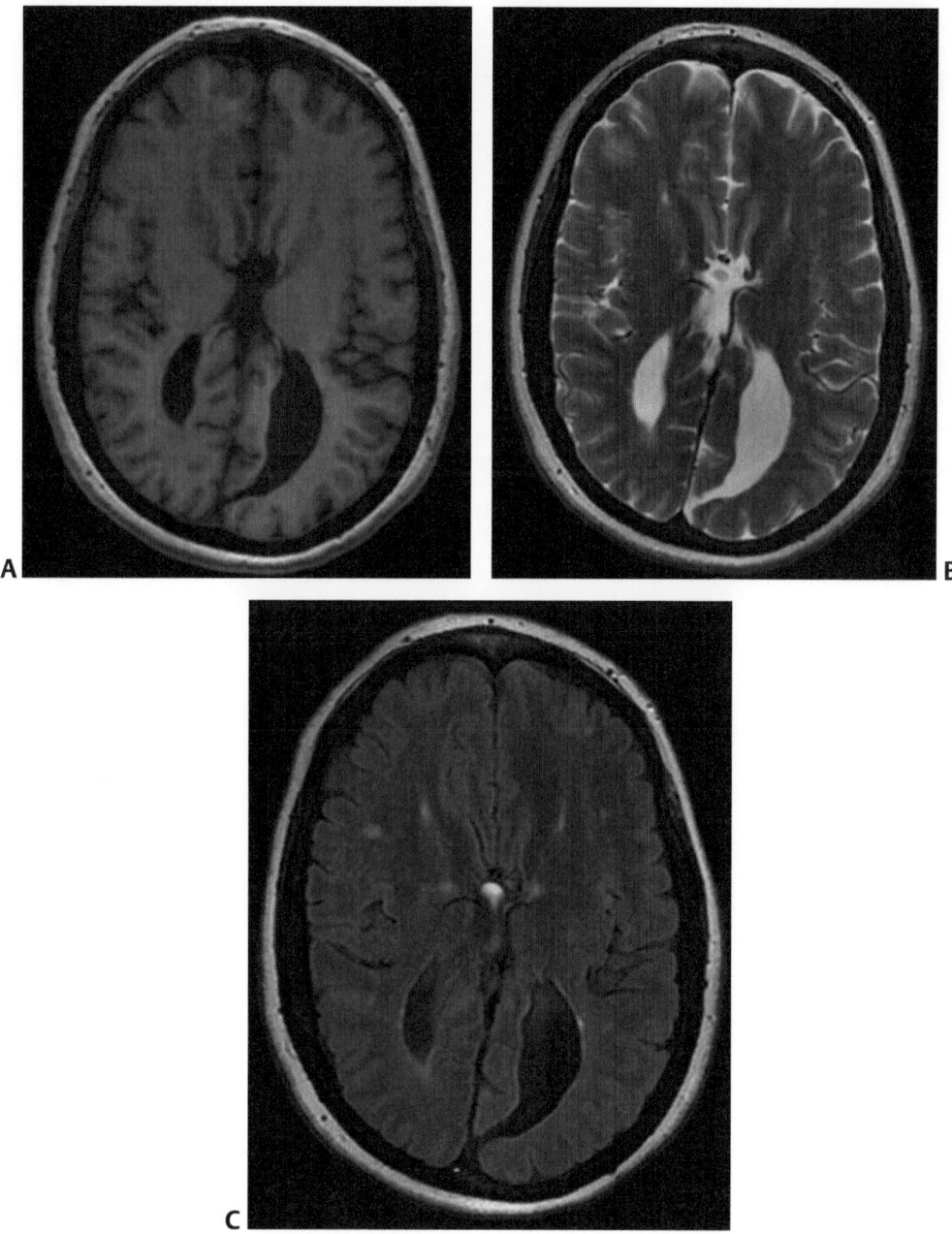

■ Apresentação Clínica

Mulher de 40 anos apresenta agenesia conhecida do corpo caloso e achado anormal adicional.

■ Achados de Imagem

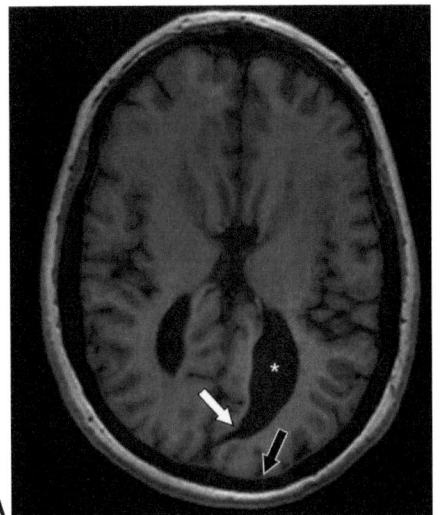 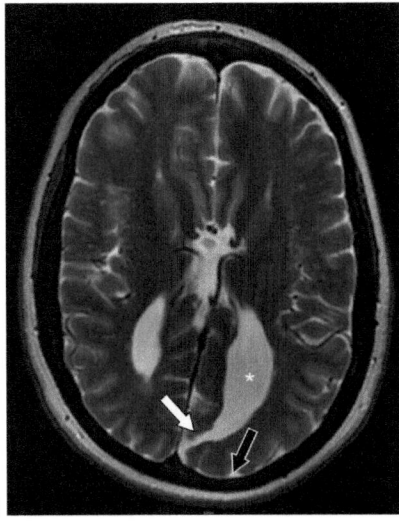 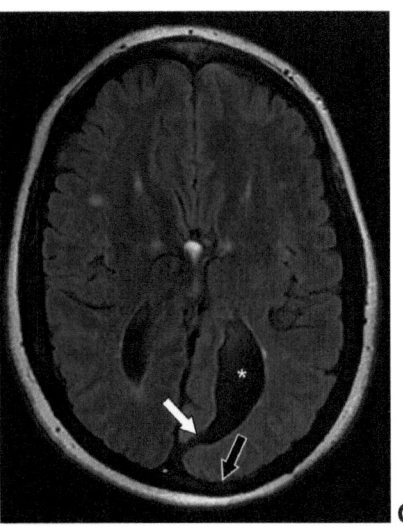

(A-C) Imagens em T1 axial **(A)**, T2 **(B)** e recuperação de inversão com atenuação do líquido livre (FLAIR) **(C)** do cérebro demonstram fenda revestida de substância branca que comunica o corno occipital do ventrículo lateral esquerdo com o espaço subaracnóideo (*setas brancas*). O ventrículo lateral esquerdo está aumentado de volume (*asteriscos*) em razão de uma perda de volume do parênquima associada. O crânio adjacente mostra sutil diminuição de espessura e remodelamento (*setas pretas*).

■ Diagnóstico Diferencial

- **Porencefalia:** Condição congênita ou adquirida secundária a ampla variedade de causas traumáticas, isquêmicas e/ou infecciosas que finalmente levam a um cisto ou fenda cheia de líquido cerebrospinal (LCS), revestido por substância branca, comunicando-se com o espaço subaracnóideo e/ou o sistema ventricular.
- *Esquizencefalia com lábio aberto:* Malformação cerebral precoce caracterizada por uma fenda revestida por substância cinzenta displásica que se estende do ventrículo à superfície cortical pial. A fenda pode mostrar espaço de LCS interposto (lábio aberto) ou os lados da fenda podem-se apor estreitamente entre si (lábio fechado).
- *Encefalomalacia cística:* Cavidade cística irregular no local anatômico de insulto remoto com gliose em torno e sem comunicação com o ventrículo adjacente.

■ Fatos Essenciais

- Cavidades lisas, cheias de LCS, bem demarcadas, decorrentes de ampla variedade de processos de lesão, incluindo trauma, isquemia, infecção ou cirurgia.
- Os cistos têm tamanho amplamente variável e podem ser pequenos ou envolver hemisférios quase inteiros.
- Caracteristicamente, a porencefalia ou cistos porencefálicos se estendem do ventrículo ao córtex.
- A pulsação do LCS causada pela comunicação entre o ventrículo e o espaço subaracnóideo pode secundariamente remodelar o crânio adjacente.
- A perda de volume do parênquima adjacente à região do cérebro envolvida causa um ventrículo com aumento de volume focal.
- O conteúdo do cisto ou fenda segue o LCS em todas as sequências e é suprimido completamente na imagem de recuperação de inversão com atenuação do líquido livre (FLAIR).

■ Outros Achados de Imagens

- Pode ser uni ou bilateral.
- Costuma seguir uma distribuição de território arterial.
- Intensidade de sinal interno heterogênea pode ser vista em grandes cistos porencefálicos em razão da turbulência de fluxo do LCS.
- A substância branca que reveste a fenda pode ser gliótica ou espongiótica.

✓ Pérolas e × Armadilhas

✓ O cisto porencefálico pode-se comunicar com o espaço subaracnóideo, enquanto a esquizencefalia se comunica com o espaço subpial. Essa característica não é apreciável em imagens.

✓ A porencefalia não é um processo estático. Aderências no interior do defeito podem criar efeitos de válvula que gradualmente aumentam o espaço cheio de LCS ou o ventrículo com o passar do tempo.

× A substância branca gliótica ou espongiótica ao longo da superfície da fenda pode simular substância cinzenta displásica, tornando difícil a diferenciação entre porencefalia e esquizencefalia.

Caso 8

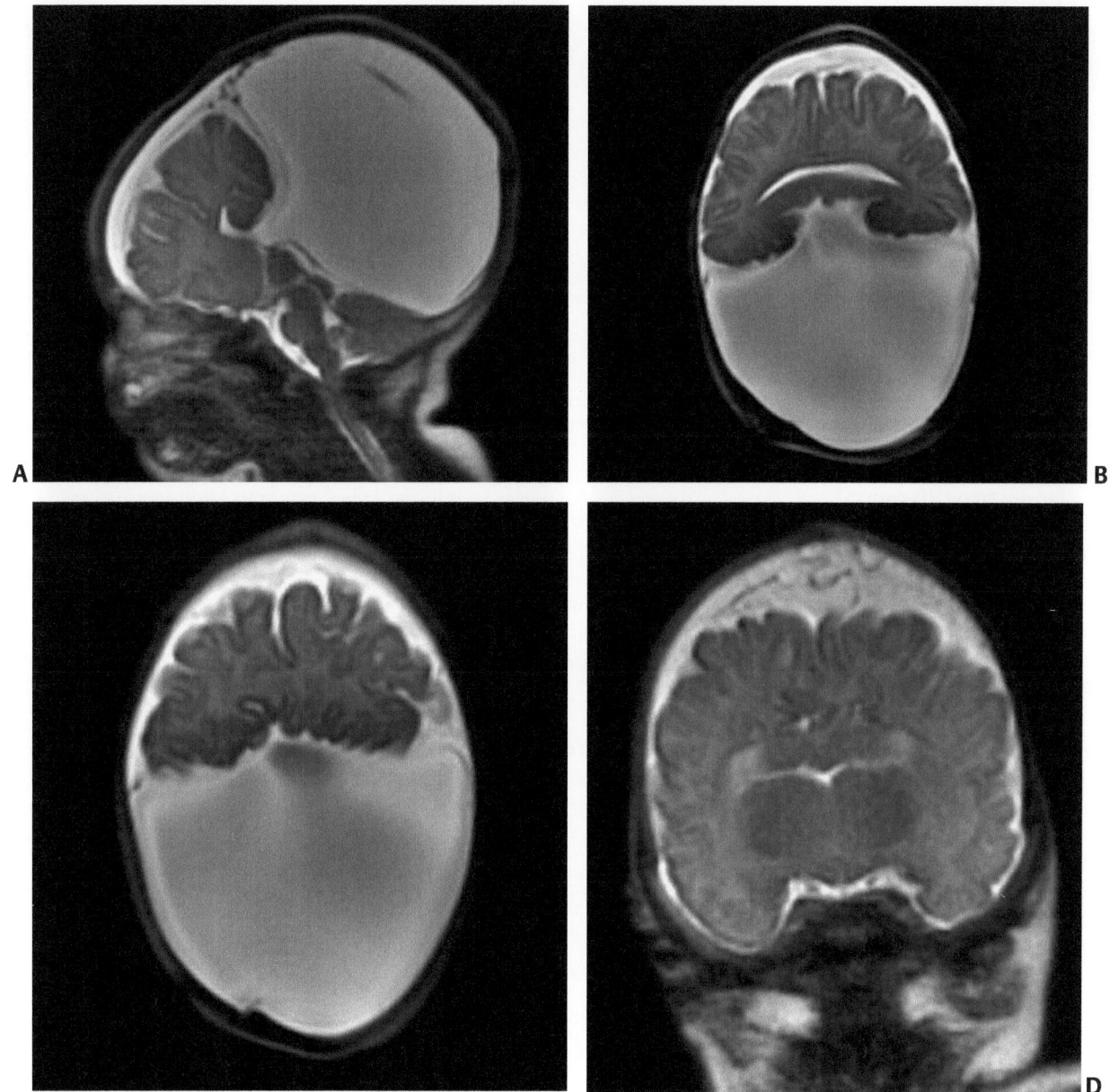

■ Apresentação Clínica

Recém-nascido apresenta aumento do perímetro cefálico e história de ultrassonografia fetal anormal.

■ Achados de Imagem

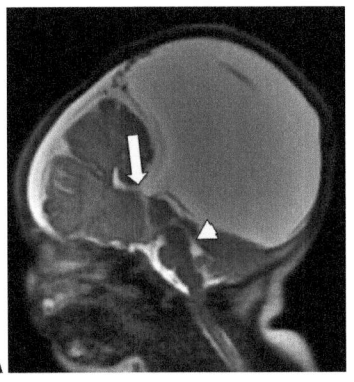 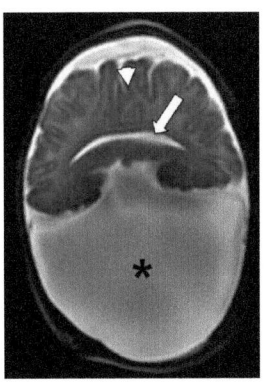 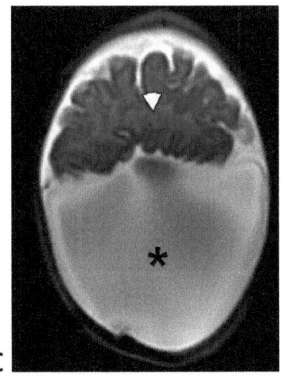 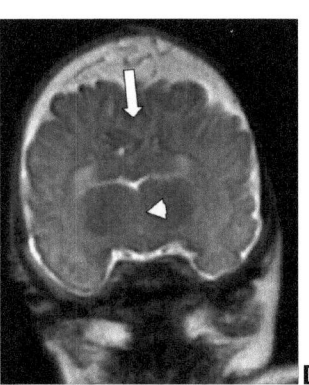

(A) Imagem ponderada (WI) em T2 sagital demonstra grande estrutura cística supratentorial que se comunica com o sistema ventricular (*seta*). O aqueduto e o quarto ventrículo são pequenos (*cabeça de seta*). (B) T2WI axial mostra fusão dos lobos frontais (*cabeça de seta*), monoventrículo (*seta*) e ausência da foice. Grande estrutura cística (*asterisco*) substitui os lobos temporal posterior, occipital e parietal. (C) T2WI axial mostra fusão dos lobos frontais (*cabeça de seta*), ausência da fissura inter-hemisférica e grande estrutura cística (*asterisco*) substituindo os lobos temporal posterior, occipital e parietal. (D) T2WI coronal mostra continuidade dos lobos frontais na linha média (*seta*) e fusão dos tálamos (*cabeça de seta*).

■ Diagnóstico Diferencial

- **Holoprosencefalia alobar:**
  - Tipo mais grave de holoprosencefalia.
  - A clivagem prosencefálica falha, resultando em prosencéfalo único na linha média com monoventrículo primitivo muitas vezes associado a um grande cisto posterior.
- **Hidranencefalia:**
  - Destruição intrauterina dos hemisférios cerebrais.
  - Tecido cortical ausente com preservação dos tálamos e da fossa posterior.
  - Ilhas de tecido residual podem ser vistas nos polos occipital e nas regiões orbitofrontais.
  - A foice geralmente está presente.
  - A corioide pode frequentemente ser identificada no saco cheio de líquido.
- **Malformação de Dandy-Walker:**
  - Cisto na fossa posterior que se comunica com o quarto ventrículo.
  - Desenvolvimento anormal do verme cerebelar.
  - Dilatação cística do quarto ventrículo estendendo-se posteriormente.
  - Aumento da fossa posterior com inversão torcular-lambdóidea.

■ Fatos Essenciais

- A holoprosencefalia é decorrente de falha de separação ou de separação incompleta do prosencéfalo no início da gestação.
- Tipos:
  - Holoprosencefalia alobar: Pequeno ventrículo único no prosencéfalo, ausência de divisão inter-hemisférica, ausência de bulbos e tratos olfatórios, ausência de corpo caloso, ausência de separação dos núcleos da substância cinzenta.
  - Semilobar: Lobos cerebrais rudimentares com divisão inter-hemisférica incompleta, variando a separação dos núcleos da substância cinzenta.
  - Lobar: Lobos cerebrais inteiramente desenvolvidos, exceto pelo neocórtex frontal contínuo na linha média; divisão inter-hemisférica distinta; ausência, hipoplasia ou corpo caloso normal; separação dos núcleos da substância cinzenta.
  - Variante inter-hemisférica média (também conhecida como sintelencefalia): Falta de separação das partes posteriores dos lobos frontal e parietal. Há ausência do corpo do corpo caloso, enquanto que o joelho e o esplênio do corpo caloso se formam normalmente. O hipotálamo e os núcleos lentiformes têm separação normal.

■ Outros Achados de Imagens

- Outras anomalias incluem ciclopia, probóscide, fenda labial/palatina mediana ou bilateral em formas graves, hipotelorismo ocular ou incisivo central maxilar mediano solitário.
- "A face prediz o cérebro": Se estiverem presentes malformações faciais, o cérebro precisará ser estudado.

✓ Pérolas e × Armadilhas

✓ Holoprosencefalia semilobar é uma das poucas patologias em que o rostro e o esplênio do corpo caloso são bem formados na ausência de um corpo do corpo caloso.
✓ Nas imagens sagitais, o grande cisto está no compartimento supratentorial, diferentemente da localização infratentorial e da comunicação com o quarto ventrículo vistas na malformação de Dandy-Walker.
× Proeminência da massa intermediária vista na malformação de Chiari II não deve ser confundida com fusão dos tálamos.

Caso 9

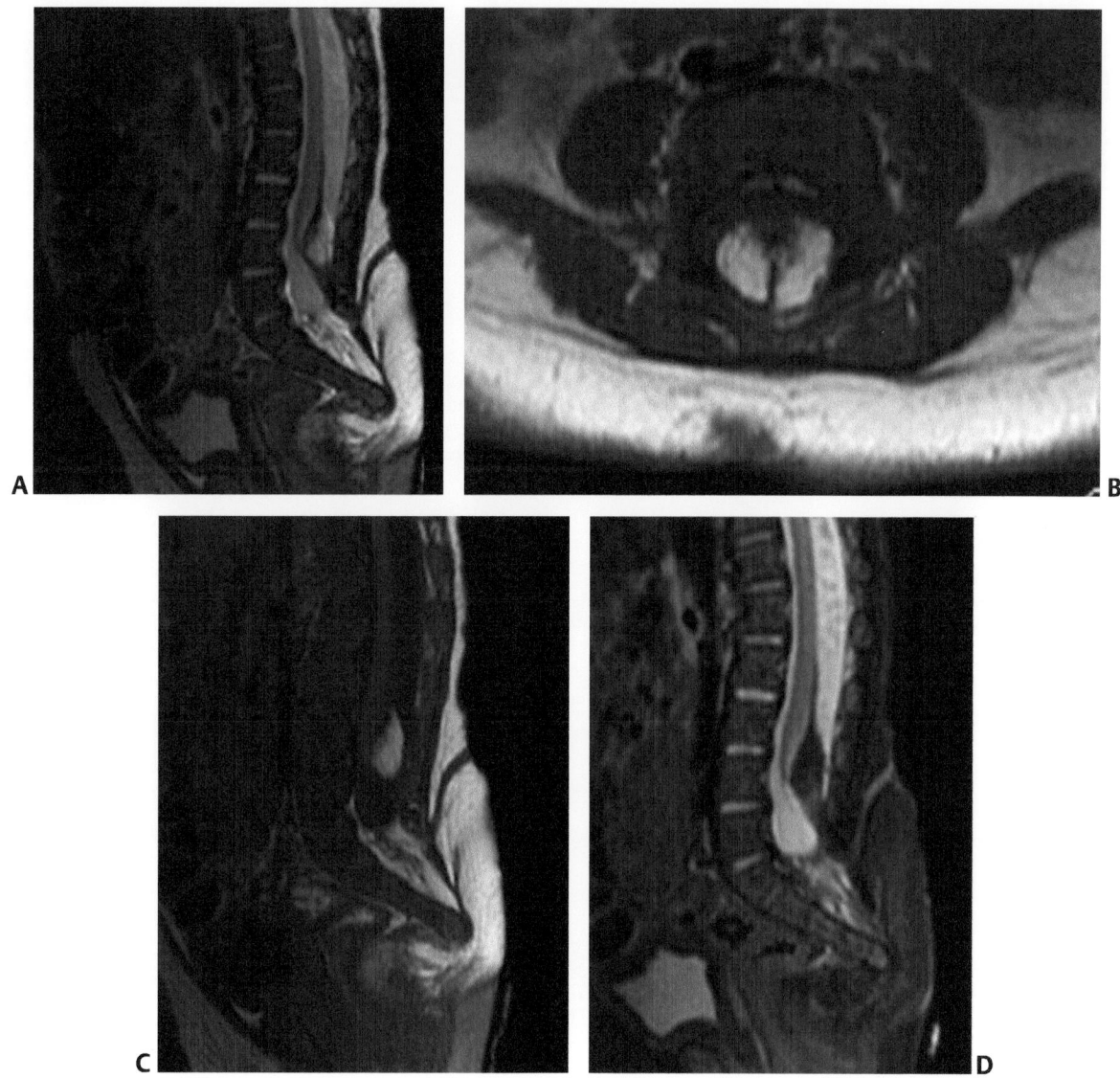

■ Apresentação Clínica

Menino recém-nascido com placa pilosa na parte inferior do dorso.

■ Achados de Imagem

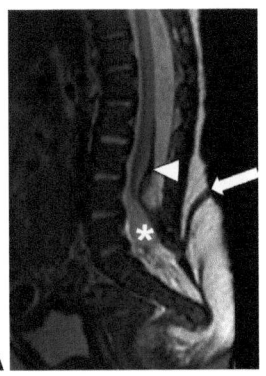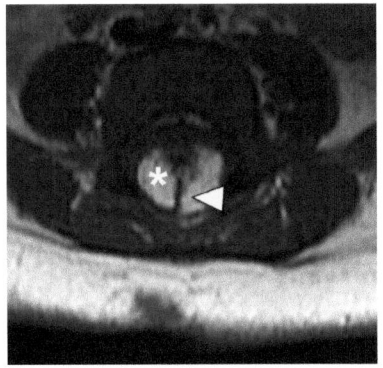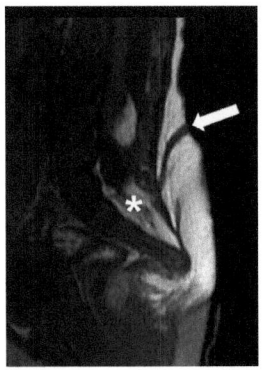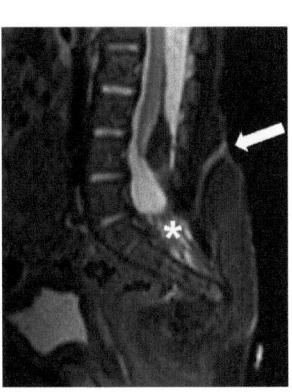

(A) Imagem ponderada (WI) em T2 sagital da região lombossacral mostra lipoma superficial e seio dérmico (*seta*). O lipoma estende-se ao canal vertebral por meio de um disrafismo sacral (*asterisco*). O paciente apresenta medula presa, e a interface placode-lipoma fica dentro do canal vertebral (*cabeça de seta*). **(B)** T1WI axial da coluna lombar inferior mostra um lipoma no canal vertebral (*asterisco*) e um hipossinal linear correspondendo a um seio dérmico (*cabeça de seta*). **(C, D)** Imagens T1WI sagital **(C)** e recuperação de inversão tau curta sagital (STIR) **(D)** da região lombossacral mostram lipoma superficial e um seio dérmico (*seta*). O lipoma estende-se ao canal vertebral por um disrafismo sacral (*asterisco*).

■ Diagnóstico Diferencial

- **Lipomielocele e lipomielomeningocele:** Estas correspondem a disrafismos vertebrais fechados com lipomas lombossacrais subcutâneos e defeitos durais. O lipoma subcutâneo localiza-se acima da fenda interglútea. O lipoma tende a ser excêntrico e estende-se ao canal vertebral através de grande disrafismo dorsal sacral. Todos os casos se associam a medula presa. Não se vê captação anormal de contraste.
- *Teratoma sacrococcígeo:* Diferentemente da lipomielocele e das lipomielomeningoceles, os teratomas sacrococcígeos localizam-se abaixo da fenda interglútea. São massas complexas que podem apresentar calcificações (60%), restos e apêndices cutâneos. Os componentes sólidos do teratoma tipicamente são contrastados.
- *Mielocistocele terminal:* Hidromiela terminal associada à expansão do canal central da medula espinal caudal e distensão do saco dural em torno. Tipicamente associada a um lipoma dural.

■ Fatos Essenciais

- A lipomielocele e a lipomeningocele são tipos de disrafismo vertebral fechado que apresentam um lipoma e um defeito dural.
- São consideradas anormalidades da neurulação primária, disjunção entre o neuroectoderma e o ectoderma cutâneo.

- Se a interface lipoma-placode estiver dentro do canal, é chamada lipomielocele ou lipomielose (75%).
- Se a interface lipoma-placode estiver fora do canal, a patologia é denominada lipomielomeningocele (25%), e o defeito dural tipicamente se localiza lateralmente com relação ao lipoma.

■ Outros Achados de Imagens

- A ultrassonografia pré-natal pode detectar a gordura no canal vertebral.
- A RM mostra o defeito, e a interface lipoma-placode é vista com hipossinal em imagens ponderadas em T1 e T2.
- O tamanho do canal pode aumentar, dependendo do tamanho do lipoma, mas o espaço subaracnóideo anterior à medula espinal sempre é normal.

✓ Pérolas e × Armadilhas

- ✓ Se o tratamento não for estabelecido antes dos 6 meses de idade, provavelmente ocorrerão sequelas neurológicas irreversíveis.
- ✓ Em metade dos casos, estão presentes anormalidades da pele, como hipertricose, depressão sacral, trato sinusal dérmico e hemangioma capilar.
- × Olhe rigorosamente a localização da interface lipoma-placode para diferenciar lipomielocele de lipomielomeningocele.

Caso 10

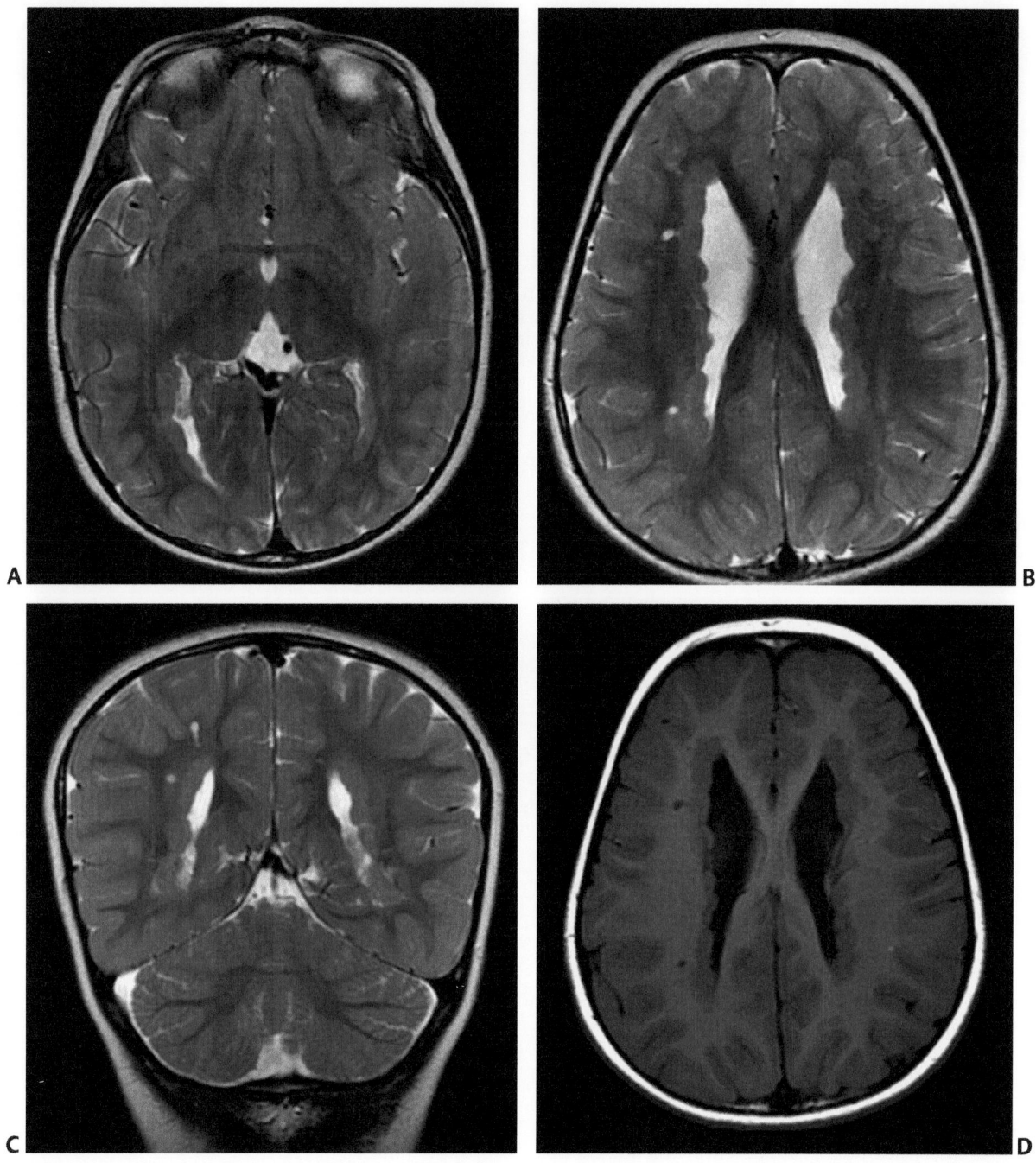

■ Apresentação Clínica

Criança que apresenta crises convulsivas.

■ Achados de Imagem

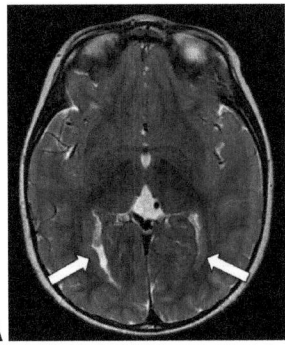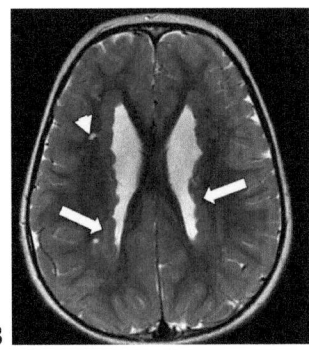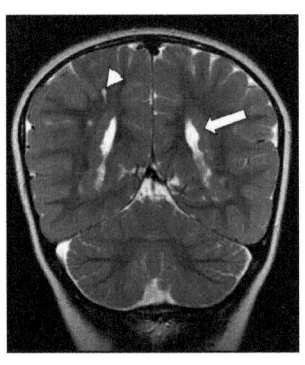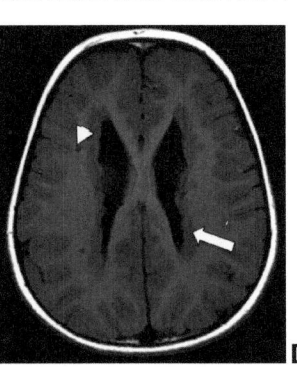

(A) Imagem ponderada (WI) em T2 axial demonstra hipersinal na substância cinzenta ao longo das paredes laterais dos ventrículos laterais, causando um aspecto ondulado da luz (*setas*). **(B)** T2WI axial demonstra hipersinal da substância cinzenta ao longo das paredes laterais dos ventrículos laterais, causando um aspecto ondulado da luz (*setas*). Pequenos cistos na substância branca profunda, também, podem ser observados (*cabeça de seta*).
(C) T2WI coronal demonstra hipersinal na substância cinzenta ao longo das paredes laterais dos ventrículos laterais, causando um aspecto ondulado da luz (*seta*). Também se observam pequenos cistos na substância branca profunda (*cabeça de seta*). **(D)** T1WI axial demonstra hipersinal na substância cinzenta ao longo das paredes laterais dos ventrículos laterais, causando um aspecto ondulado da luz (*seta*). Também se observam pequenos cistos na substância branca profunda (*cabeça de seta*).

■ Diagnóstico Diferencial

- **Heterotopia:** Heterotopias são um grupo de malformações do desenvolvimento cortical secundárias à migração neuronal anormal. Malformações do desenvolvimento cortical são causa importante de atraso do desenvolvimento, de epilepsia refratária e de paralisia cerebral.
- *Esquizencefalia com lábio fechado:* Anomalia da migração neuronal caracterizada por uma fenda cheia de líquido cerebrospinal, revestida por substância cinzenta. A fenda estende-se da superfície ventricular (epêndima) à periferia (superfície pial) do cérebro, com aposição das paredes da fenda.
- *Esclerose tuberosa:* A esclerose tuberosa é uma síndrome neurocutânea caracterizada por formação de hamartomas em quase todos os órgãos. No sistema nervoso central, apresenta túberes corticais (córtex cerebral e cerebelar desorganizado geralmente em múltiplos pontos, aparecendo como giros disformes alargados com um centro de intensidade de sinal de água substituindo o sinal da substância branca mielinizada) e nódulos subependimários (ao longo das margens laterais dos ventrículos laterais, mais comumente perto do sulco caudotalâmico).

■ Fatos Essenciais

- Malformações do desenvolvimento cortical atualmente são classificadas, de acordo com seu desenvolvimento, em três categorias:
  o Malformações secundárias à proliferação neuronal e glial anormal ou apoptose.
    ▪ Redução da proliferação ou apoptose acelerada (microcefalias congênitas).
    ▪ Aumento da proliferação ou diminuição da apoptose (megalencefalias).
    ▪ Disgenesias corticais com proliferação celular anormal: disgenesia e displasia focais e difusas.
  o Malformações causadas por migração neuronal anormal.
    ▪ Heterotopia.
    ▪ Lissencefalia.
    ▪ Heterotopia subcortical e displasia sublobar.
    ▪ Malformações em paralelepípedo.
  o Malformações secundárias ao desenvolvimento anormal pós-migração.
    ▪ Polimicrogiria e esquizencefalia.
    ▪ Disgenesia cortical secundária a erros inatos do metabolismo.
    ▪ Displasias corticais focais.
    ▪ Microcefalia pós-migração.

■ Outros Achados de Imagens

- Imagens avançadas de RM, como imagens por tensores de difusão (DTI) e espectroscopia por ressonância magnética, podem ser usadas para auxiliar na localização e identificação da lesão de córtex eloquente e de tratos de substância branca para investigação visando a uma cirurgia para epilepsia.
- Usam-se imagens de RM funcional para mapear o córtex sensório-motor e lateralizar a linguagem.
- A tratografia por DTI pode ser usada para mapear os tratos corticospinais e as radiações ópticas.
- Estudos por magnetoencefalografia e medicina nuclear, como a tomografia por emissão de pósitrons (PET) e a tomografia computadorizada com emissão de fóton único (SPECT), podem ser usados para lateralizar o foco das crises quando achados clínicos, eletrofisiológicos e de imagens de RM estrutural forem discordantes.

✓ Pérolas e × Armadilhas

✓ Em pacientes que não tenham completado a mielinização da substância branca, a distinção imprecisa entre substância cinzenta e branca pode limitar a capacidade de identificar anomalias de migração.
× O núcleo caudado apresenta uma cabeça larga que se afila em um corpo e cauda fina. A cauda do núcleo caudado não deve ser confundida com substância cinzenta ectópica ao longo da parede do ventrículo lateral.

Caso 11

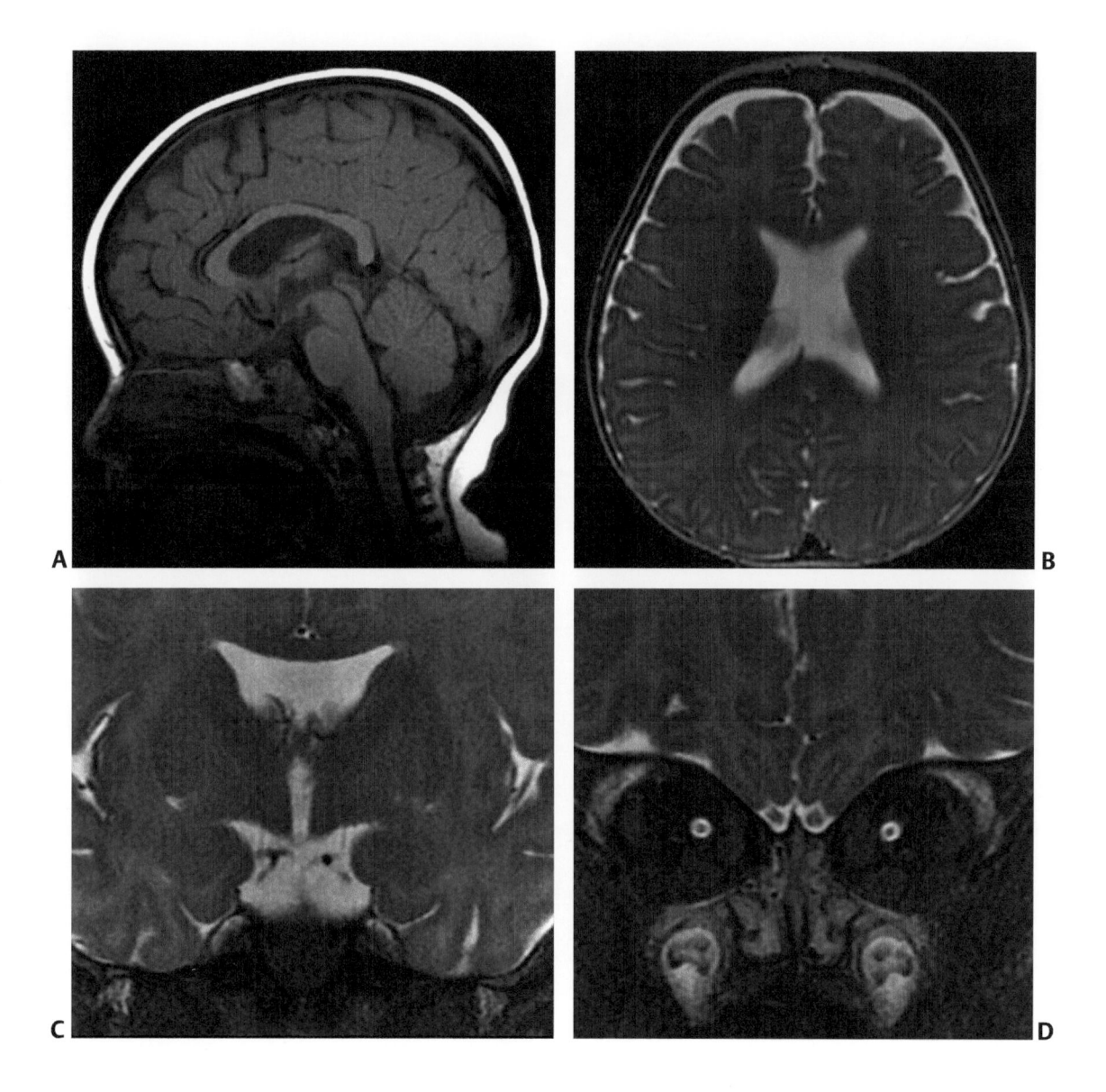

■ Apresentação Clínica

Paciente com 24 anos que se apresenta com hipopituitarismo e defeitos no campo visual.

■ Achados de Imagem

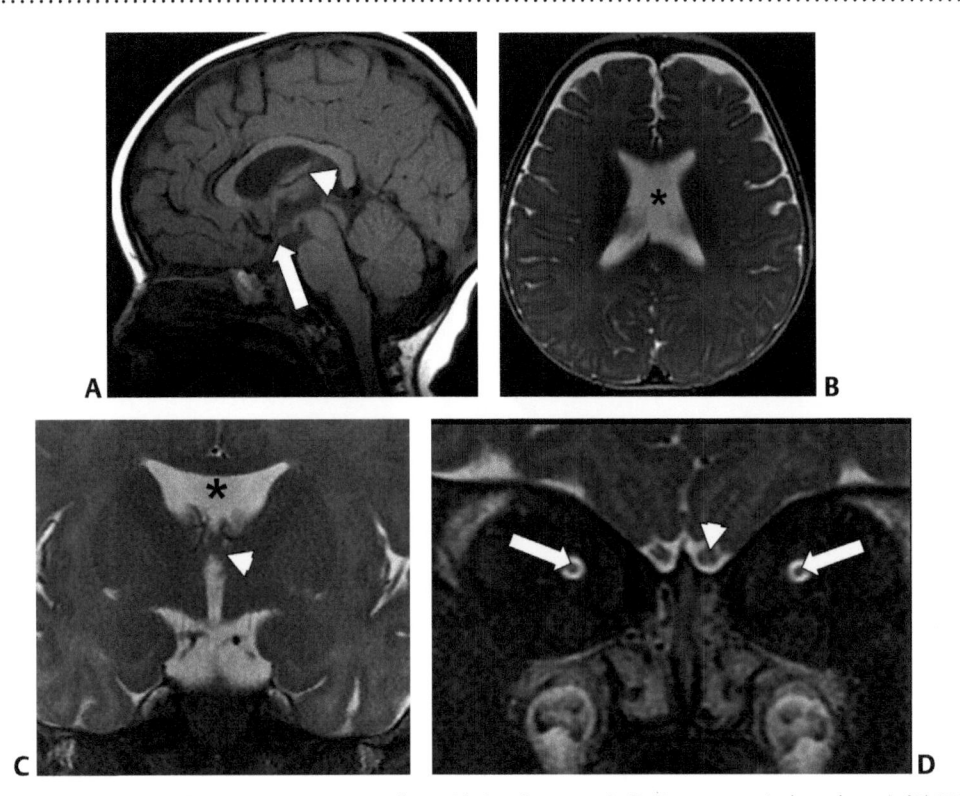

(A) Imagem ponderada (WI) em T1 sagital mostra quiasma óptico diminuído (*seta*) e corpo do fórnice espesso (*cabeça de seta*). **(B)** T2WI axial do cérebro mostra ausência do septo pelúcido (*asterisco*). **(C)** T2WI coronal mostra ausência do septo pelúcido (*asterisco*) com fórnice espesso e com fusão central (*cabeça de seta*). **(D)** T2WI coronal, no nível posterior das órbitas, mostra pequenos nervos ópticos bilateralmente (*setas*) cercados por líquido cerebrospinal nas bainhas dos nervos ópticos. Os nervos olfatórios (*cabeça de seta*) têm tamanho normal neste paciente.

■ Diagnóstico Diferencial

- ***Displasia septo-óptica:*** A clássica tríade de hipoplasia dos nervos ópticos, anormalidades dos hormônios hipofisários e defeitos cerebrais na linha média está presente em apenas 33% dos pacientes. As anormalidades da linha média consistem em ausência completa ou parcial do septo pelúcido e fusão do fórnice na linha média (60%) e anormalidades do corpo caloso. Os bulbos olfatórios também podem estar ausentes. Cerca de metade dos pacientes mostram anormalidades do rombencéfalo médio, incluindo hipoplasia da ponte.
- *Holoprosencefalia lobar:* Este é o tipo mais leve do espectro da holoprosencefalia. Apresenta-se com ausência do septo pelúcido e fusão da parte média do fórnice, mas tem nervos ópticos e quiasma de tamanho normal. As partes mais inferiores dos lobos frontais têm fusão. São incomuns as anomalias hipofisárias.
- *Agenesia isolada do septo pelúcido:* Não se associa a anomalias de clivagem. O fórnice não tem fusão.

■ Fatos Essenciais

- Anteriormente conhecida como síndrome de Morsier. São descritos dois tipos distintos de displasia septo-óptica (DSO): (1) O tipo clássico apresenta dois dos três achados da tríade. Esse tipo também se associa à hipoplasia da substância branca, incluindo as radiações ópticas. (2) Um segundo tipo, conhecido como DSO-plus, apresenta anomalias unilaterais da migração, inclusive esquizencefalia e disgenesia do corpo caloso.

■ Outros Achados de Imagens

- O diagnóstico pré-natal é difícil. A fusão do fórnice pode ser vista na ultrassonografia.
- A RM é a modalidade diagnóstica de escolha.

✓ Pérolas e × Armadilhas

✓ DSO é uma patologia heterogênea com apenas um terço dos pacientes demonstrando a tríade clássica.
✓ DSO-plus é uma variante assimétrica associada à esquizencefalia; tipicamente, não apresenta sintomas hipofisários.
× A fusão do fórnice foi considerada um achado peculiar da holoprosencefalia lobar; várias patologias, inclusive a DSO, agora são associadas a esse achado.

Caso 12

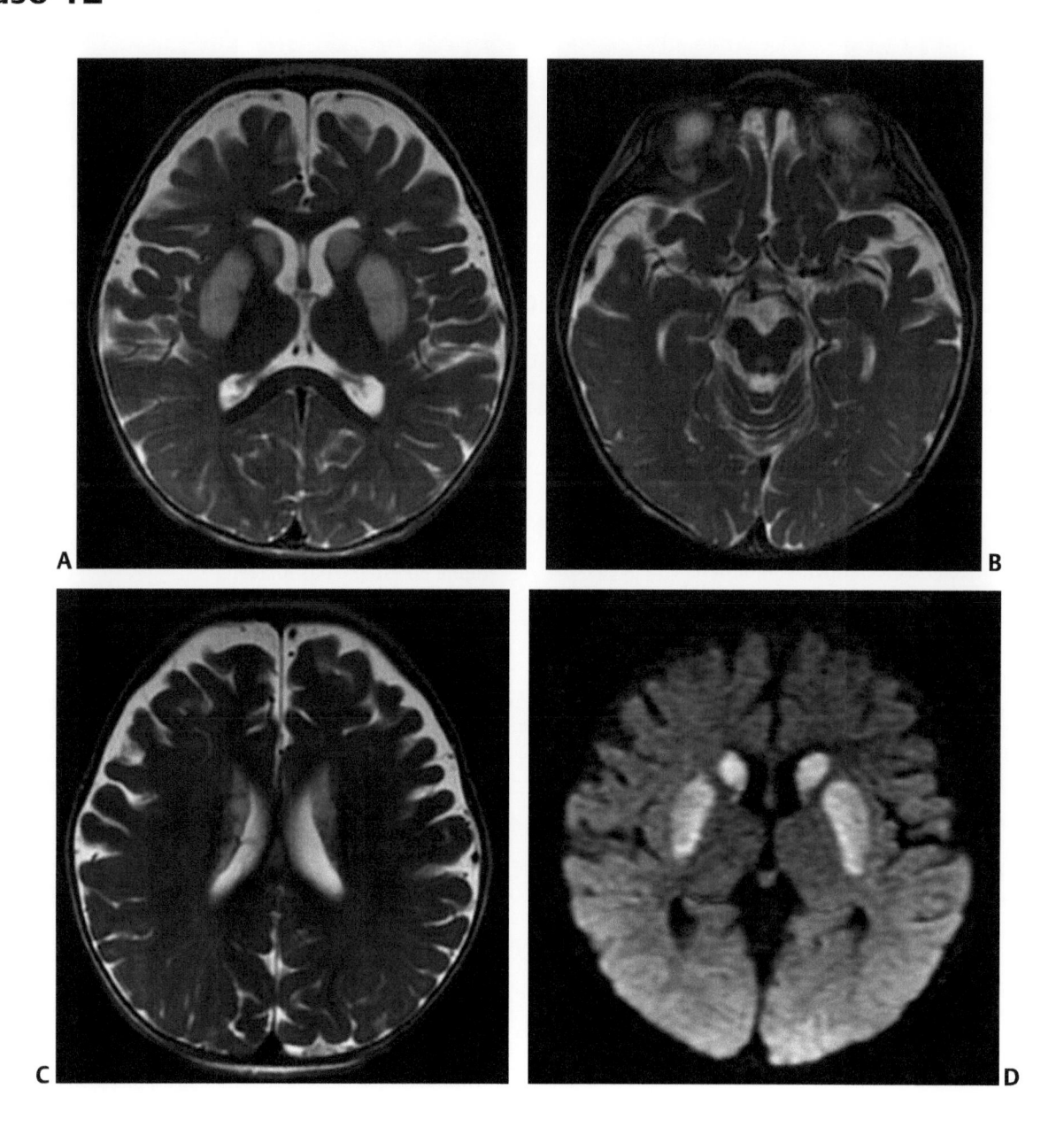

■ Apresentação Clínica

Menina de 9 meses com distonia.

■ Achados de Imagem

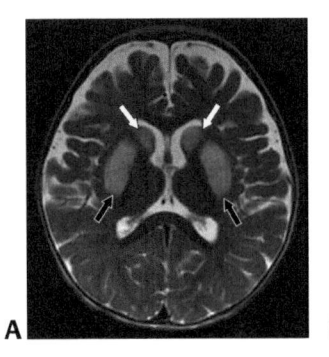

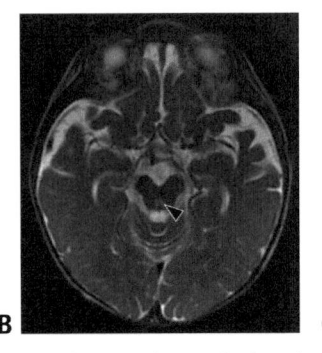

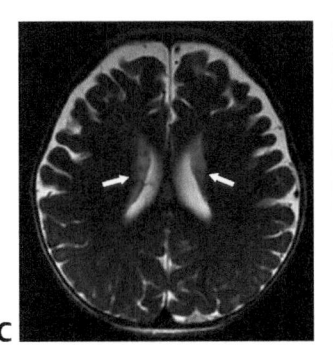

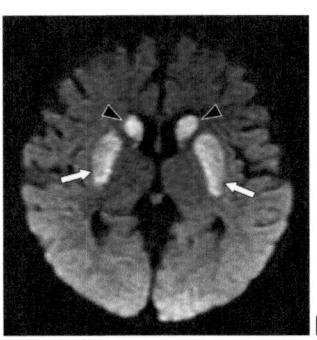

(A) Imagem axial em T2 demonstra hipersinal em T2 e hipertrofia das cabeças dos caudados (*setas brancas*) e dos putâmens bilateralmente (*setas pretas*). **(B)** Imagem axial em T2 mostra hipersinal envolvendo a substância cinzenta periaquedutal (*cabeça de seta*). **(C)** Imagem axial ponderada em T2 mostra hipersinal envolvendo os corpos do caudado bilateralmente, um pouco mais à direita do que à esquerda (*setas*). **(D)** Imagem ponderada em difusão demonstra hipersinal compatível com restrição da difusão nos putâmens (*setas*) e cabeças dos caudados (*cabeças de setas*).

■ Diagnóstico Diferencial

- **Síndrome de Leigh:** Encefalopatia necrosante subaguda com predileção especial pelos putâmens e cabeças dos caudados, que são consistentemente afetados, mostrando hipersinal em T2. Outros locais frequentemente afetados incluem a substância cinzenta periaquedutal e o tronco encefálico.
- *Epilepsia mioclônica com fibras vermelhas rotas (MERRF):* A MERRF é um transtorno mitocondrial multissistêmico que causa degeneração dos núcleos da base, particularmente o globo pálido, diferentemente do nosso caso, no qual os putâmens são afetados predominantemente. Além disso, o córtex é mais extensamente envolvido do que a substância branca cerebral.
- *Síndrome de Kearns-Sayre (KSS):* A KSS é um transtorno do DNA mitocondrial, caracterizado por hipersinal em T2 nos núcleos da base, substância branca e cerebelo. No entanto, diferentemente deste caso em particular, a KSS mostra envolvimento precoce das fibras arqueadas subcorticais com relativa economia da substância branca periventricular.

■ Fatos Essenciais

- Transtorno progressivo que leva à degeneração espongiforme afetando predominantemente regiões de *watershed*, os núcleos da base e o tronco encefálico.
- Hipersinal em T2/recuperação de inversão com atenuação do líquido livre (FLAIR) é tipicamente bilateral e simétrico.
- Os putâmens, em particular seus segmentos posteriores, e as cabeças dos núcleos caudados são consistentemente envolvidos.
- São comuns as lesões envolvendo as partes inferior e média do tronco encefálico e até podem ser o único achado.
- Se detectadas no estágio agudo, as lesões podem demonstrar restrição de difusão associada.
- As lesões tipicamente não se contrastam independentemente do estágio das imagens.

■ Outros Achados de Imagens

- A RM por espectroscopia, em geral, mostra pico elevado de lactato em 1,3 parte por milhão.
- Hipersinal anormal em T2 também pode ser comumente visto nos pedúnculos cerebelares, nos tálamos dorsomediais e na substância cinzenta periaquedutal.
- Ocasionalmente, a substância branca cerebral pode demonstrar extensa gliose e até degeneração cística.
- Pode ocorrer perda de volume global em estágios mais avançados da doença.

✓ Pérolas e × Armadilhas

- ✓ Envolvimento bilateral e simétrico das estruturas cinzentas profundas na ausência de etiologia hipóxica ou isquêmica.
- ✓ As doenças mitocondriais envolvem múltiplos sistemas de órgãos, especialmente o sistema nervoso central, o sistema cardíaco e o sistema musculoesquelético.
- × Os transtornos mitocondriais podem exibir múltiplas características sobrepostas.
- × Muitas vezes, os estudos iniciais por imagens podem ser o melhor método para detectar padrões de doença característicos.
- × Nos estágios mais avançados de evolução das patologias mitocondriais, o envolvimento extenso de múltiplas estruturas torna menos específico o aspecto das imagens.

Caso 13

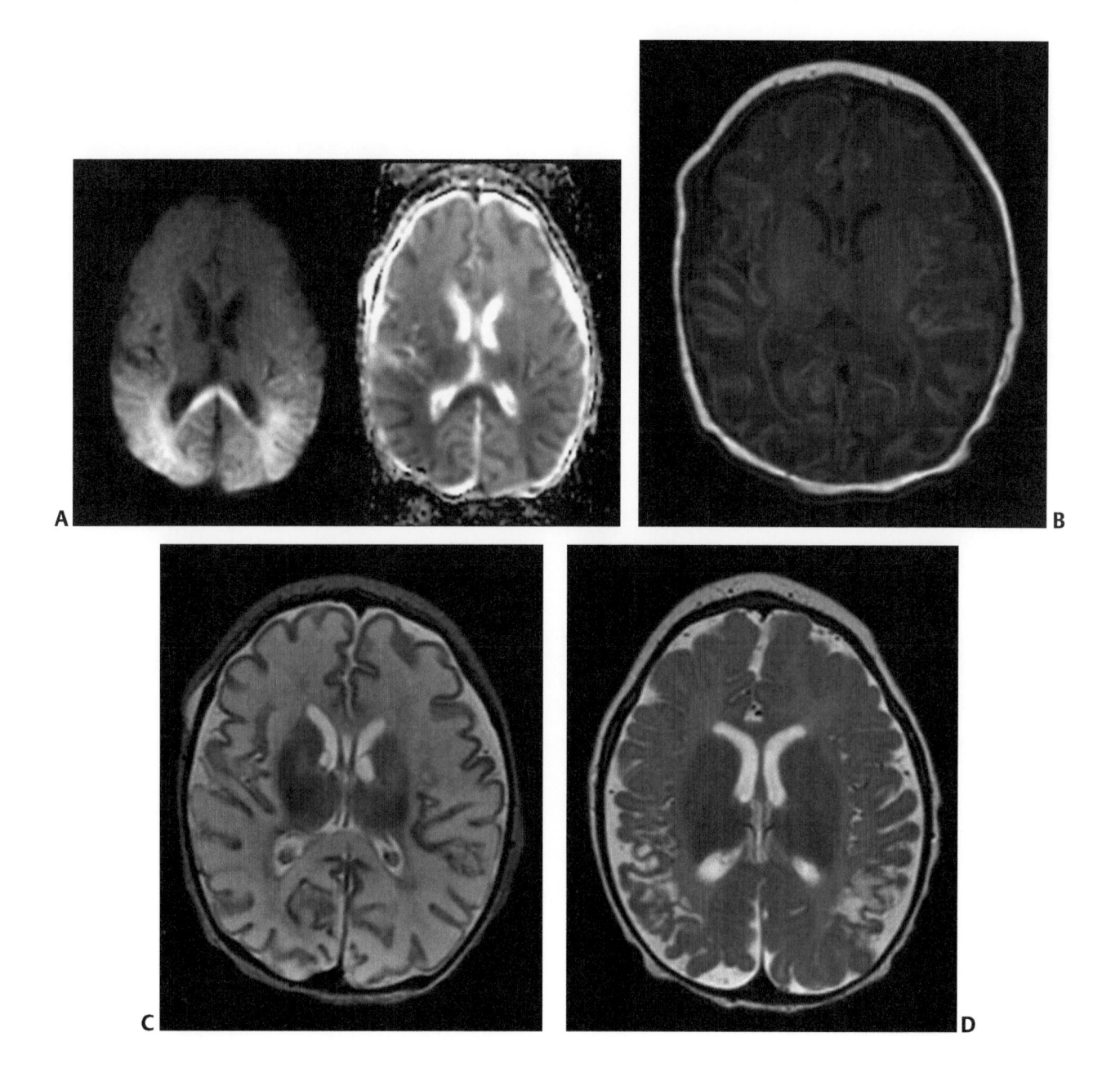

■ Apresentação Clínica

Recém-nascido de 11 dias que se apresenta com história de descolamento prematuro da placenta.

■ Achados de Imagem

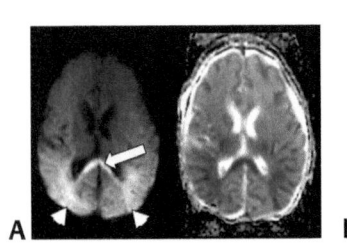

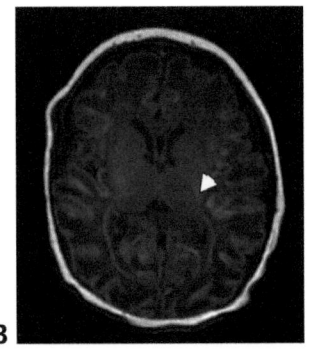

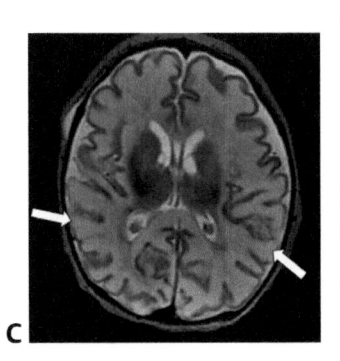

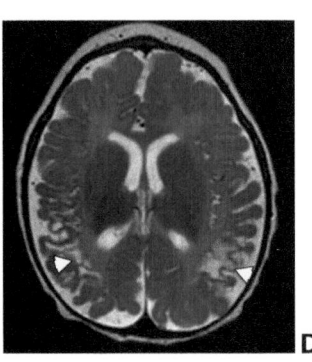

(A) Imagem ponderada (WI) em difusão e mapa do correspondente coeficiente de difusão aparente (*direita*) demonstram restrição da difusão no esplênio do corpo caloso (*seta*) e na substância branca dos lobos temporal e occipital (*cabeças de setas*). **(B)** T1WI axial demonstra encurtamento do córtex cerebral bilateralmente em T1. Observe o hipersinal mais alto do córtex com relação ao ramo posterior da cápsula interna (*cabeça de seta*). **(C)** T2WI axial demonstra edema generalizado na substância branca e no córtex temporal e occipital bilateralmente. Observe a falta de detalhes anatômicos no córtex cerebral posteriormente (*setas*). **(D)** T2WI de controle, aos 6 meses de idade, demonstra extensas áreas de encefalomalacia cística na substância branca dos lobos temporais (*cabeças de setas*) com perda generalizada de volume.

■ Diagnóstico Diferencial

- **Lesão hipóxico-isquêmica (LHI):** LHI refere-se ao padrão de imagens de lesão causado por hipoperfusão arterial global adquirida. Nem todos os pacientes com LHI atendem aos critérios clínicos para encefalopatia hipóxico-isquêmica (EHI).
- *Encefalite herpética:*
  - Encefalite neonatal por herpes simples causada pelo vírus do herpes simples tipo 2 (HSV-2).
  - Nos estágios iniciais, a RM mostra imagem ponderada em difusão (DWI) com sinal variável. Nos estágios mais avançados, mostra atrofia, cistos, ventriculomegalia e calcificações.
  - Envolve a substância branca, o córtex, os núcleos da base e o tronco encefálico.
  - Diferentemente da encefalite por HSV em adultos e crianças em idade escolar, os neonatos não têm predileção pelo lobo temporal.
- *Hipoglicemia neonatal:*
  - Frequentemente se veem baixos valores de glicose em recém-nascidos a termo com encefalopatia neonatal, inclusive aqueles com LHI.
  - Ambas as entidades podem demonstrar características de sobreposição.
  - As características mais comumente vistas na hipoglicemia incluem edema bilateral, simétrico e seletivo da substância branca posterior, edema associado no pulvinar e nos núcleos talâmicos mediais anteriores e restrição da difusão nas radiações ópticas.

■ Fatos Essenciais

- Lesão cerebral hipóxico-isquêmica difusa em neonatos resulta em EHI neonatal. Em razão de diferenças de maturidade cerebral na ocasião da lesão, da gravidade da hipotensão e da duração do agente causador, há quatro padrões distintos de lesão cerebral.
- Neonatos pré-termo:
  - Hipotensão leve causa lesão periventricular.
  - Hipotensão grave resulta em infarto da substância cinzenta profunda, do tronco encefálico e do cerebelo.
- Neonatos a termo:
  - Hipotensão leve causa lesão cortical e subcortical parassagital.
  - Hipotensão grave causa lesão característica da parte lateral dos tálamos, parte posterior dos putâmens, hipocampos, tratos corticospinais e córtex sensório-motor.

■ Outros Achados de Imagens

- A ultrassonografia craniana é sensível para a detecção de hemorragia, leucomalacia periventricular e hidrocefalia. A interrogação com Doppler e a avaliação do índice de resistividade fornecem informações adicionais sobre perfusão cerebral.
- A TC é a modalidade menos sensível para avaliação de EHI por causa do alto conteúdo de água no cérebro neonatal e alto conteúdo proteico do líquido cerebrospinal, o que resulta em pouca resolução do contraste no parênquima. No entanto, essa modalidade oferece método rápido de triagem para hemorragia intracraniana em um neonato doente sem necessidade de sedação.

✓ Pérolas e × Armadilhas

- ✓ A análise dos marcos de mielinização na idade gestacional corrigida do paciente é essencial para interpretar a RM cerebral nos recém-nascidos.
- ✓ O aspecto do mapa de DWI/coeficiente de difusão aparente varia com o tempo.
- × As alterações das imagens de RM por dano cerebral hipóxico-isquêmico podem ser sutis e difíceis de distinguir de áreas mielinizadas normais, porque ambas têm aumentos de intensidade de sinal semelhantes em imagens ponderadas em T1. Na LHI, procure hipersinal mais alto em T1 na parte posterior do putâmen com respeito ao ramo posterior da cápsula interna.

Caso 14

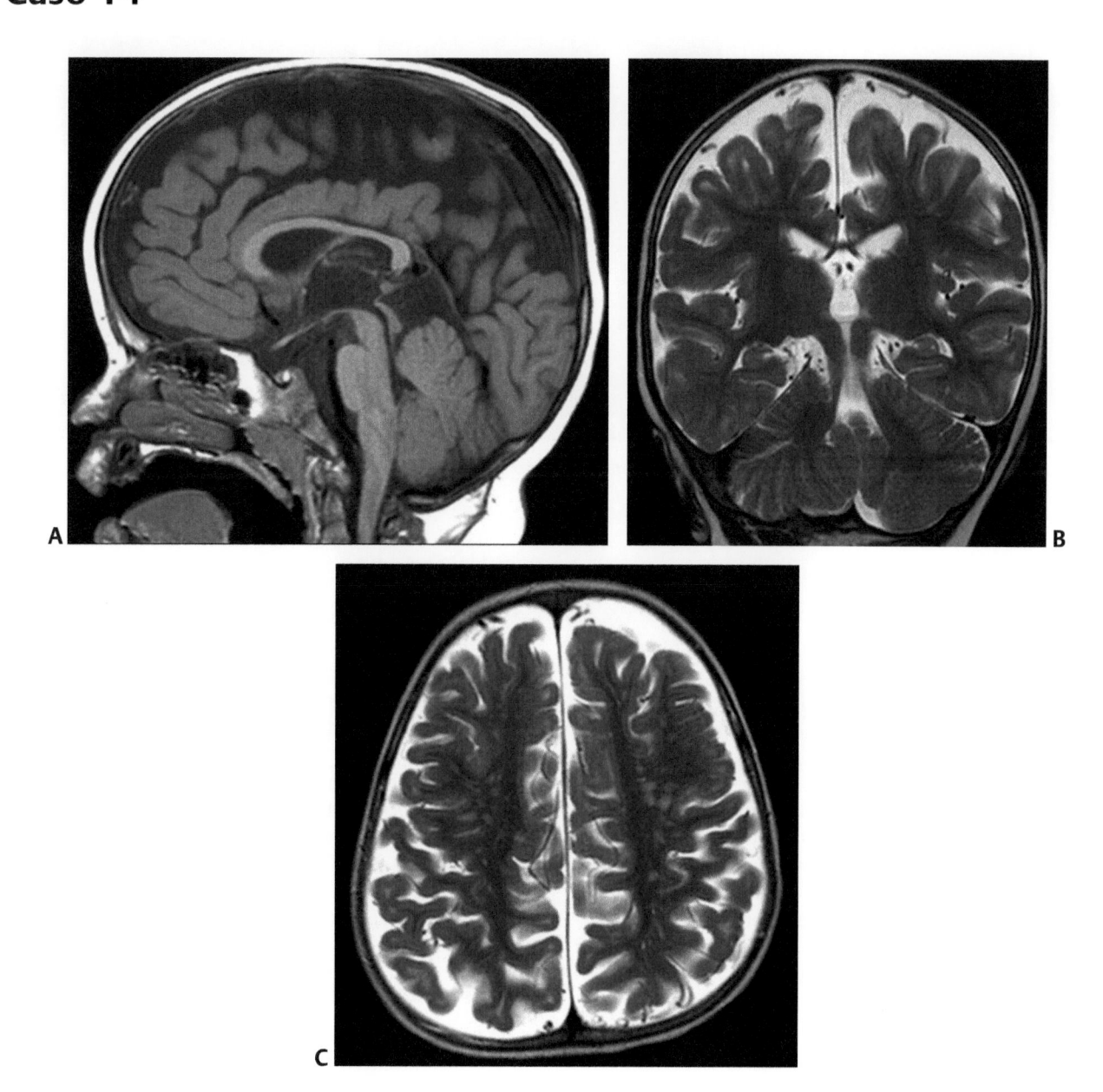

■ Apresentação Clínica

Paciente com 2 anos que apresenta macrocefalia.

Achados de Imagem

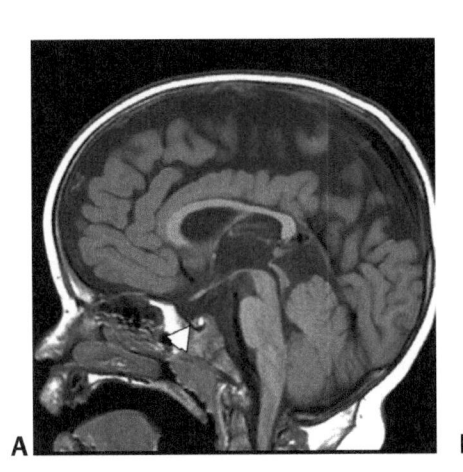

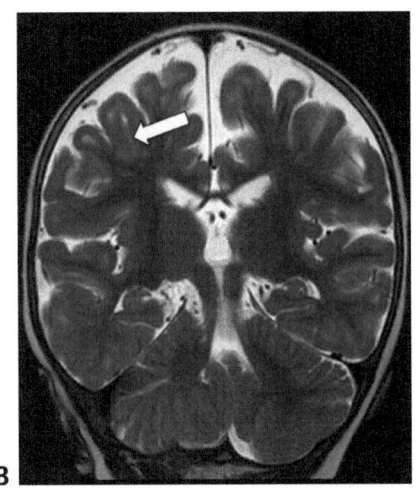

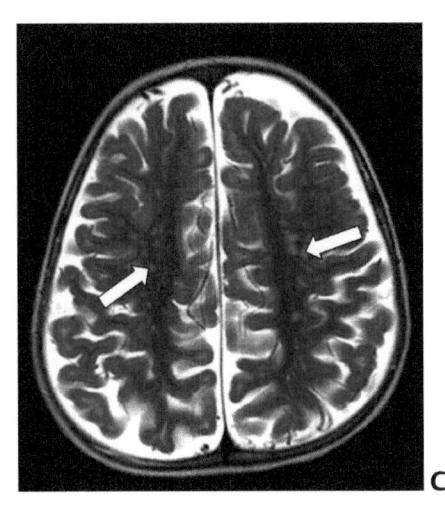

(A) Imagem ponderada (WI) em T1 sagital mostra uma sela "em forma de J" (*cabeça de seta*). (B,C) T2WI coronal (B) e axial (C) mostram espaços perivasculares, proeminentes (*setas*).

Diagnóstico Diferencial

- *Mucopolissacaridose*:
  - Apresenta lesões na substância branca, aumento de volume dos espaços perivasculares, hidrocefalia lentamente progressiva e atrofia cerebral. A estenose do canal vertebral na junção craniocervical, tipicamente por displasia do processo odontoide e afrouxamento do ligamento de resistência vascular, pode levar à mielopatia.
  - As lesões na substância branca são inespecíficas e apresentam-se como hipersinal focal simétrico ou confluente em T2, mais comumente na substância branca periventricular.
  - Disostose múltipla refere-se a múltiplas anormalidades do sistema esquelético, principalmente vistas como vértebras em forma de cunha, platispondilia, imagens em bicos anteriores e recortes posteriores (vértebras em forma de projétil de arma de fogo).
- *Leucodistrofia metacromática:*
  - Pode ter áreas de hipersinal periventriculares em T2 que poupem a substância branca perivenular, dando a aparência "tigroide".
  - Envolvimento tardio das fibras "U" subcorticais.
  - Não tem manifestações vertebrais.
- *Acondroplasia:*
  - A mais comum das displasias esqueléticas. Classicamente, apresenta-se com grande calota craniana, bossa frontal e forame magno estreito.
  - Não há anormalidades no parênquima cerebral.
  - É comum a hidrocefalia comunicante.
  - Estão presentes vértebras na forma de projéteis de arma de fogo, não devendo ser confundida com a síndrome de Hurler.
  - A estenose do canal vertebral deve-se a pedículos curtos.
  - Nanismo rizomélico.

Fatos Essenciais

- As mucopolissacaridoses (MPS) são um grupo de transtornos do depósito lisossômico, levando ao acúmulo de glicosaminoglicanos parcialmente degradados nos lisossomos e no espaço extracelular. Foram descritos sete tipos distintos.
- A fossa posterior mostra megacisterna magna na MPS tipo II.
- Descreve-se a conformação da sela túrcica "em forma de J".
- Junção craniocervical: displasia do processo odontoide e instabilidade atlantoaxial com espessamento dos ligamentos intrínsecos.
- O osso cortical é espessado e tem fechamento prematuro da sutura sagital, o que leva à dolicocefalia.

Outros Achados de Imagens

- A RM é o método de escolha para diagnosticar e avaliar a resposta ao tratamento na MPS. Os pacientes com MPS devem ser submetidos a uma RM do neuroeixo completo, porque a doença não se limita ao cérebro.
- Costelas amplas e mãos em tridente fazem parte do espectro das imagens.

✓ Pérolas e × Armadilhas

✓ Sempre faça a varredura do neuroeixo inteiro nos pacientes com MPS; os achados são característicos dessas doenças.
× O envolvimento do SNC é mais frequente na MPS dos tipos I, II, III e VII.

Caso 15

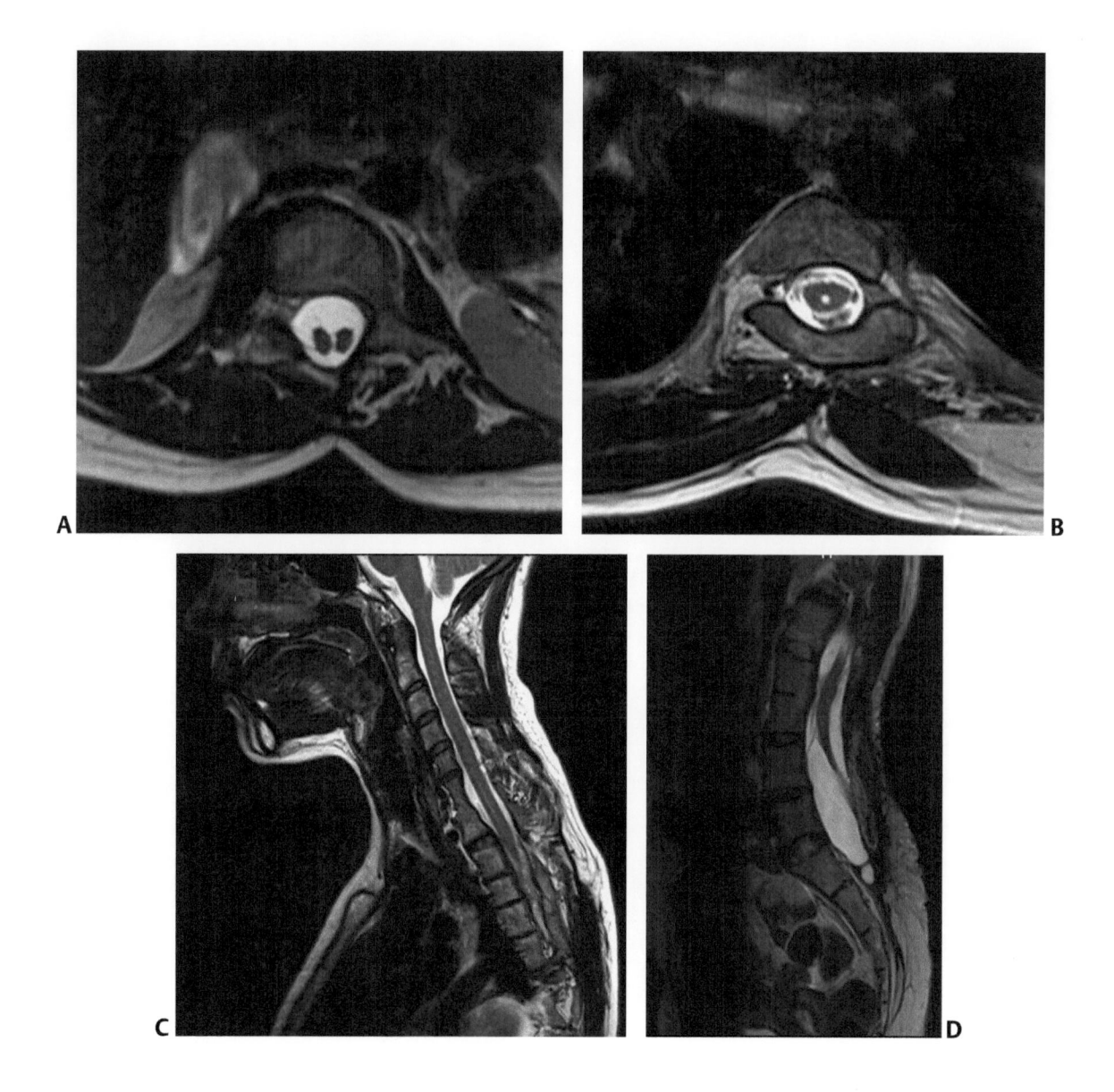

■ Apresentação Clínica

Menina de 8 anos com fraqueza no membro inferior e dor nas costas.

■ Achados de Imagem

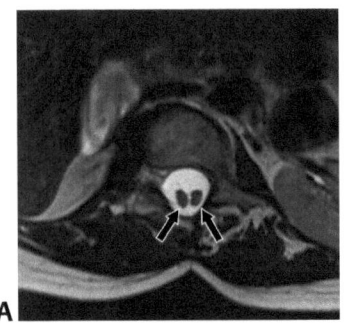

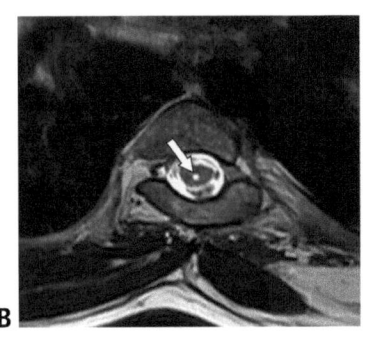

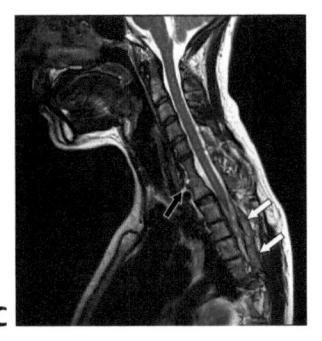

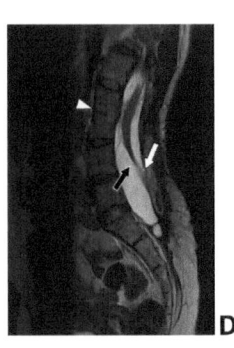

(A) Imagem ponderada (WI) em T2 axial no nível da coluna torácica baixa mostra duas hemimedulas separadas em um saco tecal comum (*setas*). **(B)** T2WI axial no nível da coluna torácica média mostra dilatação do canal ependimário central compatível com siringo-hidromielia leve (*seta*). **(C)** T2WI sagital da coluna cervicotorácica mostra fusões de corpos vertebrais (*seta preta*) e fusões laminares intersegmentares (*setas brancas*). A medula torácica alta está fora da linha média em decorrência de uma escoliose. **(D)** T2WI sagital no nível da coluna lombar mostra fusão parcial entre corpos vertebrais (*cabeça de seta branca*). O cone medular termina aproximadamente no nível de L4 (*seta preta*) e mostra aderências anormais ao saco tecal dorsal (*seta branca*).

■ Diagnóstico Diferencial

- ***Diastematomielia:*** A diastematomielia é uma separação sagital anormal da medula espinal em duas hemimedulas distintas e associa-se a numerosas malformações vertebrais.
- *Síndrome da medula presa:* A síndrome da medula presa é classificada sob o espectro de disrafismos vertebrais fechados e caracteriza-se por um cone medular que se situa abaixo do nível de L2-L3. Semelhantemente a este caso, pode haver escoliose e siringo-hidromielia. No entanto, a presença de duas hemimedulas distintas indica diastematomielia.
- *Associação VACTERL:* VACTERL é um acrônimo que resume o grupo de anomalias não aleatórias dos seguintes sistemas: vertebral, anorretal, cardíaco, traqueoesofágico, renal e musculoesquelético (*limb*). Entre as anomalias vertebrais, há uma predisposição para hemivértebras, escoliose, regressão caudal e espinha bífida. No entanto, deformidades com a medula partida não são características dessa associação.

■ Fatos Essenciais

- Também denominada malformação da medula partida.
- Cada hemimedula contém um canal central individual, corno posterior único e um corno anterior.
- O local mais comum de separação é a região lombar.
- A medula pode separar-se em duas e permanecer separada, com dois cones medulares individuais e dois filamentos terminais ou pode separar-se e reunir-se novamente inferiormente à fenda.
- Dois tipos:
  - Tipo I – 25%
    - Cada hemimedula tem seu próprio saco.
    - Um esporão ósseo ou cartilaginoso separa as hemimedulas na parte inferior da fenda.
    - Disgenesias corticais com proliferação anormal de células: disgenesia e displasia focais e difusas.
  - Tipo II – 75%
    - Espaço/saco subaracnóideo único.
    - Uma banda fibrosa separa as hemimedulas na parte inferior da fenda.

■ Outros Achados de Imagens

- A divisão sagital da medula pode levar a hemimedulas simétricas ou assimétricas.
- A separação da medula pode ser incompleta, envolvendo apenas as partes anterior e posterior da medula, e não sua espessura inteira.
- Aproximadamente 85% dos pacientes têm anormalidades espinais associadas, inclusive:
  - Cone de situação baixa.
  - Filamento terminal espessado.
  - Mieloceles/mielomeningoceles.
  - Aderências que prendem a medula.
  - Tratos sinusais dérmicos.
  - Siringo-hidromielia (50%).
  - Fusão laminar intersegmentar – essencialmente patognomônica, vista em 60%.
  - Anomalia de Klippel-Feil.

✓ Pérolas e ✗ Armadilhas

- ✓ A diastematomielia comumente é um achado em uma constelação de malformações.
- ✓ Ocasionalmente, as imagens são insuficientes para determinar o tipo de tecido que separa as hemimedulas.
- ✓ Estigmas cutâneos são comuns na diastematomielia.
- ✓ TC é útil para a avaliação de um esporão ósseo.
- ✗ As imagens desses pacientes costumam ser difíceis em virtude da escoliose grave.
- ✗ A diastematomielia é uma entidade separada da diplomielia, que se trata de duplicação da medula espinal, caso em que cada medula demonstra dois cornos posteriores e dois cornos anteriores, bem como um canal ependimário central.

Caso 16

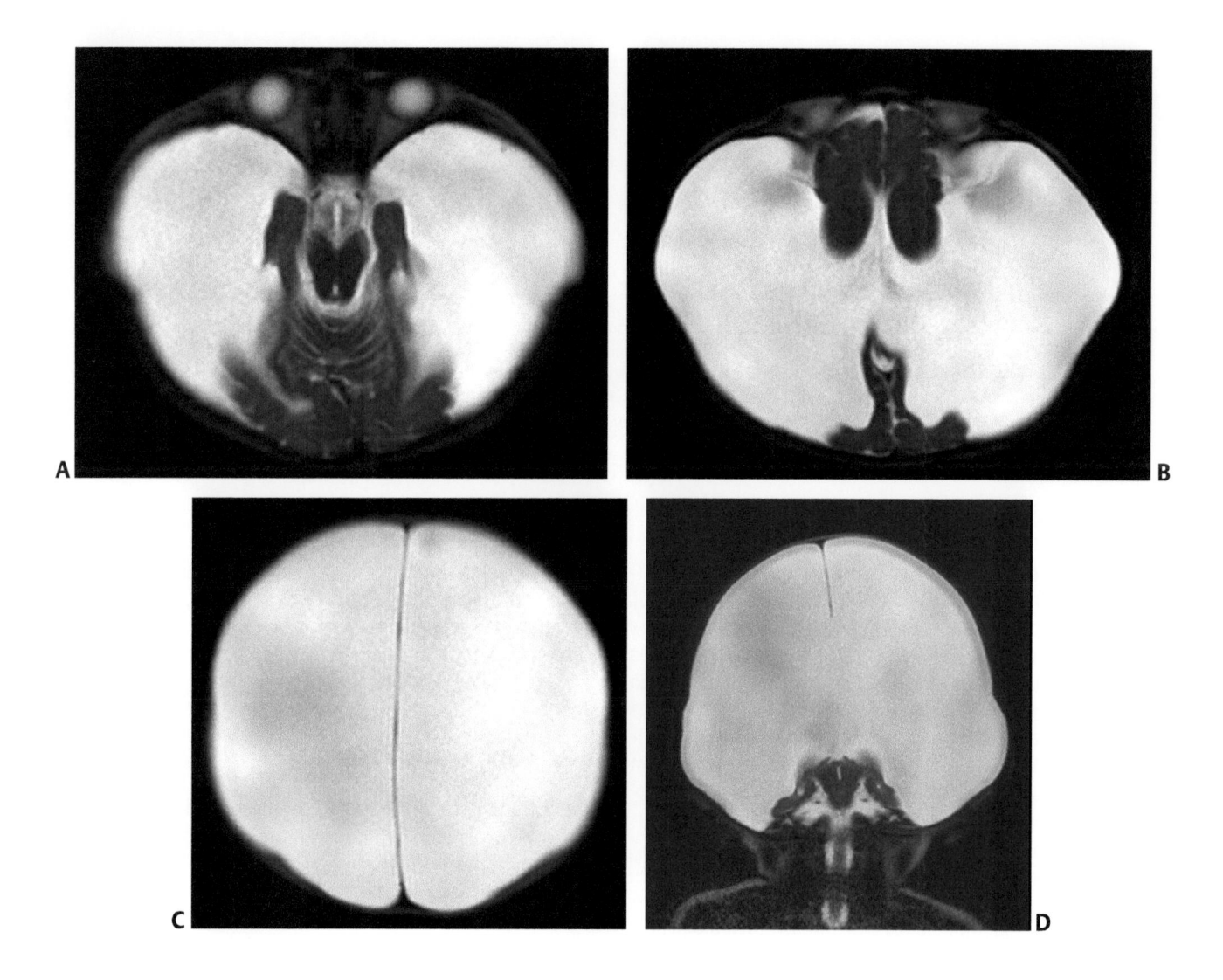

■ Apresentação Clínica

Neonato que se apresenta com aumento do perímetro cefálico.

■ Achados de Imagem

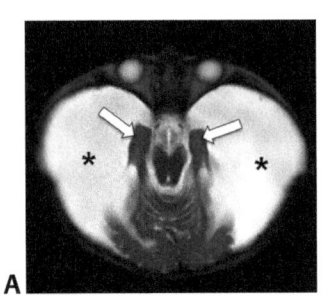

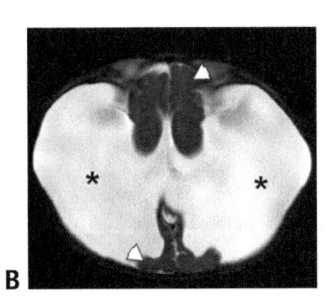

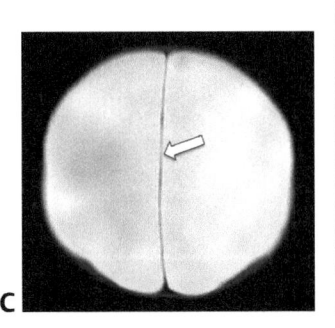

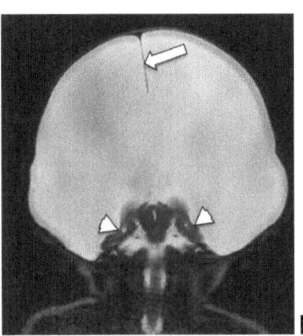

(A) Imagem ponderada (WI) em T2 axial demonstra aumento do volume da cabeça com espaços císticos preenchendo a fossa craniana média bilateralmente (*asteriscos*). Observe a preservação dos lobos temporais mediais (*setas*). **(B)** T2WI axial demonstra aumento de volume da cabeça com espaços císticos preenchendo as fossas cranianas médias (*asteriscos*), convergindo na linha média. Partes dos lobos frontais anteriormente e dos lobos occipitais posteriormente estão preservadas (*cabeças de setas*). **(C)** T2WI axial demonstra espaços císticos substituindo o telencéfalo. A foice está presente (*seta*). **(D)** T2WI coronal demonstra espaços císticos substituindo o telencéfalo, com preservação dos lobos temporais médios (*cabeças de setas*). A foice está presente (*seta*).

■ Diagnóstico Diferencial

- **Hidranencefalia:** Processo destrutivo adquirido dos hemisférios cerebrais em que: (1) a maior parte de ambos os hemisférios cerebrais é substituída por paredes finas, sacos cheios de líquido; (2) a foice, o tentório e outras meninges permanecem intactos e (3) os tálamos, o tronco encefálico e o cerebelo geralmente estão intactos.
- *Hidrocefalia extrema:* Está presente um manto cortical, embora, em casos graves, possa ser difícil de discernir. Podem estar presentes anormalidades da fossa posterior ou estenose do aqueduto.
- *Holoprosencefalia alobar:*
  - O tipo mais grave de holoprosencefalia.
  - A clivagem prosencefálica falha, resultando em prosencéfalo único na linha média com monoventrículo primitivo muitas vezes associado a um grande cisto posterior.
    - Ausência de divisão inter-hemisférica e foice ausente.
    - Ausência dos bulbos e tratos olfatórios, ausência do corpo caloso e não há separação dos núcleos da substância cinzenta.

■ Fatos Essenciais

- A maioria dos autores acredita que a hidranencefalia resulte de oclusão intrauterina bilateral da artéria carótida interna (ACI), provavelmente ocorrendo entre a 8ª e a 12ª semana de gestação.
- As ACIs podem ser intensamente hipoplásicas ou estar ausentes. Os canais ósseos das artérias carótidas podem estar faltando ou ser hipoplásicos.

■ Outros Achados de Imagens

- Os achados na ultrassonografia fetal de segundo trimestre incluem ausência de hemisférios cerebrais, que são substituídos por material ecogênico homogêneo que preenche o espaço supratentorial. Os tálamos, o tronco encefálico e o cerebelo, em geral, estão preservados.

✓ Pérolas e × Armadilhas

- ✓ As características faciais são uniformemente normais na hidranencefalia, o que pode ajudar na distinção da holoprosencefalia.
- × Em alguns casos de hidranencefalia, oclusões mais distais da vascularização provavelmente explicam casos com preservação de tiras inferomediais dos lobos frontais inferiores e preservação de meias-luas posteroinferomediais dos lobos temporais, parietais e occipitais.

Caso 17

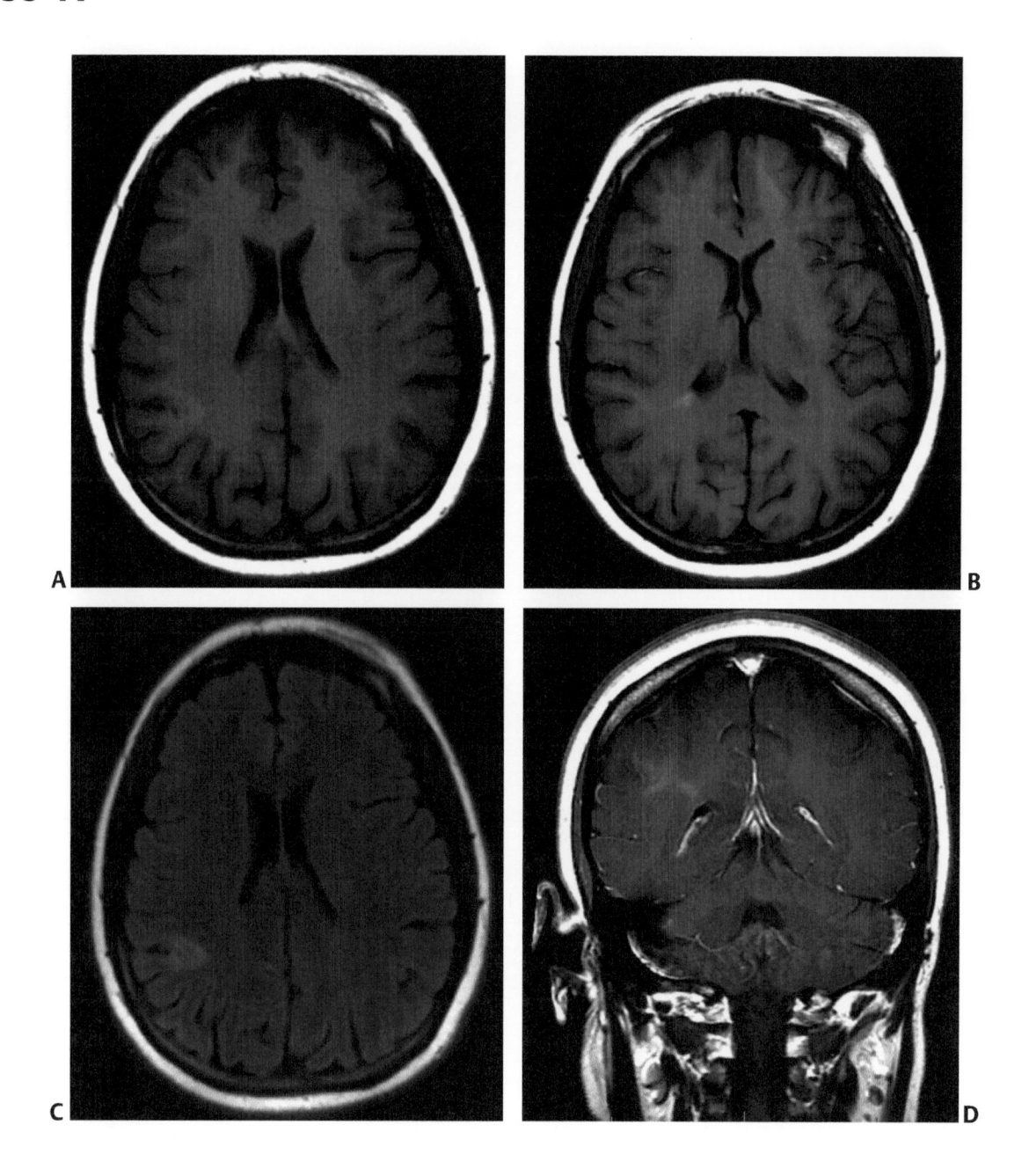

■ **Apresentação Clínica**

Mulher de 22 anos que se apresenta com crise convulsiva.

■ Achados de Imagem

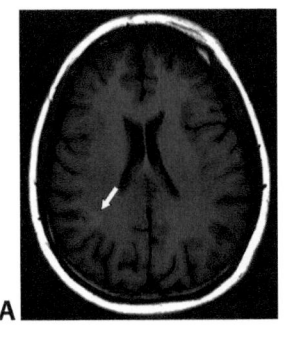

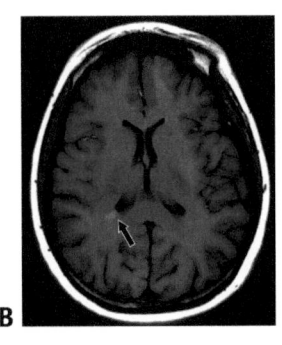

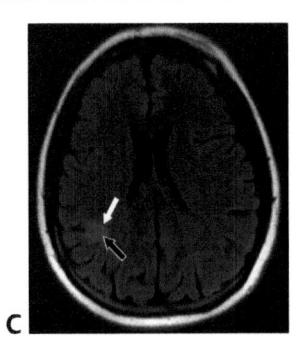

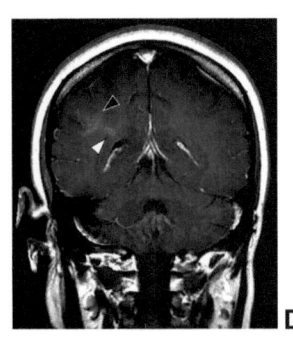

(A) Imagem ponderada (WI) em T1 axial mostra área focal de sutil aumento da intensidade do sinal envolvendo a substância branca subcortical profundamente a um sulco no lobo parietal direito (*seta*). **(B)** T1WI axial em um nível abaixo à imagem prévia mostra extensão do hipersinal anormal em T1 de maneira discretamente em banda ou linear à substância branca periventricular adjacente ao corpo posterior do ventrículo lateral direito (*seta*). **(C)** Imagem em recuperação de inversão com atenuação do líquido livre (FLAIR) mostra hipersinal na substância branca subcortical do mesmo local com borramento da interface substância cinzenta-branca (*seta branca*) e leve espessamento do córtex adjacente (*seta preta*). **(D)** Imagem coronal pós-contraste ponderada em T1 mostra a extensão inteira da anormalidade com hipersinal desde a região subcortical do lobo parietal direito até a superfície ventricular sem captação de contraste significativa associada. Essa morfologia ocasionalmente é denominada sinal da "taça de vinho", na qual a parte correspondente ao corpo da taça é o envolvimento subcortical em forma de "U" (*cabeça de seta preta*) e a haste da taça é a extensão linear ao ventrículo (*cabeça de seta branca*).

■ Diagnóstico Diferencial

- ***Displasia cortical focal (tipo IIb):*** A displasia cortical focal (DCF) é um amplo espectro de córtex cerebral congenitamente malformado. O subtipo IIb da classificação de Blümcke da DCF caracteriza-se pelo "sinal do transmanto". Esse sinal é visto como anormalidade de sinal na substância branca que se estende a partir do fundo de um sulco e afila até a região periventricular. Esse aspecto tem sido comparado à forma de uma taça de vinho predominantemente nas imagens coronais.
- *Glioma com baixo grau:* Os gliomas com baixo grau também se apresentam como hipersinal focalmente mal definido em T2. Tipicamente, esses tumores têm hipossinal em T1, hipersinal em T2 e não se contrastam. A anormalidade de sinal, em geral, associa-se a um grau maior de efeito de massa, uma característica que não está presente neste caso. Por fim, a extensão radial que se afila até a superfície ventricular não é uma característica comum em gliomas com baixo grau.
- *Túber subcortical:* Os túberes subcorticais, vistos em pacientes em esclerose tuberosa (ET), podem ter características de imagens semelhantes, incluindo hipersinal em T2 na substância branca subcortical com borramento da interface substância cinzenta-branca. De igual modo, os pacientes com ET podem exibir bandas radiais de hipersinal em T2 na substância branca que se estendam do córtex ao ventrículo, semelhantes ao "sinal do transmanto". A ET tipicamente mostra múltiplas lesões subcorticais e numerosas bandas radiais, bem como nódulos subependimários.

■ Fatos Essenciais

- As DCFs ocorrem secundariamente a erros na laminação cortical, na citoarquitetura e no desenvolvimento da substância branca.
- São causa comum de epilepsia intratável em crianças e adultos.
- A classificação de Blümcke foi desenvolvida em 2011 como revisão dos sistemas prévios de classificação criados por Palmini e Barkovich e descreve três tipos distintos.
- Na classificação de Blümcke, as DCFs do tipo II, também conhecidas como displasias de Taylor, ainda podem ser classificadas em DCF com neurônios dismórficos (tipo IIa) e DCF com neurônios dismórficos e células em balão (tipo IIb).
- A DCF tipo IIb é vista, nas imagens, como borramento da interface substância cinzenta-branca com hipersinal na substância branca subcortical em T2.
- O córtex sobrejacente pode aparecer normal ou com aumento de espessura.
- O "sinal do transmanto" foi originalmente cunhado por Barkovich, em 1997, e pensa-se que reflete a anormalidade das unidades glioneurais em uma distribuição radial.

■ Outros Achados de Imagens

- O segmento cortical adjacente também pode ter hipersinal em T2.
- As DCFs podem-se associar a padrões anormais de sulcação e a perda de volume lobar/segmentar.
- O tipo II de DCF tem probabilidade de ocorrência discretamente mais alta nos lobos frontais e menor nos lobos temporais, em comparação com a DCF tipo I.

✓ Pérolas e × Armadilhas

- ✓ As sequências pesadamente ponderadas em T2 e FLAIR podem ser úteis para delinear melhor o hipersinal focal na substância branca.
- ✓ Embora a maior parte das DCFs tenha hipossinal em T1, essas anormalidades ocasionalmente podem mostrar hipersinal em T1.
- × O hipersinal em T2 associado aos gliomas com baixo grau tem aspecto mais expansivo com maior efeito de massa.
- × Lesões solitárias são incomuns na ET e devem orientar o diagnóstico para uma DCF.
- × Lactentes com mielinização incompleta têm hipersinal em T2 nas fibras "U" subcorticais, o que pode limitar a avaliação de DCF.

Caso 18

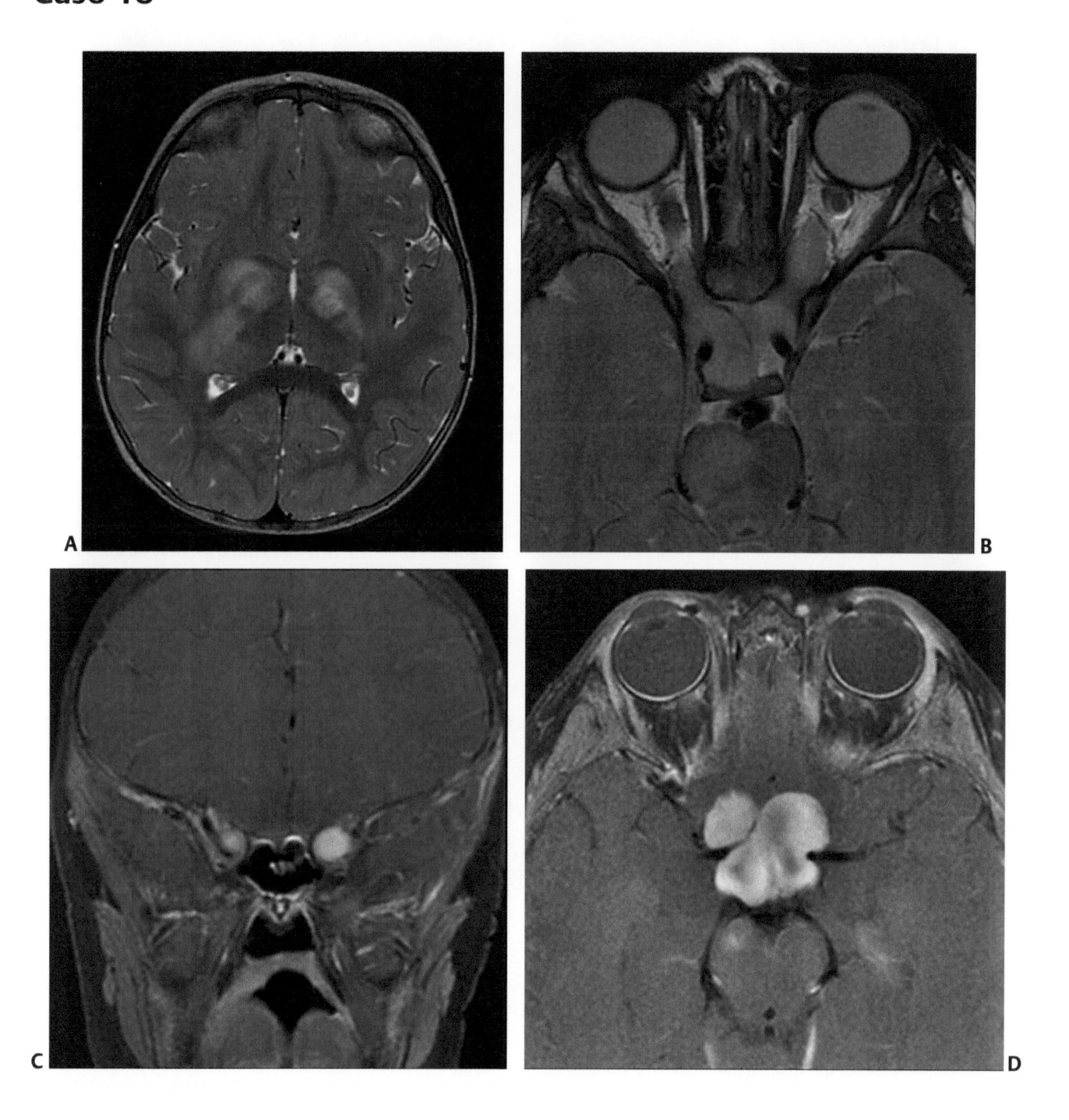

A B C D

■ **Apresentação Clínica**

História não fornecida.

■ Achados de Imagem

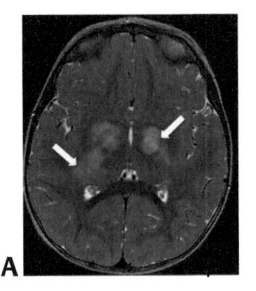

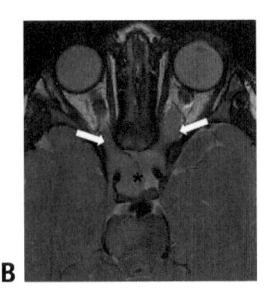

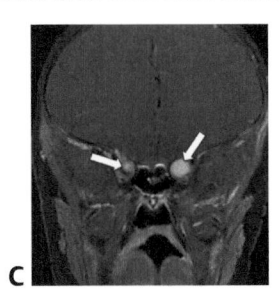

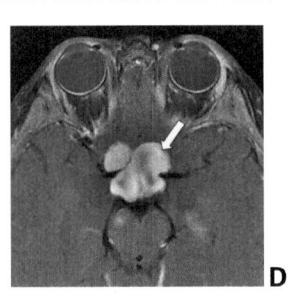

(A) Imagem ponderada (WI) em T2 axial demonstra lesões com hipersinal sem efeito de massa nos núcleos lentiformes e na cápsula interna direita (*setas*). **(B)** T2WI axial demonstra aumento de volume e hipersinal nos nervos ópticos (*setas*) e quiasma (*asterisco*). **(C)** T1WI coronal pós-contraste mostra acentuada captação de contraste, homogênea, dos nervos ópticos aumentados de volume (*setas*). **(D)** T1WI axial pós-contraste mostra captação de contraste, significativa, do quiasma óptico aumentado de volume (*seta*).

■ Diagnóstico Diferencial

- **Neurofibromatose tipo I (NF1):**
  - Transtorno neurocutâneo autossômico dominante (facomatose).
  - Dois ou mais dos seguintes precisam estar presentes:
    - Seis manchas café com leite medindo ≥ 5 mm em pacientes antes da puberdade e ≥ 15 mm em pacientes após a puberdade.
    - Dois ou mais neurofibromas ou um neurofibroma plexiforme (NFP).
    - Efélides axilares/inguinais
    - Glioma nas vias visuais.
    - Dois ou mais nódulos de Lisch (hamartomas da íris).
    - Lesão óssea distintiva.
    - Displasia da asa do esfenoide.
    - Diminuição da espessura de ossos longos com ou sem pseudoartrose.
    - Parente em primeiro grau com NF1.
- *Hamartoma hipotalâmico:*
  - Massas semelhantes a tumores localizadas no túber cinéreo do hipotálamo.
  - Pode apresentar-se com crises gelásticas e puberdade precoce.
  - Contém células nervosas que se assemelham às do hipotálamo normal juntamente com célula gliais normais.
  - RM: Lesões pedunculadas ou sésseis bem definidas no túber cinéreo, que são isointensas ou levemente hipotensas em imagens ponderadas em T1 e iso a hiperintensas em imagens ponderadas em T2 sem captação de contraste ou calcificação.
  - Tamanho, forma e intensidade de sinal estáveis ao longo do tempo.
- *ADEM:*
  - Doença desmielinizante monofásica do sistema nervoso central (SNC).
  - Numerosas lesões com hipersinal em T2 na substância cinzenta e na branca, margens indistintas e assimétricas. A captação de contraste é infrequente.
  - Episódio infeccioso prévio ou vacinação desencadeia a resposta inflamatória.
  - Crianças e adolescentes são mais afetados.

■ Fatos Essenciais

- A NF1 é um transtorno autossômico dominante com lócus genético no cromossomo 17q11.2.
- Lesões na substância branca: anormalidades com hipersinal em T2 no tronco encefálico, pedúnculos cerebelares médios, substância branca cerebelar, pedúnculos cerebrais, núcleos da base (especialmente o globo pálido), tálamo e cápsula interna. Mais comum em crianças com menos de 7 anos, e as lesões tendem a melhorar com o avançar da idade.
- Glioma da via óptica: Isolado em nervo óptico único ou envolvendo ambos os nervos ópticos, o quiasma e os tratos ópticos. Embora os tumores nos nervos ópticos e no quiasma costumem apresentar captação de contraste, o envolvimento parenquimatoso (tratos ópticos e além), no contexto de gliomas das vias ópticas, tipicamente não se contrasta.
- Outros tumores associados e patologias semelhantes a tumores incluem astrocitomas e aumento hamartomatosos do tronco encefálico e hipotálamo.

■ Outros Achados de Imagens

- Angiografia por RM delineia a vasculopatia intracraniana: Estenoses, oclusões, ectasia, doença de moyamoya e formação de aneurisma fusiforme.
- Imagens por tomografia por emissão de pósitrons (PET) com fluordesoxiglicose (FDG) ajudam a diferenciar tumores benignos dos malignos da bainha dos nervos. Um valor de captação padronizado com máximo > 3 é indicativo de transformação maligna em um NFP.

✓ Pérolas e ✗ Armadilhas

- ✓ Astrocitomas são mais comuns em crianças com NF1 do que na população geral e podem originar-se em qualquer ponto do SNC. Mais comumente, são astrocitomas pilocíticos, mas também ocorrem outros tumores com baixo grau e grau mais alto.
- ✓ O tronco encefálico também costuma ser envolvido, especialmente o teto e o bulbo.
- ✗ Pode ser difícil a diferenciação entre tumor parenquimatoso retroquiasmático e as características lesões com hipersinal em T2 encontradas em crianças com NF1. As características que favorecem infiltração de glioma de vias ópticas incluem continuidade, efeito de massa, elevações significativas da colina (em espectroscopia por RM), baixo sinal em T1 nas imagens pré-contraste e captação de contraste depois da administração do agente de contraste.

Caso 19

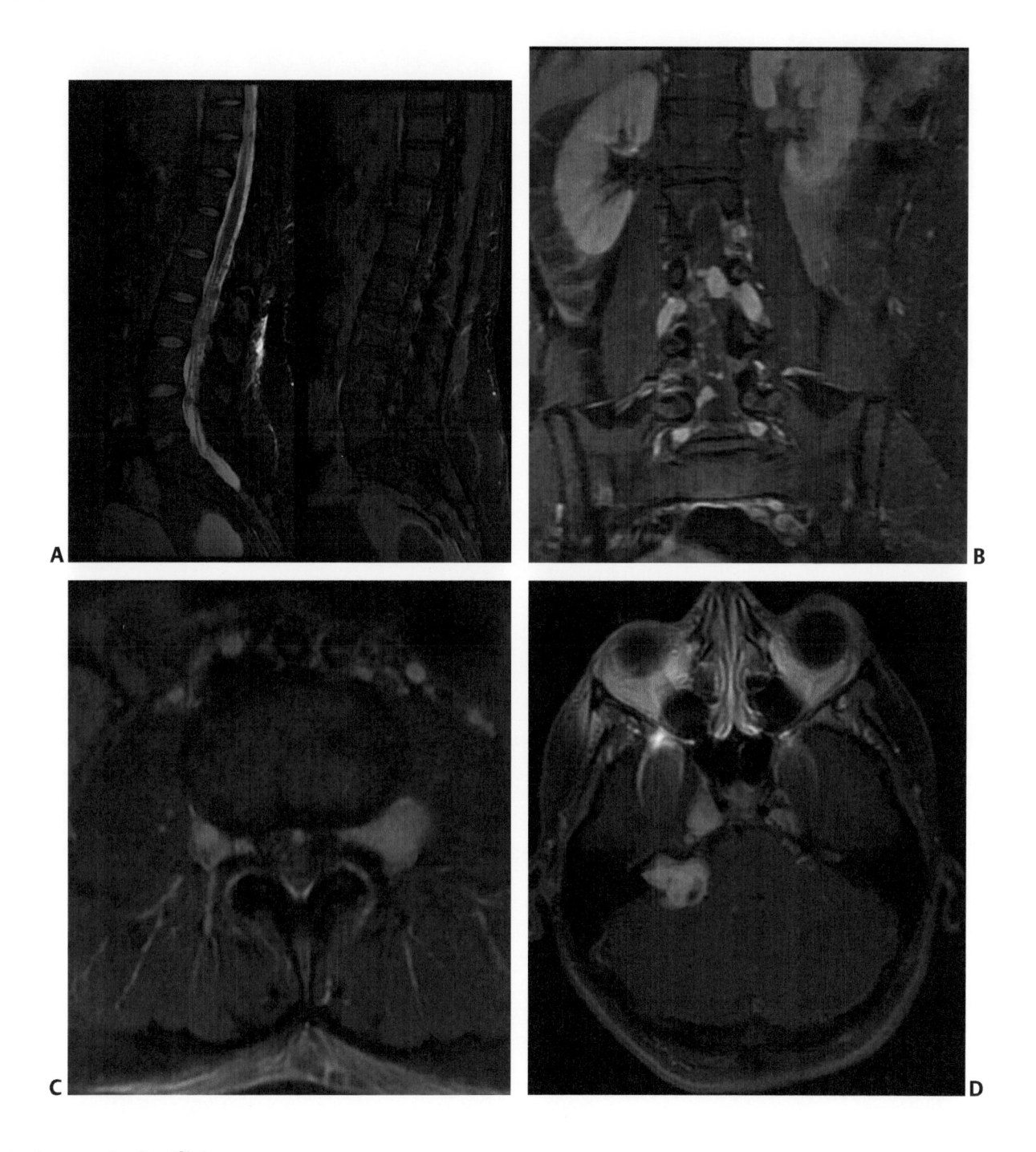

■ Apresentação Clínica

Homem de 36 anos com fraqueza bilateral nas extremidades inferiores e perda auditiva no lado direito.

■ Achados de Imagem

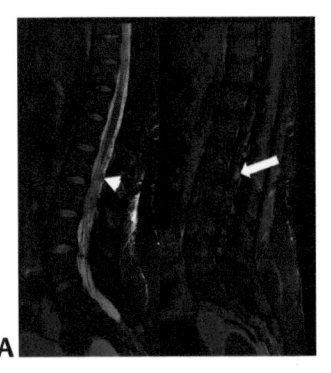

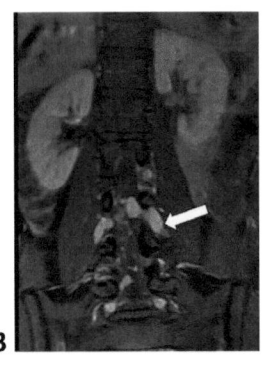

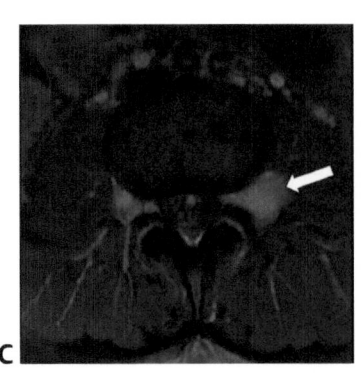

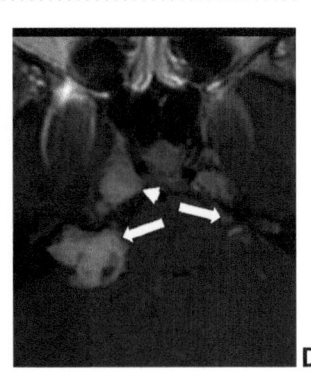

(A) Imagem ponderada (WI) em T2 sagital sem contraste e imagem com saturação de gordura em T1 com contraste mostram múltiplas lesões nodulares extramedulares intratecais (*cabeça de seta*) que demonstram avidez pelo contraste (*seta*). **(B, C)** Imagens com saturação de gordura coronal **(B)** e axial **(C)** em T1 com contraste mostram múltiplas lesões em forma de halteres em múltiplos níveis da coluna lombar, saindo através dos forames neurais (*seta*). **(D)** T1WI axial com contraste do crânio mostra lesões contrastadas bilateralmente nos ângulos pontocerebelares, estendendo-se aos canais auditivos internos (*setas*). Outras lesões contrastadas são observadas adjacentes aos seios cavernosos bilateralmente (*cabeça de seta*).

■ Diagnóstico Diferencial

- ***Neurofibromatose tipo 2 (NF2):***
  - Síndrome congênita que resulta em múltiplos schwannomas, meningiomas e ependimomas intracranianos ("MISME").
  - As lesões podem-se distribuir por todo o compartimento intracraniano e a coluna.
  - Mutação no cromossomo 22.
  - Média de idade de apresentação é de 25 anos.
- *Neurofibromatose tipo 1:*
  - Manchas cutâneas café com leite.
  - Neurofibromas plexiformes.
  - Hamartomas intracranianos e gliomas.
  - Escoliose vertebral, recortes posteriores nos corpos vertebrais, ectasia dural e meningocele lateral.
  - Mutação no cromossomo 17.
  - Neurofibromas plexiformes estão incorporados às fibras nervosas.
- *Schwannomatose:*
  - Terceiro tipo de neurofibromatose.
  - Pacientes adultos na terceira à sexta década de vida.
  - Presença de múltiplos schwannomas periféricos e/ou meningiomas.
  - Ausência de schwannomas vestibulares bilaterais.
  - Dor crônica.

■ Fatos Essenciais

- Schwannomas vestibulares bilaterais são um achado característico.
- Em geral, veem-se múltiplos meningiomas, ependimomas e schwannomas distribuídos por todo o neuroeixo.
- Os schwannomas não se incorporam às fibras nervosas.
- O padrão de herança é autossômico dominante.

■ Outros Achados de Imagens

- A TC pode demonstrar o alargamento dos canais auditivos internos e as calcificações nos tumores da bainha nervosa, se presentes.
- A RM é a modalidade de imagem de escolha. Os schwannomas mostram hipersinal e captação de contraste em T2. Também se podem ver cistos murais.
- Imagem ponderada em T2 *heavy-weighted* pequena em 3D com cortes finos da fossa posterior pode auxiliar na identificação das irregularidades de contorno dos nervos.

✓ Pérolas e × Armadilhas

- ✓ RM do corpo inteiro oferece dados adequados para quantificar precisamente a carga tumoral em pacientes com tumores das bainhas nervosas.
- ✓ Nem todos os schwannomas do ângulo pontocerebelar se originam no nervo vestibular; esses tumores podem originar-se dos nervos facial ou coclear também.
- × Quando se veem irregularidades na cauda equina, é necessário contraste para excluir massas que se contrastam.

Caso 20

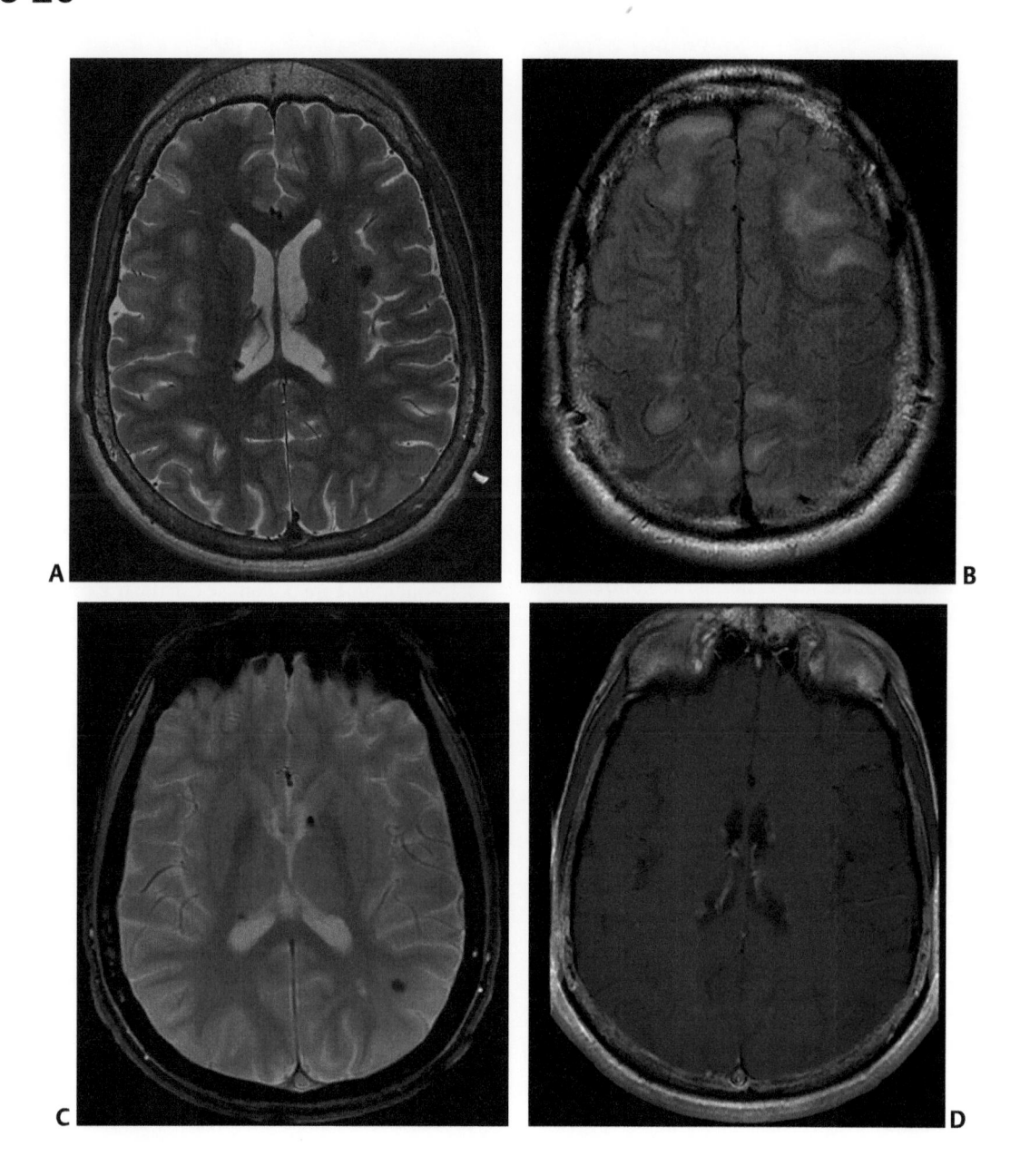

■ Apresentação Clínica

Paciente de 12 anos que se apresenta com crises convulsivas recorrentes.

■ Achados de Imagem

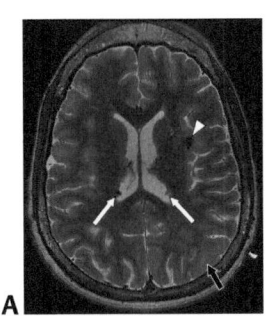

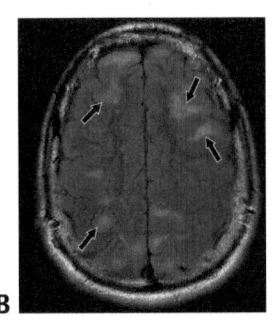

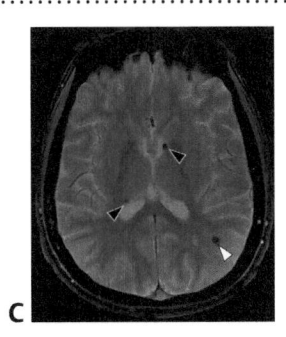

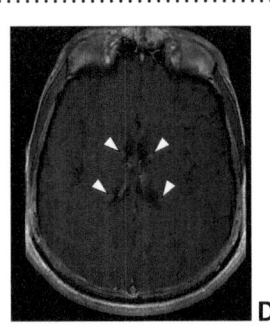

(A) Imagem axial ponderada em T2 mostra múltiplos nódulos subependimários com hipossinal revestindo os ventrículos laterais bilateralmente (*setas brancas*). O hipersinal expansível em T2 da substância branca subcortical é compatível com túberes corticais/subcorticais (*seta preta*). Um túber hipointenso na ínsula esquerda está parcialmente calcificado (*cabeça de seta branca*). **(B)** Imagem axial em recuperação de inversão com atenuação do líquido livre (FLAIR) serve para delinear melhor as áreas de hipersinal em T2 com leve efeito de massa envolvendo a substância branca subcortical bilateralmente (*setas*). **(C)** Sequência axial *gradient recalled echo* demonstra artefato de suscetibilidade associado a alguns dos nódulos subependimários por causa de calcificações internas (*cabeças de setas pretas*) e com um túber no lobo occipital esquerdo (*cabeça de seta branca*). **(D)** Imagem do cérebro axial ponderada em T1 pós-contraste mostra captação de contraste pelos nódulos subependimários (*cabeças de setas*).

■ Diagnóstico Diferencial

- **Esclerose tuberosa:** A constelação de achados, incluindo túberes corticais, nódulos subependimários contrastados e muitas vezes calcificados, e lesões da substância branca, lineares ou em forma de cunha, são os achados característicos da esclerose tuberosa (ET).
- *Heterotopia da substância cinzenta subependimária:* Também denominada heterotopia periventricular. Defeito de migração que resulta em nódulos da substância cinzenta revestindo a superfície ventricular que segue o sinal da substância cinzenta em todas as sequências da RM, e não se calcificam nem contrastam, e não se associam a túberes corticais.
- *Displasia cortical focal de Taylor:* Também conhecida como displasia cortical focal do tipo IIb. Essa entidade exibe um foco de hipersinal em T2 expansível e classicamente solitário com borramento da interface substância cinzenta-branca. Túber cortical único é indistinguível de uma displasia cortical focal. No entanto, neste caso, em que estão presentes muitos túberes corticais associados a outros achados clássicos, ET é o diagnóstico preferido.

■ Fatos Essenciais

- Síndrome neurocutânea com envolvimento de múltiplos órgãos.
- Aproximadamente 50% são de aparecimento novo e 50% seguem um padrão de herança autossômico dominante.
- Tríade clínica clássica de epilepsia, de retardo mental e de adenoma sebáceo.
- As manifestações mais comuns fora do sistema nervoso central (SNC) incluem rabdomiomas cardíacos e angiomiolipomas renais.
- Achados no SNC:
  - Túberes corticais/subcorticais: Tecido cerebral desorganizado com neurônios dismórficos e perda da estrutura cortical normal em seis camadas. Visto melhor em RM como expansão do giro com sinal T2 alto e T1 baixo. A calcificação pode ser vista com o avançar da idade.
  - Nódulos subependimários: Pequenos abaulamentos que se projetam do revestimento ependimário aos ventrículos. Tipicamente, hipersinal em T1 e hipossinal em T2, e frequentemente podem se calcificar e contrastar.
  - Lesões da substância branca: Podem apresentar-se como hipersinal em T2, lesões lineares ou em forma de cunha que se estendem dos ventrículos ao córtex.
  - Astrocitoma subependimário de células gigantes (SEGA, em Inglês): Sinal misto nas imagens ponderadas em T1 e T2. Pode ocorrer em qualquer ponto ao longo do revestimento ventricular, mas a predileção é pelos forames de Monro (forame interventricular).

■ Outros Achados de Imagens

- Túberes corticais/subcorticais podem demonstrar leve captação de contraste em 3 a 5% dos casos.
- Acredita-se que o SEGA se origine de nódulos subependimários preexistentes. Portanto, o crescimento de um nódulo subependimário no intervalo deve levantar a preocupação com SEGA.
- Quando localizado no forame interventricular, SEGA pode causar hidrocefalia obstrutiva.
- Ocasionalmente, podem ser vistas lesões na substância branca, semelhantes a cistos na substância branca profunda, e são consideradas uma combinação de espaços perivasculares aumentados e degeneração da substância branca.

✓ Pérolas e × Armadilhas

- ✓ TC e imagens ponderadas em suscetibilidade podem auxiliar na detecção de calcificações nos nódulos subependimários e túberes corticais.
- ✓ A vigilância por imagens é útil para estabelecer a presença de SEGA ou hidrocefalia.
- × Captação de contraste nos nódulos subependimários não indica transformação em SEGA.
- × Para nódulos subependimários, tamanho > 1 cm apenas, sem documentação de crescimento, não é suficiente para levantar suspeita de SEGA.

Caso 21

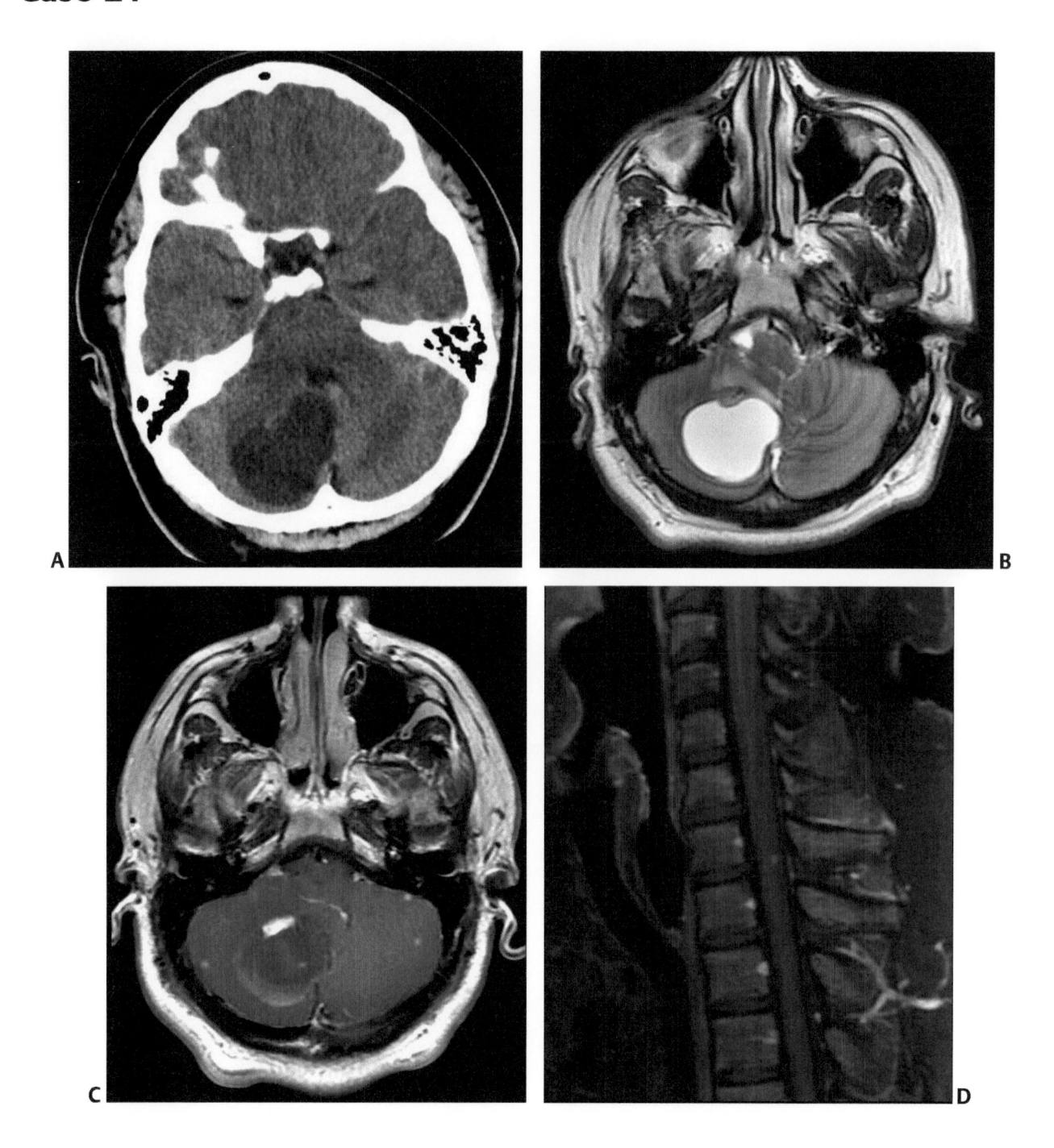

■ **Apresentação Clínica**

Garoto de 14 anos que se apresenta com vertigem.

■ Achados de Imagem

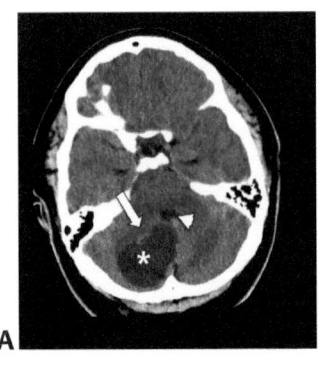

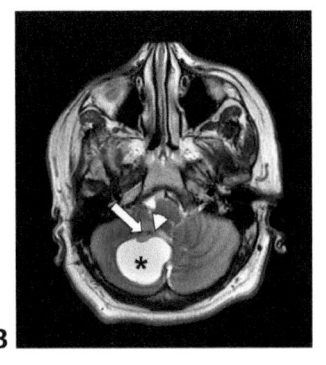

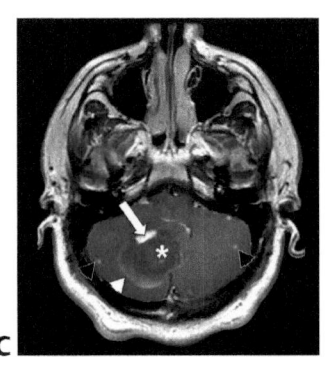

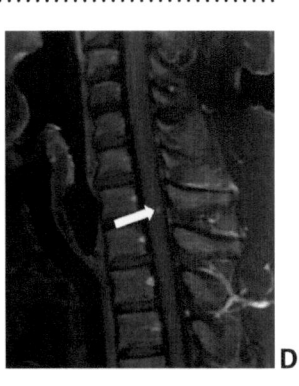

(A) TC axial do crânio sem contraste mostra lesão cística no hemisfério cerebelar direito (*asterisco*) e componente nodular anterior (*seta*). O quarto ventrículo está deformado pelo efeito de massa (*cabeça de seta*). (B) Imagem ponderada (WI) em T2 axial mostra lesão cística cerebelar direita (*asterisco*) com nódulo anterior (*seta*) e edema vasogênico circundante (*cabeça de seta*). (C) T1WI axial com contraste mostra a massa cística (*asterisco*) com captação de contraste no nódulo anterior (*seta*) com discreta captação de contraste periférica na parede do cisto (*cabeça de seta branca*). Veem-se outros nódulos contrastados menores nos hemisférios cerebelares (*cabeças de setas pretas*). (D) RM sagital da coluna cervical contrastada mostra área puntiforme de captação de contraste na medula cervical (*seta*).

■ Diagnóstico Diferencial

- **Síndrome de von Hippel-Lindau:** Síndrome de câncer familiar autossômico dominante. No sistema nervoso central, essa afecção se caracteriza por hemangioblastomas cerebelares e da medula espinal posterior (WHO I). Os hemangiomas classicamente apresentam massas císticas intra-axiais com nódulo mural bem definido (75%). Grandes massas cerebelares podem deslocar o quarto ventrículo. Nódulo mural tipicamente mostra avidez pelo contraste. As calcificações não são uma característica comum.
- *Metástase cerebelar:* Malignidade mais frequente da fossa posterior na idade adulta tardia. Extremamente raro na infância.
- *Astrocitoma pilocítico:* Mais frequente das malignidades de fossa posterior em crianças. Geralmente visto em pacientes com menos de 20 anos de idade. Os astrocitomas pilocíticos (AP) também se apresentam como massas císticas na fossa posterior com nódulo contrastado. No entanto, diferentemente dos hemangioblastomas, o AP geralmente se contrasta ao longo das bordas do cisto. Vinte por cento calcificam. Esses tumores se localizam tipicamente no hemisfério cerebelar e eles comprimem o quarto ventrículo. São lesões solitárias sem envolvimento da medula espinal.

■ Fatos Essenciais

- A presença de um cisto com um nódulo que se encosta à superfície pial é típica; até 40% podem ser tumores sólidos.
- De todos os hemangioblastomas, 4 a 20% associam-se à síndrome de von Hippel-Lindau (VHL).
- Oitenta por cento dos hemangioblastomas associam-se à VHL.
- A parede do cisto não mostra contraste.

■ Outros Achados de Imagens

- Nas imagens ponderadas em T2, o nódulo tende a apresentar hipersinal.
- Quantidade variável de edema vasogênico em torno.
- O nódulo mural contrasta-se profusamente.
- A massa pode mostrar depósitos de hemossiderina na imagem em gradiente-eco/ponderada em suscetibilidade se tiver ocorrido sangramento.
- Na angiografia, os hemangioblastomas são visíveis como lesões contrastadas que têm *washout* tardio.

✓ Pérolas e × Armadilhas

✓ As manifestações de VHL incluem:
  - Múltiplos hemangioblastomas cerebrais (45-70%).
  - Hemangioblastoma na medula espinal (15-50%).
  - Hemangioblastomas de retina (50%).
  - Cistos simples renais (70%) e pancreáticos (50%).
  - Carcinoma de células renais (30%).
  - Feocromocitoma (12%).
  - Tumor das ilhotas do pâncreas (10%).
  - Tumores do saco endolinfático.
× Não se esqueça de fazer imagens de toda a coluna.
× Pequenos hemangioblastomas tendem a ser sólidos e não císticos.

Caso 22

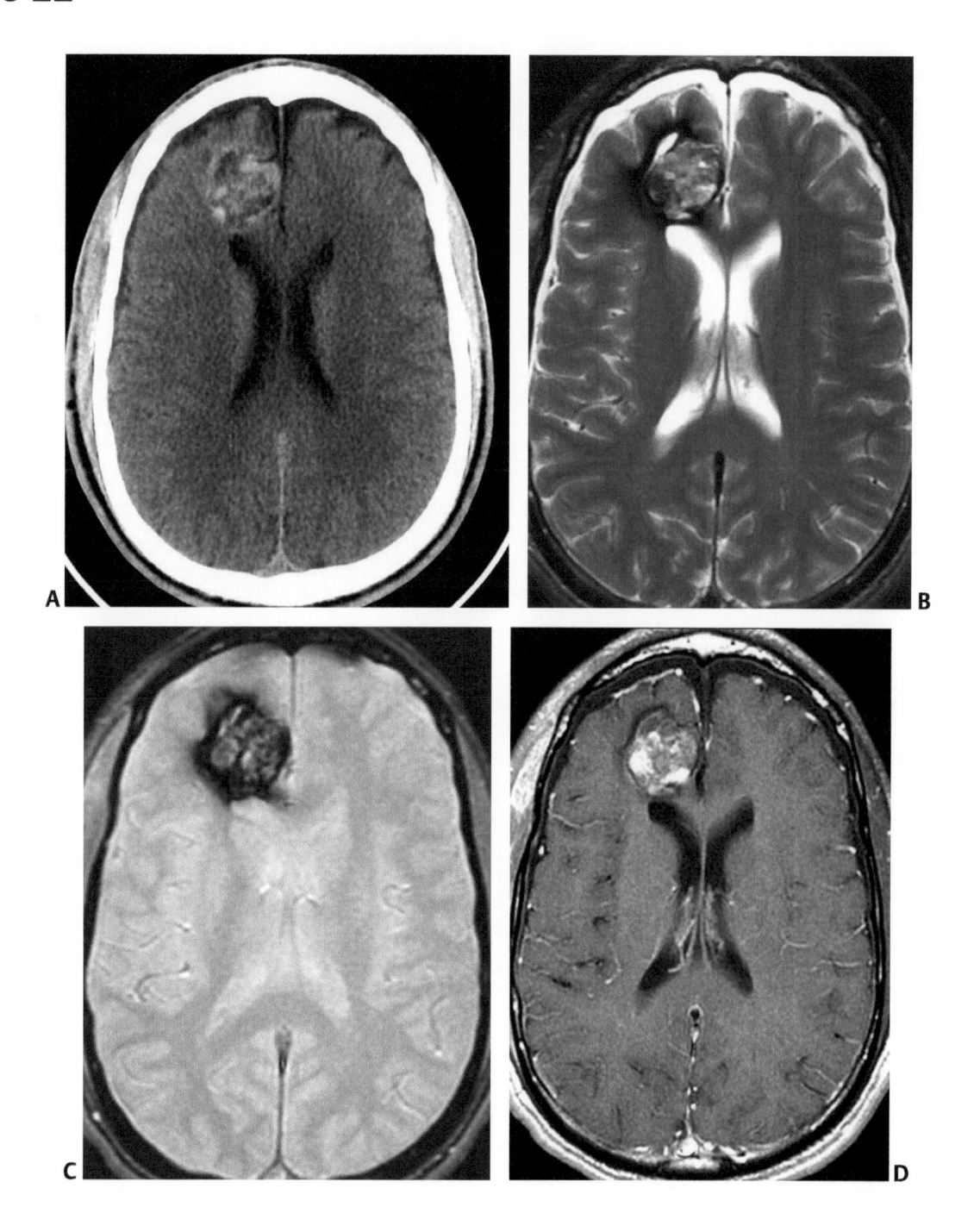

■ Apresentação Clínica

Homem de 42 anos apresenta cefaleias e alterações da personalidade ao longo de 3 anos.

■ Achados de Imagem

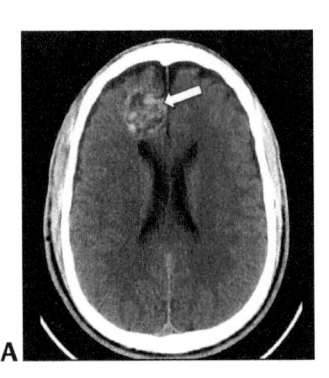

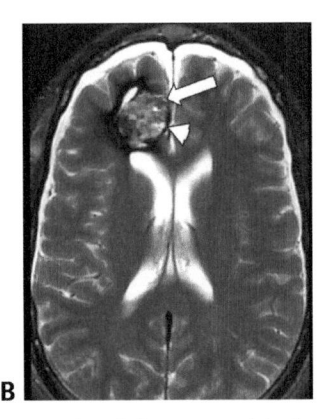

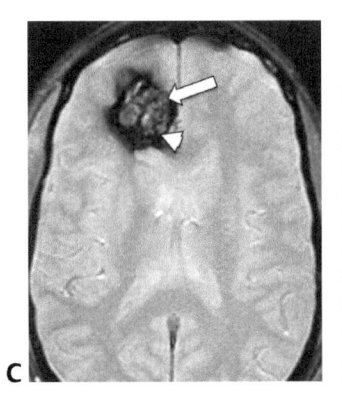

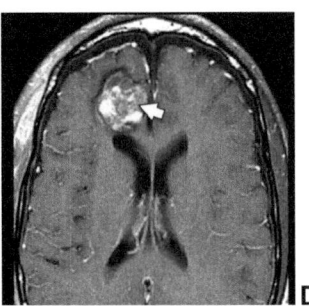

(A) TC axial sem contraste mostra lesão com densidades mistas no lobo frontal direito com mínimo efeito de massa (*seta*). **(B, C)** Imagem ponderada (WI) em T2 axial **(B)** e imagem com gradiente-eco **(C)** mostram massa no lobo frontal direito com mínimo efeito de massa (*seta*). A lesão mostra borda escura de depósitos de hemossiderina (*cabeça de seta*), com aspecto semelhante a "pipoca". **(D)** T1WI axial com contraste não mostra captação de contraste. As áreas de hipersinal na lesão (*seta*) estavam presentes na imagem em T1 sem contraste, relacionadas com encurtamento de T1 pelos derivados do sangue.

■ Diagnóstico Diferencial

- **Malformação cavernosa:** Lesões vasculares que contêm múltiplos vasos sanguíneos imaturos sem tecido neural interposto e que apresentam derivados do sangue em diferentes estágios de evolução. Essas lesões estão presentes em aproximadamente 0,5 a 0,7% da população. Não são vistas na angiografia por subtração digital. As malformações cavernosas podem-se apresentar como anormalidade esporádica ou como parte de cavernomatose familial (25%). Tendem a se associar com anomalias venosas originadas durante o desenvolvimento.
- **Hematoma parenquimatoso hipertensivo:** Os hematomas parenquimatosos cerebrais solitários são responsáveis por 10 a 15% dos acidentes vasculares encefálicos. Localizados em ordem de frequência nos núcleos da base (especialmente no putâmen), tálamo, ponte e cerebelo.
- **Metástase hemorrágica:** Tumores cerebrais secundários, em geral, originam-se na substância branca subcortical, e 50% são lesões solitárias. Tendem a sangrar principalmente nos pacientes idosos. Metástases de melanoma, de carcinoma de células renais, de coriocarcinoma, de carcinoma papilar da tireoide, de carcinoma pulmonar, de carcinoma de mama e de carcinoma hepatocelular têm mais probabilidade de sangrar.

■ Fatos Essenciais

- Zabramski propôs uma classificação de malformações cavernosas com base em sua apresentação nas imagens:
  - Tipo I: Hemorragia subaguda.
  - Tipo II: Lesão com hemorragia em diferentes estágios de evolução. Aspecto semelhante à pipoca com borda de hemossiderina periférica em T2.
  - Tipo III: Hemorragia crônica com borda de hemossiderina.
  - Tipo IV: Lesões minúsculas ou telangiectasia vista somente em imagens de gradiente-eco.
- Oitenta por cento são supratentoriais.

■ Outros Achados de Imagens

- Imagens de TC podem ser negativas em um terço dos casos.
- Cinquenta por cento das malformações cavernosas mostram calcificações.
- Hemorragia recente produz efeito de massa.
- Quando está presente uma borda de hipersinal em T1 em torno de uma lesão hemorrágica, há alta probabilidade de que a lesão corresponda a uma malformação cavernosa.

✓ Pérolas e ✗ Armadilhas

✓ Pacientes com cavernomatose familiar devem ser seguidos com imagens e pode-se oferecer triagem aos familiares.
✓ Pode ser congênita ou originar-se de maneira nova depois de irradiação, gravidez ou biópsia cerebral.
✗ Hemorragia recente, em malformação cavernosa, pode resultar em aspecto atípico, tendo hemorragia perilesional e extralesional fora do anel de hemossiderina, aumento do tamanho com respeito a estudos anteriores, edema ou efeito de massa. Justificam-se as imagens de controle nesses casos.

Caso 23

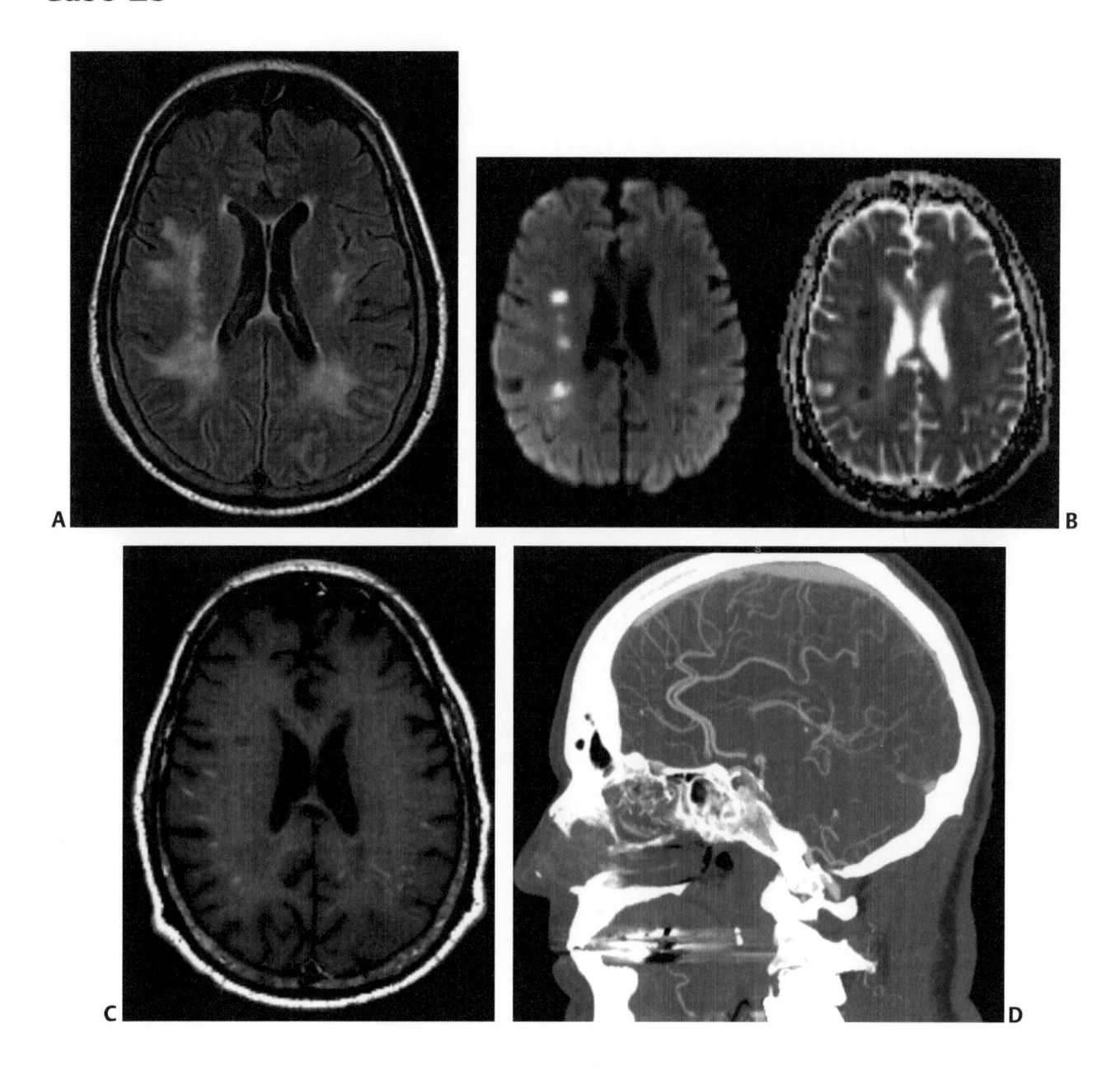

■ Apresentação Clínica

Homem de 65 anos com alteração do estado mental.

■ Achados de Imagem

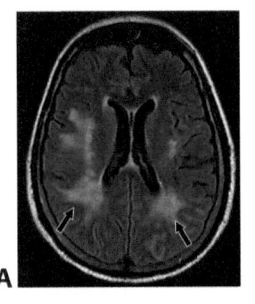

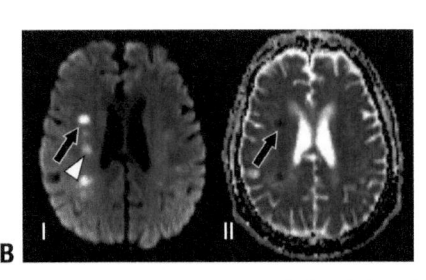

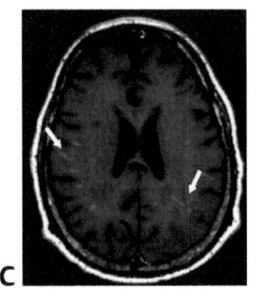

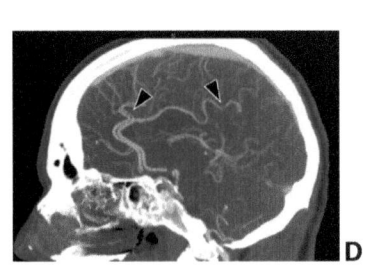

(A) Imagem axial em recuperação de inversão com atenuação do líquido livre do cérebro mostra hiperintensidade mal definida envolvendo primariamente a substância branca e estendendo-se da superfície ventricular à região subcortical (*setas pretas*). **(B)** Imagem ponderada em difusão (DWI) (*I*) axial e mapa do coeficiente de difusão aparente (ADC) (*II*) mostram múltiplos focos puntiformes de difusão restrita (*setas pretas*) com outros focos de hipersinal de DWI sem valores baixos de ADC (*cabeça de seta branca*), sugerindo estágio subagudo. **(C)** RM axial ponderada em T1 pós-contraste mostra múltiplas áreas lineares de captação de contraste em distribuição perivascular (*setas brancas*). **(D)** Angiotomografia computadorizada da cabeça. Imagem sagital com projeção de intensidade máxima mostra múltiplas regiões sutis de estenose envolvendo vasos de calibre médio e pequeno (*cabeças de setas pretas*).

■ Diagnóstico Diferencial

- ***Angiite primária do sistema nervoso central (APSNC):*** Patologia de início insidioso, vista mais frequentemente em homens idosos, caracterizada por infartos multifocais em estágios de evolução variáveis.
- *Síndrome da vasoconstrição cerebral reversível (SVCR):* A SVCR é patologia caracterizada por início hiperagudo de cefaleia com ou sem hemorragia subaracnoidea, mostrando as imagens de envolvimento de artérias médias às grandes em múltiplos territórios. Mulheres jovens ou de meia-idade são mais frequentemente afetadas. Há espessamento uniforme difuso das paredes dos vasos sem captação de contraste, respondendo a vasodilatadores, sendo tipicamente autolimitada.
- *Granulomatose linfomatoide:* Transtorno linfoproliferativo do SNC que é visto mais comumente em homens entre a 4ª e a 6ª década de vida, sendo causado por uma infiltração linfomatosa dos espaços perivasculares. Pode haver captação de contraste focal ou linear, parenquimatoso e leptomeníngeo, bem como lesões com hipersinal em T2 que envolvam a substância branca, os núcleos cinzentos profundos e o tronco encefálico.

■ Fatos Essenciais

- Doença inflamatória de artérias de tamanho pequeno a médio no SNC.
- Pico de incidência na 5ª a 6ª décadas de vida.
- Em geral, há espessamento multifocal da parede em segmentos curtos com captação de contraste associada.
- Estudos do líquido cerebrospinal podem mostrar aumento de proteínas e leucócitos.
- Os pacientes tendem a deteriorar clinicamente, diferentemente da evolução autolimitada da SVCR.
- São incomuns as complicações hemorrágicas, o que é mais um fator de distinção da SVCR.
- Em geral, não há resposta a vasodilatadores na angiografia convencional.
- Os pacientes são tratados com esteroides em altas doses e agentes citotóxicos.

■ Outros Achados de Imagens

- A TC pode ter achados sutis, inclusive hipodensidades mal definidas secundárias a uma isquemia.
- RM:
  - Envolvimento supra e infratentorial.
  - Lesões na substância branca nas regiões periventricular e subcortical.
  - Irregularidade afetando os vasos do parênquima e leptomeníngeos.
  - Infartos em múltiplos estágios de evolução.
- Angiografia por subtração digital (ASD):
  - Estenose segmentar focal ou multifocal.
  - Pode ser negativa.

✓ Pérolas e × Armadilhas

✓ As paredes dos vasos ficam espessadas e demonstram captação de contraste associada que pode ser avaliada com RM da parede do vaso.
✓ O pronto tratamento com esteroides impede sequelas de microinfartos repetidos.
× Os pacientes com APSNC podem ter angiografia sem achados dignos de nota. Uma ASD negativa não exclui um diagnóstico de APSNC.
× A infusão de vasodilatadores durante a ASD, e a correspondente resposta, pode auxiliar em diferenciar entre APSNC e SVCR.
× Ocasionalmente, é necessária uma biópsia cerebral para estabelecer o diagnóstico.

Caso 24

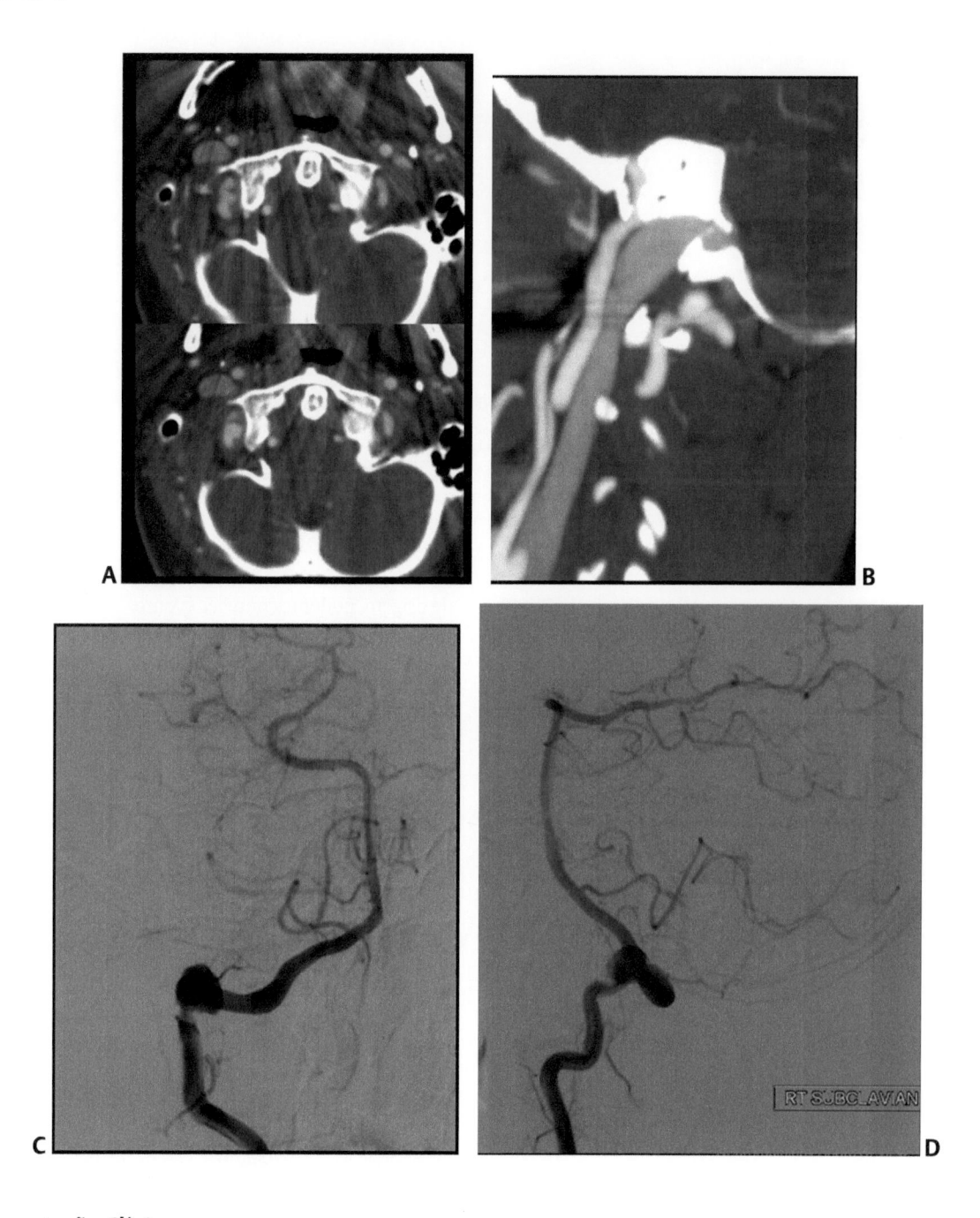

■ Apresentação Clínica

Mulher de 34 anos submetida a uma investigação para recente infarto na artéria cerebral posterior esquerda.

■ Achados de Imagem

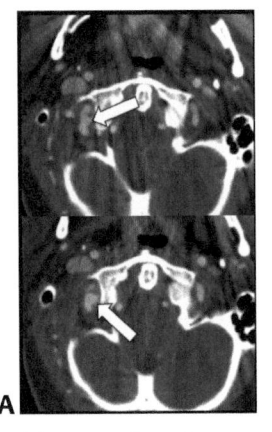

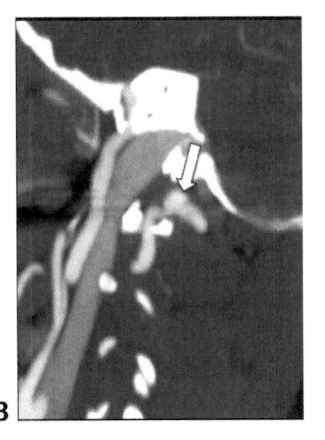

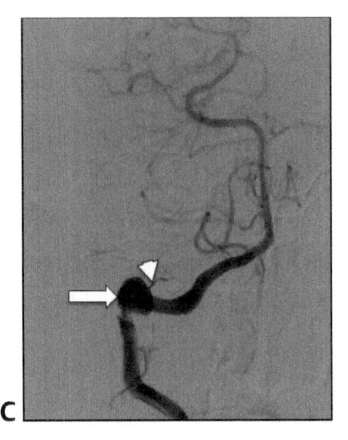

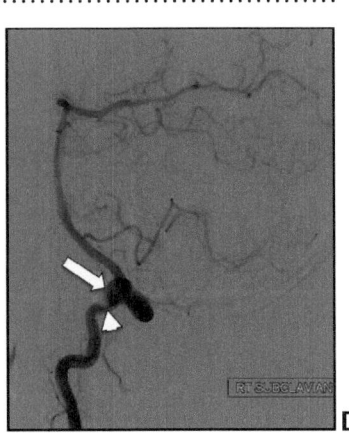

(A) Imagens de angiotomografia computadorizada (ATC) axial demonstram projeção sacular da parede medial do segmento V3 da artéria vertebral direita (*setas*). **(B)** Imagem de ATC sagital reformatada demonstra dilatação sacular do segmento V3 da artéria vertebral direita (*seta*), flanqueada por áreas de estreitamento segmentar do vaso. **(C)** Projeção frontal de uma angiografia por subtração digital (ASD) da artéria vertebral direita demonstra dilatação aneurismática do segmento V3 da artéria vertebral direita (*seta*). Um ramo muscular origina-se da cúpula do aneurisma (*cabeça de seta*).
(D) Projeção lateral de uma imagem de ASD da artéria vertebral direita demonstra dilatação aneurismática do segmento V3 da artéria vertebral direita (*seta*) com estenose proximal (*cabeça de seta*). RT SUBCLAVIAN = Subclávia direita.

■ Diagnóstico Diferencial

- **Aneurisma dissecante:** Aneurisma em uma localização fora de ramificação com sinais associados de dissecção, inclusive presença de falsa luz, estenose com dilatação (sinal do colar de pérolas) ou, menos confiavelmente, apenas estenose.
- *Aneurismas com bolha de sangue:* Estes aneurismas são infrequentes, mas se associam a aumento da morbidade e da mortalidade. Os aneurismas com bolha de sangue podem-se assemelhar a pseudoaneurismas e são adquiridos secundariamente a estresses hemodinâmicos e ao enfraquecimento focal da parede do vaso. Esses aneurismas costumam ser cobertos apenas por fina capa de tecido fibroso/adventícia. Aparecem como projeção sacular da parede do vaso com base ampla e rasa em localização fora de ramificação. Frequentemente, ficam ocultos na angiotomografia computadorizada (ATC). Na angiografia por subtração digital (ASD), podem ser vistos apenas como abaulamento com base ampla em uma projeção.
- *Aneurisma infeccioso:* Aneurismas infecciosos, antigamente chamados aneurismas micóticos, são dilatações anormais dos vasos sanguíneos associadas a infecções, mais comumente bacterianas. Podem ser múltiplos e ter tamanhos variáveis, pois tipicamente se apresentam em localizações fora de ramificações das artérias.

■ Fatos Essenciais

- Os aneurismas dissecantes intracranianos resultam em acúmulo de sangue na parede do vaso através de uma laceração na íntima e lâmina elástica interna. O hematoma intramural pode-se estender ao plano abaixo da adventícia, formando uma projeção saculiforme.
- Se o hematoma mural romper as camadas vasculares da artéria intradural, ocorrerá uma hemorragia subaracnóidea.
- Se o hematoma intramural se reabrir distalmente no vaso de origem, podem acontecer eventos isquêmicos embólicos após a formação do coágulo intramural.
- A parede do vaso pode-se dilatar, levando à oclusão de ramos perfurantes e à isquemia local.
- A organização do hematoma mural pode resultar em um processo de dissecção crônica, que finalmente pode levar à formação de um aneurisma "gigante parcialmente trombosado" com trombos de idades variáveis no interior do vaso. Isso pode levar à incorporação dos *vasa vasorum* e a dissecções recorrentes, com subsequente crescimento do aneurisma desde a periferia.

■ Outros Achados de Imagens

- A ASD com reconstruções em 3D facilita a análise da angioarquitetura do aneurisma, inclusive da relação com vasos que se ramificam e com a presença de vasos na cúpula.

✓ Pérolas e × Armadilhas

✓ Os aneurismas verdadeiros são descritos como projeções saculares de todas as camadas de um vaso, associando-se a alterações degenerativas da parede do aneurisma.
✓ Aneurismas falsos, que podem ter características morfológicas saculares ou fusiformes, caracterizam-se por ruptura incompleta ou completa da parede do vaso, havendo formação de uma luz que pode ser contida por uma camada da parede ou por um coágulo cavitado (pseudoaneurisma).
× Os segmentos V3 e V4 das artérias vertebrais perto da junção craniocervical e os segmentos cavernosos das artérias carótidas internas perto da base do crânio podem ser difíceis de delinear em imagens de ATC reformatadas. A análise cuidadosa das imagens de origem é necessária para uma avaliação completa desses segmentos.
× Técnicas de subtração óssea são úteis nessas áreas.

Caso 25

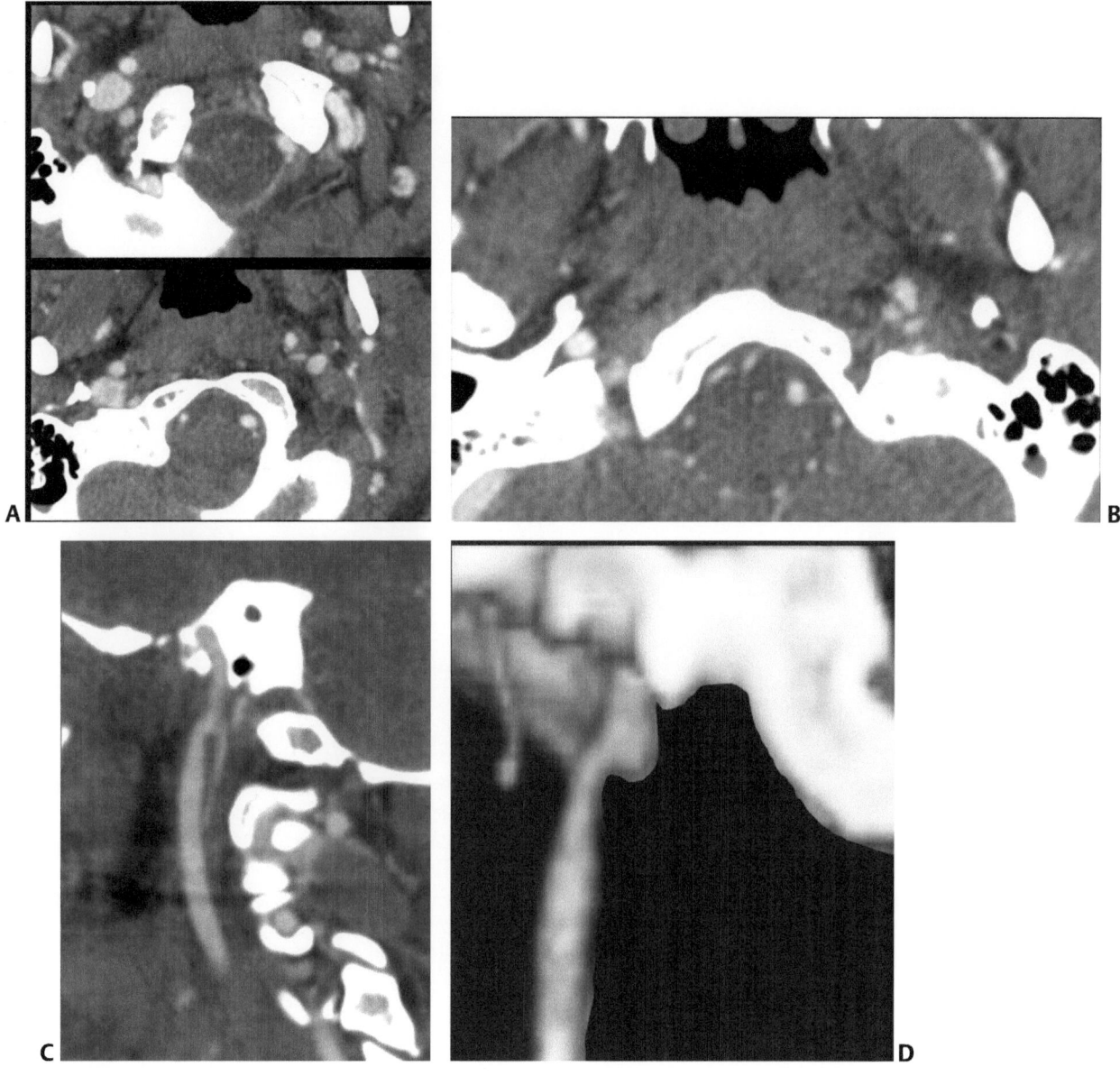

(Ver Prancha em Cores.)

■ Apresentação Clínica

Homem de 24 anos apresenta cervicalgia e ptose no olho esquerdo depois de acidente com veículo motor.

■ Achados de Imagem

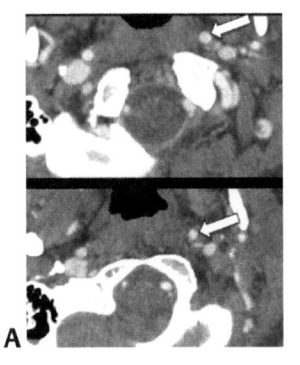

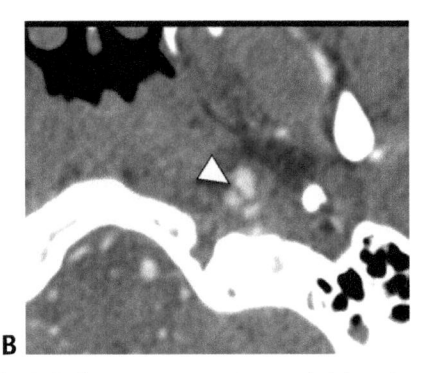

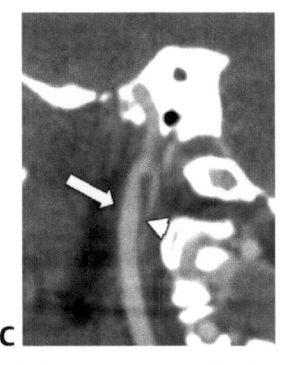

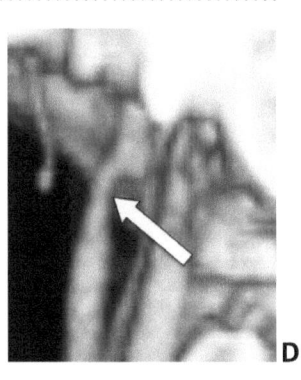

(A) TC contrastada mostra irregularidade do contorno posterior e medial da artéria carótida interna esquerda (ACI) (*setas*). **(B)** TC contrastada pouco mais cranial demonstra um retalho (*cabeça de seta*) na ACI esquerda. **(C)** Imagem sagital reformada de angiografia por TC mostra aumento do diâmetro da ACI esquerda (*seta*) com retalho intraluminal central (*cabeça de seta*), que define uma luz verdadeira anteriormente e uma luz posterior falsa. **(D)** TC com reconstrução 3D renderizada em volume contrastada mostra irregularidade da parede posterior da ACI esquerda (*seta*) – (Ver Prancha em Cores).

■ Diagnóstico Diferencial

- **Dissecção carotídea traumática:** Caracterizada por dilatação ou estenose fusiforme da artéria carótida não associada a ateromas. As dissecções, em geral, localizam-se distalmente às bifurcações da carótida e podem apresentar um retalho intraluminal. São mais comuns nas artérias carótidas do que na circulação vertebral. Quinze por cento dos pacientes têm envolvimento de múltiplas artérias.
- *Aterosclerose:* Placas ateromatosas ocorrem perto das bifurcações das carótidas. Placas ulceradas podem causar dissecções e formação de trombos. O estreitamento tende a ocorrer em segmentos curtos, nas origens dos vasos ou em pontos de fluxo turbulento. A aterosclerose geralmente é bilateral e pode-se associar à dissecção, mas não a trauma.
- *Vasospasmo:* O estreitamento da luz vascular pode ter aspecto ondulado e tipicamente se relaciona com o contato do cateter com a íntima. Esse achado é tipicamente reversível. Não se vê trombo mural ou retalho intraluminal.

■ Fatos Essenciais

- A incidência é de 2% nos casos de trauma contuso.
- Essas lesões são causadas por uma laceração na camada íntima do vaso, permitindo que o sangue intraluminal disseque ao longo das camadas da parede do vaso ou, alternativamente, por hemorragia direta dos *vasa vasorum* da média para a parede arterial.
- Ocorre estreitamento luminal ou oclusão total se o hematoma se localizar imediatamente abaixo da íntima.
- Se o hematoma dissecar imediatamente abaixo da adventícia, forma-se um pseudoaneurisma. A presença de retalho intraluminal fino define uma luz verdadeira e uma falsa.
- O contraste pode preencher ambas as luzes.
- Pode-se apresentar como síndrome de Horner em decorrência da presença do plexo simpático em torno da artéria carótida interna (ACI).
- Associa-se a uma taxa de acidente vascular encefálico de 60%.

■ Outros Achados de Imagens

- A TC é útil para identificar pontos adjacentes de fraturas.
- A angiografia por TC detecta a falha na luz. O contraste pode preencher os *vasa vasorum* em torno do hematoma mural.
- A RM pode mostrar um hematoma intramural, o qual pode ter uma forma de meia-lua ou concêntrica/em alvo.
- A luz residual pode mostrar um vácuo de fluxo.
- Localizações comuns:
  - ACI cervical 2 a 3 cm distalmente ao bulbo carotídeo.
  - Artéria vertebral no nível da primeira e da segunda vértebra cervical.
  - Doença de múltiplos vasos.

✓ Pérolas e × Armadilhas

- ✓ Pode associar-se a:
  - Pseudoaneurismas.
  - Trauma da coluna cervical.
  - Outras dissecções vasculares.
- ✓ A trombose de uma luz falsa pode-se tornar uma fonte de embolia distal, apresentando-se como ataque isquêmico transitório ou acidente vascular encefálico.
- × Quando estiver presente um trombo, será difícil definir se ele se associa a uma dissecção.
- × Um hematoma intramural agudo pode ser hipointenso em imagens ponderadas em T2 e T1, sendo, portanto, difícil de delinear a partir de uma área de vácuo de fluxo. O hematoma intramural, portanto, pode não ser percebido na RM nas primeiras 24 a 48 horas depois de uma dissecção da ACI.

Caso 26

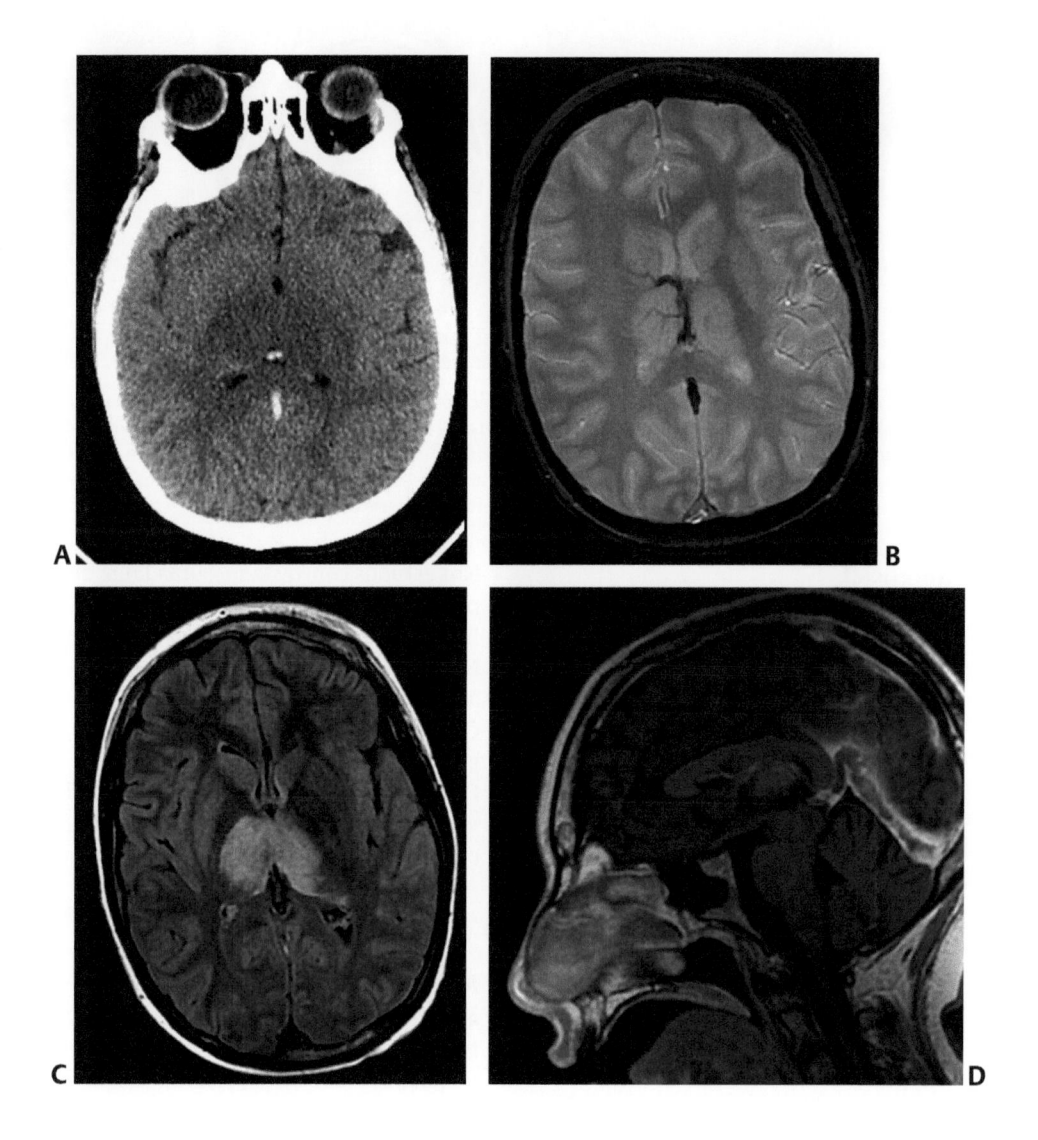

■ Apresentação Clínica

Garota de 16 anos com leucemia linfocítica aguda apresenta história de 1 semana de cefaleia e náuseas.

■ Achados de Imagem

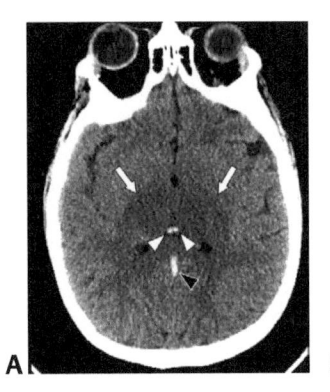

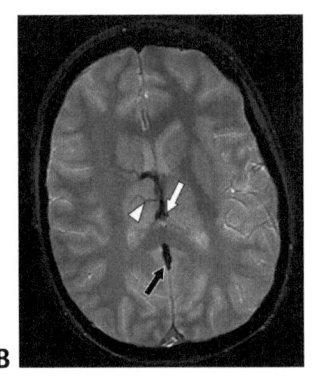

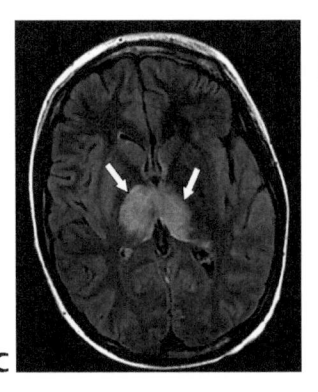

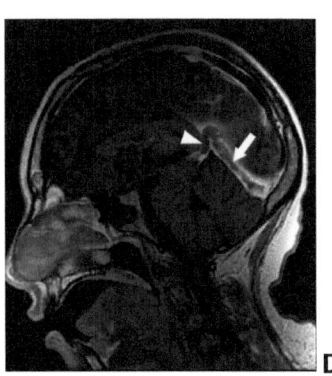

(A) Imagem axial não contrastada de TC da cabeça mostra hipossinal difuso dos tálamos bilateralmente (*setas brancas*). Há hipersinal nas veias cerebrais internas (*cabeças de setas brancas*) e no seio reto (*cabeça de seta preta*). **(B)** Imagem axial em T2* demonstra artefato de suscetibilidade envolvendo as veias talamoestriadas (*cabeça de seta branca*), as veias cerebrais internas (*seta branca*) e o seio reto (*seta preta*). **(C)** Imagem axial em recuperação de inversão com atenuação do líquido livre mostra hipersinal difuso em T2 dos tálamos bilaterais (*setas*) secundariamente a uma isquemia subaguda. **(D)** Imagem sagital pós-contraste em T1 mostra falha de enchimento da veia cerebral magna expandida (veia de Galeno) (*cabeça de seta*) e do seio reto (*seta*).

■ Diagnóstico Diferencial

- **Trombose venosa cerebral profunda:** Transtorno relativamente comum, no qual há oclusão das veias cerebrais internas, da veia cerebral magna e/ou do seio reto, o que tipicamente leva ao edema talâmico bilateral com ou sem infarto.
- *Infarto no território da artéria de Percheron:* A artéria de Percheron é uma variante anatômica rara das artérias paramedianas talâmicas. Esses vasos tipicamente se originam dos segmentos P1 bilaterais das artérias cerebrais posteriores. A artéria de Percheron consiste em artéria única originada a cada lado, formando uma artéria talamoperfurante dominante que irriga a circulação para a parte medial dos tálamos bilateralmente. Quando essa artéria trombosa, há um infarto característico da parte paramediana dos tálamos bilateralmente.
- *Síndrome do topo da basilar:* Síndrome caracterizada por oclusão da extremidade da basilar, tendo extensão variável até os segmentos P1 bilateralmente, com envolvimento do mesencéfalo anterior e tálamos. A distribuição do infarto depende, em grande parte, do tamanho da oclusão e da anatomia arterial individual. Nos pacientes com artérias comunicantes posteriores proeminentes, o território da ACP pode ser poupado. Ocasionalmente, o coágulo pode afetar as perfurantes pontinas e as artérias cerebelares superiores.

■ Fatos Essenciais

- A fisiopatologia de lesão cerebral secundária a uma trombose venosa começa com o aumento da pressão venosa, que pode em última análise levar à hemorragia ou ao desenvolvimento de alteração da pressão de perfusão arterial e ao infarto.
- O mecanismo pelo qual o cérebro tenta regular o aumento da pressão venosa é pelo uso de vias colaterais.
- O achado clássico de trombose em imagens de TC não contrastada é a hiperatenuação no interior do vaso trombosado, o que se vê em apenas 25% dos casos.

- Nos estudos contrastados, uma falha de enchimento e expansão da veia ou seio afetado é um achado característico. Esse sinal é denominado sinal do "delta vazio".
- Na RM, a perda do vácuo de fluxo no vaso afetado é um achado típico.
- O trombo pode mostrar intensidade de sinal variável, dependendo de sua idade.
- Edema dos tálamos é o padrão característico para oclusão venosa profunda. Também pode ocorrer extensão aos núcleos caudados e à substância branca profunda.

■ Outros Achados de Imagens

- As modalidades de imagens mais comumente usadas para avaliação do sistema venoso incluem venografia por RM *time-of-flight*, venografia por RM contrastada e venografia por TC.
- Quando a desoxi-hemoglobina e a meta-hemoglobina estão presentes, um artefato de suscetibilidade nas sequências gradiente-eco no trombo pode auxiliar no diagnóstico.
- Pode ocorrer edema talâmico unilateral na oclusão venosa profunda, mas é altamente incomum.
- O edema talâmico pode ser um processo reversível, e o quadro resolve-se sem sequelas associadas.

✓ Pérolas e × Armadilhas

- ✓ Anormalidades parenquimatosas em trombose venosa cerebral incluem edema focal citotóxico ou vasogênico e sangramento, que podem ocorrer associadamente.
- ✓ Captação de contraste parenquimatosa pode ocorrer no contexto de trombose venosa.
- × Pode ocorrer hiperdensidade na TC no sistema venoso em pacientes com desidratação ou nível elevado do hematócrito.
- × O aspecto dos estudos de RM pós-gadolínio pode ser confuso. Captação de contraste secundária à vascularização intrínseca em um trombo organizado, bem como captação de contraste em canais colaterais, pode simular um seio patente.

Caso 27

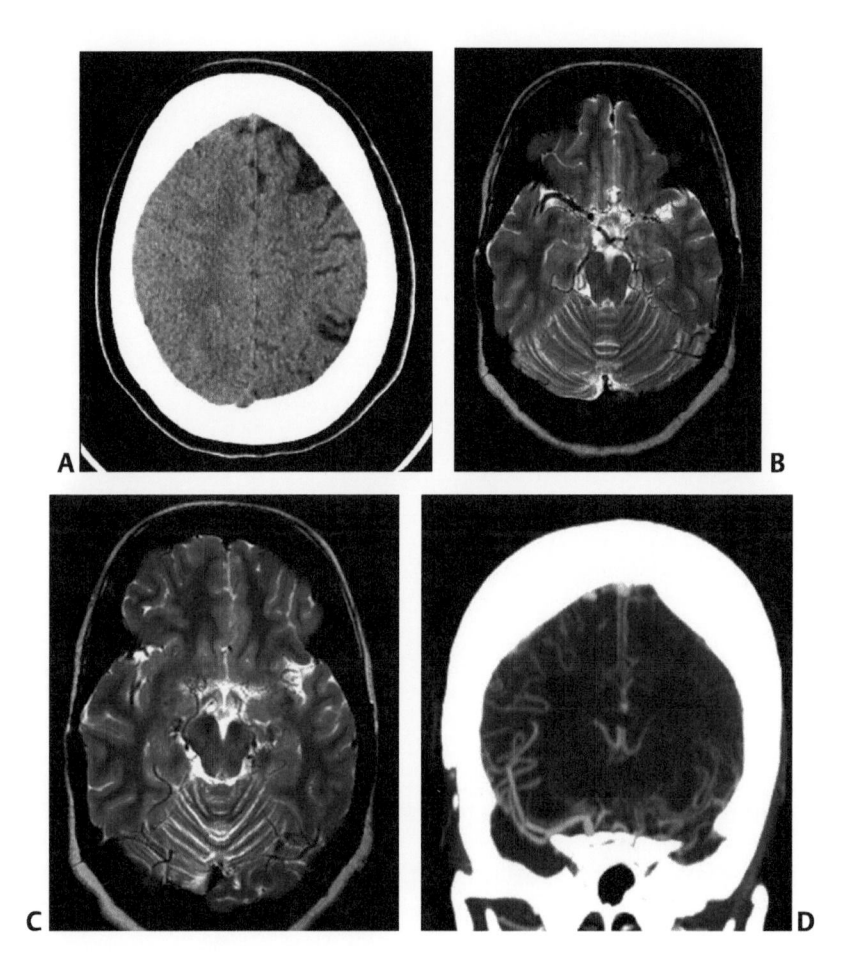

■ Apresentação Clínica

Mulher de 30 anos com história de anemia falciforme que apresenta cefaleias.

■ Achados de Imagem

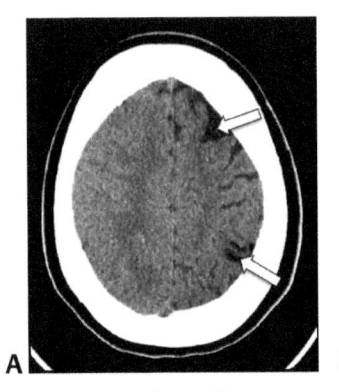

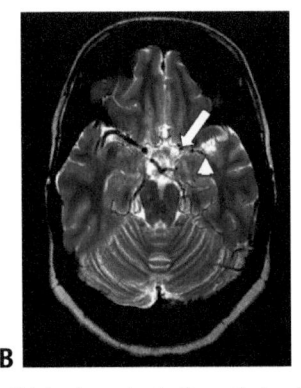

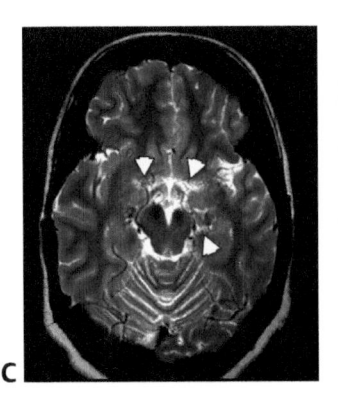

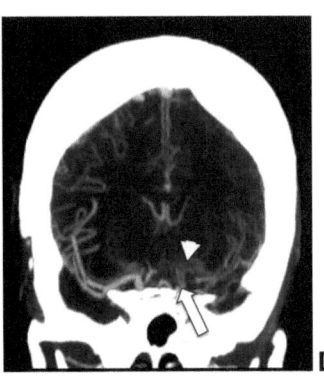

(A) Imagem axial em TC demonstra múltiplas áreas de atrofia cortical no hemisfério cerebral esquerdo, resultando em aumento de volume compensatório dos sulcos periféricos (*setas*). **(B)** Imagem ponderada (WI) em T2 axial mostra artéria carótida interna esquerda (ACI) pequena (*seta*). A artéria cerebral média esquerda é menor do que a direita (*cabeça de seta*). **(C)** T2WI axial mostra numerosos vasos colaterais leptomeníngeos proeminentes em torno das cisternas basais (*cabeças de setas*). **(D)** TC coronal reformatada mostra ACI esquerda pequena (*seta*), cercada por múltiplas colaterais leptomeníngeas pequenas que aparecem como captação de contraste difusa no espaço subaracnóideo (*cabeça de seta*).

■ Diagnóstico Diferencial

- **Doença de Moyamoya:** Alterações oclusivas nas artérias carótidas internas (ACIs) distais ou artéria cerebral anterior ou média proximal. A hipertrofia de colaterais leptomeníngeas resulta em um aspecto de "baforada de fumaça" na angiografia convencional.
- *Dissecção crônica da ACI esquerda:* A dissecção da ACI é uma laceração ou ruptura da íntima, permitindo que o sangue tenha acesso à subíntima e média. Há um retalho de íntima ou dupla luz. Pode-se ver dilatação aneurismática em 30% dos casos. Ocorre oclusão da ACI em forma de chama na fase aguda. Mais comumente se origina na ACI 2 a 3 cm distalmente ao bulbo carotídeo e envolve variavelmente a ACI distal.
- *Hemiatrofia cerebral (síndrome de Dyke-Davidoff-Masson):* Atrofia cerebral unilateral que ocorre cedo o suficiente no desenvolvimento cerebral para que leve a alterações no crânio. Os seios paranasais ipsilaterais e as células aéreas da mastoide são hiperpneumatizados. Ocorre espessamento ipsilateral da calota craniana. A RM pode ser útil para determinar a etiologia da hemiatrofia, incluindo: agressão vascular/infecciosa, encefalomalacia/gliose.

■ Fatos Essenciais

- A angiopatia moyamoya caracteriza-se por estenose progressiva da parte terminal das ACIs e desenvolvimento de uma rede de vasos colaterais anormais.
- A rede colateral resulta em aspecto de "baforada de fumaça" na angiografia.
- Afeta crianças na primeira década de vida ou adultos na terceira ou quarta décadas de vida.
- Leva principalmente a eventos cerebrais isquêmicos em crianças e a eventos isquêmicos e hemorrágicos em adultos.
- As patologias que podem se associar ao desenvolvimento da doença de moyamoya incluem: anemia falciforme, síndrome de Down, anemia de Fanconi, radioterapia cerebral, ocorrência familiar, neurofibromatose tipo I.

■ Outros Achados de Imagens

- A angiografia por RM pode delinear alterações oclusivas e redes colaterais.
- Estudos por TC, RM e TC com emissão de fóton único fornecem informações referentes à reserva cerebrovascular, o que pode auxiliar nas decisões de conduta.
- Achados na angiografia cerebral incluem:
  - Estenose ou oclusão na parte terminal da ACI ou na parte proximal da artéria cerebral anterior ou média.
  - Redes vasculares anormais nas proximidades das áreas oclusivas ou estenóticas.

✓ Pérolas e × Armadilhas

✓ O termo "doença de moyamoya" deve ficar reservado para casos em que o padrão angiográfico característico seja idiopático.

✓ Usa-se "síndrome moyamoya" quando se conhece a patologia subjacente.

× Em uma imagem ponderada em T2, a atenção aos vácuos de fluxo pode ajudar a identificar colaterais leptomeníngeas, como vasos minúsculos em torno do círculo arterial do cérebro (de Willis).

Caso 28

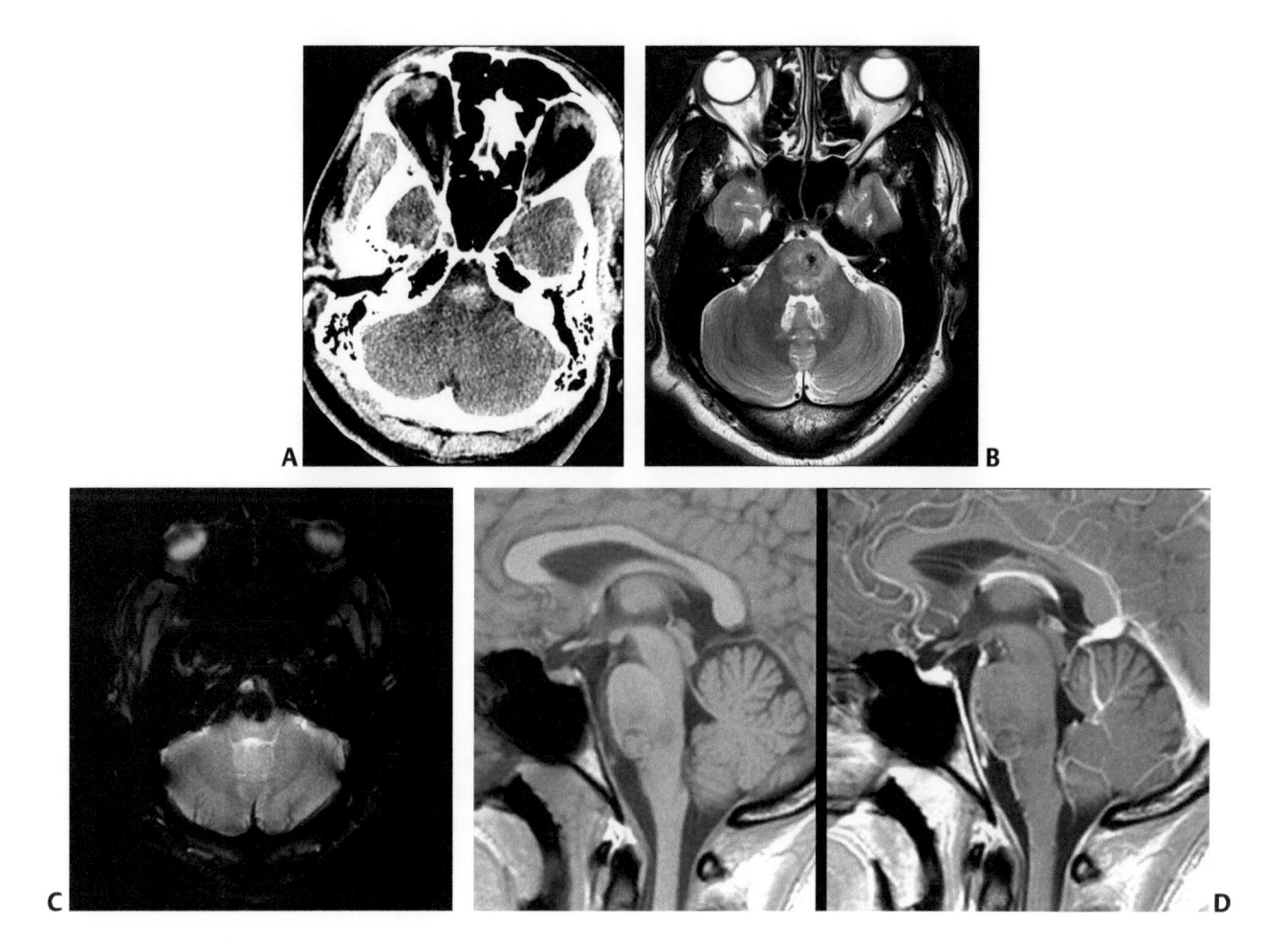

■ Apresentação Clínica

Paciente de 48 anos com hipertensão apresenta diminuição do nível de consciência e múltiplas paralisias de nervos cranianos bilateralmente.

■ Achados de Imagem

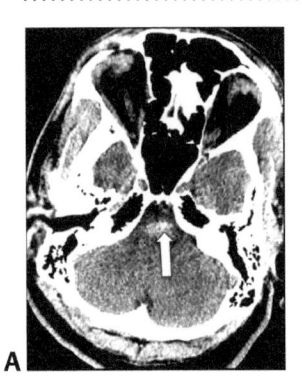

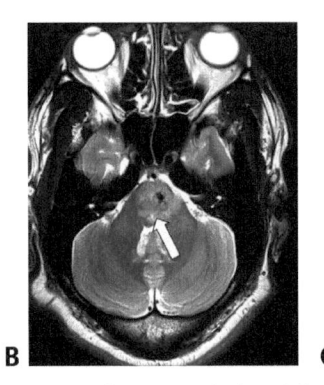

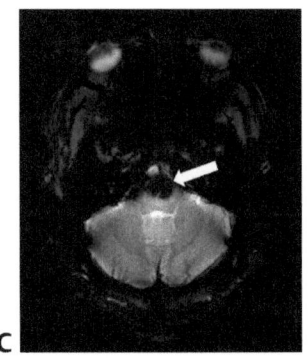

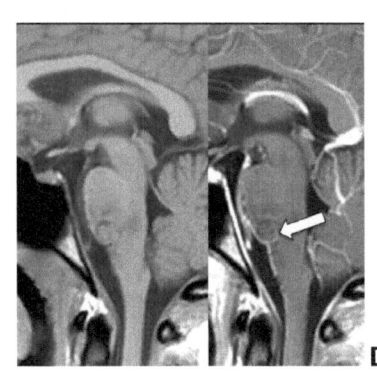

(A) TC sem contraste da cabeça mostra área de aumento de densidade centralmente na ponte (*seta*). (B) Imagem ponderada (WI) em T2 axial mostra área mal definida de hipersinal na ponte (*seta*) com área puntiforme central com baixo sinal relacionada com depósitos de hemossiderina. (C) WI gradiente-eco axial mostra área de artefato de suscetibilidade na ponte (*seta*). (D) T1 sagital, sem (*esquerda*) e com (*direita*) contraste, mostra quantidade discreta de captação de contraste periférica na lesão pontina (*seta*).

■ Diagnóstico Diferencial

- **Acidente vascular encefálico hemorrágico pontino:** Os acidentes vasculares encefálicos de tronco encefálico tipicamente se localizam na face inferior da ponte, na junção bulbopontina ou na face central do teto. A hemorragia será acompanhada por aumento do edema circundante e expansão da ponte.
- *Malformação cavernosa pontinha:* As malformações cavernosas mostram depósitos de hemossiderina em configuração de pipoca. Essas lesões podem ser solitárias ou múltiplas. Com a hemorragia aguda, pode-se ver expansão da lesão. Em geral, não se identifica edema em torno. As malformações cavernosas associam-se a anomalias venosas do desenvolvimento (DVAs, em Inglês) adjacentes.
- *Massa pontina hemorrágica:* As massas pontinas tipicamente são astrocitomas difusos. Em geral, apresentam-se como aumento de volume difuso da ponte e podem mostrar captação de contraste heterogênea. Essas massas são delineadas melhor em sequências de recuperação de inversão com atenuação do líquido livre (FLAIR) e raramente têm hemorragia.

■ Fatos Essenciais

- Lesões pontinas hemorrágicas podem-se originar de angiopatia hipertensiva, como neste caso. Outras causas incluem malformações cavernosas, malformações arteriovenosas, neoplasias gliais primárias, metástases ou hemorragias de Duret no trauma.
- As artérias perfurantes basilares são o ramo mediano e o paramediano, que oferecem a maior parte da circulação à ponte.

■ Outros Achados de Imagens

- Imagens de TC podem demonstrar aumento de densidade.
- RM contrastada é a modalidade de escolha em imagens para avaliação de acidentes vasculares encefálicos pontinos hemorrágicos.
- Nos estágios agudos da hemorragia, pode ser impossível saber se está presente uma neoplasia subjacente; são necessárias imagens de controle.

✓ Pérolas e × Armadilhas

✓ As hemorragias pontinas podem estender-se ao quarto ventrículo e causar hidrocefalia.
✓ A hemorragia tipicamente poupa o bulbo e o mesencéfalo.
✓ Os acidentes vasculares encefálicos pontinos não se associam a DVAs.

Caso 29

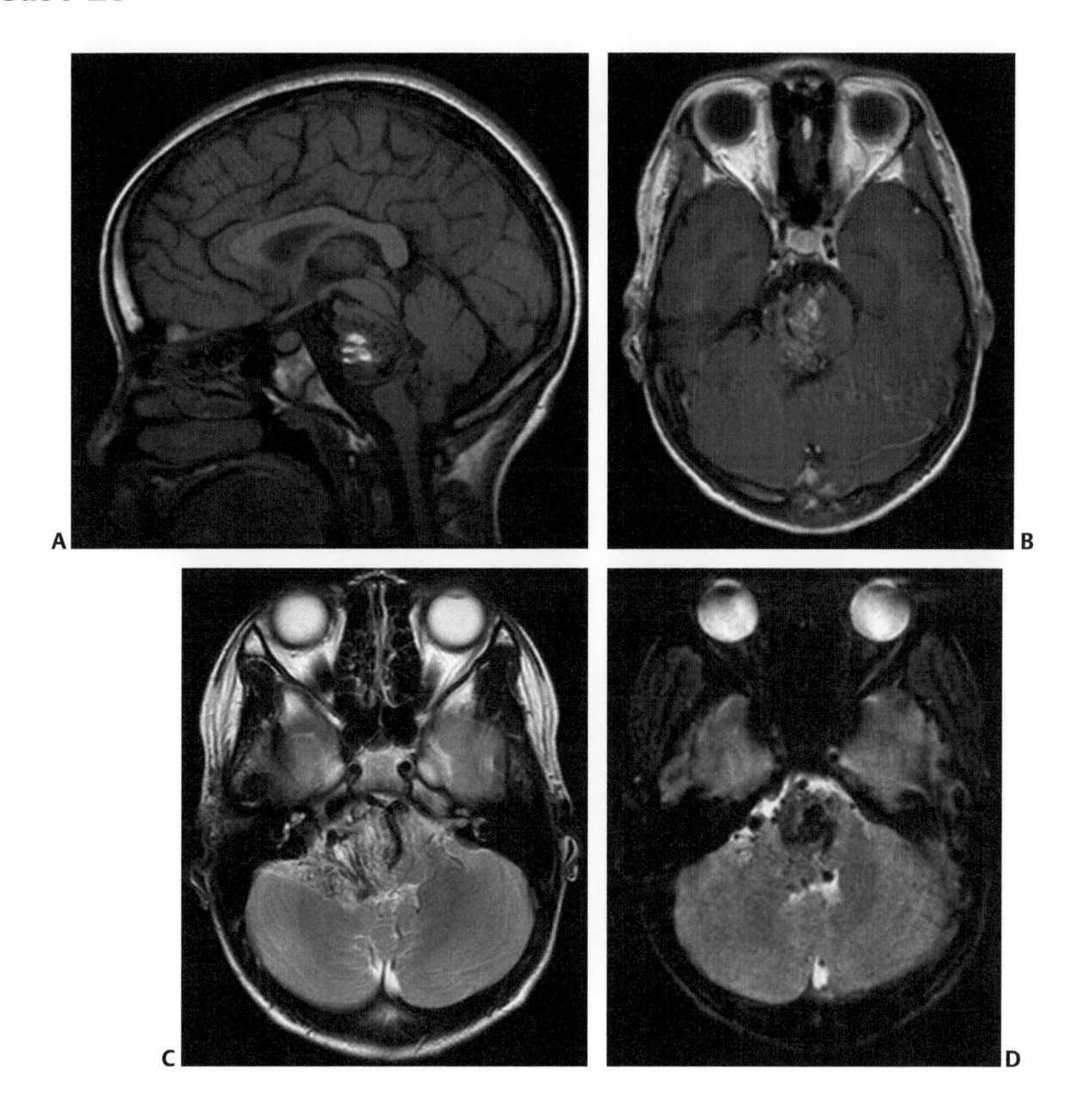

■ Apresentação Clínica

Mulher de 21 anos que se apresenta com cefaleias.

■ Achados de Imagem

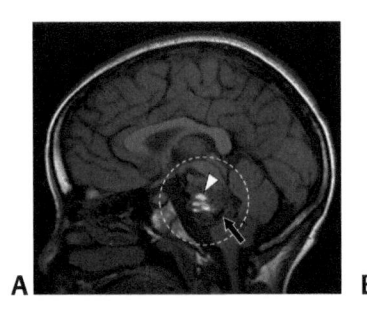

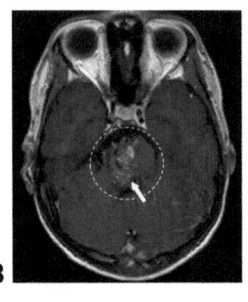

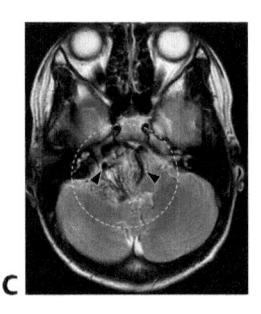

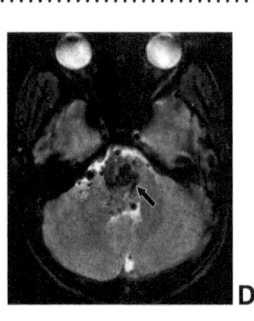

(A) Imagem sagital em T1 mostra *nidus* vascular heterogêneo na ponte (*círculo*) com áreas internas de alta intensidade de sinal intrínseco em T1 (*cabeça de seta branca*) que pode representar produtos do sangue e/ou calcificações. Há vácuos de fluxo vascular anormais no emaranhado de vasos e nas cisternas basais circundantes (*seta preta*). (B) Imagem axial em T1 pós-contraste mostra *nidus* vascular compacto no tecido cerebral, tendo seu centro no lado direito da ponte e estendendo-se um pouco ao pedúnculo cerebelar médio direito (*círculo*) com opacificação vascular (*seta branca*). (C) T2 axial mostra numerosos vácuos de fluxo no *nidus* vascular, indicando fluxo rápido (*círculo*). Veem-se grandes veias de drenagem estendendo-se da ponte à cisterna pré-pontina (*cabeças de setas*). (D) Imagens axiais ponderadas em suscetibilidade mostram áreas de artefato de suscetibilidade na própria lesão, indicando calcificações e/ou produtos do sangue remotos (*seta*).

■ Diagnóstico Diferencial

- **Malformação arteriovenosa (MAV):** Emaranhado de vasos anormais no parênquima cerebral caracterizado por *shunt* direto de artéria para veia, com veias de drenagem proeminentes e sem uma rede de capilares interposta.
- *Malformação cavernosa:* Malformação vascular caracterizada por vasos dilatados, sem tecido cerebral interposto. Não mostra vácuos de fluxo vascular ou veias de drenagem proeminentes. Tipicamente, apresenta-se como lesão heterogênea multilobulada em forma de pipoca, com produtos do sangue em múltiplos estágios de evolução, uma borda escura de hemossiderina em T2, níveis líquido-líquido internos e *blooming* na imagem ponderada em suscetibilidade.
- *Neoplasia hemorrágica (p. ex., glioblastoma):* A natureza heterogênea e acentuada angiogênese das neoplasias de alto grau podem simular MAVs. Diferentemente do glioblastoma, não há massa discernível associada aos vasos anormais nas MAVs. Além disso, a presença de uma veia de drenagem proeminente não é característica das neoplasias hemorrágicas de alto grau.

■ Fatos Essenciais

- Malformações congênitas do desenvolvimento vascular.
- Maior parte é de lesões supratentoriais (85%) e solitárias.
- Seu tamanho varia muito, indo desde lesões minúsculas até grandes malformações que afetam até hemisférios cerebrais inteiros.
- As MAVs mais frequentemente são compactas e não mostram tecido cerebral interposto (tipo glomerular) ou, menos comumente, podem estar dispostas de maneira frouxa no parênquima (tipo difuso ou proliferativo).
- O tecido cerebral intercalado geralmente é gliótico.
- Frequentemente, heterogeneidade da densidade na TC e da intensidade de sinal na RM em decorrência de calcificações distróficas internas, produtos do sangue e trombo.
- Lesões superficiais: recebem de artérias piais e drenagem por veias corticais.
- Lesões profundas: recebem de perfurantes ou coroideias e drenagem por veias profundas.

■ Outros Achados de Imagens

- Aproximadamente metade das MAVs mostra dilatações aneurismáticas internas.
- Fluxo turbulento de alta velocidade por vasos alimentadores dilatados pode induzir aneurismas proximais que se resolvem espontaneamente depois do tratamento da MAV.
- Efeito de massa do próprio *nidus* e/ou de hemorragia e edema associados pode levar a ampla variedade de complicações, incluindo hidrocefalia e herniação.
- Angiografia de subtração digital (ASD) auxilia em retratar melhor a organização da massa de vasos, delineando claramente os vasos de alimentação, as veias de drenagem e os aneurismas associados.
- Pode ocorrer sangramento por ruptura de aneurisma ou por trombose venosa, que pode levar à congestão e hemorragia.

✓ Pérolas e × Armadilhas

✓ Características de imagens heterogêneas por trombo, calcificações e produtos do sangue.
✓ Alto risco de sangramento.
✓ Sistema de graduação de Spetzler-Martin:
  - Ajuda a predizer a probabilidade de um desfecho satisfatório se for tentada ressecção cirúrgica.
  - Os graus são atribuídos dependendo do local do *nidus*, da eloquência do parênquima cerebral adjacente e da drenagem venosa profunda *versus* superficial.
  - Áreas eloquentes incluem o córtex sensório-motor, de linguagem e visual, os tálamos, hipotálamo, cápsulas internas, tronco encefálico, pedúnculos cerebelares e núcleos cerebelares profundos.
× A natureza heterogênea do *nidus* pode simular neoplasias hemorrágicas. A presença de vasos dilatados nas proximidades e a ausência de massa discernível ajudam a diferenciar as duas patologias.
× Uma borda periférica completa de hemossiderina e múltiplos níveis líquido-líquido internos indicam malformação cavernosa.

Caso 30

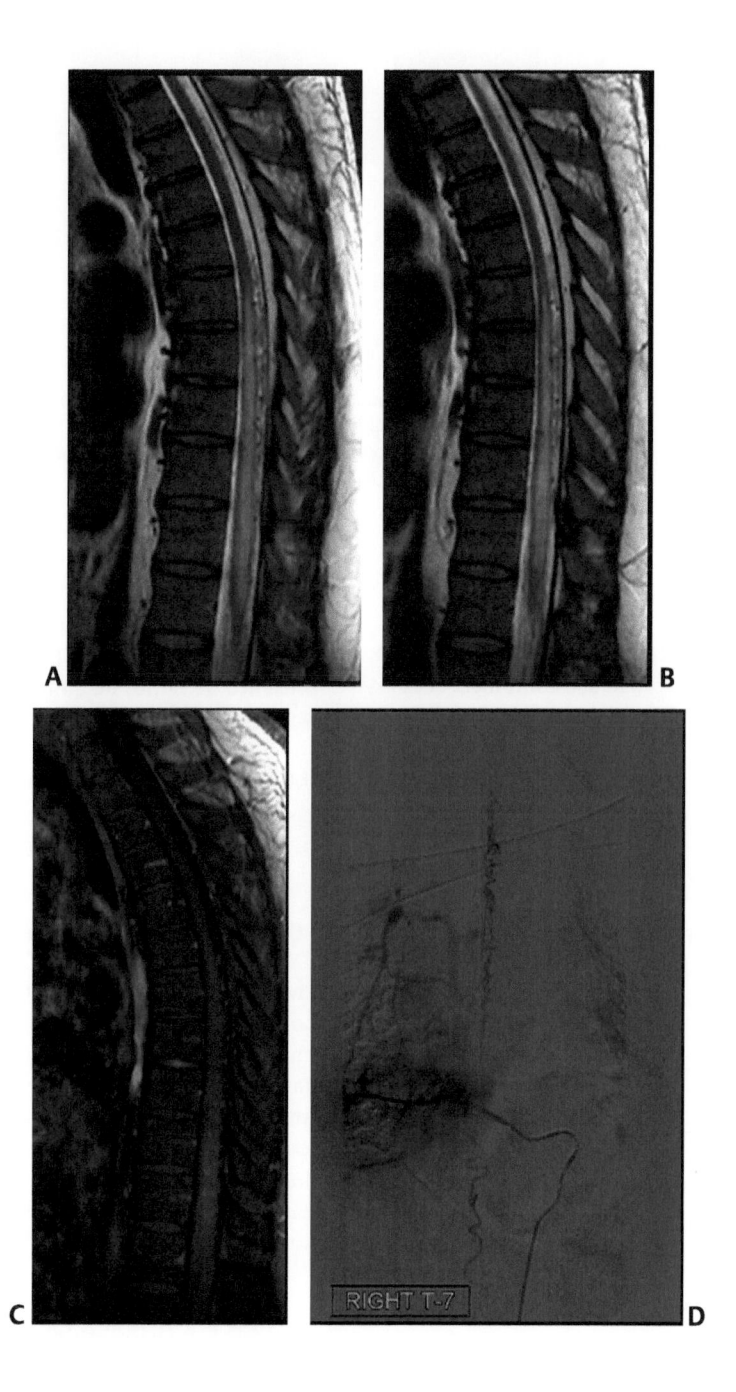

■ **Apresentação Clínica**

Homem de 56 anos que se apresenta com dorsalgia e radiculopatia torácica.

■ Achados de Imagem

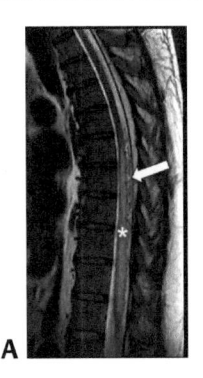

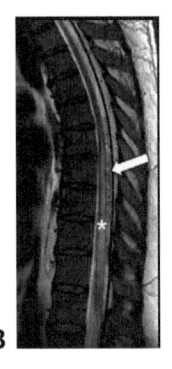

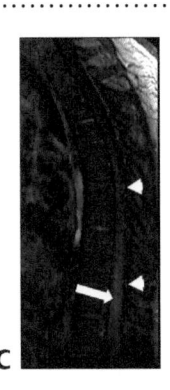

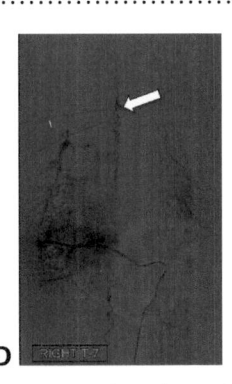

(A, B) Imagens ponderadas (WIs) em T2 sagitais demonstram uma área longitudinalmente extensa de aumento do sinal medular, estendendo-se a seis níveis (*asterisco*). Demonstram-se vasos aumentados no espaço subaracnóideo nas vizinhanças (*seta*). **(C)** T1WI sagital pós-contraste mostra captação de contraste focal na lesão medular (*seta*). Também se nota captação de contraste nos vasos proeminentes no espaço subaracnóideo (*cabeças de setas*). **(D)** Angiografia por subtração digital em projeção frontal com injeção da artéria segmentar direita de T7 mostra opacificação de uma fístula arteriovenosa dural no canal vertebral (*seta*).

■ Diagnóstico Diferencial

- *Fístula arteriovenosa espinal (FAV):*
  - Malformações vasculares espinais são comunicações arteriovenosas (AV) anormais na medula espinal ou na dura-máter.
  - Podem ter componentes extramedulares/extradurais e componentes medulares parenquimatosos.
- *Infarto medular:*
  - Infarto medular secundário à oclusão de um vaso (artéria radicular).
  - Imagem ponderada em difusão: Hipersinal com correlação do coeficiente de difusão aparente.
  - Imagem ponderada em T2: Hipersinal na substância cinzenta central ou no corte transversal inteiro.
  - Não se associa aos vácuos de fluxo anormais no espaço subaracnóideo.
- *Neuromielite óptica:*
  - Transtorno desmielinizante inflamatório idiopático do sistema nervoso central caracterizado por crises intensas de neurite óptica e mielite.
  - Lesões medulares com extensão longitudinal ≥ 3 segmentos vertebrais.
  - Hipersinal em T2 na medula com captação de contraste focal.
  - Anormalidade em T2 tende a envolver o corte transversal inteiro da medula, diferentemente do envolvimento mais focal da esclerose múltipla.
  - Não se associa aos vácuos de fluxo anormais no espaço subaracnóideo.

■ Fatos Essenciais

- Lesões AV espinais são conexões anormais entre artérias (radicular, espinal anterior, espinal posterior) e veias no espaço epidural, espaço intradural ou medula/cone medular.
- Têm sido usadas múltiplas classificações. Atualmente, as lesões são descritas com base na localização (extradural ou intradural; anterior, posterior ou intramedular) e na presença de ramos de alimentação únicos ou múltiplos.
- Na maioria das lesões AV, ocorrem FAVs diretas nos espaços extra-axiais; entretanto, malformações arteriovenosas (MAVs) intramedulares (análogas às MAVs intracranianas) e MAVs extradurais-intradurais (MAVs juvenis ou metaméricas) têm *shunts* no parênquima da medula espinal.

■ Outros Achados de Imagens

- RM convencional mostra hipersinal medular nas imagens ponderadas em T2, contraste por gadolínio na medula e múltiplos vácuos de fluxo vascular ao longo da superfície da medula.
- Angiografia por RM contrastada pode ser usada para caracterizar melhor a FAV-MAV e ajudar a localizar as alimentadoras antes da angiografia.
- A angiografia de subtração digital caracteriza as alimentadoras arteriais e a drenagem venosa.

✓ Pérolas e × Armadilhas

✓ Três mecanismos fisiopatológicos subjacentes às lesões AV espinais podem causar lesão neurológica: hemorragia, efeito de massa e roubo vascular.
✓ A hipertensão venosa tende a se associar a FAVs espinais intradurais ou a MAVs espinais do tipo cone medular.
× Vácuos de fluxo de vasos normais no espaço epidural não devem ser confundidos com MAVs espinais.

Caso 31

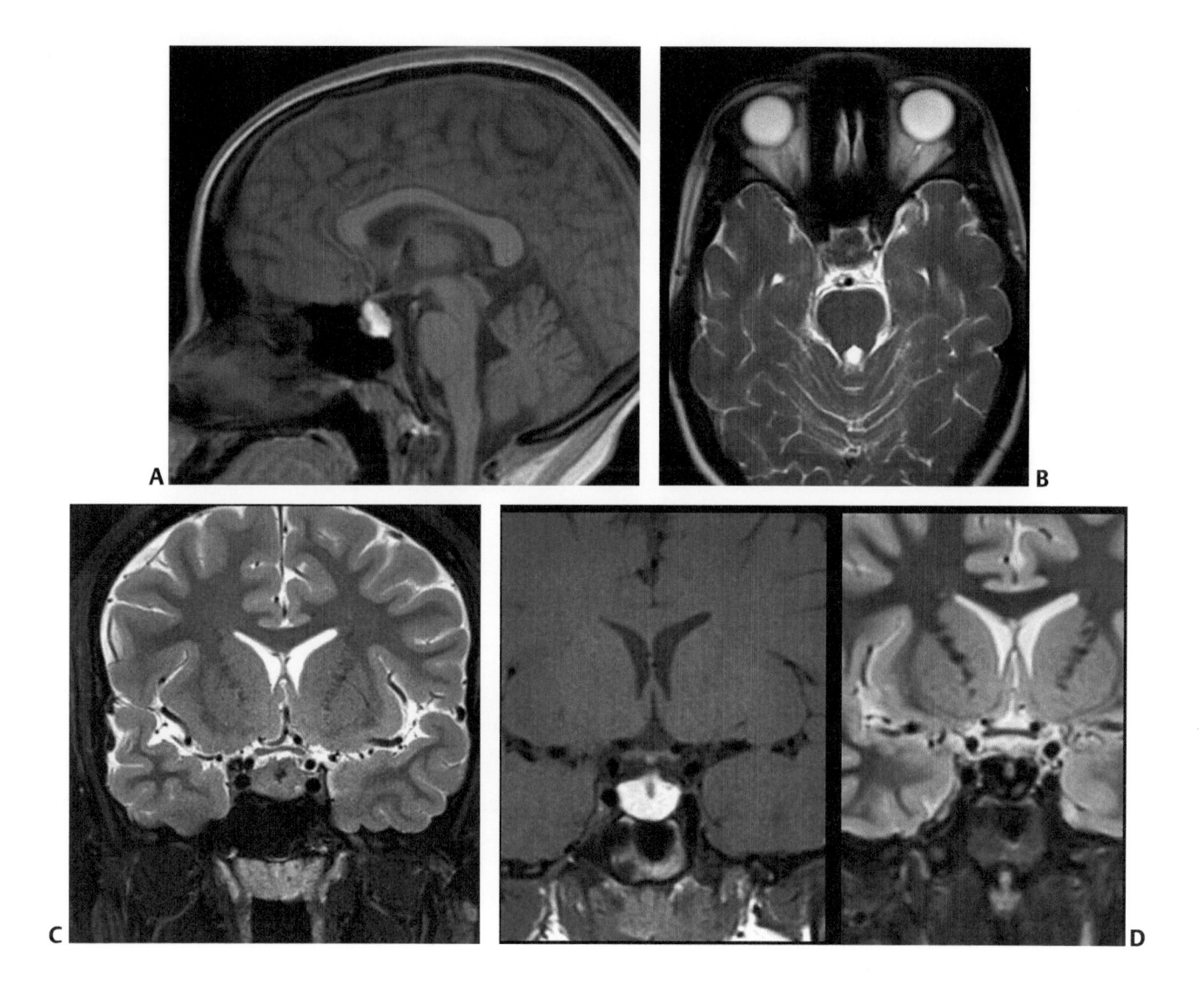

■ Apresentação Clínica

Garota de 16 anos que se apresenta com distúrbios visuais agudos e estrabismo.

■ Achados de Imagem

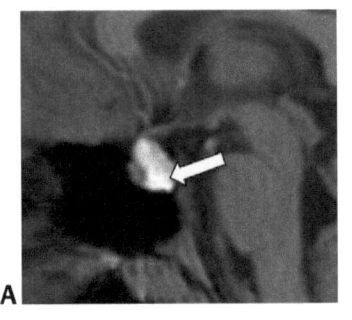

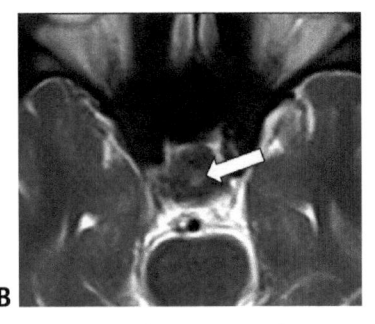

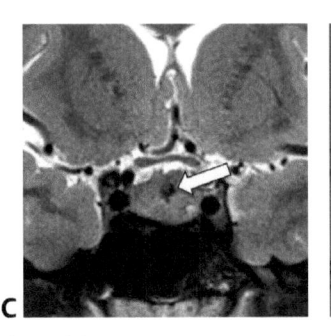

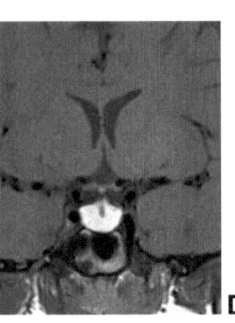

(A, D) Imagens ponderadas em T1 sagital (A) e coronal (D) mostram hipófise aumentada (*seta*) hiperintensa que entra em contato com o quiasma óptico. (B, C) Spin-eco rápida axial em T2 (B) e coronal (C) demonstram aumento da hipófise com hipossinal central puntiforme (*seta*).

■ Diagnóstico Diferencial

- *Apoplexia hipofisária:*
  - Hemorragia ou infarto abrupto da hipófise, tipicamente em um adenoma.
  - Dois a 12% dos adenomas sofrem apoplexia.
  - Mais comuns em homens na 5ª a 6ª década de vida.
  - Morfologia variável
- *Cisto da fenda de Rathke:*
  - Cisto revestido por endoderma.
  - Não contrasta.
  - Geralmente localizado na sela. No entanto, aproximadamente 50% podem estender-se à região suprasselar.
  - Sinal da garra com hipófise normal.
  - Conteúdo pode ter hipersinal na imagem ponderada em T1 (50%).
  - Discreta predominância feminina.
- *Aneurisma parasselar:*
  - Aneurismas gigantes na parte intracavernosa da artéria carótida ou originando-se da artéria comunicante anterior podem invadir a sela.
  - Intensidade de sinal variável do sangue em fluxo ou dos coágulos sanguíneos.
  - Comunicação com o vaso de origem pode ser estabelecida com angiografia por RM.

■ Fatos Essenciais

- Acredita-se que seja causada pela propensão das células tumorais hipofisárias à privação de glicose, juntamente com fragilidade dos vasos sanguíneos tumorais.
- Aumento súbito de o conteúdo selar comprime as estruturas em torno e os vasos portais, resultando em cefaleia aguda e intensa, distúrbios visuais e comprometimento da função hipofisária.

- A apresentação clínica inclui:
  - Cefaleia (80%).
  - Distúrbios visuais.
  - Defeitos do campo visual.
  - Paresia ocular.
  - Acuidade das imagens visuais.
  - Irritação meníngea, se houver propagação subaracnóidea.

■ Outros Achados de Imagens

- TC pode detectar hemorragia.
- RM é a modalidade de escolha para imagens.
- Imagens em gradiente-eco podem detectar efeito de suscetibilidade do sangue.
- Hipersinal em T1 começa no centro da massa.

✓ Pérolas e × Armadilhas

✓ O adenoma pode ser destruído pela hemorragia ou pode crescer novamente.
✓ A apoplexia hipofisária pode ser precipitada por traumatismo craniano, hipotensão, procedimentos cirúrgicos, exames dinâmicos da hipófise e hipoglicemia induzida por insulina.
✓ A conduta inicial para os pacientes com apoplexia de tumor hipofisário inclui terapia de suporte (líquidos intravenosos e corticosteroides).
✓ Descompressão cirúrgica de urgência em pacientes instáveis.
× Hemorragia em um cisto de Rathke pode ser indistinguível de apoplexia de tumor hipofisário clinicamente e por imagens.

Caso 32

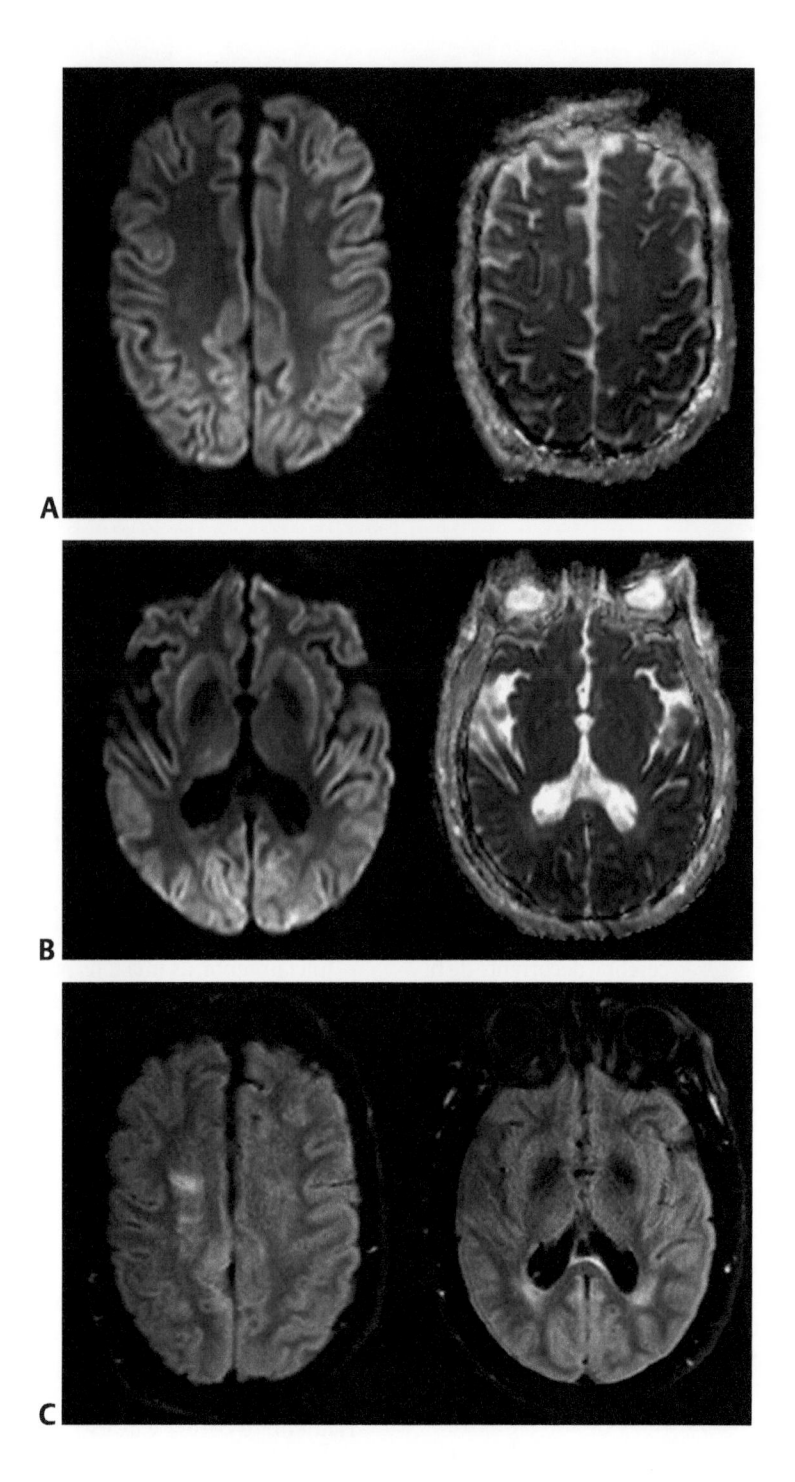

■ Apresentação Clínica

Homem de 65 anos é encontrado inconsciente.

■ Achados de Imagem

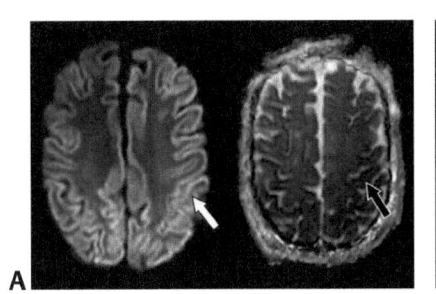

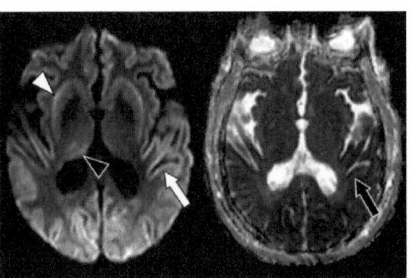

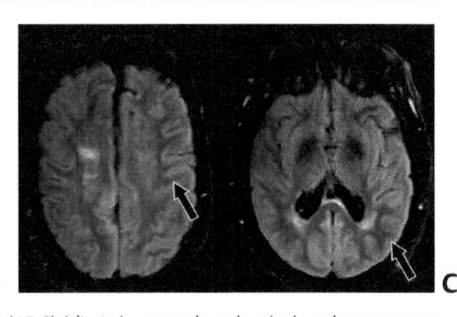

(A) Imagem ponderada em difusão (DWI) axial (*esquerda*) e mapa do coeficiente de difusão aparente (ADC) (*direita*) passando pelo cérebro demonstram sinal de DWI difusamente alto (*seta branca*) com valores de ADC correspondentemente baixos (*seta preta*) compatíveis com difusão restrita envolvendo o córtex dos lobos frontal e parietal. **(B)** DWI axial (*esquerda*) e mapa de ADC (*direita*) mostram difusão restrita cortical generalizada (*setas branca e preta*), bem como envolvimento dos núcleos da base (*cabeça de seta branca*) e tálamo direito (*cabeça de seta preta*). **(C)** Imagens FLAIR axiais passando pelo cérebro demonstram aumento da diferenciação da substância cinzenta-branca em razão de edema cortical (*setas pretas*).

■ Diagnóstico Diferencial

- ***Lesão hipóxico-isquêmica (LHI):*** Diminuição do fluxo sanguíneo e/ou da oxigenação sanguínea, resultando em infartos envolvendo pontos vulneráveis, inclusive as regiões de *watershed*, bem como estruturas profundas e superficiais da substância cinzenta com difusão restrita associada e edema difuso com apagamento dos espaços subaracnóideos.
- *Doença de Creutzfeldt-Jakob:* Encefalopatia espongiforme mediada por príons que afeta os núcleos da base, tálamos, córtex e substância branca com aumento do sinal em T2 e difusão restrita associada. A anormalidade de sinal dos núcleos talâmicos dorsomediais resulta no clássico sinal do pulvinar ou sinal do "bastão de hóquei". A história clínica tipicamente revela evolução progressiva, e não um evento agudo.
- *Encefalopatia hipoglicêmica:* Lesão cerebral decorrente de hipoglicemia prolongada ou intensa, envolvendo preferencialmente o córtex parietoccipital e insular, bem como os núcleos da substância cinzenta, a cápsula interna e os hipocampos.

■ Fatos Essenciais

- Causada por ampla variedade de agressões que, em última análise, levam à diminuição do fluxo sanguíneo e da saturação de oxigênio no sangue.
- Nos adultos, a LHI se deve, mais comumente, a uma parada cardíaca ou doença cerebrovascular.
- Os achados nas imagens dependem da idade do paciente, da gravidade da agressão, do tempo entre o início do quadro até a realização das imagens e da modalidade escolhida.
- Em geral, as regiões do cérebro com maiores demandas de energia são as primeiras a sofrer lesão por depleção de energia. Essa primeira onda de agressão resulta na morte por necrose tecidual.
- Tecido com menor grau de déficit de energia mostrará lesão secundária tardia à morte celular programada (apoptose) e aparecerá envolvida nas imagens em um tempo posterior.
- O tecido cerebral mais comumente afetado inclui as áreas de *watershed* em agressões leves a moderadas e estruturas da substância cinzenta em lesão mais grave.

■ Outros Achados de Imagens

- TC:
  - Edema cerebral difuso leva à diminuição do tamanho ventricular e apagamento dos espaços subaracnóideos.
  - Perda da diferenciação entre substância cinzenta-branca por causa da redução difusa da atenuação da substância cinzenta.
- RM:
  - Imagem ponderada em difusão (DWI) mostra aumento do sinal no córtex afetado e nas estruturas da substância cinzenta profunda, durante tipicamente 7 dias aproximadamente.
  - Os córtices perirrolândico e occipital são mais frequentemente envolvidos.
  - Inicialmente, as imagens ponderadas em T1 e T2 podem ser normais. Depois que se segue o inchaço cortical, o edema pode-se tornar evidente nas imagens ponderadas em T2 como hipersinal.

✓ Pérolas e × Armadilhas

- ✓ Os pacientes, em geral, apresentam-se depois de evento cardíaco ou cerebrovascular, possivelmente exigindo ressuscitação cardiopulmonar.
- ✓ As imagens iniciais em TC podem ser normais ou mostrar edema cerebral difuso com diminuição do tamanho dos espaços contendo líquido cerebrospinal.
- ✓ A RM exibe difusão restrita em DWI, envolvendo primariamente o córtex e as estruturas de substância cinzenta profunda, com aumento final do sinal em T2 por causa do edema.
- ✓ Predileção especial pelos córtices perirrolândico e occipital.
- × Imagens de cérebro com aparência normal no contexto hiperagudo não exclui LHI.
- × Podem-se justificar os exames de controle 24 a 72 horas depois da lesão para avaliar a extensão do dano.
- × Achados simétricos difusos podem tornar mais difícil de estabelecer a detecção de anormalidade.

Caso 33

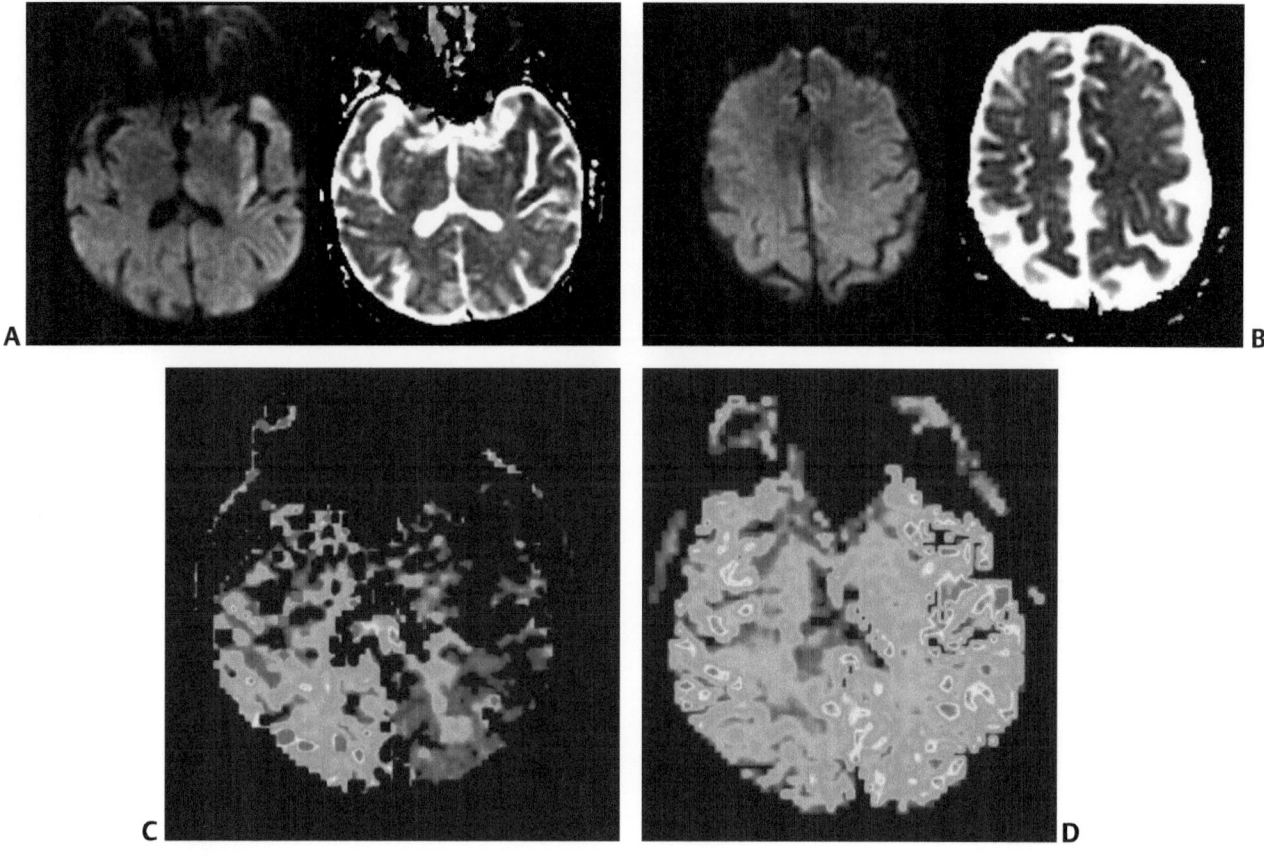

(Ver Prancha em Cores.)

■ Apresentação Clínica

Mulher de 68 anos com história de cirrose apresenta afasia, paresia facial à esquerda e fraqueza no hemicorpo esquerdo.

■ Achados de Imagem

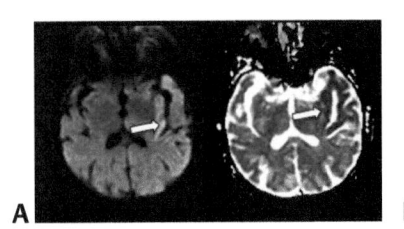

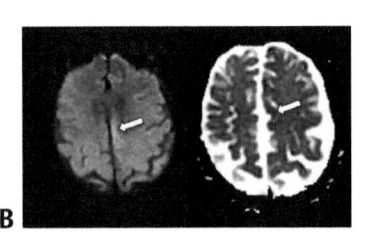

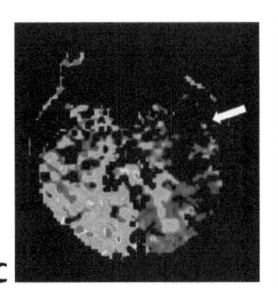

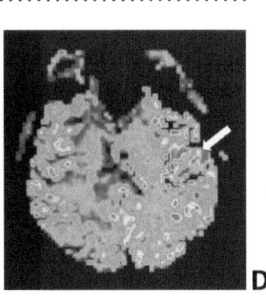

(A) Imagem ponderada em difusão (DWI) demonstra difusão restrita no córtex insular esquerdo e no giro frontal inferior, com correspondente a perda de sinal no mapa do coeficiente de difusão aparente (ADC) (*setas*). (B) DWI demonstra difusão restrita no giro cingulado esquerdo, com correspondente perda de sinal no mapa de ADC (*setas*). (C) RM de perfusão, mapa do tempo médio de trânsito, mostra retardo do fluxo sanguíneo cerebral no hemisfério cerebral esquerdo (*seta*) – (Ver Prancha em Cores). (D) RM de perfusão, mapa integral de captação de contraste negativo, mostra aumento do volume sanguíneo cerebral no hemisfério esquerdo (*seta*) – (Ver Prancha em Cores).

■ Diagnóstico Diferencial

- *Imagem ponderada em difusão (DWI) pós-ictal e alterações de perfusão:*
  - Alterações da RM depois de crise tônico-clônica generalizada, estado de mal epiléptico e/ou pós-ictal incluem edema e o aumento transitório da intensidade de sinal nas sequências T2 e DWI, na substância cinzenta cortical, substância branca subcortical, corpo caloso, núcleos da base, cerebelo ou hipocampo.
  - Pode estar presente captação de contraste.
  - Esses achados refletem edema citotóxico e vasogênico transitório induzido pela crise.
  - A reversibilidade e a localização típica das lesões podem ajudar a excluir lesões estruturais epileptogênicas.
- *Infarto da artéria cerebral média esquerda:*
  - Difusão restrita e aumento do sinal em T2 em distribuição vascular típica em pacientes com correspondente déficit neurológico agudo.
  - Maioria das alterações não é reversível.
- *Encefalite límbica:*
  - A encefalite límbica é a mais comum síndrome paraneoplásica clínica.
  - Imagem ponderada em T2: Hipersinal nos lobos temporais mesiais (hipocampo, amígdala), ínsula, giro cingulado, córtex subfrontal, substância branca frontal inferior.
  - É incomum a restrição da difusão.

■ Fatos Essenciais

- Paresia pós-ictal (paresia de Todd) descreve disfunção motora transitória após crises focais com ou sem generalização secundária.
  - Geralmente unilateral, afetando as extremidades.
  - Geralmente se resolve completamente em 48 horas.
  - Também pode afetar a fala, o olhar ou a visão.
  - Pode ocorrer em até 13% dos casos de crises.

■ Outros Achados de Imagens

- Em pacientes com paralisia pós-ictal, a perfusão na RM pode mostrar hipoperfusão hemisférica global reversível.
- Observa-se padrão de hiperperfusão (aumento do fluxo sanguíneo cerebral e do volume sanguíneo cerebral, diminuição do tempo médio de trânsito) no estado de mal epiléptico.
- Também se relatam alterações irreversíveis que evoluem para atrofia e gliose.

✓ Pérolas e × Armadilhas

✓ Hemiparesia de início agudo sempre deve levantar a suspeita de acidente vascular encefálico, embora não seja sintoma infrequente em estados pós-ictais.
× As crises agudas ou o estado de mal epiléptico podem simular outra patologia, como progressão tumoral ou cerebrite. As informações clínicas e as imagens de controle ajudam a diferenciá-las de outras etiologias.
× As alterações relacionadas com as crises epilépticas resolvem-se em dias a semanas.

Caso 34

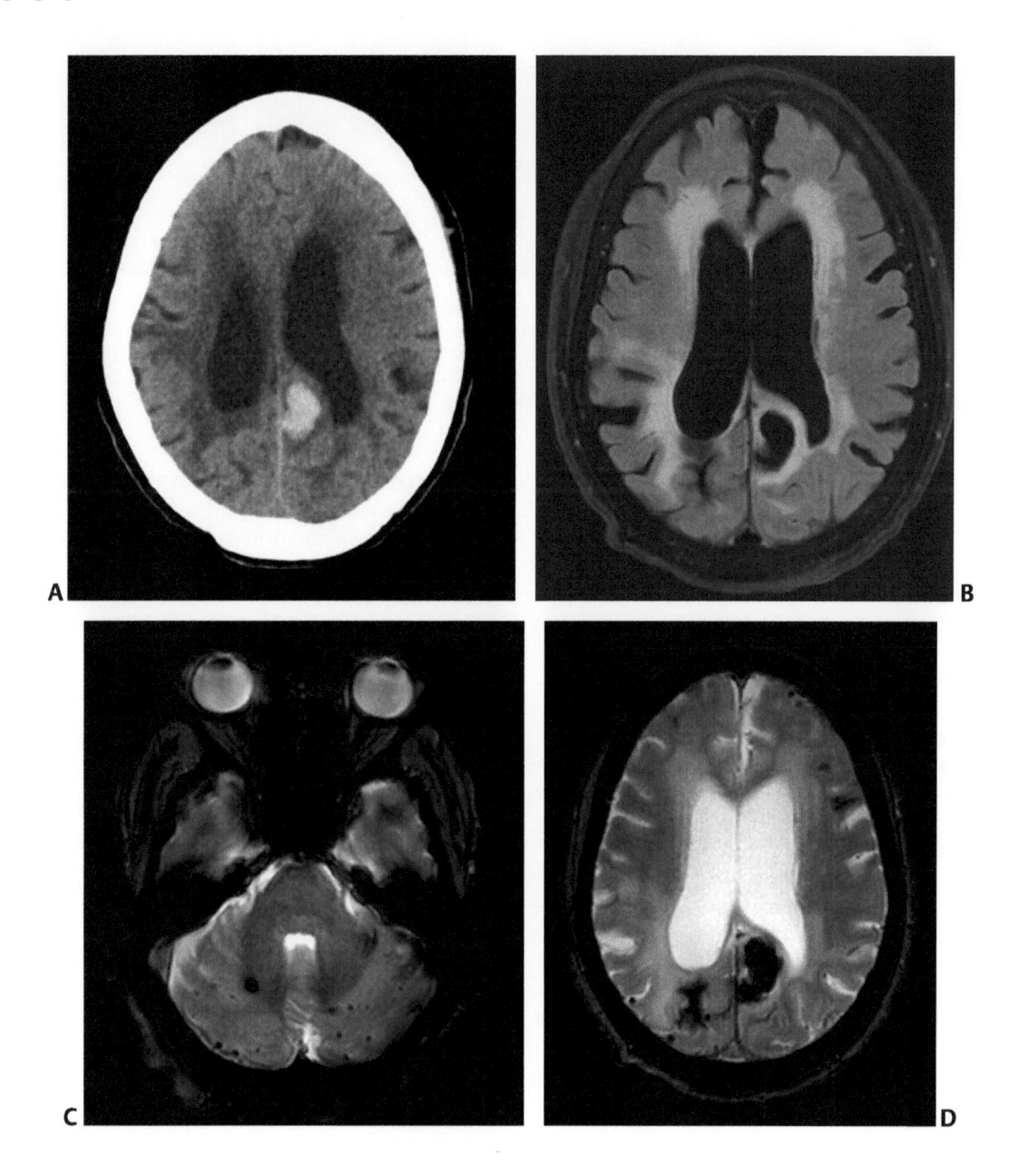

■ Apresentação Clínica

Paciente de 76 anos que se apresenta com fraqueza nos membros inferiores e alterações do estado mental.

■ Achados de Imagem

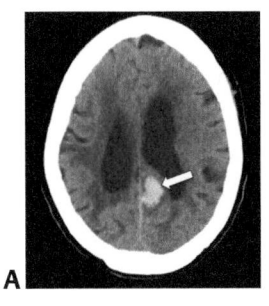

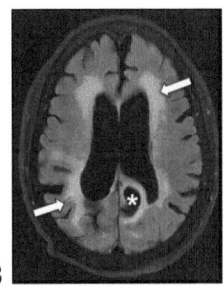

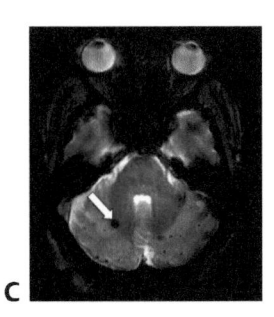

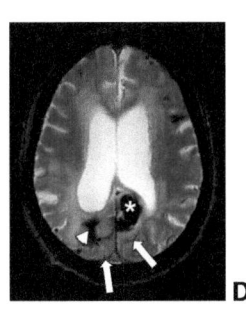

(A) TC axial do cérebro demonstra hemorragia parenquimatosa aguda no lobo parietal esquerdo (*seta*). **(B)** FLAIR axial demonstra áreas confluentes de hipersinal em T2 na substância branca periventricular (*setas*). O hematoma parietal esquerdo demonstra baixo sinal (*asterisco*). **(C)** Gradiente-eco (GRE) axial, na fossa posterior, demonstra múltiplos focos de suscetibilidade magnética em ambos os hemisférios cerebelares (*seta*). **(D)** GRE axial no nível dos ventrículos laterais. Além da hemorragia parietal esquerda (*asterisco*), há depósitos de hemossiderina na substância branca profunda parietal direita (*cabeça de seta*), depósitos bilaterais de hemossiderina cortical e siderose superficial (*setas*).

■ Diagnóstico Diferencial

- *Angiopatia amiloide cerebral:*
  o Em geral, apresenta-se como hemorragias múltiplas ou solitárias em uma distribuição predominantemente cortical e subcortical que pode se associar a uma siderose superficial focal ou disseminada.
  o Idade ≥ 55 anos.
  o Ausência de outras causas de hemorragia
- *Hemorragia hipertensiva:*
  o Hipertensão é a causa mais comum de hemorragia intracerebral (HIC). Localiza-se, em ordem de frequência, nos núcleos da base (especialmente no putâmen), tálamo, ponte e cerebelo.
  o Os pacientes podem ter depósitos de hemossiderina nos núcleos da base, tálamo, centro semioval e cerebelo. Esses focos se sobrepõem a áreas de doença de pequenos vasos atribuída à hipertensão crônica.
- *Trombose de seio venoso:* Pode resultar em infarto venoso hemorrágico. As hemorragias geralmente são subcorticais, adjacentes ao seio ocluído. Os fatores de risco incluem: desidratação, gravidez e uso de contraceptivos orais.

■ Fatos Essenciais

- A angiopatia amiloide cerebral (AAC) caracteriza-se por deposição cerebrovascular de amiloide e é classificada em vários tipos de acordo com a proteína amiloide envolvida.
- Há relatos sobre sete proteínas amiloides na AAC. Entre elas, AAC esporádica do tipo Aβ é mais comumente encontrada em indivíduos idosos e em pacientes com doença de Alzheimer.

- As vasculopatias associadas à AAC levam ao desenvolvimento de lesões hemorrágicas (macro-hemorragia intracerebral lobar, micro-hemorragia cortical e siderose superficial cortical/hemorragia focal subaracnóidea da convexidade), lesões isquêmicas (infarto cortical e alterações isquêmicas da substância branca) e encefalopatias que incluem leucoencefalopatia subaguda causada por inflamação/angiite associada à AAC.

■ Outros Achados de Imagens

- As sequências de RM que detectam suscetibilidade magnética, como gradiente-eco T2*, e imagens ponderadas em suscetibilidade são úteis para detectar micro-hemorragias corticais e siderose superficial cortical.
- As imagens do amiloide com ligantes da tomografia por emissão de pósitrons de ligação ao amiloide, como o composto B de Pittsburgh, podem detectar AAC, embora não consigam discriminar depósitos vasculares de depósitos amiloides parenquimatosos.

✓ Pérolas e × Armadilhas

✓ A reação inflamatória relacionada com AAC é um subtipo da doença caracterizado por declínio cognitivo rapidamente progressivo, crises epilépticas, cefaleias, lesões com hipersinal em RM ponderada em T2 e evidências neuropatológicas de reação inflamatória vascular associada à AAC. Muitos pacientes com a doença respondem à terapia com imunossupressores.

× Microssangramentos cerebrais são encontrados mais comumente em pacientes com hipertensão grave e AAC. No entanto, podem estar presentes em pacientes com arteriopatia autossômica dominante cerebral, infartos subcorticais e leucoencefalopatia (CADASIL), doença de moyamoya, embolia gordurosa, malária cerebral e endocardite infecciosa.

Caso 35

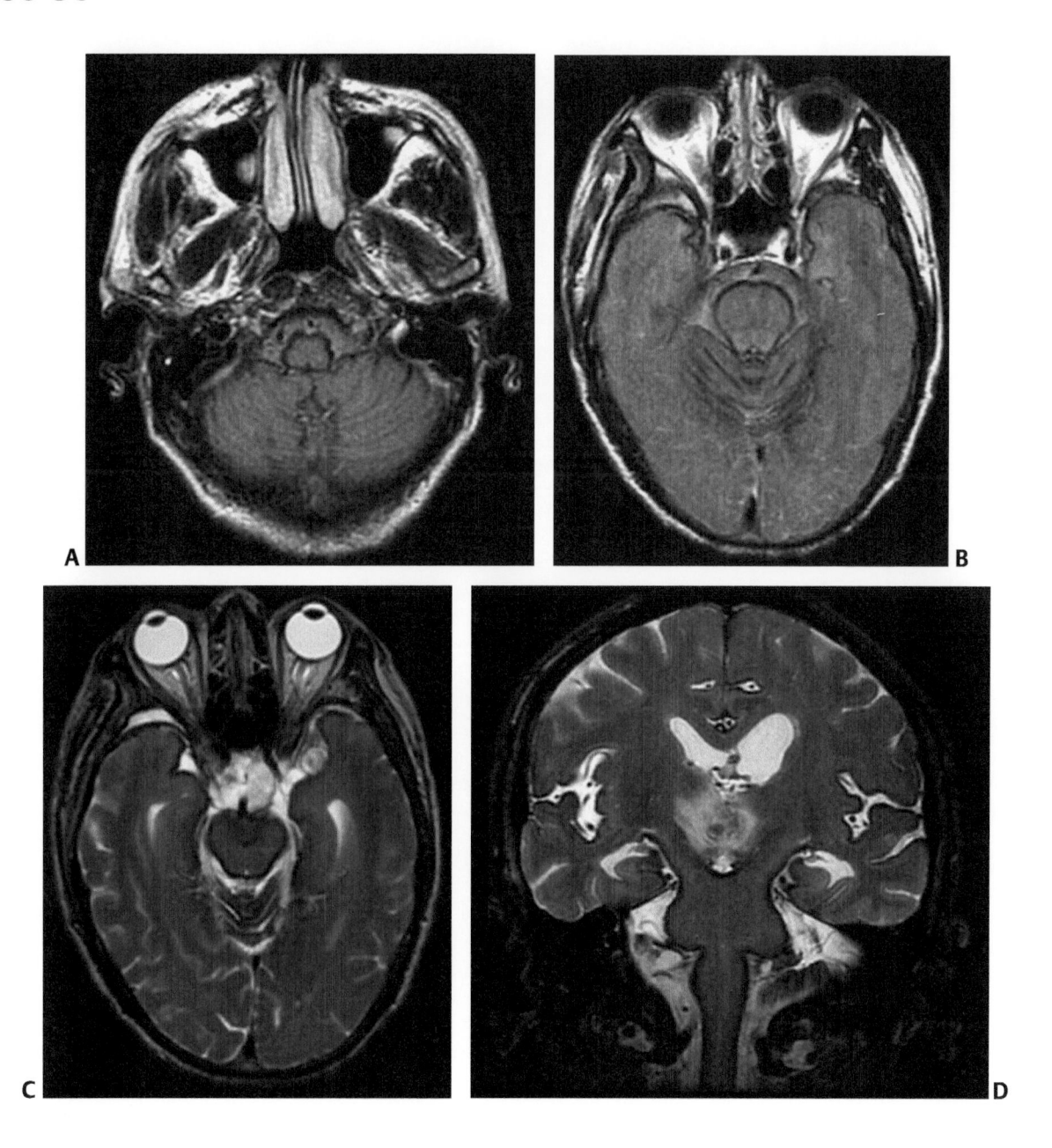

Apresentação Clínica

Mulher de 70 anos que se apresenta com perda auditiva.

■ Achados de Imagem

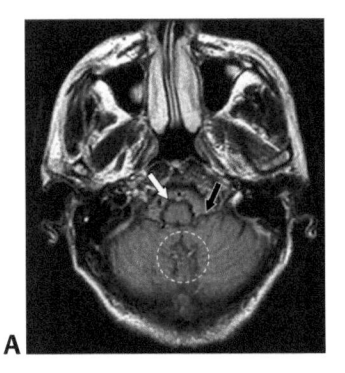

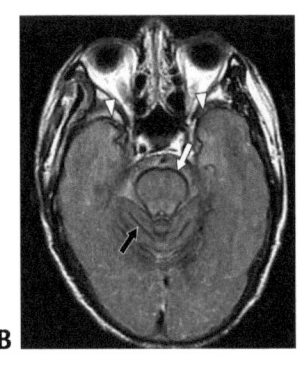

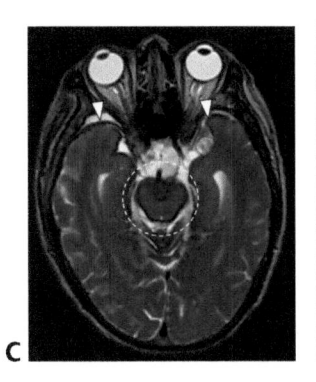

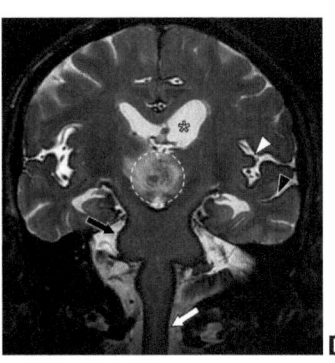

(A) Imagem axial em T2* passando pela fossa posterior demonstra sinal acentuadamente baixo, representando artefato de suscetibilidade em torno do bulbo (*seta branca*) ao longo da superfície anterior dos hemisférios cerebelares inferiores (*seta preta*) e no interior do quarto ventrículo (*círculo*) de maneira linear. **(B)** Imagem axial em T2* no nível da parte superior da ponte mostra artefato de suscetibilidade linear contornando a ponte (*seta branca*), as folhas cerebelares (*seta preta*) e os polos temporais anteriores (*cabeças de setas brancas*). **(C)** Imagem axial ponderada em T2 do cérebro demonstra intensidade de sinal linear muito baixa contornando os polos temporais anteriores (*cabeças de setas brancas*) e o mesencéfalo (*círculo*). **(D)** Imagem coronal em T2 mostra sinal linear baixo ao longo da superfície dos córtices da ínsula (*cabeça de seta branca*), os lobos temporais (*cabeça de seta preta*), os pedúnculos cerebrais, o tronco encefálico (*seta preta*) e a medula cervical alta (*seta branca*). Centralizada no terceiro ventrículo, encontra-se massa heterogênea com hipersinal em T2 à sua volta (*círculo*), resultando em leve dilatação dos ventrículos laterais (*asterisco*).

■ Diagnóstico Diferencial

- **Siderose superficial (SS):** Deposição de hemossiderina ao longo das leptomeninges por causa das várias fontes de hemorragia subaracnóidea recorrente ou silenciosa, resultando em baixo sinal nas imagens em T2 e T2*. Neste caso, em particular, a neoplasia no terceiro ventrículo é a provável fonte do sangramento.
- *Melanose neurocutânea:* Síndrome neurocutânea rara caracterizada por acúmulo de células contendo melanina ao longo das leptomeninges, aparecendo como aumento de sinal em T1 e diminuição da intensidade de sinal em T2 de maneira linear ou nodular, o que se vê primariamente nos polos temporais anteriores. O encurtamento intrínseco de T1 e a captação de contraste associada comum diferenciam esta entidade da SS.
- *Meningioangiomatose:* Síndrome neurocutânea rara que se apresenta com proliferação de hamartomas piais, em geral moderadamente hipointensos em T2. Diferentemente da SS, a meningioangiomatose mostra captação de contraste em serpentina ao longo da superfície dos giros e sulcos, bem como gliose e/ou edema do parênquima subjacente.

■ Fatos Essenciais

- Depósitos de hemossiderina que se acumulam nas camadas subpiais do cérebro, com predileção especial pelo tronco encefálico, cerebelo e nervos cranianos. É menos comum o envolvimento supratentorial.
- Perda auditiva neurossensorial e ataxia são os sintomas de apresentação mais frequentes.
- Muitos pacientes não têm lembrança de eventos prévios de hemorragia subaracnóidea.
- A deposição de ferro resulta em dano por radicais livres, levando à lesão neuronal.
- Causas comuns incluem trauma, malformações vasculares, neoplasias e angiopatia amiloide. No entanto, em muitos casos, não se identifica etiologia clara.
- A hemossiderina exibe baixa intensidade de sinal em sequências ponderadas em T1 e T2.
- Imagens ponderadas em gradiente-eco e suscetibilidade mostram baixo sinal e *blooming* associado contornando as estruturas envolvidas.

■ Outros Achados de Imagens

- Recomendam-se imagens do neuroeixo inteiro para determinar a origem do sangramento.
- Imagens ponderadas em suscetibilidade mostram maior sensibilidade à queda de sinal pela hemossiderina.
- Ocasionalmente, veem-se perda de volume e gliose nos locais de deposição.

✓ Pérolas e × Armadilhas

- ✓ Baixa intensidade de sinal linear nas imagens T2 e T2*.
- ✓ Predileção pela fossa posterior.
- ✓ Em até 50% dos casos, não se detecta origem clara da hemorragia.
- ✓ Correção da condição causadora pode auxiliar na prevenção de surdez e ataxia progressiva.
- × Falta de captação de contraste na SS pode ajudar a diferenciar esta entidade das síndromes neurocutâneas, como a meningioangiomatose e a melanose neurocutânea.

Caso 36

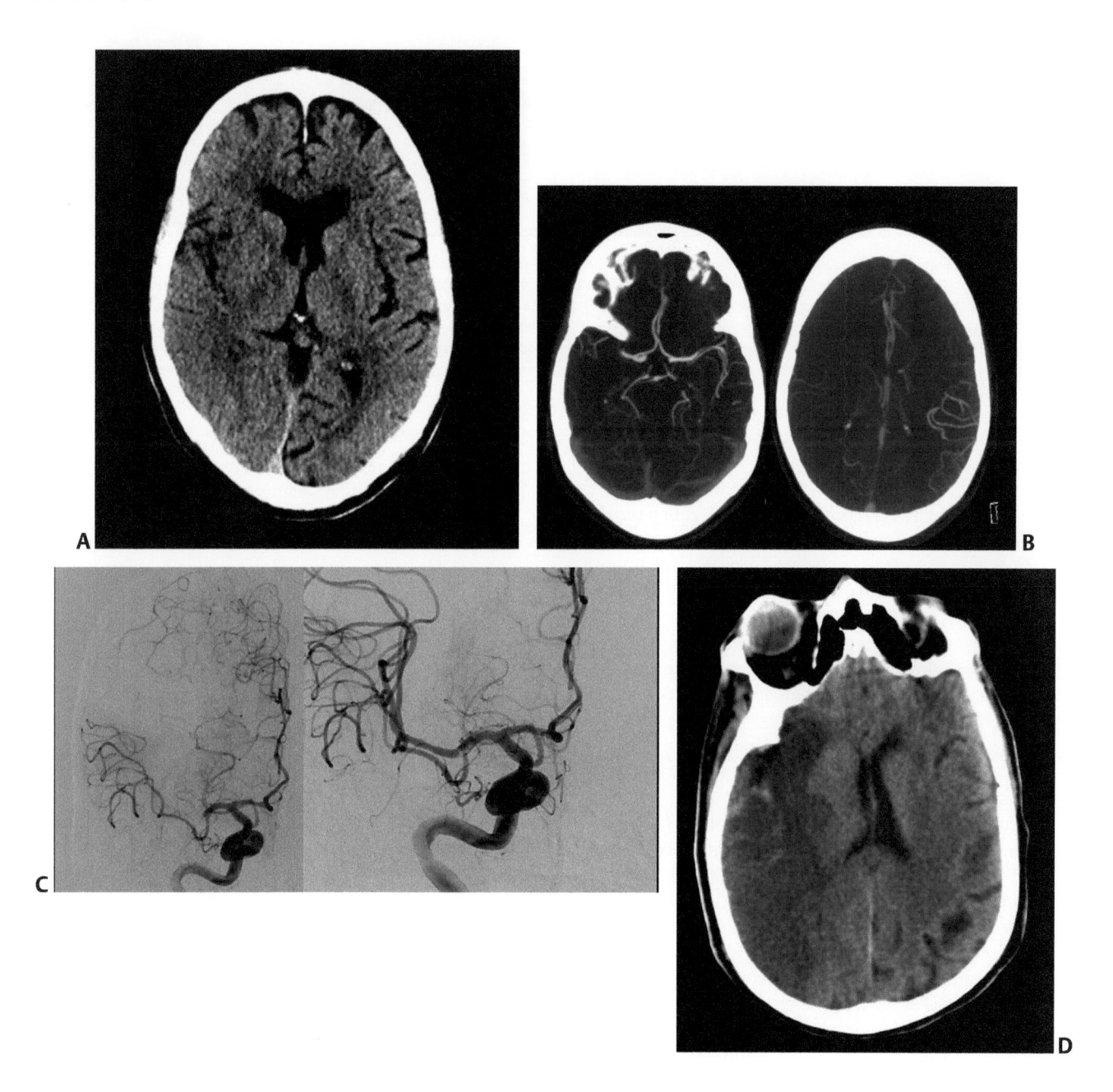

■ Apresentação Clínica

Paciente de 76 anos que se apresenta com fraqueza no hemicorpo esquerdo.

■ Achados de Imagem

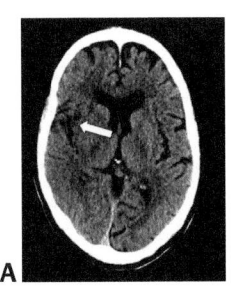

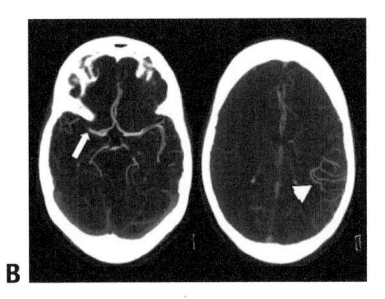

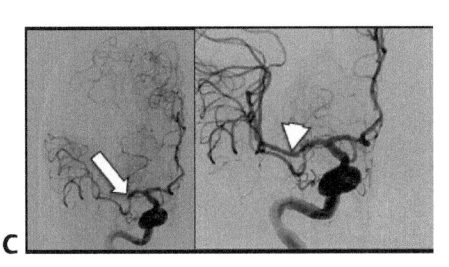

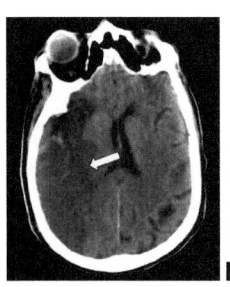

(A) TC axial demonstra baixa atenuação na ínsula direita, com ausência de distinção entre substância cinzenta-branca (*seta*), o que é compatível com isquemia em início. **(B)** Reconstruções com projeção em intensidade máxima em angiografia por TC axial mostram oclusão do segmento M1 da artéria cerebral média (ACM) direita (*seta*) depois da saída do ramo temporal. Há pouca opacificação dos ramos distais da ACM, em comparação com a ACM esquerda (*cabeça de seta*). **(C)** Projeções anteroposteriores em angiografia por subtração digital da artéria carótida interna direita antes e depois de recanalização intra-arterial. Existe oclusão do segmento M1 direito (*seta*) com poucos vasos colaterais distais. Visualização pós-intervenção mostra recanalização da ACM (*cabeça de seta*). **(D)** TC axial 2 dias mais tarde mostra extenso infarto no território da ACM direita (*seta*), apesar da recanalização da ACM previamente alcançada.

■ Diagnóstico Diferencial

- **Oclusão da artéria cerebral média (ACM) com poucas colaterais leptomeníngeas:**
  - As colaterais cerebrais podem manter parcialmente o fluxo sanguíneo para o tecido isquêmico quando os condutos primários estiverem bloqueados.
  - Pacientes com boas colaterais intermediárias que obtêm recanalização com terapia intra-arterial se saem bem quando comparados com aqueles que não conseguem a recanalização.
  - Pacientes com poucas colaterais não se saem bem mesmo que a recanalização seja conseguida com terapia intra-arterial.
- *Síndrome da vasoconstrição cerebral reversível:*
  - Caracterizada pela cefaleia em trovoada e vasoconstrição reversível das artérias cerebrais, o que pode ser espontâneo ou relacionado com um desencadeante exógeno.
  - Alterações no tono vascular cerebral.
  - Os pacientes podem desenvolver acidente vascular encefálico isquêmico ou hemorragia intracraniana.
  - A angiografia de subtração digital mostra vasoconstrição cerebral e pode demonstrar reversibilidade da vasoconstrição após terapia com vasodilatador intra-arterial.
  - Imagens da parede do vaso por RM podem demonstrar espessamento da parede arterial sem captação de contraste na parede.
- *Oclusão aterosclerótica crônica da ACM:*
  - Oclusões intracranianas crônicas geralmente demonstram áreas de encefalomalacia por infarto prévio. Extremidade distal do vaso afila-se antes da oclusão.

■ Fatos Essenciais

- Depois da oclusão de uma artéria cerebral, anastomoses que conectam os segmentos distais da ACM com ramos distais das artérias cerebrais anterior e posterior (conhecidas como colaterais leptomeníngeas ou piais) permitem manutenção parcial do fluxo sanguíneo na penumbra isquêmica e adiam ou previnem a morte celular.
- O estado das colaterais na linha de base é determinante independente do desfecho clínico entre pacientes com acidente vascular encefálico isquêmico agudo.

■ Outros Achados de Imagens

- Conquanto a angiografia convencional seja invasiva, ela é o padrão ouro para avaliação de circulação colateral.
- A angiografia por TC (ATC) em fase única e a ATC multifásica são modalidades comumente usadas para avaliação da circulação colateral.
- Imagens em recuperação de inversão com atenuação do líquido livre podem mostrar vasos hiperintensos distais correspondentes às colaterais leptomeníngeas.
- Pode-se usar marcação com *spins* arteriais codificados para os vasos para avaliação de colaterais, mas pode ser afetada pela contaminação por marcação parcial dos vasos próximos ou por fluxo anterógrado.

✓ Pérolas e × Armadilhas

✓ Revascularização engloba todas as melhoras do fluxo sanguíneo relacionadas com o tratamento, inclusive recanalização da oclusão arterial proximal e reperfusão do território distal. É necessária a recanalização para a reperfusão do tecido anterógrado, mas a recanalização pode não levar necessariamente à reperfusão em regiões onde estiverem presentes êmbolos distais ou infartos estabelecidos.

× A ATC de rotina é um retrato momentâneo de vasos sanguíneos cheios de contraste. Uma programação precoce da aquisição das imagens com respeito ao tempo de injeção do bólus poderia resultar em subestimativa do verdadeiro estado das colaterais.

Caso 37

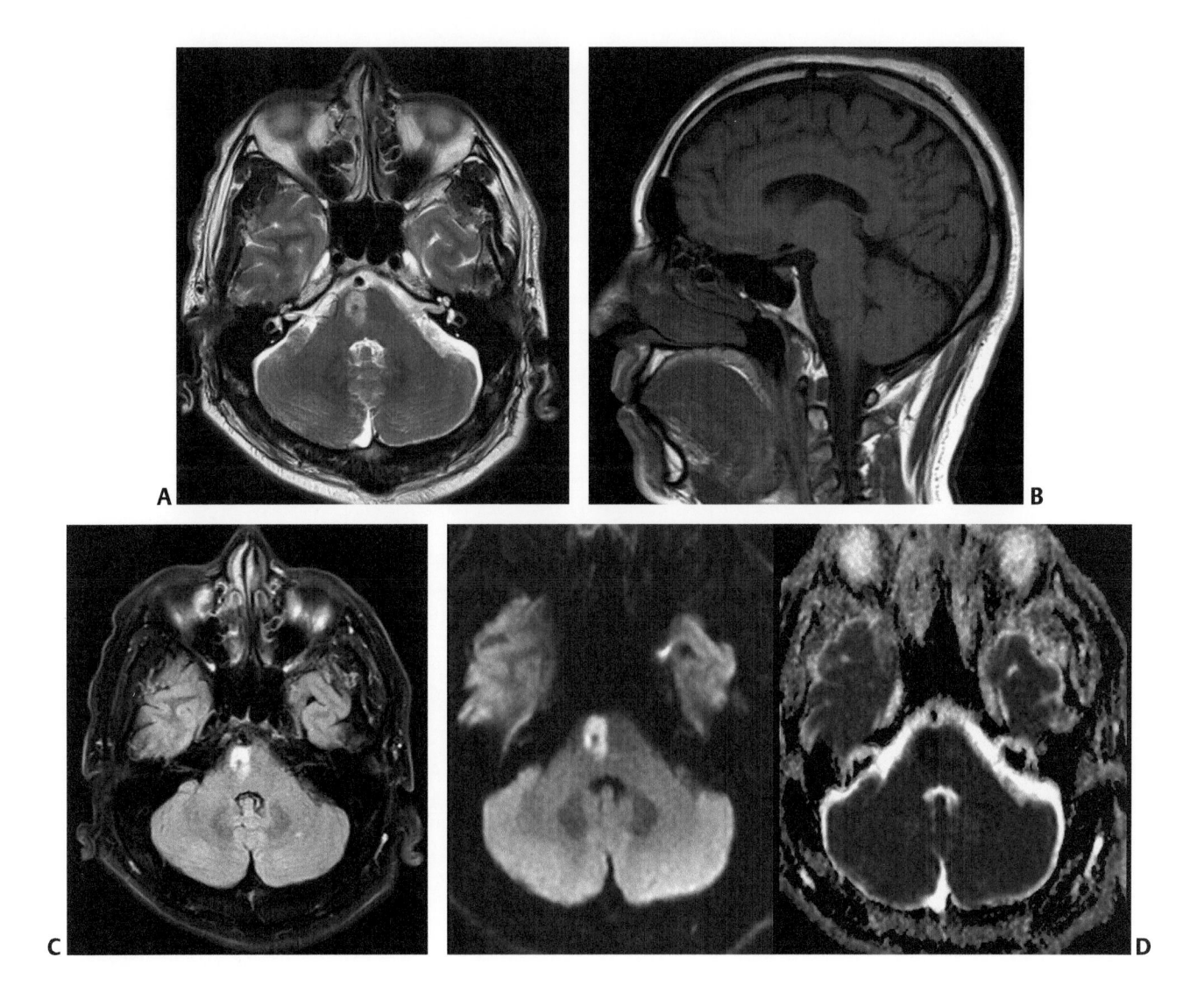

■ Apresentação Clínica

Paciente de 52 anos apresenta-se com paralisia focal do sexto nervo craniano direito e "mão sem coordenação" há dois dias.

■ Achados de Imagem

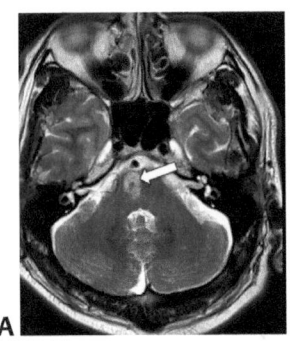

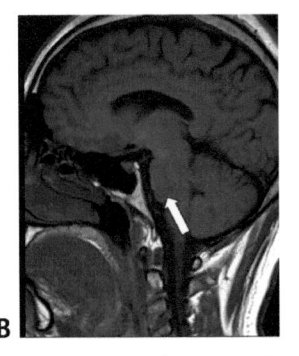

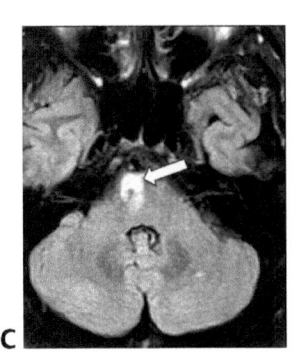

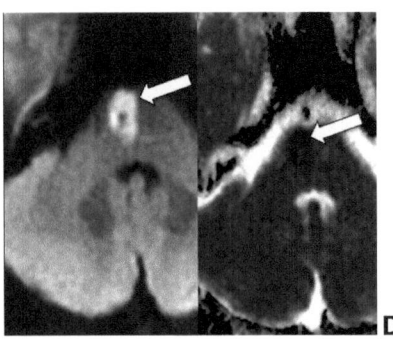

(A) Imagem ponderada (WI) em T2 mostra uma área de aumento do sinal na ponte à direita (*seta*) sem efeito de massa significativo. **(B)** T1WI sagital mostra área mal definida de hipointensidade na face inferior da ponte à esquerda (*seta*). **(C)** WI em recuperação de inversão com atenuação do líquido livre axial mostra área de aumento de sinal na ponte à direita (*seta*). **(D)** Imagem ponderada em difusão (*esquerda*) e mapa de coeficiente de difusão aparente (*direita*) mostram difusão restrita na lesão pontina à direita (*setas*).

■ Diagnóstico Diferencial

- *Acidente vascular encefálico em perfurante basilar pontina:*
  - Acidente vascular encefálico no território das perfurantes da artéria basilar.
  - Lesões unilaterais tipicamente localizadas na face inferior da ponte ou na junção bulbopontina.
  - Raramente bilateral.
- *Placa de desmielinização aguda:*
  - A esclerose múltipla é uma doença neurológica inflamatória autoimune caracterizada por desmielinização a lesão axonal.
  - As lesões desmielinizantes podem simular acidente vascular encefálico clinicamente e nos estudos por imagens.
  - Lesões de desmielinização aguda mostram com mais frequência T2 claramente visível, e não difusão restrita verdadeira.
- *Inflamação linfocitária crônica com captação de contraste perivascular pontina responsiva a esteroides (CLIPPERS):*
  - Afeta o tronco encefálico, principalmente a ponte.
  - Captação de contraste bilateral puntiforme.
  - Aumento fraco do sinal em T2.
  - Não há efeito de massa.
  - Não há difusão restrita.

■ Fatos Essenciais

- Acidentes vasculares encefálicos envolvendo o sistema vertebrobasilar são focais e assimétricos quando envolvidos ramos menores e perfurantes. Se ocorrer a oclusão de um grande ramo, os infartos tenderão a ser bilaterais e envolvem o cerebelo, tronco encefálico, tálamos e lobos occipitais.
- As artérias perfurantes basilares são os ramos, mediano e paramediano, que oferecem a maior parte da circulação à ponte.

■ Outros Achados de Imagens

- A TC é limitada na avaliação da ponte em decorrência do artefato de endurecimento do feixe.
- Acidentes vasculares encefálicos têm achados normais na TC nas primeiras 12 horas.
- A RM é a modalidade de imagem de escolha para avaliar acidentes vasculares encefálicos de perfurantes basilares.
- A angiografia é normal.

✓ Pérolas e × Armadilhas

✓ Faça sempre uma RM se suspeitar de uma síndrome de fossa posterior. A interpretação equivocada das lesões usando TC é frequente em virtude dos artefatos.

× Infarto agudo de pequeno vaso no tronco encefálico e no cerebelo pode chamar menos atenção na RM feita nas primeiras 24 horas, em comparação com os infartos da circulação anterior.

× Fazer uma segunda sequência de imagens ponderadas em difusão com valor B maior e usando sequências de imagens por tensores de difusão aumenta a sensibilidade para a detecção dessas lesões. Alternativamente, uma RM no seguimento tende a mostrar esses pequenos infartos no estágio subagudo.

Caso 38

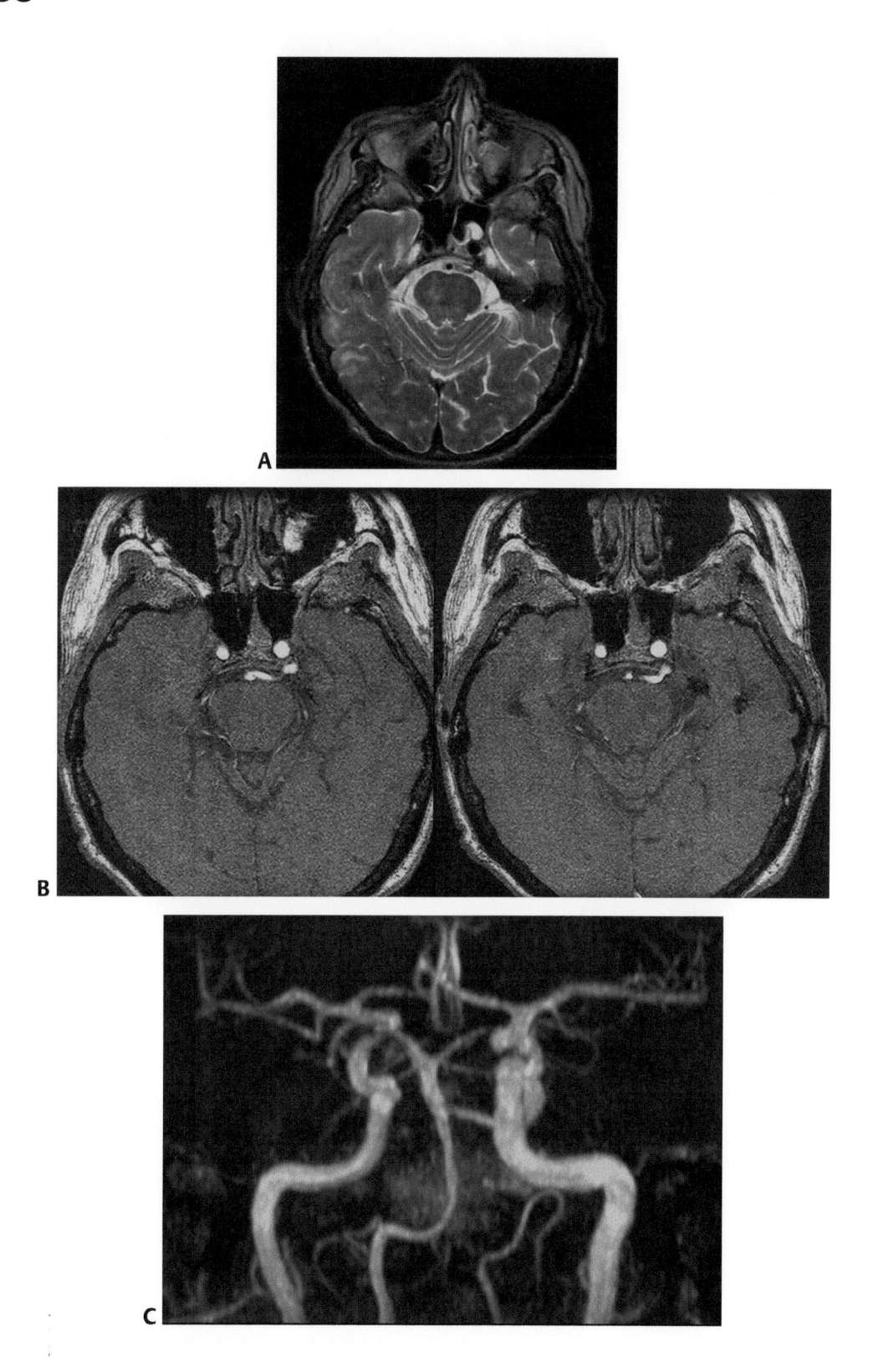

■ Apresentação Clínica

História não fornecida.

■ Achados de Imagem

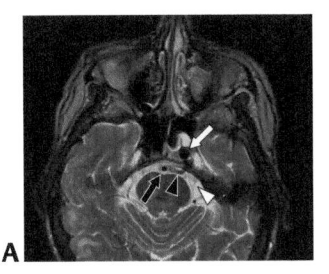

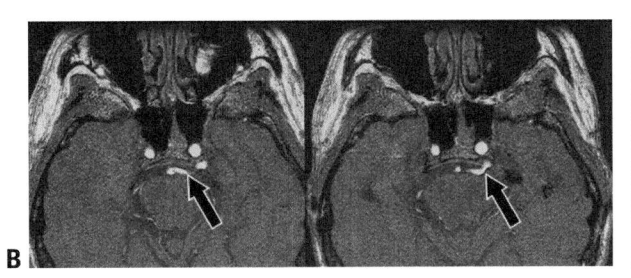

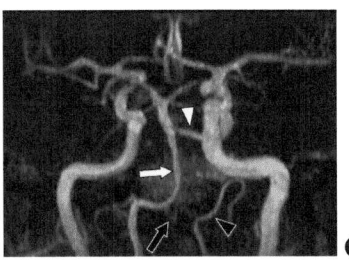

(A) Imagem axial ponderada em T2 mostra vaso variante (*cabeça de seta preta*) que comunica o segmento cavernoso da artéria carótida interna (ACI) esquerda (*seta branca*) com a artéria basilar média (*seta preta*) no nível da ponte, medialmente ao nervo trigêmeo esquerdo (*cabeça de setas brancas*).
(B) Angiografia por RM *time-of-flight* do cérebro novamente demonstra o pequeno vaso anastomótico carótido-basilar (*setas pretas*) entre a ACI cavernosa esquerda proximal e o sistema basilar. **(C)** Reconstrução tridimensional mostra a anastomose carótida-basilar variante (*cabeça de seta branca*). A artéria basilar proximal à anastomose tem calibre normal (*seta branca*). Além disso, a artéria vertebral esquerda termina predominantemente na artéria cerebelar inferior posterior esquerda (*cabeça de seta preta*) com um segmento V4 distal hipoplásico (*seta preta*).

■ Diagnóstico Diferencial

- *Artéria trigeminal persistente (ATP):* Anastomose carótida-vertebrobasilar variante em que um vaso variante comunica a artéria carótida interna (ACI) com a artéria basilar média.
- *Artéria do hipoglosso persistente:* A segunda anastomose carótida-vertebrobasilar mais comum. A artéria variante origina-se da ACI, em geral no nível de C1-C3 e comunica-se com a artéria basilar depois de um trajeto através do canal do hipoglosso.
- *Origem fetal da artéria cerebral posterior (ACP):* Embora não classificada como anastomose carótida-vertebrobasilar variante, mas como variante da artéria comunicante posterior, a origem fetal da ACP facilmente pode simular uma ATP. Na origem fetal da ACP, uma artéria comunicante posterior proeminente é a principal irrigação sanguínea para os lobos occipitais. O segmento P1 é classicamente hipoplásico ou pode estar ausente (incomum), e a comunicação fica entre a circulação anterior e a ACP, e não com a artéria basilar, como vemos neste caso.

■ Fatos Essenciais

- A mais comum das anastomoses carótida-vertebrobasilar.
- Ocorre pela falta de regressão das comunicações entre a circulação anterior e a posterior durante a vida embrionária. Essas anastomoses são denominadas de acordo com suas estruturas vizinhas.
- A ATP, que recebe o nome porque tem um trajeto paralelo ao dos nervos trigêmeos, pode ser subclassificada como medial ou lateral. A variante medial tem um trajeto medial ao nervo trigêmeo, e a variante lateral tem trajeto posterior e lateral ao nervo.
- A ATP medial pode ter um trajeto através da sela e até comprimir a hipófise.
- Tipicamente, a artéria basilar proximal à anastomose é hipoplásica, embora seu calibre possa ser normal, como é o caso neste exemplo.

■ Outros Achados de Imagens

- A ATP mostra associação com outras malformações vasculares, como aneurismas.
- A detecção e descrição de uma ATP medial são importantes ao planejar cirurgia transesfenoidal porque ela pode apresentar um risco operatório.
- A ATP pode irrigar a circulação vertebrobasilar inteira distalmente à sua anastomose (Saltzman tipo 1) ou pode coexistir com uma origem fetal da ACP com segmento P1 ipsilateral hipoplásico (Saltzman tipo 2).

✓ Pérolas e × Armadilhas

✓ Artéria variante que comunica a ACI, tipicamente o segmento clinoide, com a artéria basilar média.
✓ A anastomose fica no nível dos nervos trigêmeos, dando seu nome à artéria variante.
✓ A ATP pode ter trajeto medial ou lateral ao nervo.
✓ A artéria basilar proximal à anastomose pode ser hipoplásica.
× Podem ocorrer anastomoses entre o sistema carotídeo e o vertebrobasilar em todo o segmento cervical.
× É importante procurar outras malformações vasculares porque elas podem se associar à ATP.
× Quando o trajeto da ATP é transelar, isso pode trazer risco em uma cirurgia transesfenoidal e deve ser precisamente identificado e descrito no laudo.

Caso 39

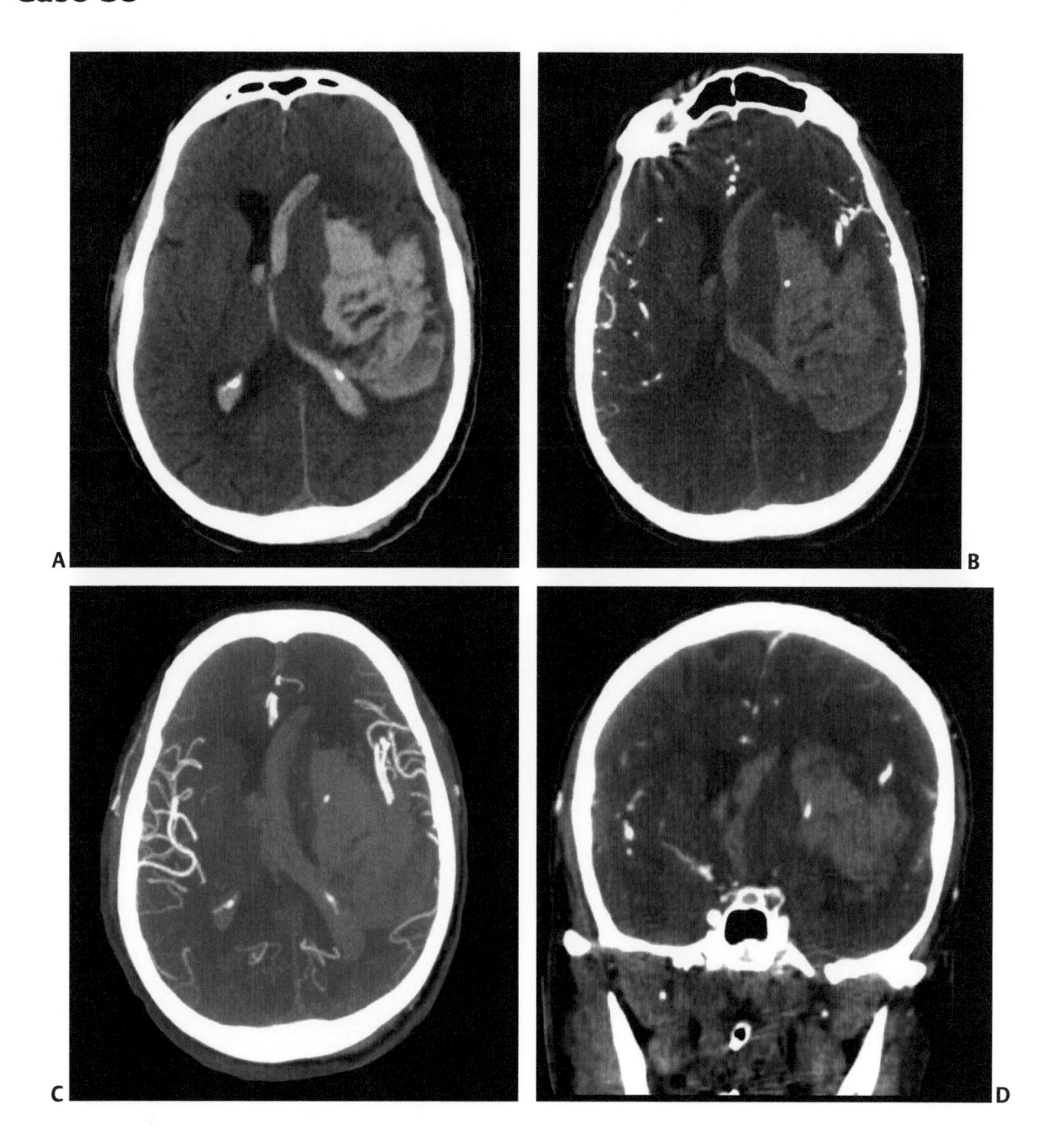

■ Apresentação Clínica

Homem de 50 anos encontrado inconsciente.

Achados de Imagem

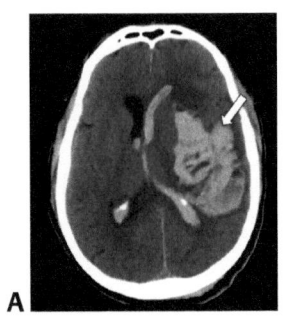

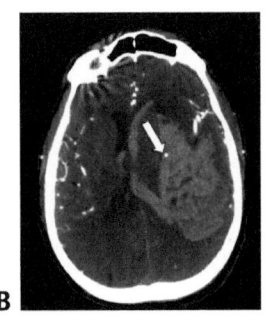

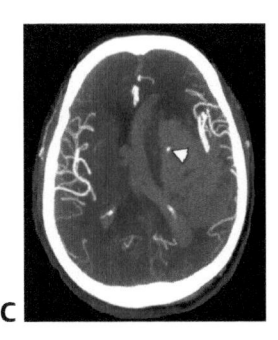

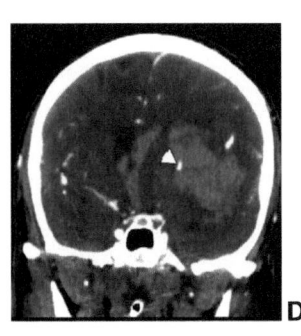

(A) TC axial demonstra grande hematoma intraparenquimatoso no hemisfério cerebral esquerdo (*seta*). Também se observa hemorragia intraventricular. **(B)** Imagem de origem de angiografia por TC (ATC) axial mostra área de forma oval de captação de contraste no interior do hematoma, com atenuação semelhante ao contraste nos vasos (*seta*). **(C)** ATC axial com imagem de projeção em intensidade máxima (PIM) mostra estrutura contrastada com atenuação semelhante à das estruturas vasculares, mas não conectada a qualquer vaso (*cabeça de seta*). **(D)** Imagem de PIM em ATC coronal mostra estrutura contrastada com atenuação semelhante à de estruturas vasculares, mas não conectada a qualquer vaso (*cabeça de seta*).

Diagnóstico Diferencial

- **Hemorragia intracerebral (HIC) com sinal do spot:**
  - O sinal do *spot* é definido como:
    - Um foco de contraste acumulado na hemorragia intraparenquimatosa.
    - Atenuação ≥ 120 unidades Hounsfield.
    - Descontínuo da vasculatura anormal ou normal adjacente à hemorragia.
    - Qualquer tamanho e morfologia.
- *Malformação arteriovenosa (MAV):*
  - As MAVs são malformações vasculares congênitas caracterizadas por um *nidus* formando a transição entre a artéria de alimentação e a veia de drenagem.
  - Se rompidas, apresentam hemorragia intraparenquimatosa que pode se estender ao espaço subaracnóideo, ventrículos ou espaço subdural.
  - Angiografia por TC (ATC) demonstra contraste vascular nas artérias alimentadoras, *nidus* e veias de drenagem.
- *Tumor hemorrágico:*
  - Vários tipos de tumores cerebrais podem causar hemorragia.
  - Aumento da vascularização do tumor com vasos dilatados e de paredes finas e necrose tumoral são os mecanismos mais importantes de hemorragia.
  - A ATC não mostra tipicamente captação de contraste vascular no interior do tumor.

Fatos Essenciais

- A hemorragia intracerebral não traumática é responsável por 10 a 15% dos casos de acidente vascular encefálico agudo nos Estados Unidos e tem pior prognóstico do que o acidente vascular encefálico isquêmico.
- O sinal do *spot*, definido como a presença de extravasamento ativo do contraste para o hematoma na ocasião de ATC com multidetectores, é um indicador de hemorragia ativa e associa-se a aumento do risco de expansão do hematoma e de mortalidade nos pacientes com hemorragia intracerebral.
- O tamanho do hematoma mostra-se um dos preditores mais importantes da mortalidade em 30 dias. A expansão do hematoma é altamente preditiva de deterioração neurológica.

Outros Achados de Imagens

- Características adicionais na avaliação de hemorragia intracerebral incluem:
  - Localização da hemorragia intracerebral (lobar, substância cinzenta profunda ou infratentorial).
  - Presença de hemorragia intraventricular associada.
  - Presença de calcificações no interior da hemorragia intracerebral ou adjacente a ela.

✓ Pérolas e × Armadilhas

✓ Fatores etiológicos importantes na população idosa, na qual a hemorragia intracerebral é mais comum, são hipertensão, angiopatia amiloide e anticoagulação.

× A frequência dos sinais de *spot* nas aquisições tardias da ATC é significativamente mais alta do que na ATC de primeira passagem. Adquirir imagens tardias durante a hemorragia intracerebral aproximadamente 2 a 3 minutos depois da injeção do contraste de rotina ou se não for identificado um sinal do *spot* na ATC de primeira passagem provavelmente aumentará a sensibilidade do exame.

Caso 40

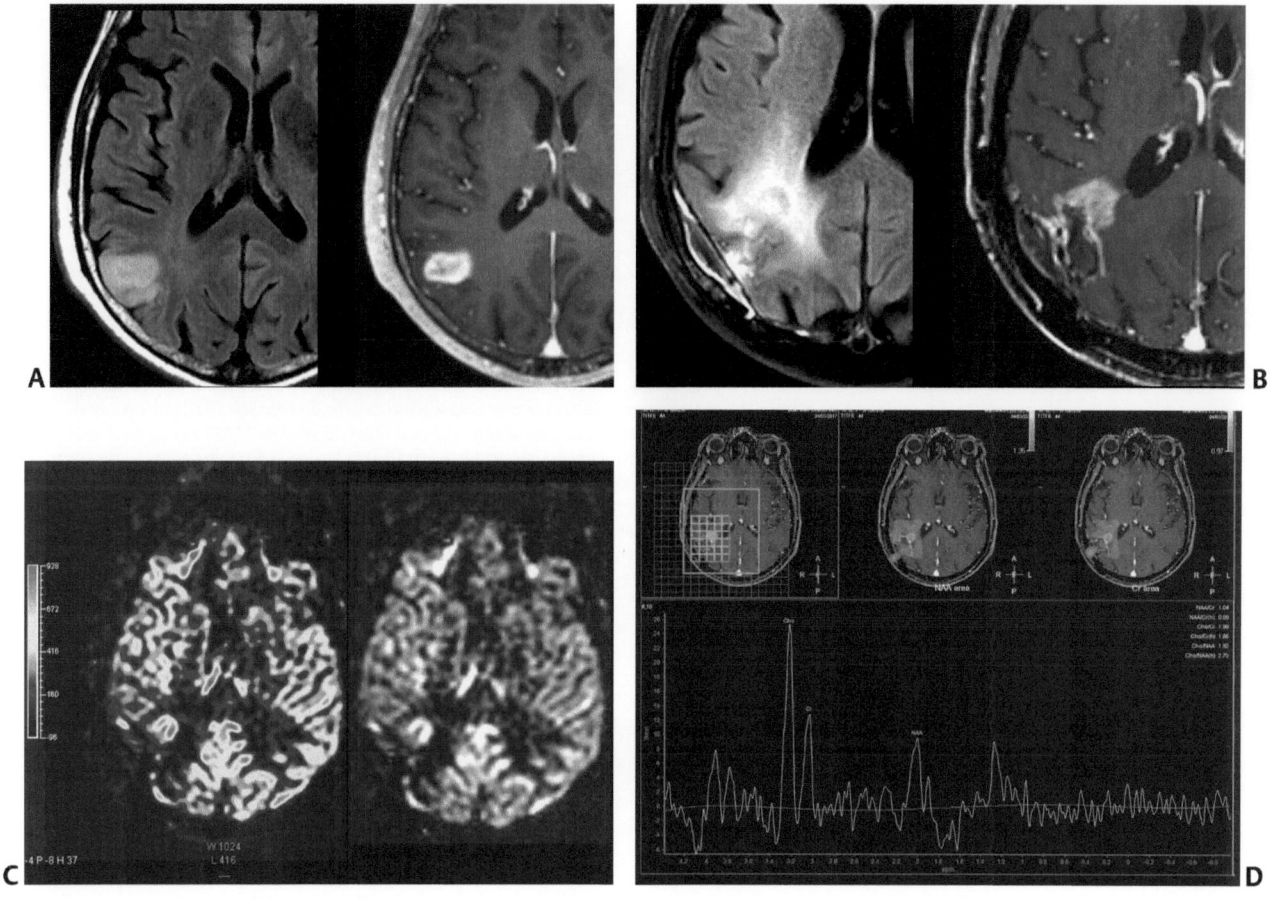

A

B

C

D

(Ver Prancha em Cores.)

■ Apresentação Clínica

Homem de 67 anos apresenta diagnóstico de glioblastoma. É tratado com cirurgia, temozolomida (TMZ) e radiação (radioterapia).

■ Achados de Imagem

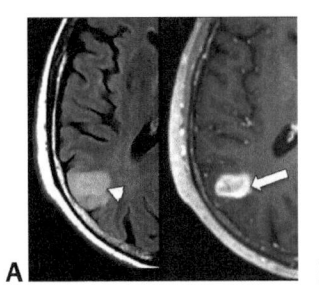

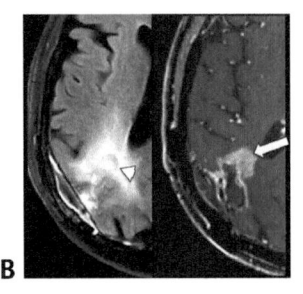

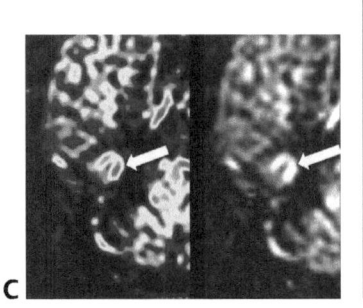

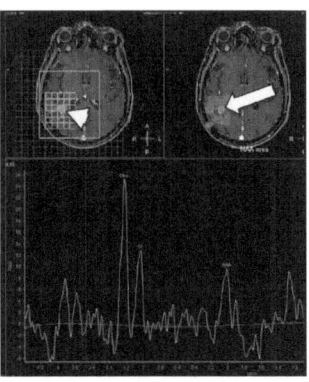

(A) Recuperação de inversão com atenuação do líquido livre (FLAIR) T2 axial e T1 com contraste mostram lesão hiperintensa em T2 na região cortical/subcortical do lobo parietal direito (*cabeça de seta*) que espessa o giro. O sinal em T2 estende-se à superfície pial, diferentemente do edema vasogênico. A lesão mostra captação de contraste difusa depois da administração do contraste com a presença de um centro de captação de contraste mais baixa (*seta*). **(B)** Nove meses depois da ressecção e tratamento com quimiorradioterapia, observa-se aumento do sinal de FLAIR em T2 em torno da cavidade cirúrgica com área nodular de sinal mais baixo (*cabeça de seta*). A sequência pós-contraste em T1 mostra nova área de captação de contraste nodular na face medial e anterior da cavidade de ressecção (*seta*). **(C)** Mapas de perfusão marcados com *spin* arterial colorido e em escala de cinza mostram que a área nodular de captação de contraste tem aumento de perfusão (*setas*) – (Ver Prancha em Cores). **(D)** Espectroscopia por ressonância magnética (ERM) *multivoxel* interroga a área de captação de contraste nodular (*cabeça de seta*). O mapa colorido com *N*-acetilaspartato (NAA) mostra depleção de NAA, em comparação com cérebro adjacente (*seta*), e a ERM demonstra aumento do pico de colina, inversão da relação colina:creatina (aproximadamente 2:1) e diminuição do pico de NAA – (Ver Prancha em Cores).

■ Diagnóstico Diferencial

- ***Recorrência do tumor glioblastoma:***
  - Nova área de crescimento do tumor no sítio cirúrgico.
  - Aumento de 25% ou mais do componente da captação de contraste (avaliação da resposta em critérios de neuroncologia [RANO]) depois de 12 semanas após completar-se a quimiorradiação.
  - Os tumores podem recorrer como áreas de hipersinal não contrastadas em T2/recuperação de inversão com atenuação do líquido livre (FLAIR).
  - Observa-se efeito de massa nas estruturas em torno.
  - O tumor mostra valores mais altos do coeficiente de difusão aparente do que as alterações de radiação tratadas.
  - Pode haver propagação subependimária da doença.
- *Pseudoprogressão tumoral:*
  - Um processo de novas áreas de captação de contraste que não são progressão tumoral.
  - Ocorre nos primeiros 6 meses de tratamento.
  - Mais frequente na hipermetilação de O-6-metilguanina-DNA metiltransferase (MGMT) (tumores desativados).
  - Mais comumente vista em pacientes tratados com uma combinação de quimioterapia e radioterapia, e não unicamente com radioterapia.
  - Pode representar um tipo menos grave ou autolimitado de necrose por radiação.
- *Necrose por radiação tardia:*
  - Novo foco de captação de contraste.
  - Tipicamente vista entre 9 e 12 meses depois de quimiorradioterapia.
  - Hipoperfusão nos mapas de volume sanguíneo cerebral relativo com baixos picos de colina e de *N*-acetilaspartato (NAA) na espectroscopia por ressonância magnética (ERM).

■ Fatos Essenciais

- Nem sempre é possível diferenciar progressão tumoral de pseudoprogressão ou necrose por radiação por meio de imagens, mas a utilização de técnicas de imagens avançadas pode fornecer informações úteis.

■ Outros Achados de Imagens

- ERM:
  - Nos tumores com alta proliferação celular, há um desvio nas concentrações de colina *versus* NAA (diminuição de NAA com aumento da colina – inversão do ângulo de Hunter normal).
  - Em um tumor de crescimento rápido com necrose, pode-se identificar um pico de lípideos livres.
  - O ácido lático é um marcador de isquemia.

✓ Pérolas e × Armadilhas

✓ Áreas de hipersinal em T2/FLAIR tipicamente representam mistura de edema vasogênico e infiltração tumoral; imagens convencionais são limitadas para fazer essa diferenciação.

× A perfusão (volume sanguíneo cerebral [VSC]) é menos efetiva em diferenciar progressão tumoral de pseudoprogressão em tumores hipermetilados com MGMT.

× O tratamento com bevacizumabe pode normalizar ou diminuir o VSC em pacientes com recorrência tumoral.

Caso 41

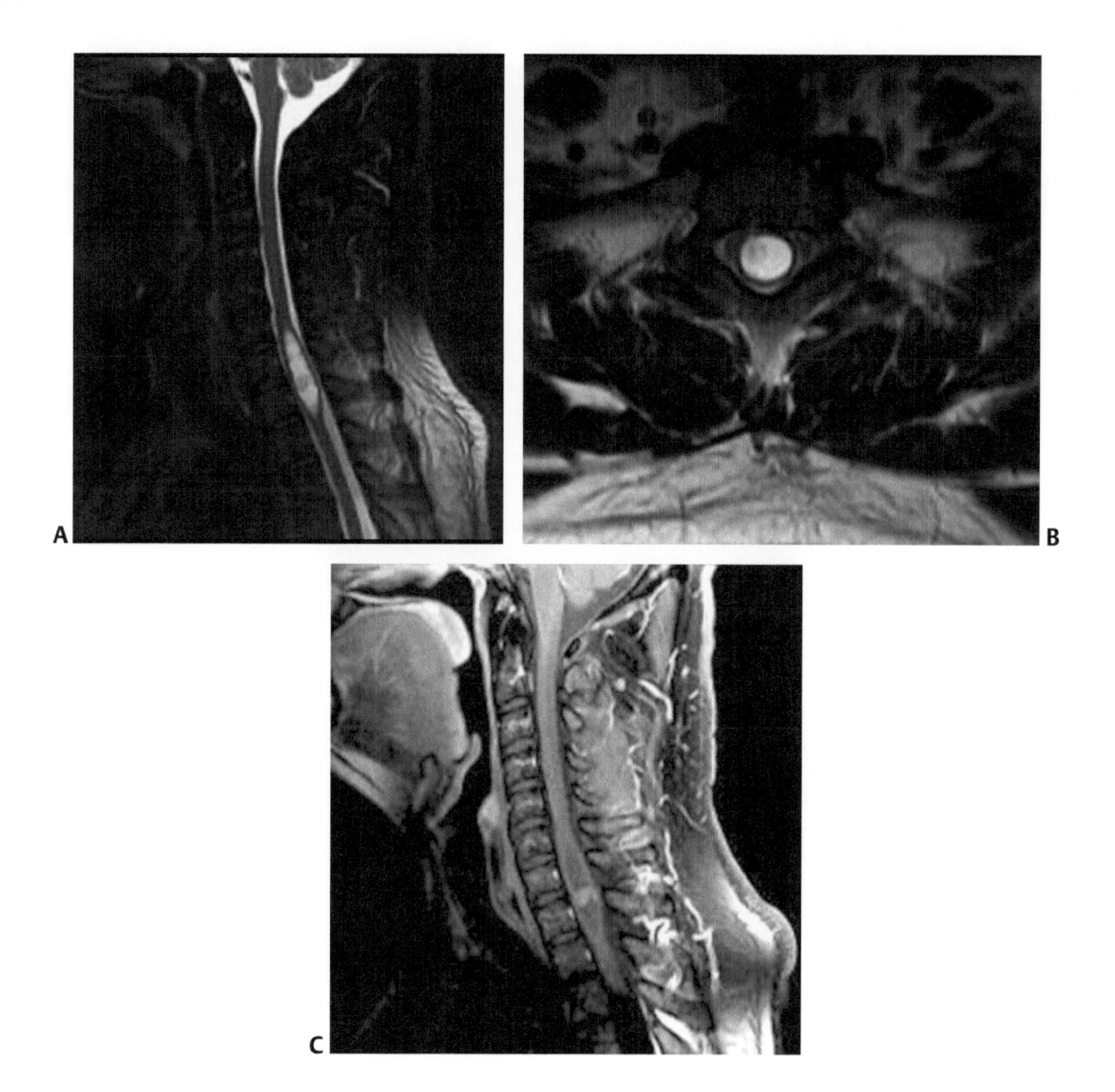

■ Apresentação Clínica

Homem de 40 anos apresenta fraqueza nas extremidades superiores bilateralmente.

■ Achados de Imagem

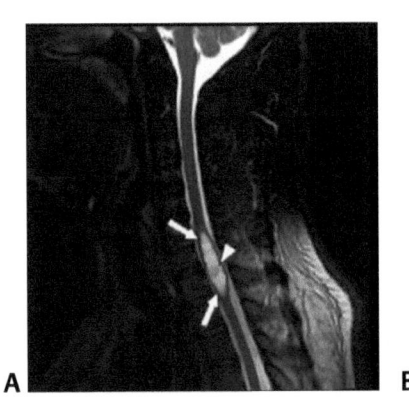

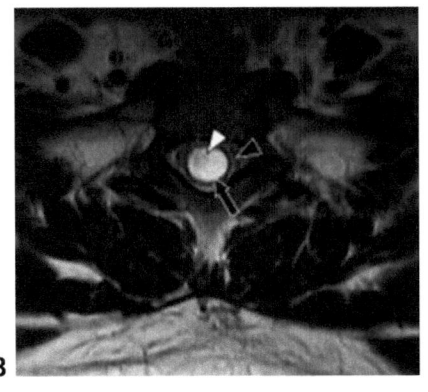

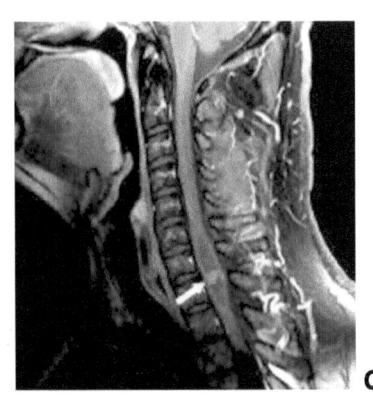

(A) Imagem sagital em T2 da coluna cervical e torácica alta demonstra massa isointensa no interior do canal ependimário central em T1 (*cabeça de seta*) com siringe associada estendendo-se de C6 a T1 (*setas*). **(B)** Imagem axial em T2 demonstra dilatação do canal ependimário central (*seta preta*) com pequeno nódulo isointenso (*cabeça de seta branca*) localizado excentricamente no canal. Há apagamento do espaço subaracnóideo em torno da medula (*cabeça de seta preta*). **(C)** Imagem sagital pós-contraste em T1 mostra a massa intramedular com captação de contraste relativamente homogênea (*seta*).

■ Diagnóstico Diferencial

- ***Ependimoma:*** Ependimomas representam o tumor intramedular mais comum em adultos. Nas imagens, essas massas são bem circunscritas, localizam-se centralmente na medula, em geral se contrasta e comumente podem se associar a siringo-hidromielia e hemorragia.
- *Astrocitoma:* Astrocitomas são o segundo tumor intramedular mais comum nos adultos e são a massa medular mais comum em crianças. Diferentemente dos ependimomas, os astrocitomas localizam-se perifericamente na medula, raramente causam hemorragia, são massas infiltrativas e, em geral, mal definidas.
- *Malformação cavernosa:* As malformações cavernosas da coluna sangram repetidamente e, portanto, mostram produtos do sangue associados. No entanto, diferentemente dos ependimomas, as malformações cavernosas mostram um anel completo de hemossiderina, e não a "capa de hemossiderina" característica vista nos ependimomas. Além disso, conquanto os ependimomas, em geral, sejam contrastados, as malformações cavernosas não o são.

■ Fatos Essenciais

- Ependimomas representam aproximadamente 60% dos tumores intramedulares nos adultos.
- Esses tumores, em geral, surgem em adultos jovens e relata-se que mostram discreta predominância masculina.
- A localização mais comum é a medula cervical com ou sem extensão à região torácica. A segunda localização mais comum é a coluna torácica e, por fim, o cone medular ou medula distal.
- Na TC, os ependimomas tendem a ser isodensos a discretamente hiperdensos e, em geral, mostram intensa captação de contraste.
- Na RM, esses tumores mostram intensidade de sinal intermediária a baixa em T1 e intensidade de sinal intermediária a alta em imagens ponderadas em T2.
- Embora não verdadeiramente encapsulados, os ependimomas são tipicamente mal definidos.
- Aproximadamente um terço dos pacientes mostra um "sinal da capa de hemossiderina" em razão do acúmulo de produtos do sangue remoto nos polos dos tumores secundariamente à alta vascularidade do tumor.
- A maioria desses tumores se origina na parte central da medula.

■ Outros Achados de Imagens

- A formação de cistos e a siringo-hidromielia associada são características adicionais de prevalência variável.
- Uma variante do ependimoma, denominada ependimoma mixopapilar, em geral se origina dos remanescentes ependimários próximos do filamento terminal.
- A radiografia simples pode mostrar escoliose ou alargamento do canal vertebral como características secundárias que podem alertar para esse diagnóstico.
- A mielografia pode revelar obstrução do fluxo por expansão da medula e apagamento do espaço subaracnóideo.

✓ Pérolas e × Armadilhas

✓ Massa intramedular contrastada bem definida em forma oval.
✓ Mais comumente vista na medula cervical.
✓ Altamente vascular, levando à hemorragia e ao desenvolvimento de uma "capa de hemossiderina" apresentando-se como uma intensidade de sinal muito baixa nos polos do tumor nas imagens ponderadas em T2.
× Nem todas as massas intramedulares são ependimomas. As malformações cavernosas também podem exibir hemossiderina, ainda que, nas malformações cavernosas, a hemossiderina, em geral, forme um anel completo.
× Astrocitoma é o tumor intramedular mais comum em crianças. Diferentemente dos ependimomas, os astrocitomas são mal definidos e não tendem a sangrar.

Caso 42

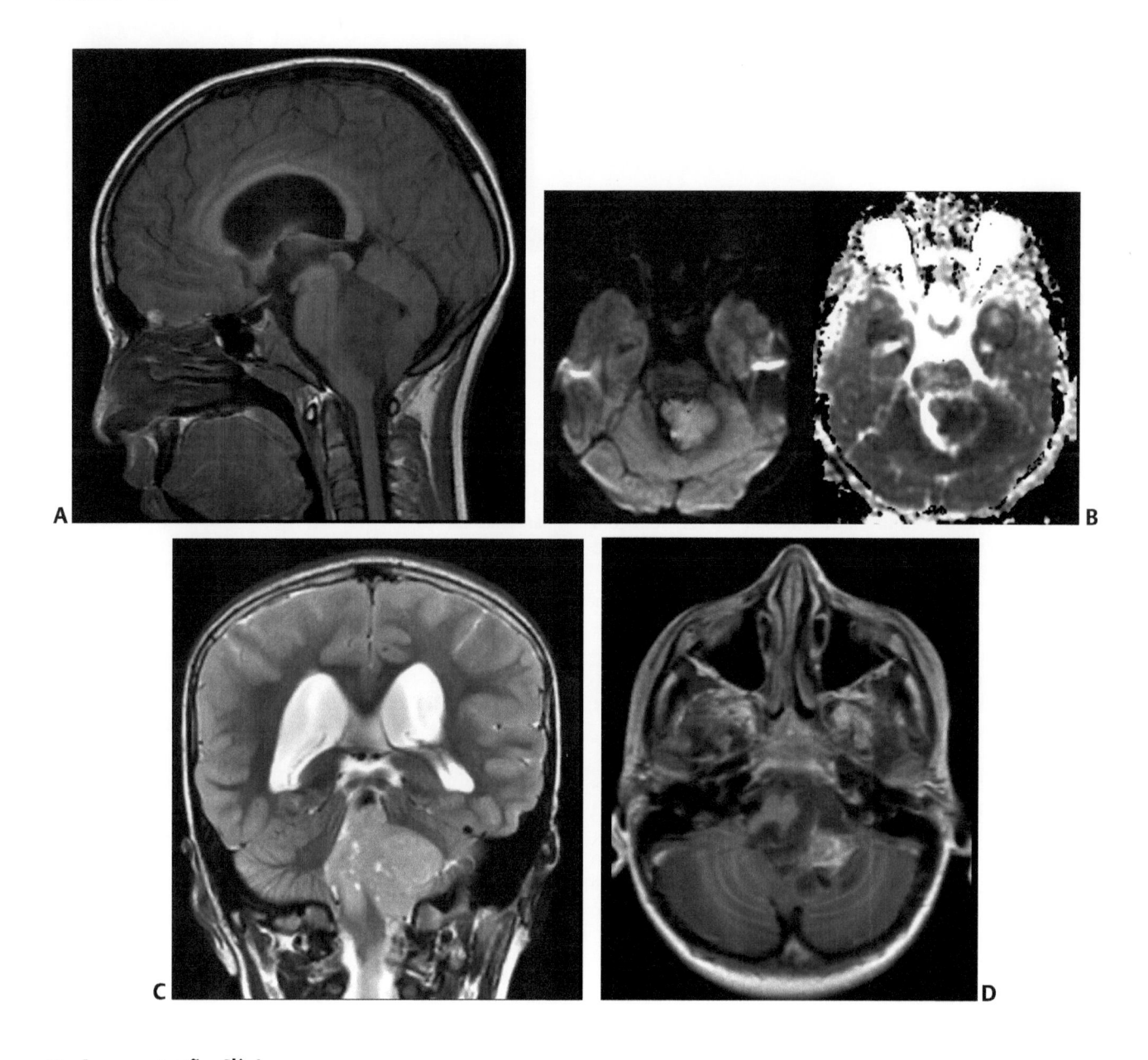

■ Apresentação Clínica

Menino de 11 anos que se apresenta com vômitos e cefaleia.

■ Achados de Imagem

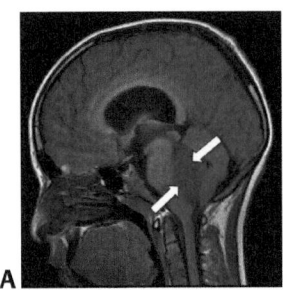

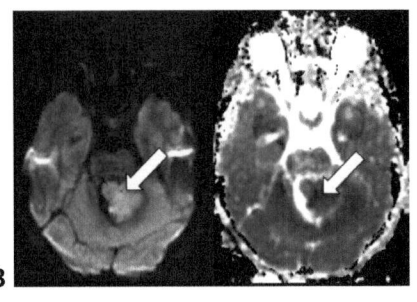

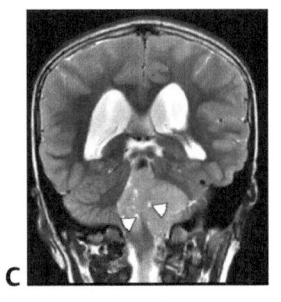

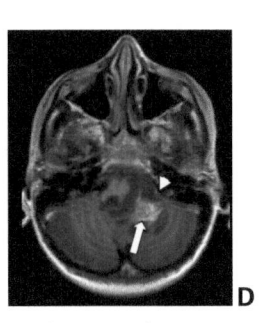

(A) Imagem ponderada (WI) em T1 sagital demonstra massa heterogênea com baixo sinal (*setas*) expandindo o quarto ventrículo e causando hidrocefalia. **(B)** Imagem axial ponderada em difusão com correspondente mapa do coeficiente de difusão aparente mostram áreas de difusão restrita na face superior da massa (*setas*). **(C)** T2WI coronal mostra múltiplos pequenos componentes císticos na massa (*cabeças de setas*), que se estende em direção ao ângulo pontocerebelar esquerdo. **(D)** T1WI axial pós-contraste mostra captação de contraste heterogênea da massa (*seta*), bem como extensão ao ângulo pontocerebelar esquerdo (*cabeça de seta*).

■ Diagnóstico Diferencial

- *Meduloblastoma (MB):*
  - MB, o tumor cerebral maligno mais frequente na infância, é um tumor embrionário invasivo do cerebelo com inerente tendência para causar metástases através do espaço subaracnóideo.
  - É responsável por aproximadamente 20 a 25% de todos os tumores cerebrais pediátricos e 40% de todos os tumores da fossa posterior.
  - Em razão do crescimento rápido, os sintomas clínicos desenvolvem-se rapidamente e relacionam-se tipicamente com hipertensão intracraniana e ataxia cerebelar.
- *Ependimoma:*
  - Quarto tumor mais comum na fossa posterior em crianças.
  - Pico de incidência em crianças (3-5 anos) com discreta predominância em meninos.
  - Imagens tipicamente mostram massa preenchendo o quarto ventrículo. O tumor tende a ser iso a hipointenso em T1 e hiperintenso em T2, com contraste heterogêneo e calcificações variáveis, e hemorragia.
- *Astrocitoma pilocítico:*
  - Astrocitomas cerebelares são os tumores mais frequentes na fossa posterior em crianças (30-35% dos casos).
  - Pico de incidência entre as idades de 5 e 13 anos, sendo igualmente frequente em meninos e em meninas.
  - Os astrocitomas cerebelares são principalmente benignos, têm baixo grau e seu crescimento é lento.
  - Os astrocitomas pilocíticos originam-se do verme cerebelar ou dos hemisférios cerebelares.
  - RM: Aproximadamente 50% dos tumores são císticos e têm um nódulo mural; 40 a 45% dos tumores são compostos por uma borda de tumor sólido com um centro cístico-necrótico; e 10% são tumores sólidos não necróticos.
  - Os componentes sólidos tendem a se contrastar.

■ Fatos Essenciais

- Há quatro variantes histológicas do MB: desmoplásico/nodular, com nodularidade extensiva, de células grandes e anaplásico.
- São quatro os grupos de MB geneticamente definidos:
  - Ativado por Wnt.
  - Ativado por SHH e mutante de TP53.
  - Ativado por SHH e tipo selvagem de TP53.
  - Não ativado por Wnt/SHH:
    - Grupo 3.
    - Grupo 4.
- Associado a evolução clínica e prognóstico específico.
- Se não for possível testar marcadores, é definido como MB SOE (meduloblastoma sem outra especificação).

■ Outros Achados de Imagens

- TC: Hiperdenso ou isodenso.
- Calcificações em até 20% dos casos; cistos/necrose em aproximadamente 50%.
- É rara a hemorragia intratumoral.
- O tumor na RM é redondo, discretamente lobulado e iso/hipointenso em T1; em T2, a massa costuma ser hipo a isointensa, em comparação com a substância cinzenta.
- Captação de contraste variável.

✓ Pérolas e × Armadilhas

✓ Os MBs originam-se no teto do quarto ventrículo, diferentemente dos ependimomas, que se originam no assoalho do quarto ventrículo.

✓ Extensão por meio da abertura mediana do quarto ventrículo (forame de Magendie) e da abertura lateral do quarto ventrículo (forame de Luschka) é típica nos ependimomas, porém também tem sido relatada nos MBs.

× Extensões diretas foraminais nos ependimomas devem ser diferenciadas da captação normal de contraste dos plexos coróideos no forame de Luschka e do liquor visualizados dos MBs primários.

Caso 43

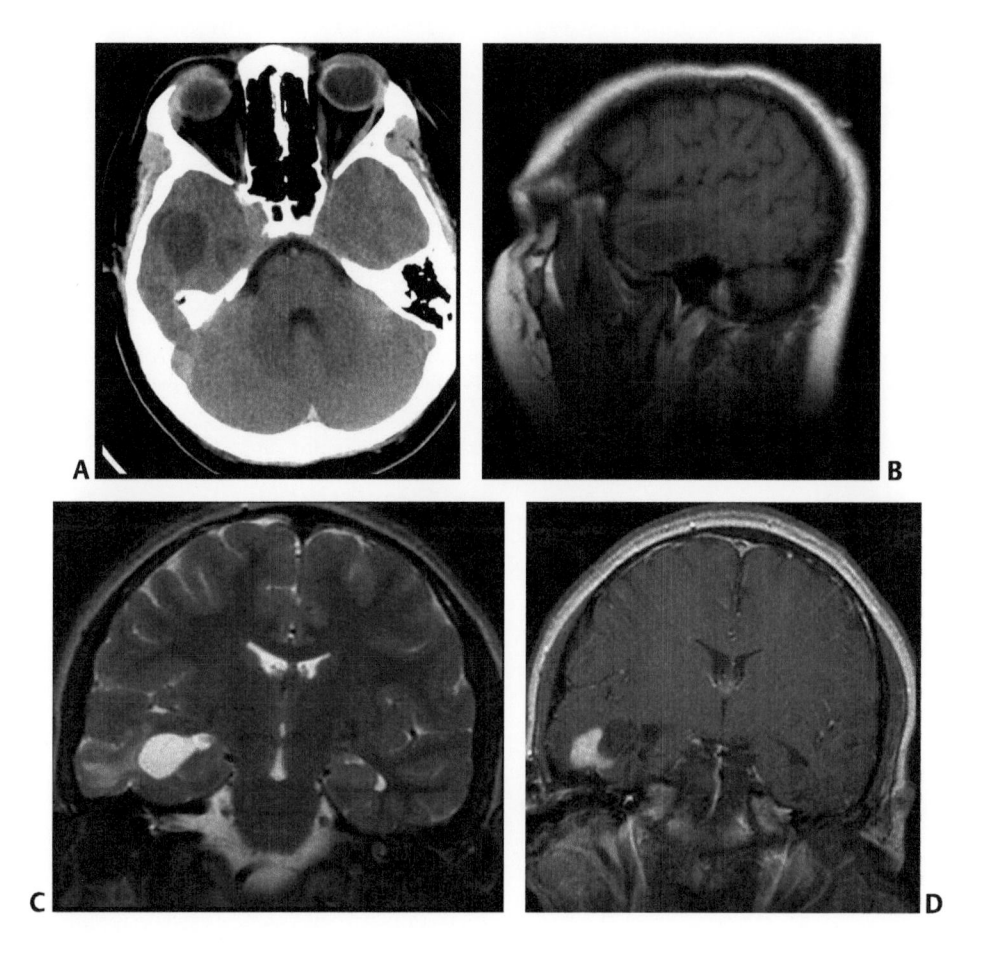

■ Apresentação Clínica

Menino de 13 anos apresenta crises convulsivas.

Achados de Imagem

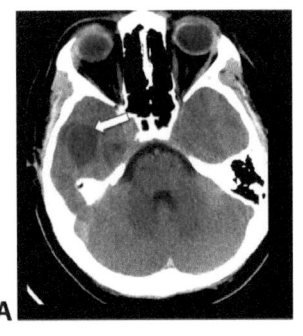

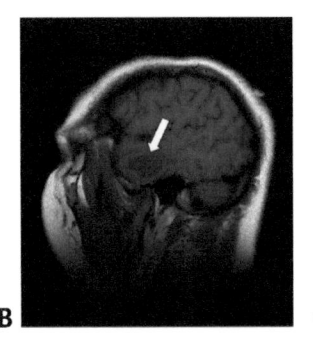

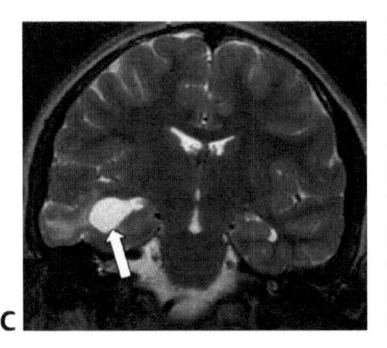

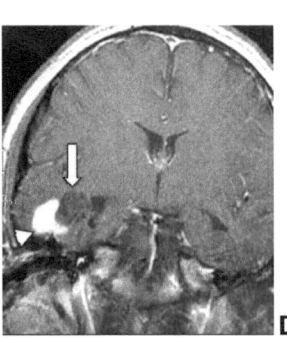

(A) TC axial da cabeça sem contraste mostra lesão cística no lobo temporal direito (*seta*). (B) Imagem ponderada (WI) em T1 sagital mostra massa cística no lobo temporal (*seta*). (C) T2WI coronal mostra massa cística no lobo temporal direito (*seta*). (D) T1WI coronal com contraste mostra lesão cística no lobo temporal direito (*seta*), com componente nodular lateral que se contrasta (*cabeça de seta*).

Diagnóstico Diferencial

- *Ganglioglioma*:
  - Tumor neuronal e glial misto com base cortical.
  - Massa cística (50%).
  - Localiza-se mais comumente no lobo temporal (70%), seguido pelo lobo parietal.
  - Nódulo mural contrastado sólido (40-50%).
  - Ocorrem mais comumente em crianças e adultos jovens.
  - Calcificação em 40%.
  - Se localizado na periferia, pode infiltrar a tábula interna do crânio.
- *Tumor neuroepitelial disembrioplásico (DNET ou DNT)*:
  - O componente cístico do DNET tem aspecto "cheio de bolhas" multicístico.
  - Apresenta-se na população da mesma idade.
  - Vê-se uma borda de sinal alto na imagem em recuperação de inversão com atenuação do líquido livre (FLAIR), raramente presente no ganglioglioma.
  - DNETs são frequentes nos lobos temporal e frontal, raramente no lobo parietal.
  - Calcifica em menos de 20%.
  - Não mostra edema vasogênico.
- *Xantoastrocitoma pleomórfico*:
  - Tumor astrocítico superficial.
  - 1% dos astrocitomas
  - Localização periférica.
  - Nódulo mural em contato com as meninges.
  - Mais frequentemente visto no lobo temporal.
  - Captação de contraste é uma característica.
  - Captação de contraste dural como "cauda dural" (70%).
  - Raramente calcifica.

Fatos Essenciais

- Descreveram-se múltiplas localizações no eixo neural para o ganglioma; a maioria é supratentorial.

Outros Achados de Imagens

- TC:
  - Pode detectar calcificação (rara).
  - Pesquisa recortes na tábula interna.
  - Pode não ser detectado na TC.
- RM:
  - Achados inespecíficos.
  - Componente cístico segue o líquido cerebrospinal.
  - Não mostra uma borda em FLAIR (como ocorre com o DNET).
- Espectroscopia: Aumento da relação colina:creatina; não se correlaciona com a histologia.

✓ Pérolas e × Armadilhas

✓ Os gangliogliomas tendem a ser maiores e mais císticos em crianças.

× Os gangliogliomas infantis disembrioplásicos são uma variante do ganglioglioma visto predominantemente em pacientes masculinos com menos de 18 meses de idade. Também se apresentam como massa cística com nódulo mural. O prognóstico é muito bom.

Caso 44

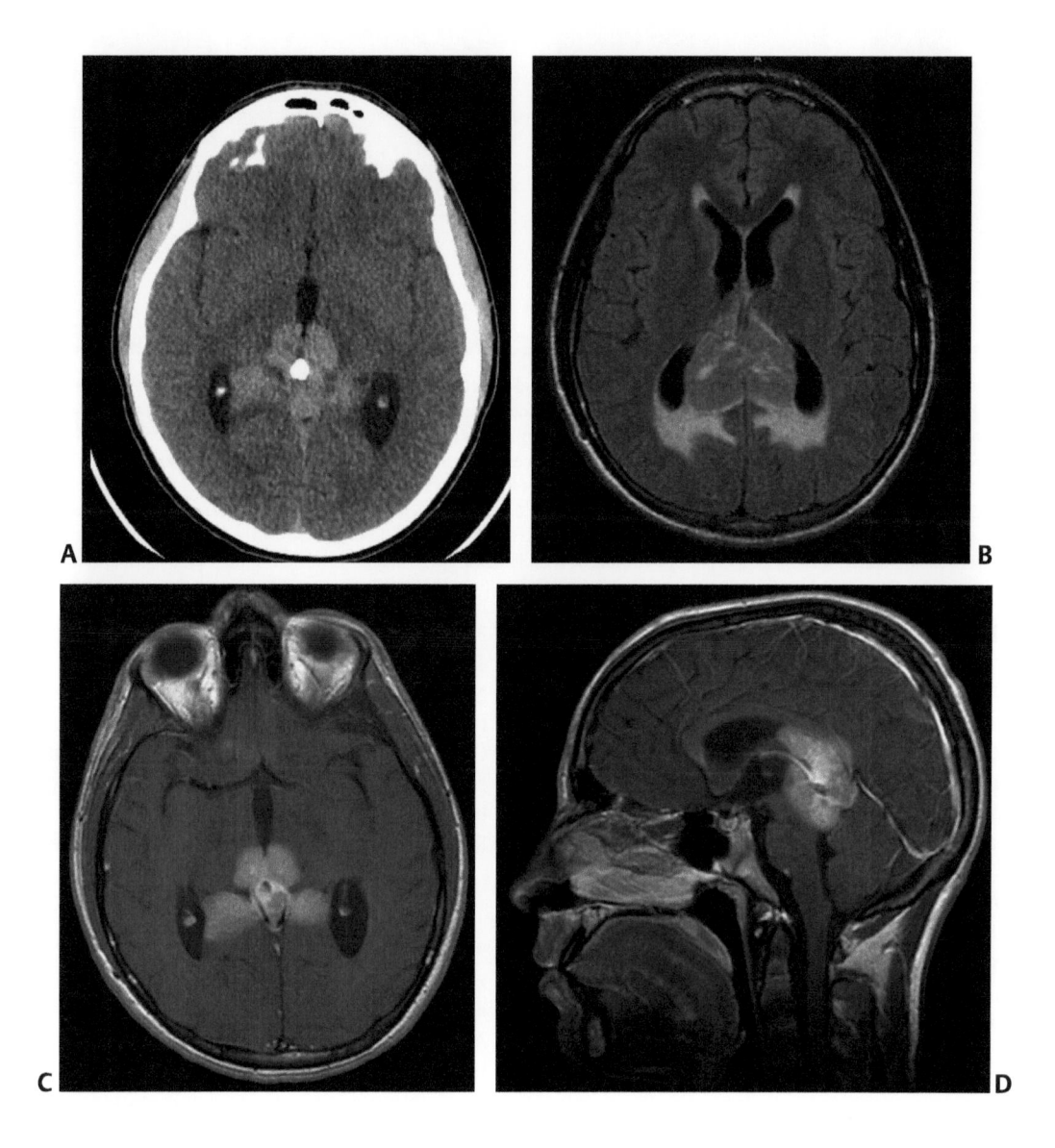

■ Apresentação Clínica

Garoto de 16 anos que se apresenta com visão dupla.

■ Achados de Imagem

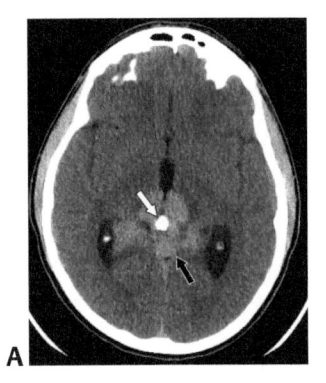

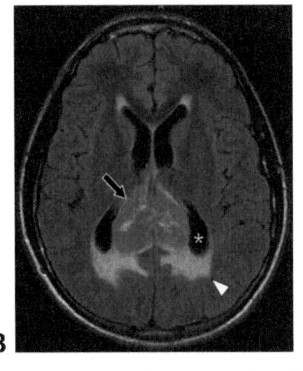

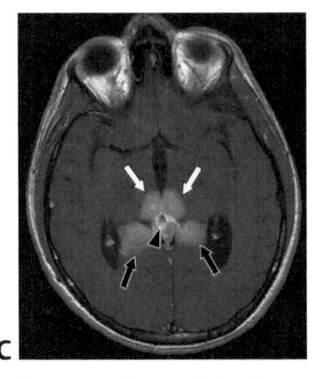

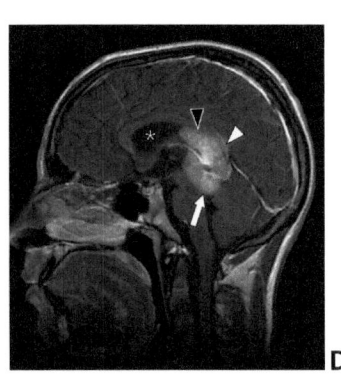

(A) Imagem de TC axial demonstra massa hiperdensa relativamente bem definida (*seta preta*) com calcificação central grosseira (*seta branca*) centralizada na região da pineal. **(B)** Imagem em recuperação de inversão com atenuação do líquido livre axial em T2 mostra massa discretamente hipointensa heterogênea (*seta preta*) acima da glândula pineal, causando dilatação dos ventrículos (*asterisco*), havendo fluxo transependimário do líquido cerebrospinal (*cabeça de seta branca*). **(C)** Imagem axial pós-contraste em T1 mostra massa contrastada multilobulada centralizada na glândula pineal com extensão aos tálamos bilateralmente (*setas brancas*) e giros para-hipocampais (*setas pretas*). Uma hipointensidade central corresponde à calcificação grosseira mais bem apreciada na TC (*cabeça de seta preta*). **(D)** Imagem sagital pós-contraste em T1 demonstra massa multilobulada contrastada envolvendo a glândula pineal e invadindo a placa tectal, causando compressão do aqueduto cerebral (*seta branca*) e hidrocefalia obstrutiva (*asterisco*). A massa estende-se superiormente aos ventrículos laterais (*cabeça de seta preta*) e comprime o esplênio do corpo caloso posteriormente (*cabeça de seta branca*).

■ Diagnóstico Diferencial

- **Germinoma da pineal:** Tumores malignos que ocorrem mais frequentemente no gênero masculino na segunda e na terceira década de vida. Esses tumores se apresentam como massas hiperdensas que englobam uma glândula pineal calcificada e localizada centralmente. Na RM, germinomas têm sinal variável em T1 e T2 com o contraste. Nas imagens de TC, mostram uma calcificação densa central.
- *Pineoblastoma:* Os pineoblastomas são tumores do parênquima da pineal grau IV pela Organização Mundial da Saúde (OMS) e geralmente ocorrem nas primeiras duas décadas de vida. A maioria das massas mede mais de 3 cm na ocasião da apresentação e, em geral, associam-se a uma hidrocefalia obstrutiva. Essas massas são hiperdensas em decorrência da alta celularidade e demonstram captação de contraste heterogênea. Diferentemente dos tumores de células germinativas da pineal que englobam a calcificação da pineal, os pineoblastomas dispersam a calcificação fragmentada para a periferia da massa.
- *Pineocitoma:* O pineocitoma é um tumor primário do parênquima da pineal grau I da OMS visto em adultos jovens. Esses tumores se caracterizam por massa bem definida, em geral medindo menos de 3 cm e ocasionalmente apresentando componentes císticos internos. Como o pineoblastoma, os pineocitomas também mostram dispersão periférica das calcificações da pineal.

■ Fatos Essenciais

- Os tumores de células germinativas compreendem mais de 50% dos tumores na região da pineal.
- Podem ser subdivididos em germinomas e tumores de células germinativas não germinomatosos.
- Encontrados em todo o corpo tipicamente em localizações da linha média.
- No sistema nervoso central, as localizações mais comuns incluem a pineal e as regiões suprasselares.
- Os tumores podem demonstrar crescimento para estruturas vizinhas, bem como implantar-se pelo líquido cerebrospinal (LCR).
- Recomendam-se imagens do neuroeixo inteiro.

■ Outros Achados de Imagens

- Hiperdensidade nas imagens de TC deve-se à hipercelularidade de linfócitos no tumor.
- A alta celularidade, em geral, resulta em difusão restrita na RM.
- Os germinomas são tipicamente massas sólidas, mas podem demonstrar componentes císticos internos.

✓ Pérolas e ✗ Armadilhas

✓ Os germinomas podem ser subdivididos em germinoma puro e germinoma com células sinciciotrofoblásticas. Com os segundos, os níveis de gonadotrofina coriônica humana no LCR podem estar elevados.

✓ A maioria dos tumores da pineal apresenta hidrocefalia obstrutiva.

✓ Os germinomas, em geral, têm prognóstico favorável e são altamente sensíveis à radioterapia.

✗ Diferentemente dos germinomas da região da pineal, que ocorrem 10 vezes mais comumente no gênero masculino, os germinomas da região suprasselar não têm predileção por gênero.

✗ A maioria das massas da região da pineal se contrasta por causa da falta de uma barreira hematoencefálica.

Caso 45

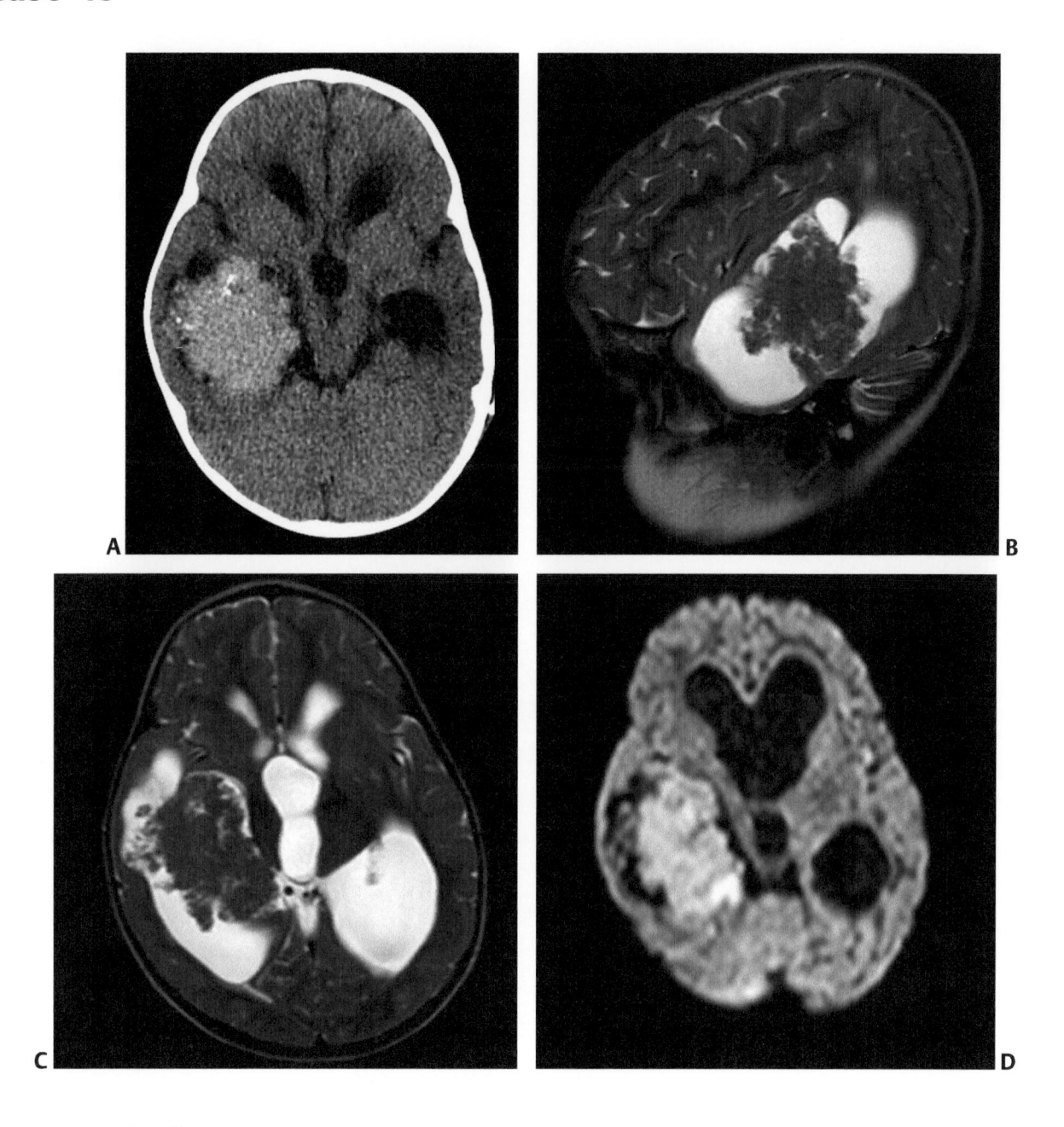

■ Apresentação Clínica

Menino de 12 anos que se apresenta com cefaleia.

Achados de Imagem

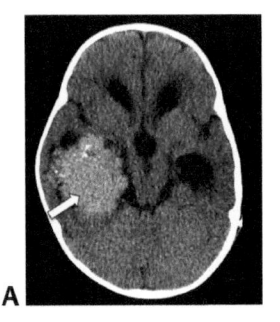

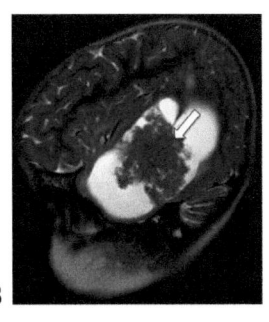

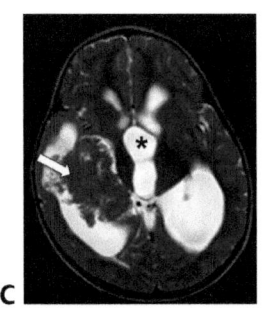

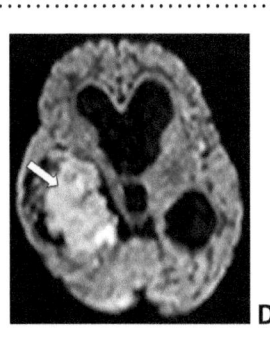

(A) Imagem axial de TC demonstra grande massa hiperatenuante lobulada (*seta*) no átrio direito com calcificações puntiformes. Também se observa hidrocefalia. (B) Imagem ponderada (WI) em T2 sagital mostra massa lobulada bem circunscrita em couve-flor no átrio direito (*seta*), que está aumentado de volume. (C) T2WI axial mostra massa em couve-flor lobulada e bem circunscrita no átrio direito (*seta*), originando-se no plexo coróideo, não na parede ventricular. Observe o aumento de volume do terceiro ventrículo e dos ventrículos laterais (*asterisco*). (D) Imagem axial ponderada em difusão mostra difusão restrita na massa atrial direita (*seta*).

Diagnóstico Diferencial

- **Papiloma do plexo coróideo (PPC):**
  - Pico de incidência: pré-escolares.
  - Tipicamente localizado no trígono em crianças e no quarto ventrículo nos adultos.
  - Associa-se a hidrocefalia.
  - Altamente lobulado.
  - Ávido por contraste.
  - O carcinoma do plexo coróideo (CPC) pode parecer idêntico, embora geralmente haja evidências de heterogeneidade (necrose/hemorragia) e invasão cerebral.
- *Meningioma intraventricular:*
  - Origina-se das células da cobertura da aracnoide no interior do plexo coróideo, geralmente visto nos átrios dos ventrículos laterais.
  - Grupo etário de 30 a 60 anos com predileção feminina.
  - Em geral, benigno: tumores grau I pela Organização Mundial da Saúde.
  - Os meningiomas pediátricos têm tendência mais alta para transformação sarcomatosa.
  - Imagens semelhantes às dos meningiomas durais: hiperdenso em TC, calcificações em 50% dos casos, isointenso a hipointenso em imagem ponderada (WI) em T1, hiperintenso em T2WI com ávida captação pós-contraste.
- *Subependimoma*:
  - Tumores benignos raros grau I da OMS, originados de células precursoras do epêndima-glia.
  - A maioria dos tumores se localiza no quarto ventrículo (50-60%), seguido pelas margens ventriculares ou o septo pelúcido do ventrículo lateral (30-40%).
  - Imagens: aspecto lobulado bem circunscrito em TC e RM.
  - Associa-se a hidrocefalia em 80%.
  - Calcificação em 30%.
  - Não há invasão do parênquima e a captação de contraste é pequena ou ausente.

Fatos Essenciais

- Os tumores do plexo coróideo dividem-se, conforme a histologia, em PPCs típicos (grau I da OMS), PPCs atípicos (grau II da OMS) e CPC (grau III da OMS).
- Os CPCs são encontrados exclusivamente em crianças.
- Derivado de células neuroepiteliais do plexo coróideo e apresenta-se como massas em forma de couve-flor, lobuladas e bem circunscritas.
- Há acentuada produção de líquido cerebrospinal (LCR) por todos esses tumores, resultando em hidrocefalia e sinais de hipertensão intracraniana.

Outros Achados de Imagens

- TC: Isodenso a hiperdenso com aspecto de samambaia e calcificação em torno de 24% dos casos.
- RM: Massas intraventriculares iso a hipointensas em T1WI, sinal variável de T2. São muito bem circunscritas e tendem a englobar o plexo coróideo normal.
- Avidez por contraste, vácuos de fluxo intralesionais proeminentes, aumento de volume das artérias coróideas.
- A espectroscopia por RM mostra elevação de mioinositol em casos de PPC e elevação do pico de colina no CPC.

✓ Pérolas e × Armadilhas

✓ Na análise dos tumores intraventriculares, é útil distinguir os que se originam na parede ventricular (neurocitoma central, ependimoma, subependimoma, astrocitoma de células gigantes subependimário [SEGA], glioma, metástase, tumor neuroectodérmico primitivo, tumor fibroso solitário, tumor glioneural formador de rosetas) *versus* os que se originam no plexo coróideo (PPC/CPC, meningioma).

✓ A frequência dos tumores dos ventrículos laterais varia com a localização. O neurocitoma central, o SEGA, as metástases e o subependimoma são mais frequentes nos cornos frontais, enquanto que o PPC, o CPC, metástases e meningioma, em geral, originam-se no trígono.

× Invasão parenquimatosa e implantação pelo LCS são altamente suspeitas de CPC.

Caso 46

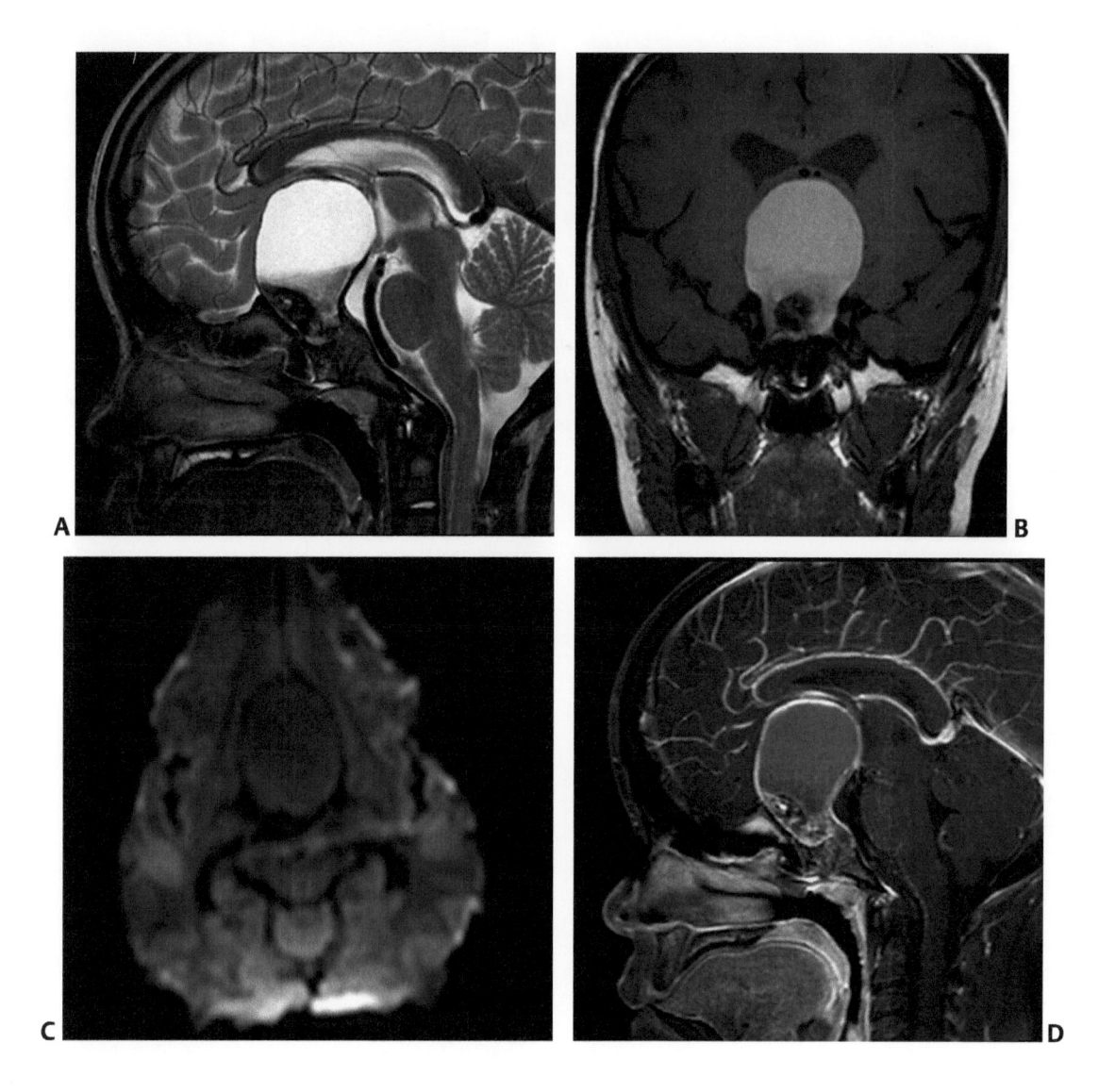

■ Apresentação Clínica

Criança que se apresenta com cefaleias.

Achados de Imagem

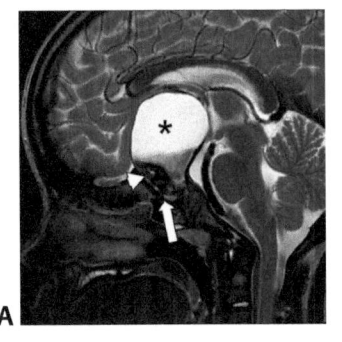

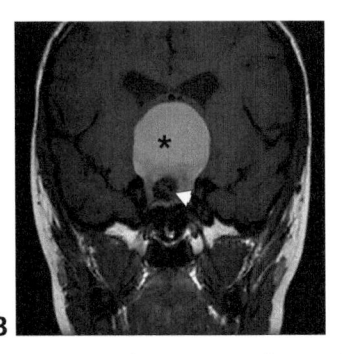

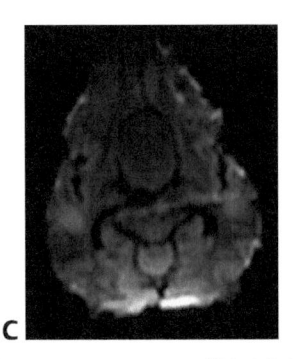

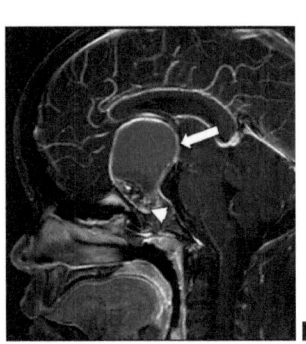

(A) Imagem ponderada (WI) em T2 sagital mostra grande massa cística (*asterisco*) que tem componente sólido inferior (*cabeça de seta*). A sela é pequena e a hipófise está separada da massa (*seta*). (B) T1WI sagital sem contraste. O conteúdo do cisto mostra sinal alto em T1 (*asterisco*). O componente sólido tem calcificações (*cabeça de seta*). (C) Imagem ponderada em difusão não mostra difusão restrita. (D) Em T1WI sagital contrastada, a massa mostra uma borda de captação de contraste periférica (*seta*). O componente sólido demonstra captação de contraste heterogênea (*cabeça de seta*).

Diagnóstico Diferencial

- *Craniofaringioma (adamantinomatoso):*
  - Massa na sela/suprasselar derivada da bolsa de Rathke.
  - Tipicamente cístico com componente nodular.
  - Captação de contraste reticulada.
  - 90% calcificam.
  - Dois tipos:
    - Adamantinomatoso: cisto hiperintenso em imagem ponderada em T1 com componente sólido heterogêneo.
    - Papilar: Raramente cístico com ausência de calcificação.
- *Adenoma da hipófise cístico:*
  - O adenoma é a massa mais comum na região da sela/parasselar.
  - Raro nos primeiros anos de vida.
  - Sinal é paralelo à substância branca e contrasta-se homogeneamente com gadolínio.
  - Pode ter necrose, degeneração cística ou hemorragia.
  - Se a consistência for macia, essas massas poderão exibir aspecto de "boneco de neve" ao estender-se superiormente através do diafragma da sela.
- *Cisto da fenda de Rathke:*
  - Cisto benigno revestido por epitélio que se pensa ser remanescente da bolsa de Rathke.
  - Cisto pode ter aumento de sinal em T1.
  - Borda fina ou não se contrasta.
  - Ausência de calcificação.
  - Origina-se na parte intermediária.
  - Pode mostrar pequeno nódulo intracístico não contrastado perifericamente localizado, representando restos.

Fatos Essenciais

- Os craniofaringiomas adamantinomatosos são mais comuns na população pediátrica.
- Contêm epitélio espinocelular estratificado originado na bolsa de Rathke.
- A distribuição por idade é bimodal, sendo o pico de incidência em crianças com 5 a 14 anos e, nos adultos, na idade de 65 a 74 anos.

Outros Achados de Imagens

- Regiões suprasselar (75%), supra e infrasselar (20%) e infrasselar (5%).
- Lesão com massa calcificada em parte sólida e em parte cística.
- Captação de contraste reticular na parte sólida.
- Extensão superior comprimindo o terceiro ventrículo.

✓ Pérolas e × Armadilhas

✓ É rara a transformação maligna.
✓ Extensão lateral além da parede lateral da artéria carótida interna pode ser vista nos adenomas e craniofaringiomas, mas não no cisto da fenda de Rathke.
× A parada da pneumatização do seio esfenoidal aparece como lesão não expansível com tecido interno mole ou adiposo, calcificações curvilíneas e margens escleróticas bem definidas. Isso pode ser tomado por massa ou extensão de uma lesão hipofisária.

Caso 47

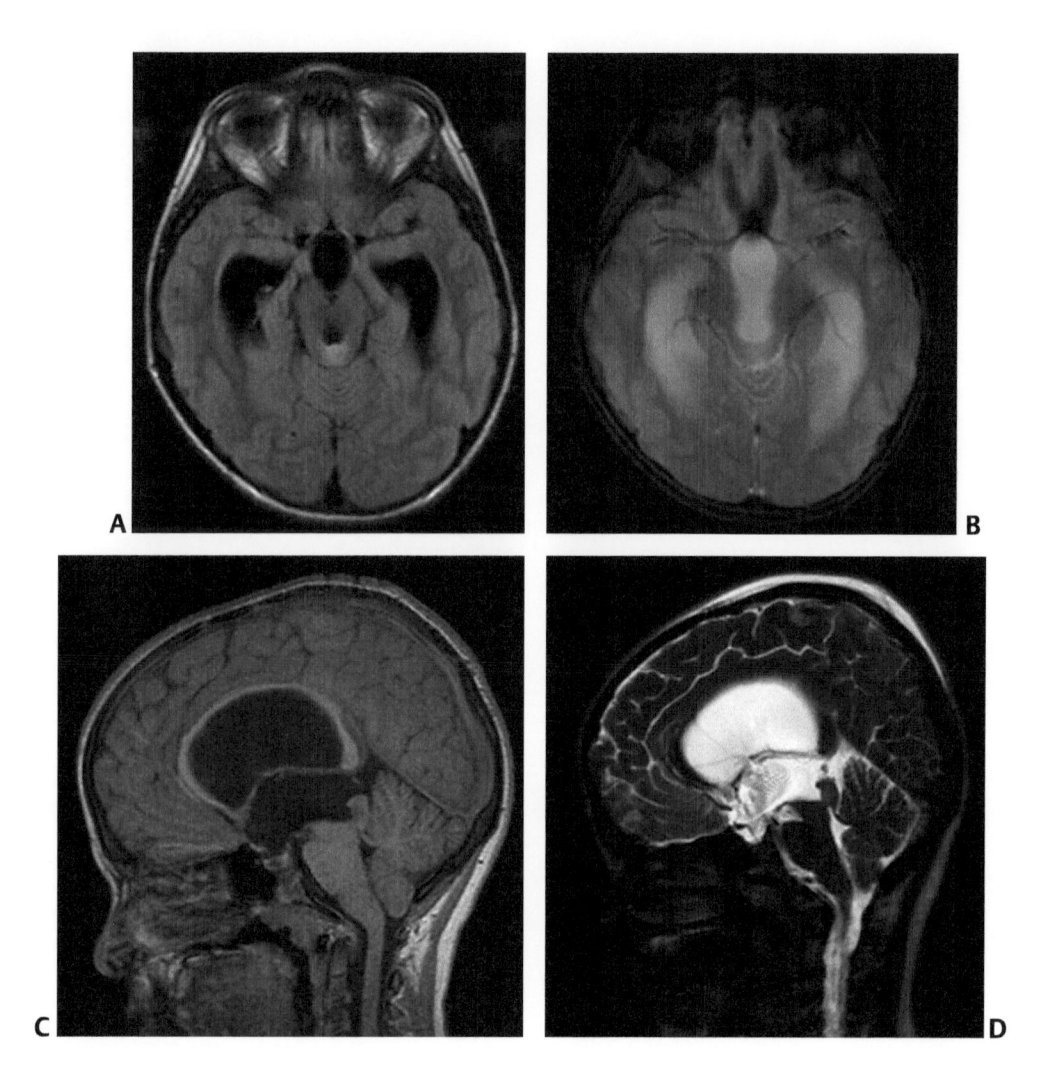

■ Apresentação Clínica

Menino de 5 anos que se apresenta com cefaleias e vômitos.

■ Achados de Imagem

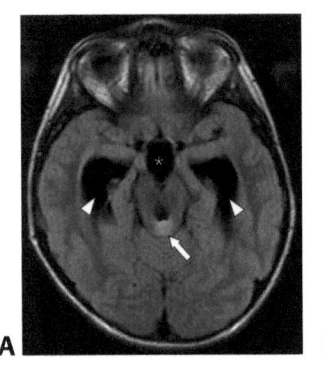

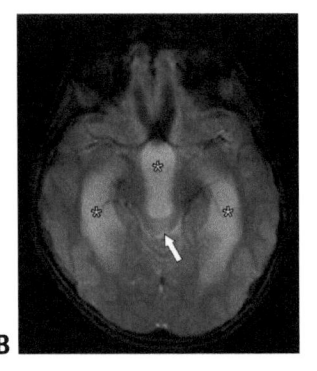

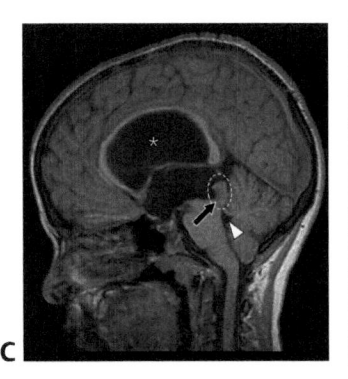

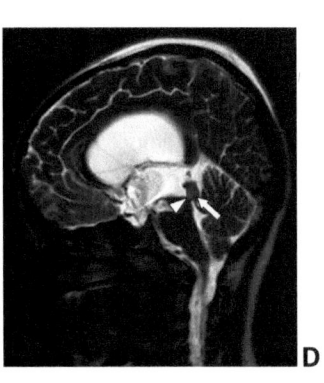

(A) Imagem axial em recuperação de inversão com atenuação do líquido livre mostra massa hiperintensa mal definida em T2 na placa tectal (*seta*). Os cornos temporais dos ventrículos laterais (*cabeças de setas*) e o terceiro ventrículo (*asterisco*) estão dilatados secundariamente à hidrocefalia obstrutiva por compressão do aqueduto cerebral. **(B)** Sequência axial de gradiente-eco não mostra artefato de suscetibilidade na massa na placa tectal (*seta*). Novamente se vê a dilatação dos ventrículos supratentoriais (*asteriscos*). **(C)** Imagem ponderada (WI) em T1 sagital do cérebro demonstra massa hipointensa e mal definida em T1 expandindo a placa tectal (*oval*) e causando compressão no aqueduto cerebral (*seta preta*). Os ventrículos supratentoriais estão dilatados (*asterisco*), enquanto o quarto ventrículo tem tamanho normal (*cabeça de seta branca*). **(D)** T2WI sagital mostra aumento da intensidade do sinal na lesão expansível na placa tectal (*seta*). Também há melhor representação do local de obstrução do fluxo pela massa no aqueduto cerebral (*cabeça de seta*).

■ Diagnóstico Diferencial

- **Glioma tectal:** Massa expansível mal definida na placa tectal, geralmente correspondendo a um astrocitoma com baixo grau, com baixo sinal em T1, alto sinal em T2, ausência de captação de contraste e obstrução secundária do aqueduto cerebral.
- *Estenose aquedutal:* Esta entidade pode ser adquirida ou congênita. A estenose aquedutal causa hidrocefalia obstrutiva no nível do aqueduto cerebral; entretanto, diferentemente dos gliomas tectais, o teto tem espessura normal e não se identifica expansão discernível ou massa.
- *Tumor da pineal:* Em geral, este grupo inclui tumores do parênquima da pineal e tumores de células germinativas. Os tumores da pineal também podem causar compressão sobre o aqueduto cerebral; entretanto, a massa, neste caso, expande a placa tectal. A glândula pineal, vista mais cranialmente, tem tamanho e intensidade de sinal normais.

■ Fatos Essenciais

- Gliomas tectais, em geral, são astrocitomas com baixo grau, tipicamente grau I ou II. A patologia mais comum para os gliomas tectais ressecados é o astrocitoma pilocítico.
- Os gliomas tectais comumente expandem a placa tectal e causam hidrocefalia obstrutiva.
- Esses tumores ocorrem mais frequentemente em crianças, que, em geral, apresentam sinais de hidrocefalia, inclusive cefaleia e vômitos.
- Na RM, os gliomas tectais geralmente são isointensos a hipointensos em T1, hiperintensos em T2 e mostram pouca ou nenhuma captação de contraste nas imagens pós-contraste.
- Ocasionalmente, os gliomas tectais podem-se estender posteriormente além dos limites do teto de maneira exofítica.

■ Outros Achados de Imagens

- Em geral, esses tumores têm melhor prognóstico do que os gliomas pontinos difusos, atualmente denominados gliomas difusos da linha média.
- Esses tumores raramente evoluem ou exigem ressecção cirúrgica, quimioterapia ou radioterapia.
- Em geral, essas crianças precisam apenas de derivação do líquido cerebrospinal por *shunt* ou ventriculostomia endoscópica do terceiro ventrículo e seguimento de perto com imagens.
- Ocasionalmente, os gliomas tectais aumentam de volume. Nenhuma característica de imagem tem sido diretamente correlacionada com a probabilidade de progressão.

✓ Pérolas e × Armadilhas

- ✓ Embora esses tumores estejam na linha média e representem gliomas, os gliomas tectais não caem na nova classificação de 2016 da Organização Mundial da Saúde (OMS) de *glioma difuso da linha média, H3 K27M – mutante*. Conquanto os gliomas tectais, em geral, sejam astrocitomas pilocíticos e tenham um prognóstico favorável, gliomas difusos da linha média (antes denominados glioma pontino intrínseco difuso ou DIPG) são tipicamente tumores grau IV da OMS com taxas de sobrevida em 2 anos < 2%.
- × Em razão da estreita proximidade entre a placa quadrigêmea e a glândula pineal, pode ser difícil determinar a origem no caso de grandes massas nessa região.
- × É preciso prestar atenção à intensidade do sinal do teto nos casos de estenose aquedutal adquirida aparente. Muitas vezes, os gliomas tectais são sutis e mal definidos. Além disso, a característica falta de captação de contraste pode tornar mais difícil sua detecção.

Caso 48

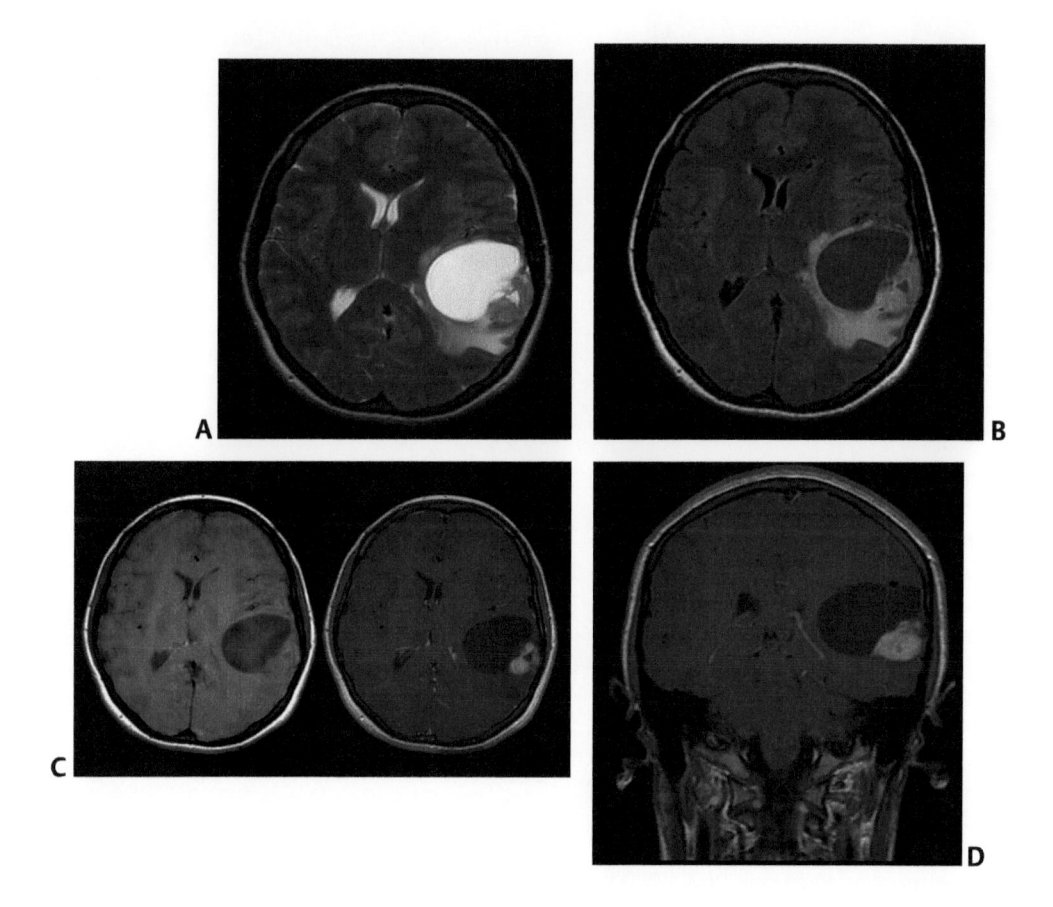

■ **Apresentação Clínica**

Menino de 12 anos apresenta convulsão inicial.

Achados de Imagem

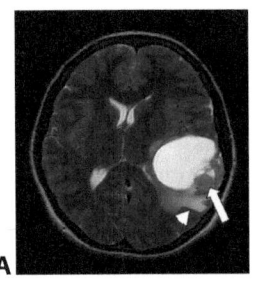

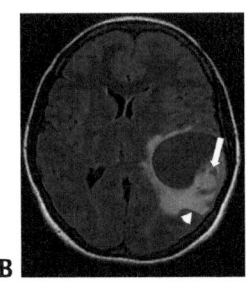

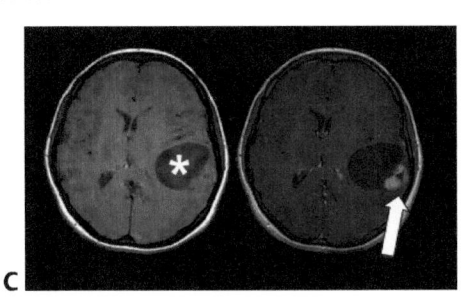

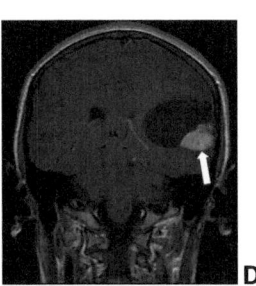

(A) Imagem ponderada (WI) em T2 axial demonstra tumor cístico com nódulo mural sólido (*seta*) no lobo temporal esquerdo. Observe o edema vasogênico em torno (*cabeça de seta*). (B) Imagem axial em recuperação de inversão com atenuação do líquido livre demonstra tumor cístico com nódulo mural sólido (*seta*) no lobo temporal esquerdo. Observe o edema vasogênico (*cabeça de seta*). (C) T1WI axial pré e pós-contraste demonstram um cisto (*asterisco*) com nódulo mural contrastado (*seta*) que se apoia na superfície pial. (D) T1WI coronal depois de contraste demonstra cisto temporal esquerdo com nódulo mural contrastado (*seta*) que se apoia na superfície pial.

Diagnóstico Diferencial

- ***Xantoastrocitoma pleomórfico (XAP):***
  - Tumores supratentoriais periféricos que aparecem durante a infância.
  - Cistos, recortes da tábua interna, acentuado edema vasogênico e captação de contraste nas meninges são características comuns.
  - Podem estar presentes valores do coeficiente de difusão aparente (ADC) e razões de ADC relativamente baixos.
  - Os XAPs representam tumores grau II histologicamente.
- ***Tumor embrionário com rosetas em múltiplas camadas (C19MC-alterado ou sem outra especificação [SOE]); previamente, tumor neuroectodérmico primitivo (PNET):***
  - Tumor embrionário composto por células neuroepiteliais indiferenciadas.
  - Massa hemisférica complexa em lactentes e pré-escolares.
  - PNETs hemisféricos tendem a ser maiores do que os PNETs suprasselares ou da pineal.
  - Densidade/intensidade de sinal heterogênea, captação de contraste.
  - Edema peritumoral mínimo ou ausente.
  - São comuns as calcificações (50-70%).
  - É comum a difusão restrita.
- *Ganglioglioma:*
  - Tumor neuroepitelial bem diferenciado e de crescimento lento, composto por células ganglionares neoplásicas e células gliais neoplásicas.
  - Massa parcialmente cística e contrastada corticalmente em criança/adulto jovem com epilepsia do lobo temporal.
  - Nos hemisférios, comumente superficiais, lobo temporal (> 75%).
  - Calcificações são comuns (até 50%).
  - Lesões superficiais podem expandir o córtex, remodelar o osso.

Fatos Essenciais

- Os XAPs são neoplasias raras, compreendendo menos de 1% de todos os tumores astrocíticos.
- A maioria dos pacientes tem epilepsia de longa duração, muitas vezes crises focais complexas (lobo temporal).
- São encontrados mais frequentemente na infância e em adultos jovens.
- Noventa e nove por cento são supratentoriais e tendem a ser superficiais nos hemisférios cerebrais.
- Quarenta a 50% envolvem os lobos temporais.

Outros Achados de Imagens

- TC:
  - Massa cística, mista ou sólida.
  - Calcificações ou hemorragia não são frequentes.
  - Pode criar recortes da tábua interna.
- RM:
  - Imagem ponderada em difusão: Pode mostrar hipointensidade de ADC nas partes sólidas.
  - Captação de contraste pelas meninges adjacentes, sendo comum a "cauda" dural (~ 70%).
  - Nódulo contrastado muitas vezes se apoia na superfície pial.

✓ Pérolas e × Armadilhas

✓ A Classificação de Tumores do Sistema Nervoso Central de 2016 da Organização Mundial da Saúde (OMS) acrescentou XAP anaplásico, grau III da OMS, como entidade distinta, substituindo o título descritivo prévio de XAP com características anaplásicas. Os pacientes com tais tumores têm tempos de sobrevida mais curtos, em comparação com aqueles com XAPs grau II da OMS.

× Tumores comuns que se apresentam como cisto com nódulo mural incluem o hemangioblastoma, o astrocitoma pilocítico, o ganglioglioma e o XAP.

× Tumores incomuns que podem ter características semelhantes incluem ependimoma tanicítico, schwannoma intraparenquimatoso, ganglioglioma infantil desmoplásico e metástase cística.

Caso 49

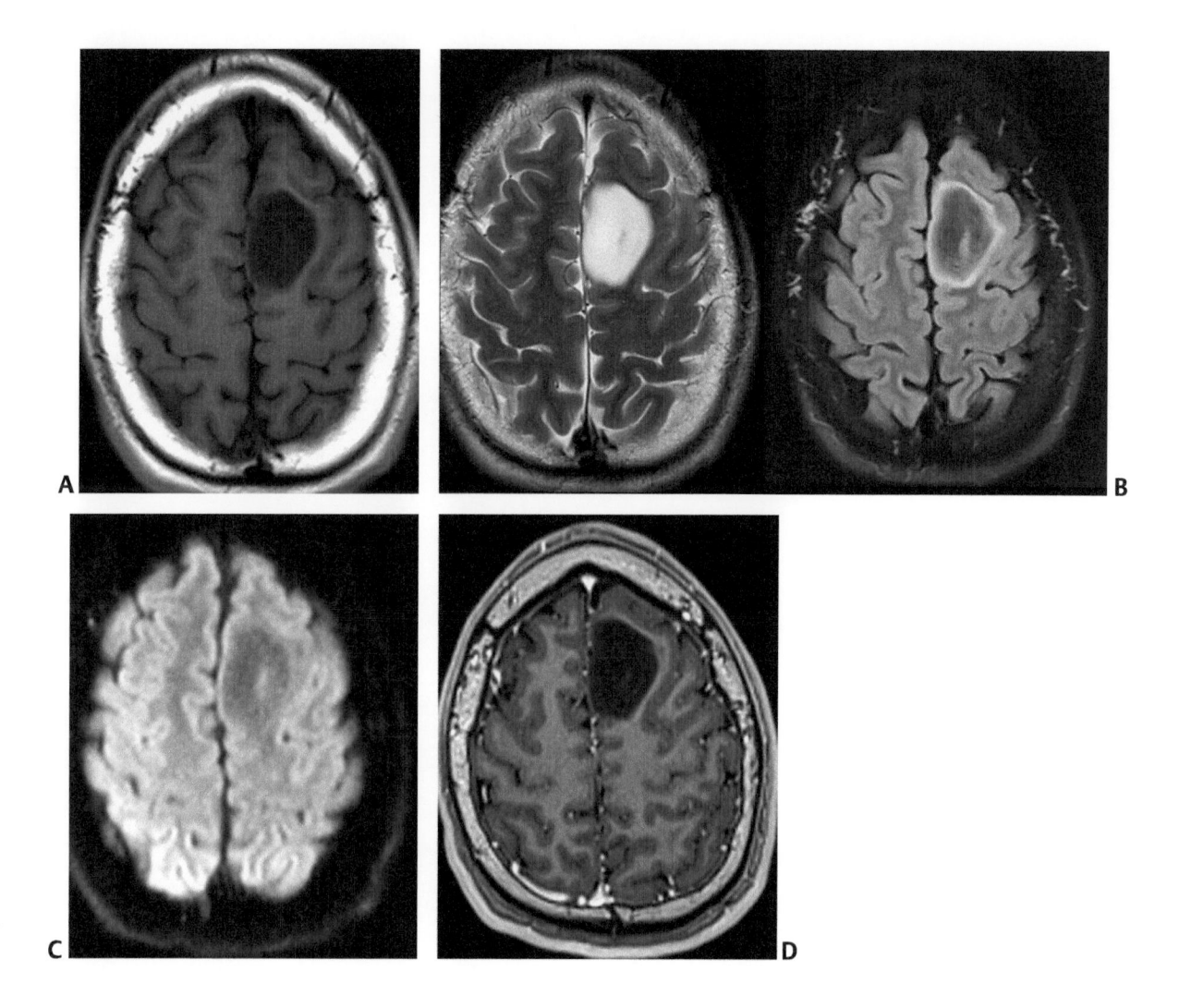

■ Apresentação Clínica

Mulher de 22 anos que se apresenta com cefaleias.

■ Achados de Imagem

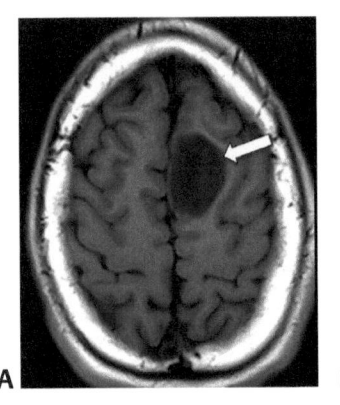

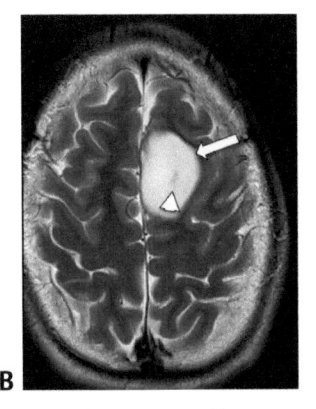

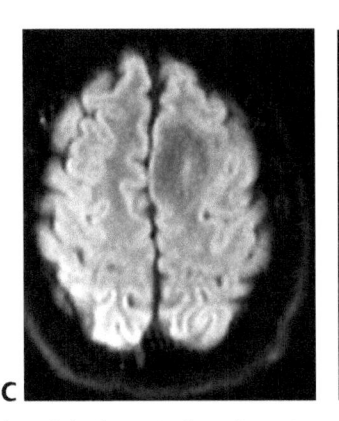

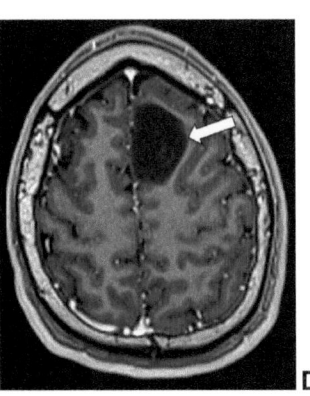

(A) Imagem ponderada (WI) em T1 axial mostra lesão intra-axial hipointensa bem definida no giro frontal superior esquerdo (*seta*). Observa-se pequena área de hipersinal no centro da lesão. (B) T2WI axial mostra a lesão frontal esquerda (*seta*) com hipointensidade central (*cabeça de seta*). Não se observa edema em torno. (C) Imagem axial ponderada em difusão mostra que a lesão não tem difusão restrita. (D) T1WI axial contrastada: a lesão frontal esquerda não mostra captação de contraste (*seta*).

■ Diagnóstico Diferencial

- *Oligodendroglioma:*
  - Massa com margens nítidas na substância branca cortical ou subcortical.
  - Calcificações grosseiras (20-90%).
  - Degeneração cística ou hemorragia ocasionalmente.
  - Vê-se sutil captação de contraste em 20%.
  - Localização supratentorial (90%).
  - Edema vasogênico é comum.
- *Cisto da aracnoide:*
  - Coleção de líquido focal extra-axial com revestimento de aracnoide-máter.
  - Localização mais comum é na fossa craniana média, seguida pela fossa posterior.
  - Não capta contraste.
  - Não apresenta calcificações.
  - Não se observam vasos cruzando-o.
  - Não há restrição da difusão.
- *Ganglioglioma*:
  - Massa com origem neuroepitelial que tem componentes ganglionar e glial.
  - Lesão com base cortical mais comumente vista no lobo temporal.
  - Componente cístico com nódulo solitário.
  - Cinquenta por cento calcificam.

■ Fatos Essenciais

- Os oligodendrogliomas geneticamente definidos pela classificação de tumores cerebrais (2016) mais recentes da Organização Mundial da Saúde (OMS) são tumores gliais mutantes para isocitrato desidrogenase (IDH) e apresentação a codeleção 1p/19q.
- A localização mais comum é no lobo frontal (70%), lobo parietal (17%) e lobo temporal (6%).
- Os oligodendrogliomas podem ser classificados como grau II ou grau III da OMS.

■ Outros Achados de Imagens

- É frequente o sinal vivo em imagem ponderada em T2.
- Sequências sensíveis à suscetibilidade podem demonstrar calcificação.
- A calcificação, em geral, tem morfologia curvilínea ou giriforme.
- Em uma série recente, os oligodendrogliomas tendem a ter bordas menos distintas do que seus correlatos astrocíticos.

✓ Pérolas e × Armadilhas

✓ Conhecer as características genéticas dos tumores permite que se compreenda a patogênese e comportamento deles e que se criem terapias.
✓ Oligodendrogliomas de grau III (anaplásicos) podem apresentar hemorragia ou um pico de lactato na espectroscopia por RM.
× O termo *oligoastrocitoma* deve ser evitado.
× Se não se conhecer a pegada genética, e a lesão mostrar características histológicas de oligodendroglioma, deve-se usar o termo *oligodendroglioma SOE* (sem outra especificação).

Caso 50

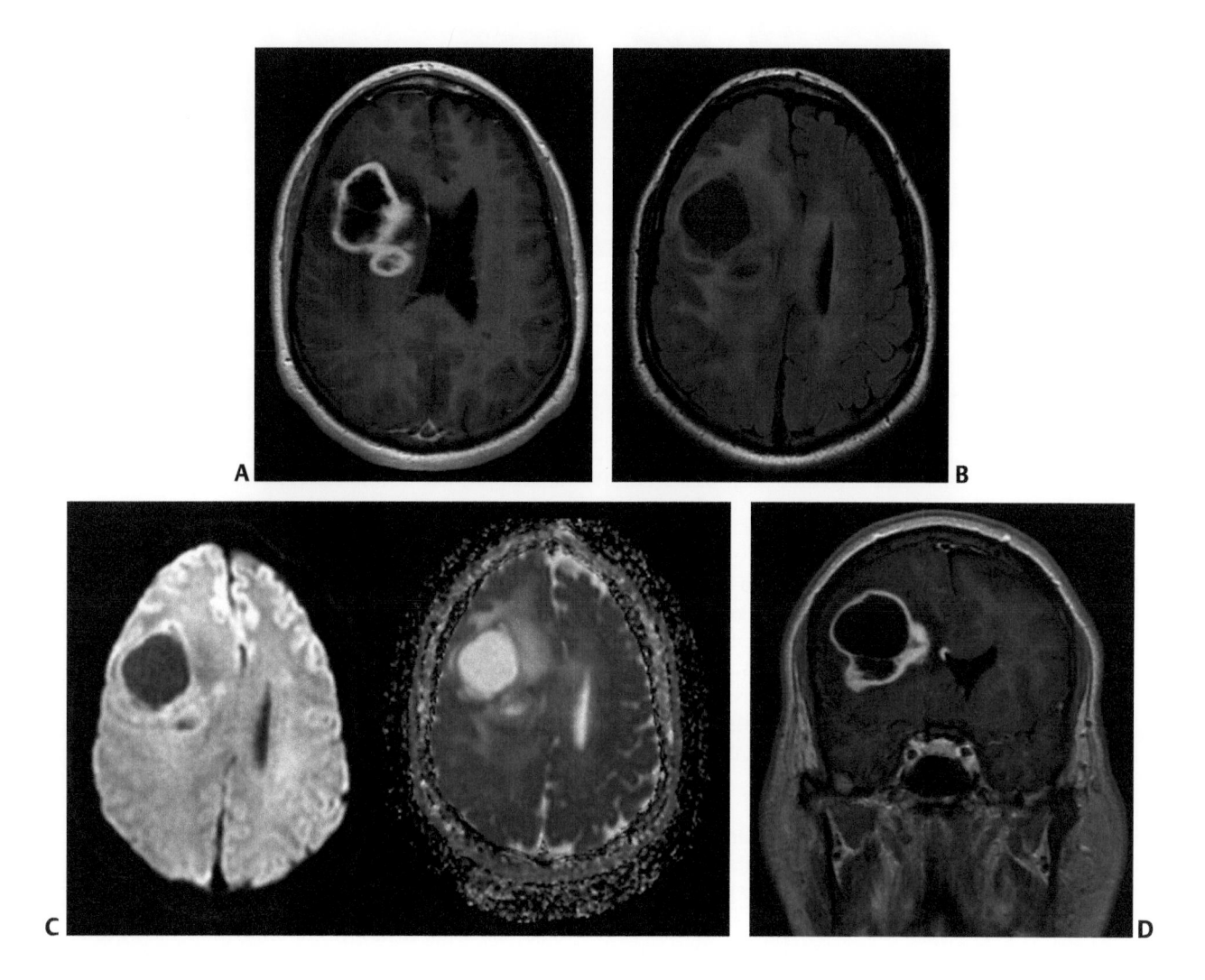

■ Apresentação Clínica

Homem de 53 anos com esquecimento e confusão.

■ Achados de Imagem

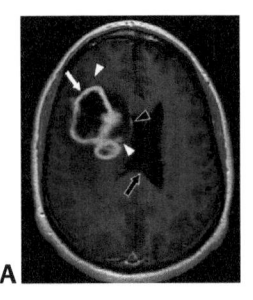

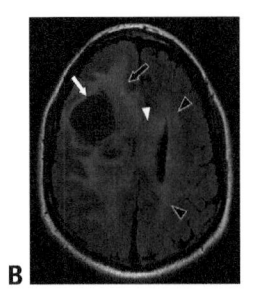

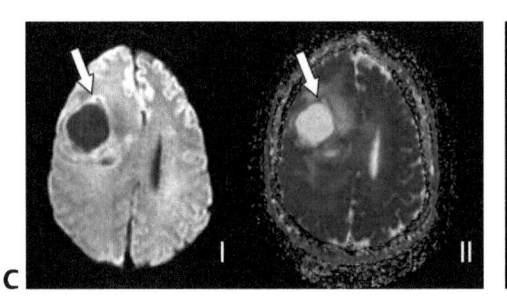

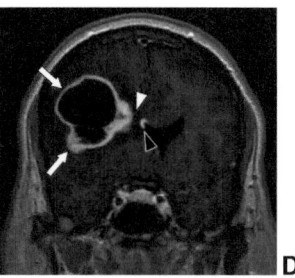

(A) Imagem axial pós-contraste em T1 demonstra massa multiloculada centralmente necrótica com captação de contraste periférica espessada (*seta branca*) e pequenos nódulos satélites (*cabeças de setas brancas*) centradas no lobo frontal direito. Há efeito de massa secundário com desvio da linha média para a esquerda (*seta preta*) e apagamento parcial do ventrículo lateral direito. Vê-se captação de contraste linear ao longo da superfície ependimária do corpo do ventrículo lateral direito (*cabeça de seta preta*). **(B)** Imagem axial em recuperação de inversão com atenuação do líquido livre em T2 mostra a massa heterogênea no lobo frontal direito com baixa intensidade de sinal interno (*seta branca*) e extenso hipersinal em torno em T2 (*seta preta*) estendendo-se através do corpo caloso (*cabeça de seta branca*) ao hemisfério contralateral (*cabeças de setas pretas*). **(C)** Imagem axial ponderada em difusão (*I*) e correspondente mapa de coeficiente de difusão aparente (*II*) mostram leve restrição da difusão ao longo das margens da massa (*setas brancas*) sem áreas internas de restrição da difusão. **(D)** Imagem coronal pós-contraste em T1 demonstrou as margens com captação irregular de contraste da massa (*setas brancas*) com finas projeções lineares emanando das bordas externas (*cabeça de seta branca*). Há captação de contraste no revestimento ependimário do ventrículo lateral direito (*cabeça de seta preta*) e significativo desvio da linha média para a esquerda.

■ Diagnóstico Diferencial

- **Glioblastoma:** O glioblastoma é classificado pela Organização Mundial da Saúde (OMS) como tumor grau IV, sendo a mais comum malignidade primária cerebral em adultos. As imagens classicamente demonstram massa hemisférica contrastada na periferia e necrótica no centro. A captação de contraste subependimária é uma característica clássica e as projeções lineares emanadas do tumor, em geral, sugerem invasão do espaço perivascular.
- *Metástase cerebral solitária:* As metástases cerebrais tipicamente se originam na interface substância branca-substância cinzenta e são mais circunscritas do que os glioblastomas. O edema vasogênico em torno muitas vezes é desproporcional ao tamanho da lesão. Diferentemente do glioblastoma, a anormalidade de sinal não atravessa comissuras ou o corpo caloso. É incomum que uma metástase cerebral solitária cresça até esse tamanho sem desenvolver outros pontos adicionais de metástase cerebral.
- *Abscesso:* Semelhantemente ao glioblastoma, o abscesso cerebral pode demonstrar captação de contraste periférica em forma de anel e necrose central. Também pode estar presente um edema extenso em torno que não atravessa comissuras, o que pode tornar difícil a diferenciação de metástase. No caso de abscesso piogênico, a parte central da massa demonstra difusão restrita, o que não acontece, no glioblastoma e nas metástases, com o componente necrótico central.

■ Fatos Essenciais

- A classificação de tumores cerebrais da OMS de 2016 recentemente incluiu marcadores histopatológicos e moleculares na terminologia para glioblastoma.
- Atualmente, o glioblastoma tem três subtipos separados: glioblastoma tipo selvagem para isocitrato desidrogenase (IDH-tipo selvagem), glioblastoma IDH-mutante e glioblastoma SOE (sem outra especificação) quando não tiver sido estabelecido um *status* IDH.
- O glioblastoma IDH-tipo selvagem é responsável por aproximadamente 90% dos casos. Esses tumores, em geral, são casos novos e surgem em pacientes com mais de 55 anos de idade.
- O glioblastoma IDH-mutante é menos comum e pode-se desenvolver a partir de gliomas com grau mais baixo que tenham passado por desdiferenciação. Esta variante, em geral, é vista em pacientes mais jovens.

■ Outros Achados de Imagens

- Em TC e RM, os glioblastomas, em geral, são vistos nos hemisférios cerebrais e têm aspecto heterogêneo.
- Necrose, hemorragia e captação de contraste são altamente variáveis.
- Os tumores podem atravessar comissuras, inclusive o corpo caloso, chegando ao hemisfério contralateral.
- Técnicas de perfusão em RM demonstram elevação do fluxo sanguíneo cerebral, do volume sanguíneo cerebral e de K^{trans}.
- A espectroscopia por RM mostra elevação da colina e depressão do pico de *N*-acetilaspartato (NAA), com inversão das razões colina para creatina e colina:NAA.

✓ Pérolas e × Armadilhas

✓ Glioblastoma multifocal refere-se a múltiplas áreas de captação de contraste conectadas por aumento do sinal de T2/recuperação de inversão com atenuação do líquido livre (FLAIR).

✓ Glioblastomas multicêntricos são tumores com diferentes focos de captação de contraste, os quais não têm conexão aparente por hipersinal em T2/FLAIR e que são separados por cérebro normal interposto.

× O hipersinal em T2 acompanhante em torno dos glioblastomas muitas vezes representa tumor infiltrativo, e não edema. Diferentemente do edema vasogênico, que poupa o córtex, esse sinal anormal em T2 pode estender-se à superfície pial.

Caso 51

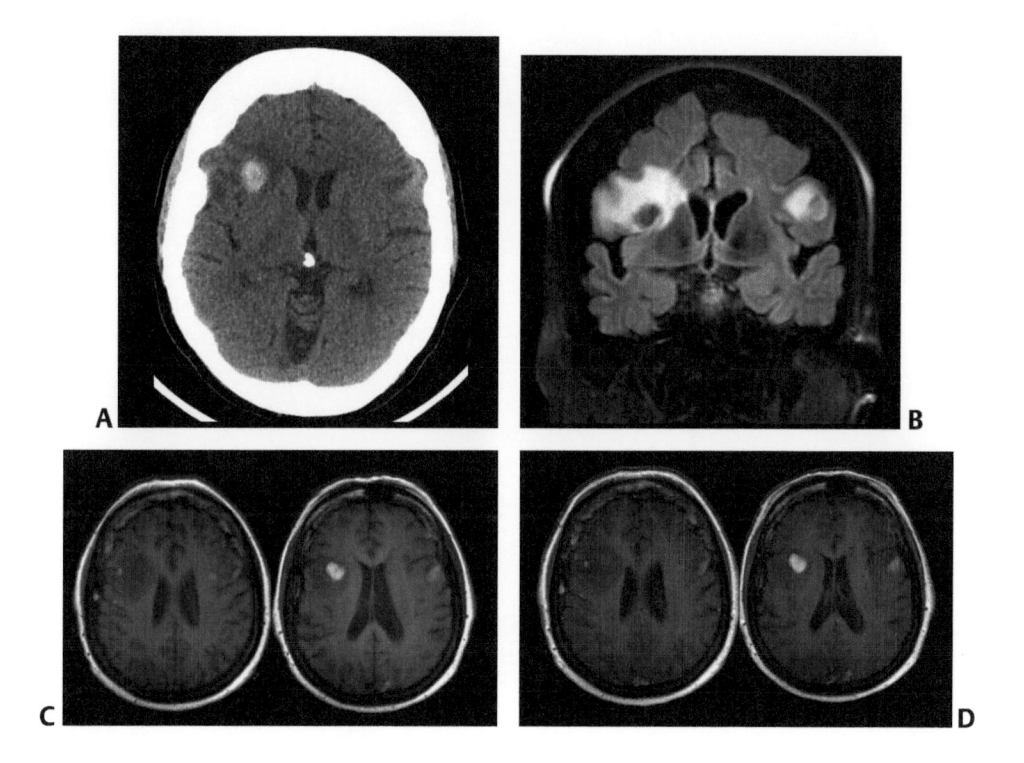

■ Apresentação Clínica

Paciente de 86 anos com história de cefaleia. Previamente, foi submetido à retirada de um melanoma da boca. Apresenta-se com nódulos em desenvolvimento no couro cabeludo.

■ Achados de Imagem

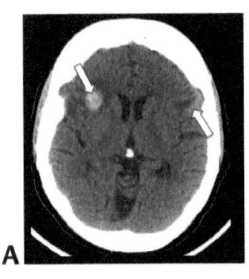

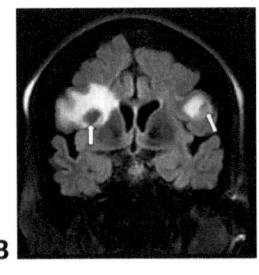

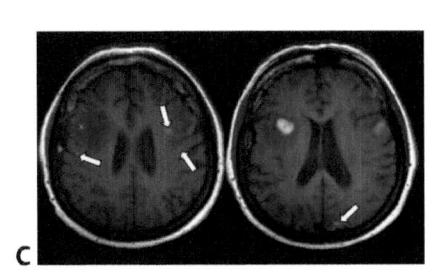

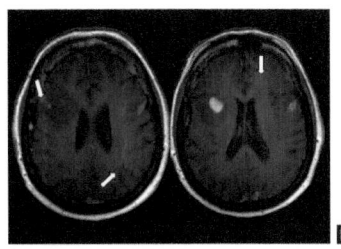

(A) TC axial demonstra lesões hiperatenuantes em ambos os lobos frontais (*setas*) com edema vasogênico em torno. **(B)** Imagem coronal em recuperação de inversão com atenuação do líquido livre mostra baixo sinal no interior das lesões e dá o contorno melhor do edema vasogênico (*setas*).
(C) Imagem ponderada (WI) em T1 axial sem contraste. Há múltiplas lesões parenquimatosas adicionais com alto sinal em T1 intrínseco (*setas*).
(D) T1WI axial com contraste. Múltiplos focos de captação de contraste em ambos os hemisférios cerebrais se tornam evidentes depois da administração do contraste (*setas*).

■ Diagnóstico Diferencial

- **Metástase de melanoma:** Múltiplas lesões com hipersinal intrínseco em T1 podem ser secundárias à hemorragia subaguda; entretanto, com a história de melanoma prévio, depósitos metastáticos melanóticos são o principal interesse.
- *Metástase hemorrágica:*
  - Tumores primários mais frequentes a apresentar metástases hemorrágicas incluem melanoma, carcinoma de células renais, coriocarcinoma, carcinoma de tireoide (taxa mais alta de hemorragia para carcinoma papilar da tireoide) e carcinoma pulmonar.
  - No entanto, de todos os tumores primários a apresentar metástases hemorrágicas, os cânceres de pulmão e de mama são as etiologias mais comuns em virtude da sua prevalência total mais alta.
- *Embolia séptica:*
  - Infartos em múltiplas distribuições arteriais com fonte embólica, muitas vezes, de origem cardíaca.
  - Frequentemente hemorrágica.
  - Pode resultar em microabscessos.

■ Fatos Essenciais

- O melanoma é a terceira causa mais comum de metástases cerebrais, depois do câncer de pulmão e de mama.
- As metástases cerebrais do melanoma ocorrem tardiamente na evolução da doença e têm mau prognóstico.
- Na RM, a melanina diminui o tempo de relaxação em T1, causando hipersinal em T1. A melanina também pode encurtar o tempo de relaxação em T2*. Lesões melanóticas têm redução do sinal em T2, tornando-as menos perceptíveis, tendo um aspecto semelhante ao dos produtos do sangue.

■ Outros Achados de Imagens

- No exame por TC não contrastada, as metástases do melanoma tendem a ser hiperdensas (pela melanina e/ou hemorragia) com relação ao parênquima cerebral normal.
- As metástases de melanoma podem ser amelanóticas, caso em que não demonstram hipersinal intrínseco em T1.

✓ Pérolas e × Armadilhas

✓ Lesões com alto sinal intrínseco em T1 em imagens de RM incluem:
- Hemorragia.
- Lesões contendo proteínas: cisto coloide, craniofaringioma, cisto da fenda de Rathke e epidermoide atípico.
- Lesões contendo gordura: lipoma, dermoide e meningioma lipomatoso.
- Calcificação ou ossificação: transtorno endócrino-metabólico, neoplasia calcificada, infecção.
- Outros depósitos minerais: degeneração hepatocerebral adquirida e doença de Wilson.
- Lesões contendo melanina: metástase de melanoma e melanose leptomeníngea.
- Variadas: neuro-hipófise ectópica, estágios crônicos da esclerose múltipla e neurofibromatose tipo I.

Caso 52

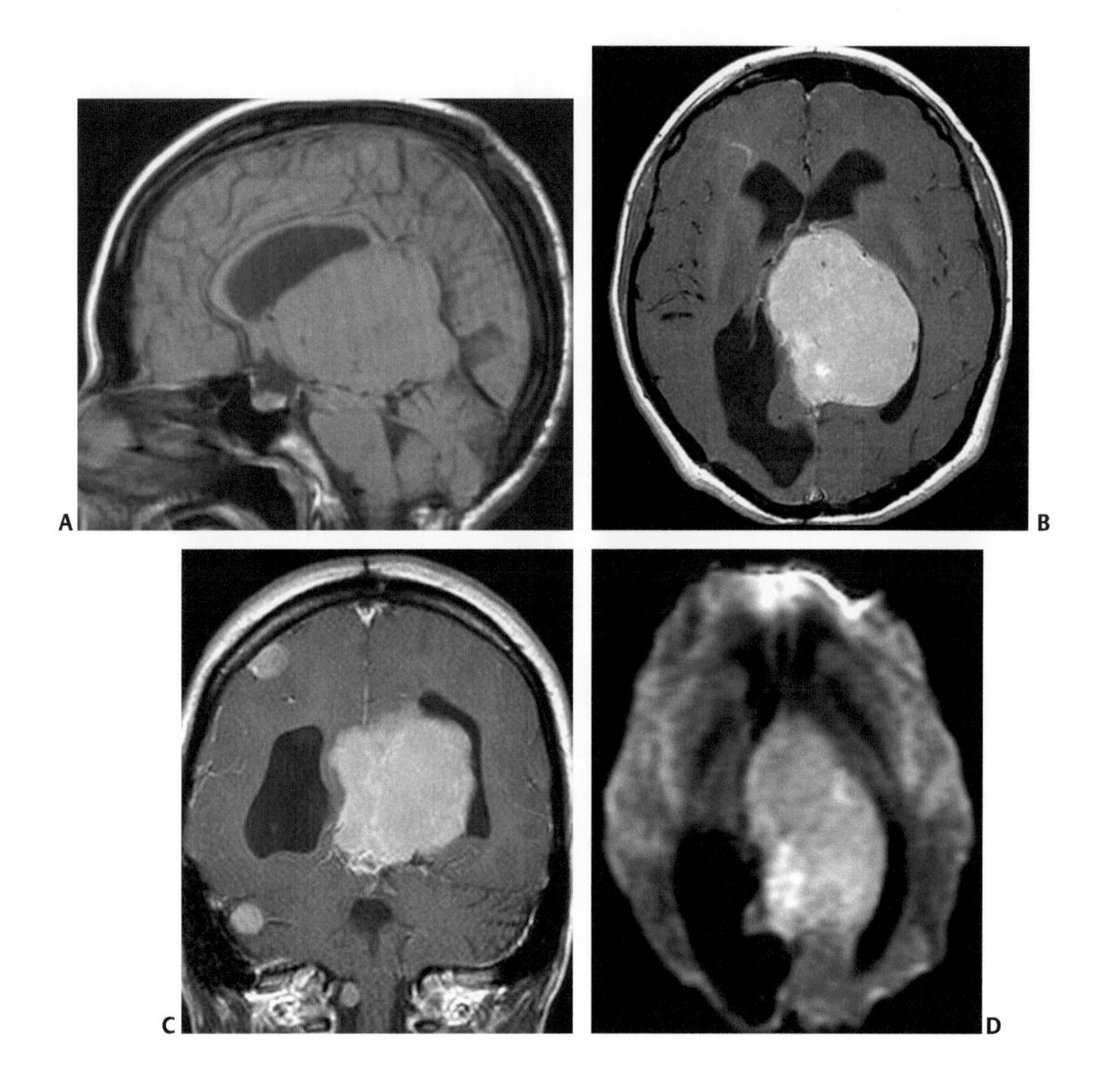

■ Apresentação Clínica

Paciente de 28 anos com história de cefaleias; imagens revelaram ângulos pontocerebelares e canais auditivos internos normais.

■ Achados de Imagem

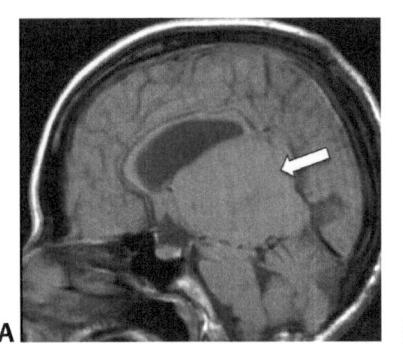

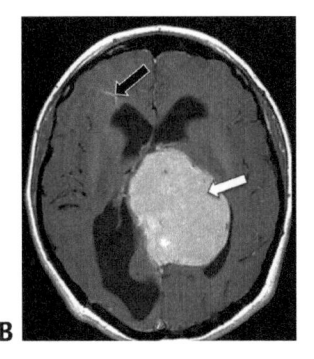

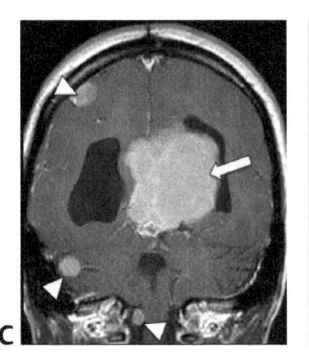

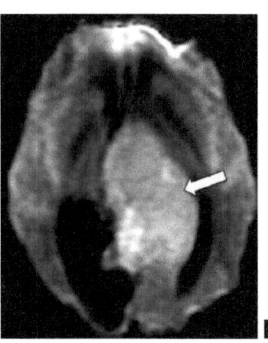

(A) Imagem ponderada (WI) em T1 sagital mostra grande massa central isointensa com o parênquima cerebral (*seta*). A massa comprime o terceiro ventrículo e o teto e causa dilatação dos ventrículos laterais. **(B)** T1WI axial contrastada mostra ávida captação de contraste da massa parafalcina esquerda (*seta branca*). Observa-se pequena anomalia incidental do desenvolvimento venoso no lobo frontal direito (*seta preta*). **(C)** T1WI coronal contrastada mostra a massa parafalcina esquerda (*seta*) e múltiplas massas extra-axiais menores (*cabeças de setas*) com características de imagens semelhantes. Os ventrículos laterais estão dilatados. **(D)** Imagem ponderada em difusão mostra hipersinal na massa (*seta*), característica indicativa de hipercelularidade.

■ Diagnóstico Diferencial

- **Meningiomatose (múltiplos meningiomas):**
  - Múltiplos meningiomas com base dural.
  - A meningiomatose não cursa com schwannomas.
  - Associa-se a mutação do cromossomo 22 (50%).
  - É comum a mutação *SMARCB1*.
  - Discreta predominância feminina.
- *Neurofibromatose do tipo 2 (NF2):*
  - Síndrome congênita que resulta em múltiplos schwannomas intracranianos, meningiomas e ependimoma: "MISME".
  - Também pode apresentar-se na coluna.
  - Mutação no cromossomo 22.
  - Média de idade de apresentação é 25 anos.
- *Metástase dural:*
  - A infiltração tumoral pode envolver a dura e/ou as leptomeninges.
  - Doença dural, em geral, envolve o crânio.
  - Podem apresentar-se com hemorragia, o que não é visto nos meningiomas.
  - Podem apresentar-se como captação de contraste homogênea ou áreas nodulares.
  - Tumor primário não pode ser identificado em 2 a 4% dos casos.
  - Células tumorais disseminam no líquido cerebrospinal (LCR).
  - É preciso realizar RM e punção lombar.
  - Se a celularidade estiver aumentada, o sinal será alto na imagem ponderada em difusão (DWI).

■ Fatos Essenciais

- Meningiomas múltiplos podem ser vistos como entidade isolada ou como parte da síndrome NF2.
- Os meningiomas são responsáveis por 15% dos tumores primários intracranianos.
- Meningiomas múltiplos são vistos em apenas 1 a 5% dos casos.
- Têm características de imagens semelhantes às dos meningiomas isolados.
- A maioria é de lesões benignas, grau I da Organização Mundial da Saúde.
- Raramente sangra

■ Outros Achados de Imagens

- TC: Meningiomas tendem a ter hiperostose adjacente. Vê-se calcificação em 25%.
- RM: Pode mostrar um padrão em "roda com aros" ou "explosão solar" na imagem ponderada em T2 em decorrência do pedículo vascular com base dural.
- RM contrastada: A maioria capta contraste homogeneamente. Pode mostrar uma cauda dural.
- DWI: Se o tumor for hipercelular, demonstra aumento do sinal.

✓ Pérolas e × Armadilhas

✓ Os meningiomas podem ser vistos em pacientes expostos a irradiação cerebral total ou em crianças com histórico de exposição à radiação intraútero.
✓ O crescimento das massas associa-se a receptores hormonais de esteroides.
✓ Os meningiomas são os tumores primários intracranianos mais comuns.
× Ausência de uma fenda no LCR pode indicar invasão cerebral.
× Uma cauda dural nem sempre indica propagação do tumor.
× Sempre se deve avaliar se há envolvimento de seio dural.

Caso 53

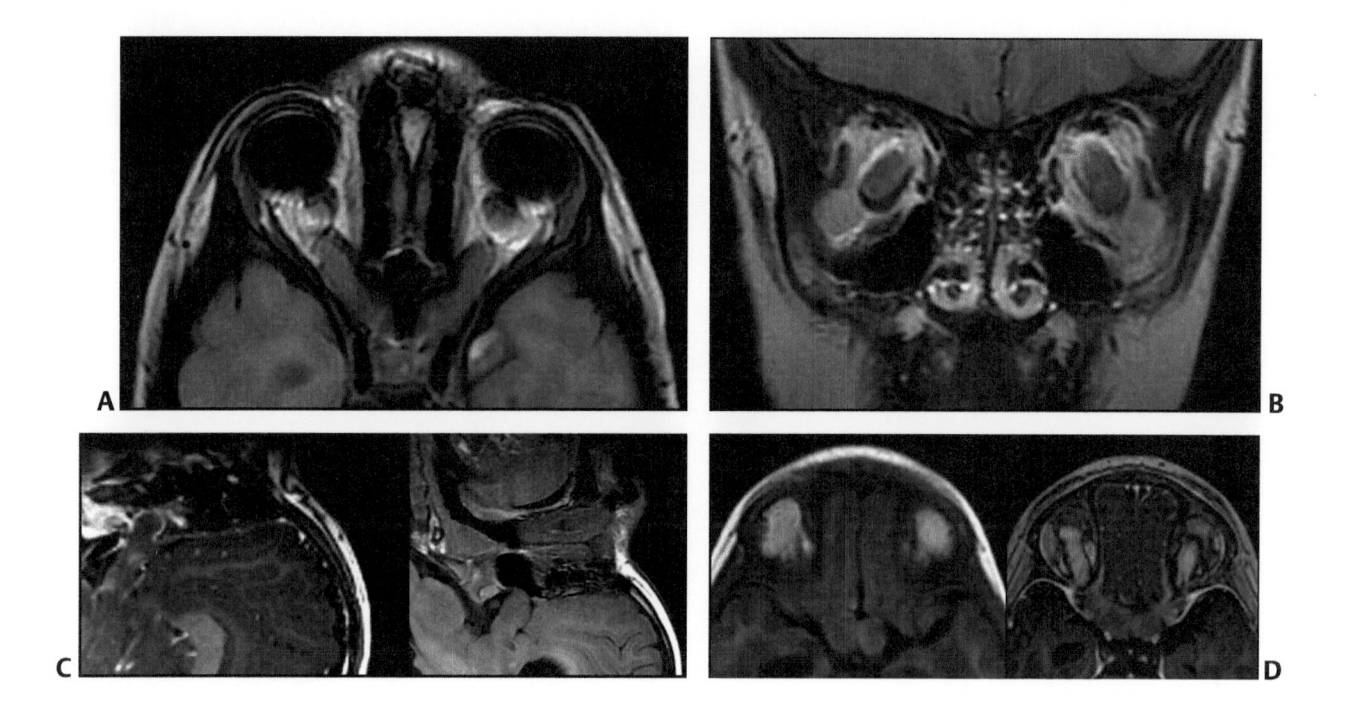

■ Apresentação Clínica

Menina de 3 anos que se apresenta com perda visual.

Achados de Imagem

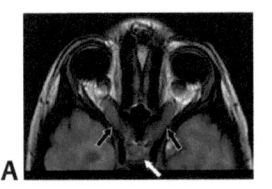

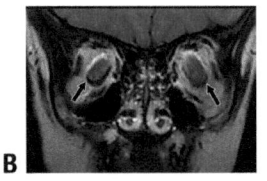

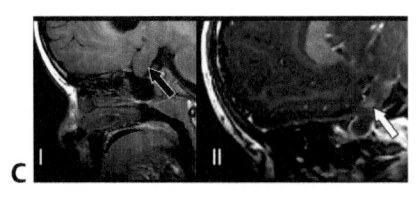

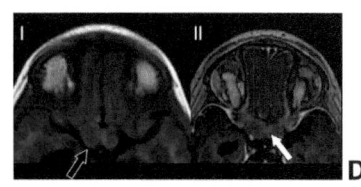

(A) Imagem axial em recuperação de inversão com atenuação do líquido livre (FLAIR) através das órbitas mostra aumento de volume, ondulação e aumento do sinal em T2 envolvendo os nervos ópticos em localização intraorbital, intracanalicular e pré-quiasmática bilateralmente (*seta preta*), estendendo-se posteriormente ao quiasma óptico (*seta branca*). **(B)** Imagem coronal em FLAIR através da órbita demonstra aumento bilateral dos segmentos intraorbitais dos nervos orbitais (*setas pretas*). **(C)** T1 sagital (*I*) e T1 sagital contrastada (*II*) mostram espessamento dos nervos ópticos, estendendo-se posteriormente ao quiasma óptico, tendo intensidade de sinal intermediária nas imagens pré-contraste (*seta preta*) e captação de contraste focal irregular após administração do contraste (*seta branca*). **(D)** Imagem não contrastada axial em T1 através das órbitas (*I*) e imagem axial pós-contraste em T1 (*II*) demonstram o aspecto globular do quiasma óptico, tendo sinal isointenso em T1 (*seta preta*) e captação de contraste focal após injeção do agente (*seta branca*).

Diagnóstico Diferencial

- **Glioma do nervo óptico (GNO):** O GNO representa o mais comum tumor intraconal da infância e pode envolver qualquer parte da via óptica. Nas imagens, essas massas tipicamente se apresentam como aumento difuso do nervo óptico, tendo intensidade de sinal e captação de contraste variáveis. Quando bilaterais, esses tumores, em geral, associam-se à neurofibromatose tipo 1 (NF1).
- *Meningioma do nervo óptico:* Tumores benignos que se originam da bainha do nervo óptico. Em geral, são unilaterais e tipicamente se contrastam, revelando o "sinal da linha do bonde", que corresponde à intensa captação de contraste pela bainha aumentada de volume, opostamente ao nervo que não se contrasta. Diferentemente do GNO, esses tumores, em geral, são vistos na população adulta, e não em crianças.
- *Neurite óptica:* Reação inflamatória dos nervos ópticos por causas infecciosas e não infecciosas, vista mais frequentemente em adultos jovens. Neurite óptica bilateral pode ser vista em pacientes com esclerose múltipla. Nas imagens, essa patologia pode apresentar-se com edema e captação de contraste pelo nervo óptico, mas o tamanho e aspecto dos nervos não tende a se parecer com massa, como se vê neste caso.

Fatos Essenciais

- Também denominados gliomas da via óptica/hipotalâmica porque não são exclusivos dos nervos ópticos e podem ocorrer em qualquer ponto ao longo da via óptica.
- Histologicamente, os GNOs são astrocitomas pilocíticos grau I da Organização Mundial da Saúde.
- Os GNOs associam-se à NF1 em mais de 50% dos pacientes.
- Geralmente, esses tumores se apresentam durante a 1ª e a 2ª década de vida.
- Relata-se discreta predominância feminina de aproximadamente 60%.
- Nas imagens, o nervo óptico mostra aumento fusiforme com isodensidade ou hipodensidade nas imagens de TC.
- Ondulação e tortuosidade do nervo aumentado é um achado comum.
- Características incomuns incluem crescimento excêntrico da massa, hiperdensidade e calcificações.
- Na RM, os GNOs são isointensos ou hipointensos em T1 e levemente hiperintensos nas imagens em T2.
- A captação de contraste é variável em intensidade e em padrão.

Outros Achados de Imagens

- Os GNOs relacionados com NF são significativamente diferentes dos GNOs não relacionados com NF. Algumas das diferenças incluem:
  - Tendência para o tumor crescer nos pacientes sem NF, enquanto a estabilidade é mais comum nos pacientes com NF.
  - O envolvimento do quiasma óptico em pacientes com NF apresenta-se com aumento de volume; entretanto, a anatomia geral da estrutura é preservada. Por outro lado, nos pacientes sem NF, o envolvimento do quiasma óptico é mais em forma de massa, havendo degeneração cística e extensão a estruturas fora da via óptica.
  - Os pacientes sem NF, em geral, estão mais sintomáticos na ocasião do diagnóstico do GNO.

✓ Pérolas e × Armadilhas

✓ GNOs bilaterais são essencialmente patognomônicos de NF1.
✓ Aumento fusiforme dos nervos ópticos é visto com densidade e intensidade de sinal intermediárias em T1 e leve aumento da intensidade de sinal em T2.
✓ A captação de contraste é variável, sendo vista em aproximadamente 50% dos casos.
× É importante distinguir aumento de volume e realce do próprio nervo, como no caso do GNO, em comparação com a captação de contraste da bainha do nervo óptico vista nos meningiomas.
× O aspecto do GNO relacionado e não relacionado com NF pode variar grandemente.

Caso 54

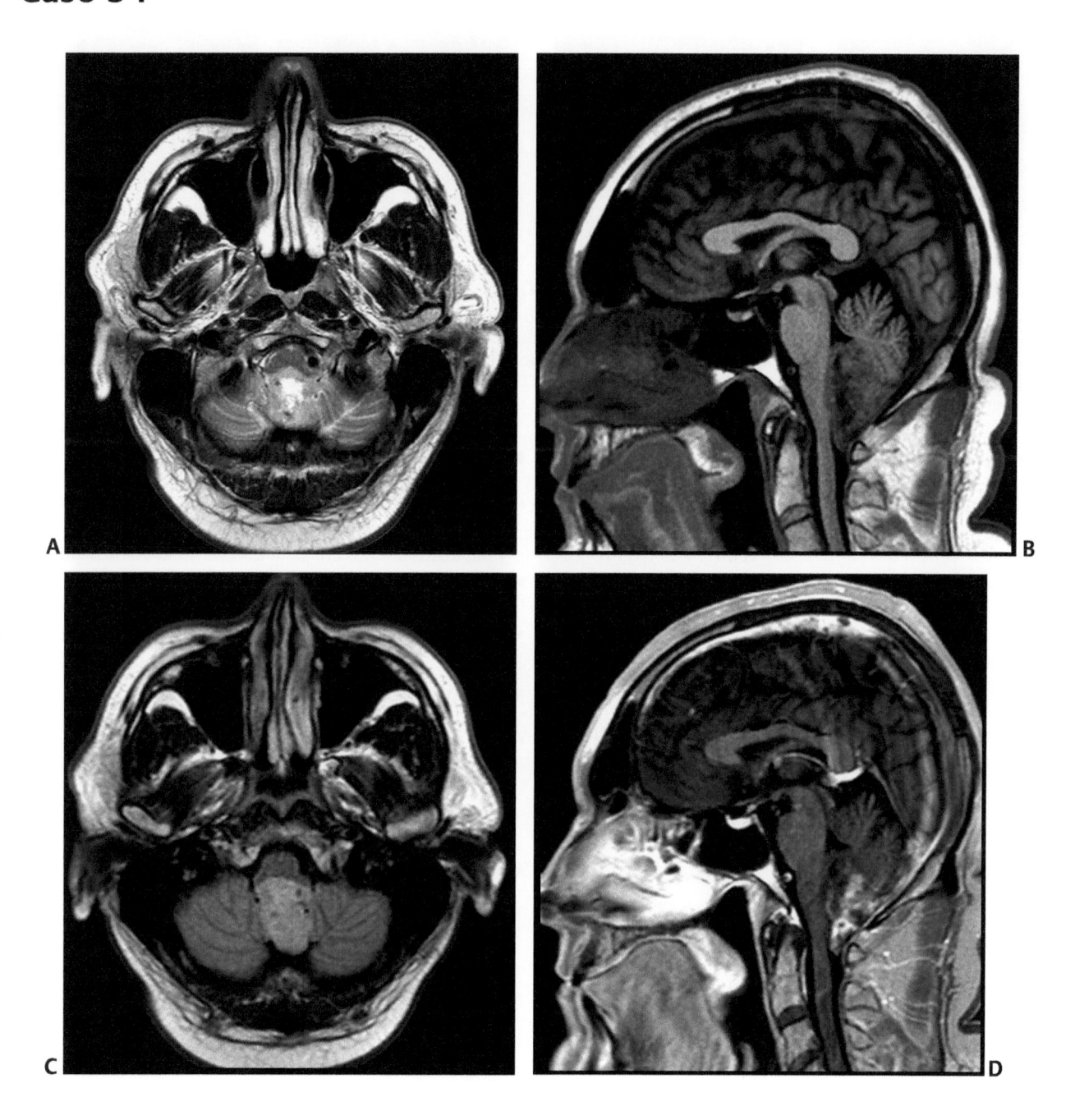

Apresentação Clínica

Paciente de 62 anos que se apresenta com tonturas.

Achados de Imagem

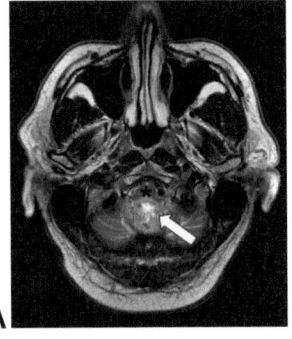

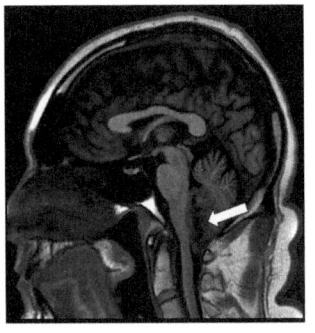

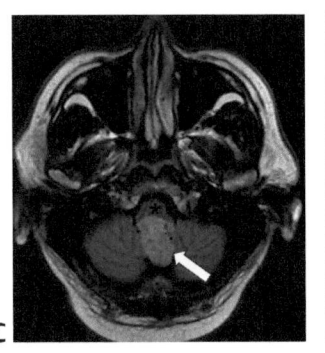

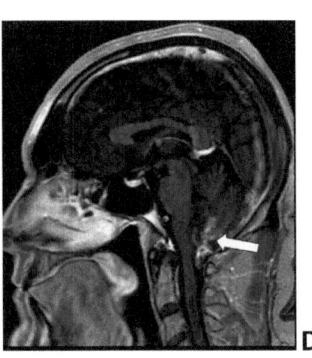

(A) Imagem ponderada (WI) em T2 axial mostra massa com sinal heterogêneo preenchendo a parte inferior do quarto ventrículo (*seta*), deformando a superfície posterior do bulbo (*asterisco*). **(B)** T1WI sagital sem contraste demonstra massa com sinal baixo heterogêneo na parte inferior do quarto ventrículo (*seta*). **(C)** Imagem axial em recuperação de inversão com atenuação do líquido livre mostra massa preenchendo a parte inferior do quarto ventrículo (*seta*), deformando a superfície posterior do bulbo (*asterisco*). **(D)** T1WI sagital contrastada demonstra massa contrastada heterogênea na parte inferior do quarto ventrículo (*seta*).

Diagnóstico Diferencial

- **Subependimoma:**
  - Massa lobular sólida tipicamente bem circunscrita no quarto ventrículo (60%) e nos ventrículos laterais em pacientes de meia-idade ou idosos (tipicamente 5ª à 6ª décadas).
  - Tende a ser pequeno: 1 a 2 cm.
  - Quando grande, pode ter cistos, hemorragia ou calcificações.
- *Ependimoma*:
  - Tumor de células ependimária com crescimento lento.
  - Localização:
    - Dois terços na fossa posterior (maioria no quarto ventrículo).
    - Um terço supratentorial, a maioria fora dos ventrículos na substância branca periventricular.
  - Captam o contraste com avidez.
  - O pico de incidência é em crianças com 3 a 5 anos, tendo discreta predominância masculina.
  - Os ependimomas podem preencher progressivamente o quarto ventrículo e estenderem-se através das aberturas central e lateral do quarto ventrículo (forames de Magendie e Luschka), indo às cisternas peribulbares e canal vertebral cervical alto.
- *Cisto epidermoide:*
  - Também conhecido como cisto de inclusão ectodérmico.
  - Localização:
    - Intradural (90%), primariamente nas cisternas basais (ângulo pontocerebelar, 40-50%)
    - Quarto ventrículo (17%).
    - Parasselar/fossa craniana média (10-15%).
  - Massa lobulada, irregular, em forma de couve-flor com "samambaias".
  - RM: Imagem ponderada (WI) em T1 discretamente hiperintensa com relação ao líquido cerebrospinal, T2WI isointensa a discretamente hiperintensa, imagem em recuperação de inversão com atenuação do líquido livre que, em geral, não suprime completamente contraste marginal mínimo a ausente.

Fatos Essenciais

- A maioria desses tumores benignos (grau I da Organização Mundial da Saúde) ocorre no quarto (60%) ventrículo e ventrículos laterais em pacientes de meia-idade ou idosos.
- Os subependimomas têm tipicamente menos de 2 cm e são assintomáticos.
- É rara a recorrência depois de ressecção cirúrgica.

Outros Achados de Imagens

- TC:
  - Isoatenuado a discretamente hipoatenuado em comparação com o parênquima cerebral. São frequentes as áreas císticas internas.
  - Não são comuns as calcificações e hemorragia.
- RM:
  - Massas sólidas homogêneas, hipointensas em T1WI e hiperintensas em T2WI, não sendo observado edema no parênquima cerebral adjacente.
  - Captação de contraste leve ou ausente.

✓ Pérolas e × Armadilhas

✓ Massas comuns no quarto ventrículo incluem ependimoma, subependimoma, papiloma/carcinoma do plexo coróideo, cisto epidermoide, neurocisticercose e tumor glioneuronal formador de rosetas.

× Os subependimomas são vistos mais comumente no quarto ventrículo, mas podem originar-se em qualquer lugar onde haja revestimento ependimário. Distribuição por localização: quarto ventrículo, 50 a 60%. Ventrículos laterais (geralmente cornos frontais), 30 a 40%. Terceiro ventrículo e canal central da medula: raros.

Caso 55

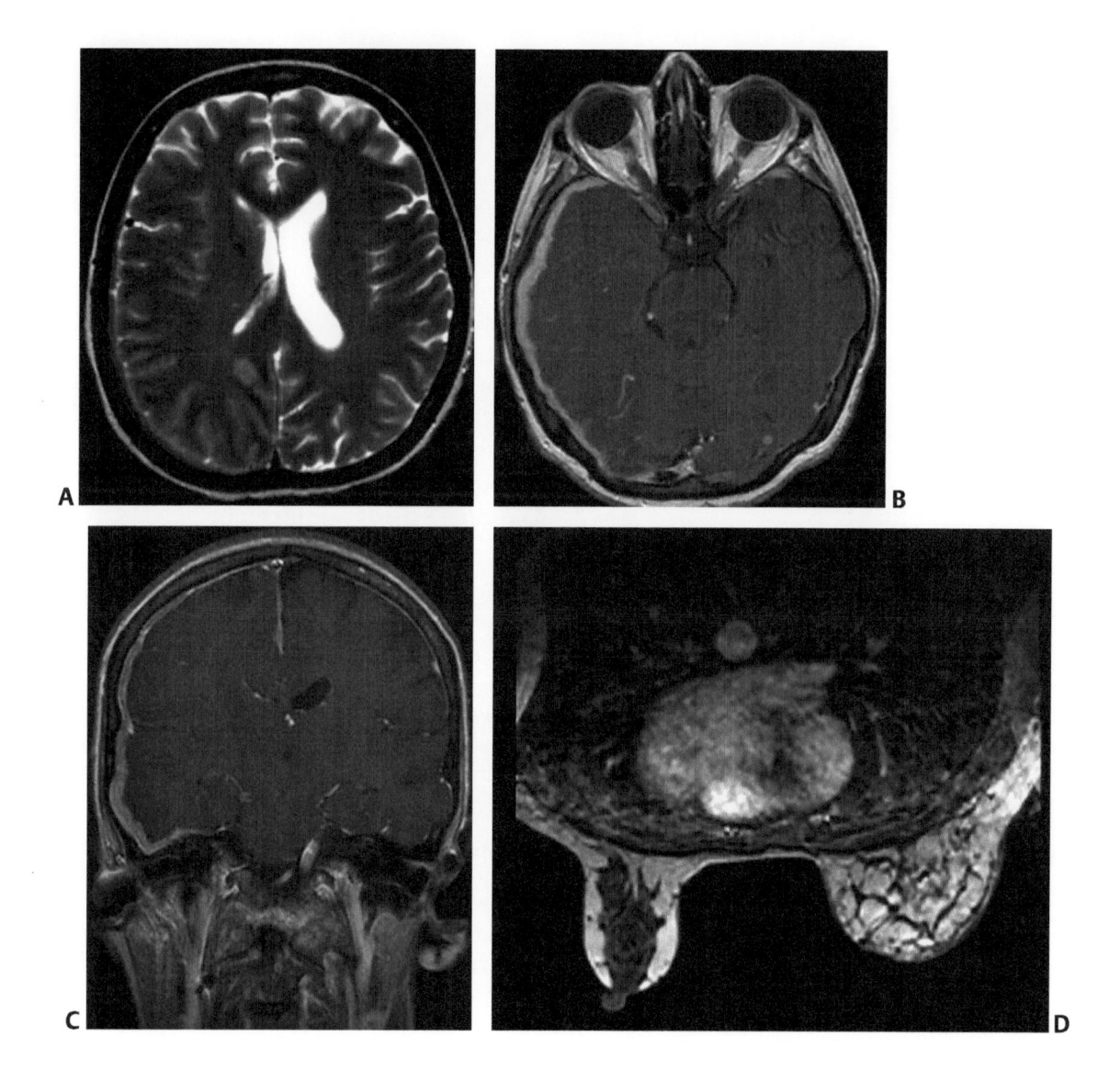

■ Apresentação Clínica

Mulher de 59 anos que se apresenta com cefaleia e assimetria mamária.

■ Achados de Imagem

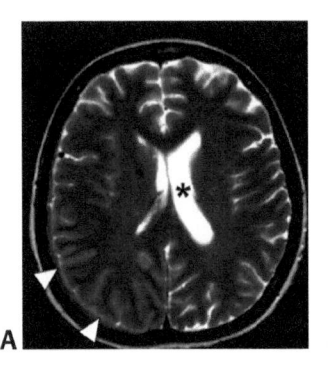

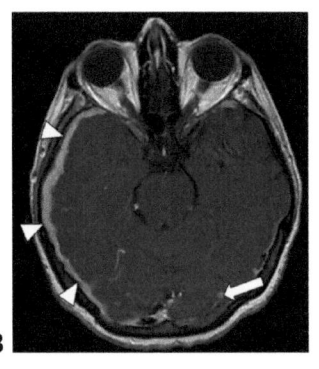

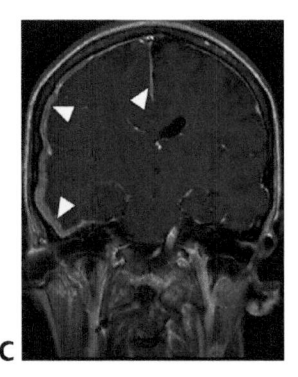

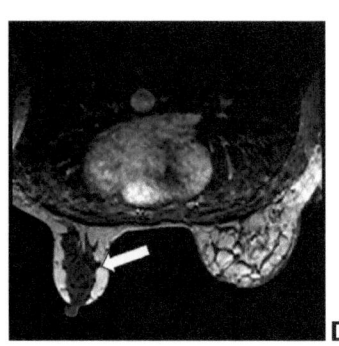

(A) Imagem ponderada (WI) em T2 axial mostra assimetria dos ventrículos laterais (*asterisco*). Os sulcos à direita estão discretamente apagados em decorrência de uma lesão que está substituindo o líquido cerebrospinal na convexidade (*cabeças de setas*). (B, C) T1WI axial contrastada (B) e coronal (C) no cérebro mostram captação de contraste espessa anormal ao longo das meninges no lado direito (*cabeças de setas*). Vê-se uma lesão captante de contraste nodular no lobo occipital esquerdo (*seta*). (D) RM axial da mama mostra assimetria do tecido mamário com massa na mama direita menor (*seta*).

■ Diagnóstico Diferencial

- *Carcinomatose meníngea:*
  - Infiltração dural ou leptomeníngea por células malignas.
  - Ávida captação de contraste.
  - Doença dural tende a se propagar à calota craniana.
  - Doença leptomeníngea causa implantação da camada aracnoide e superfície pial.
  - Apagamento sulcal adjacente.
- *Meningite bacteriana:*
  - Processo inflamatório infeccioso das meninges.
  - Captação de contraste nodular espessa.
  - Pode associar-se a cerebrite e formação de abscesso.
  - Hidrocefalia.
- *Meningioma em placa:*
  - Aspecto macroscópico específico dos meningiomas caracterizados por envolvimento dural difuso e extensivo.
  - Geralmente com extensão extracraniana à calota craniana, órbita e tecidos moles.

■ Fatos Essenciais

- A implantação meníngea é tipicamente hematogênica.
- Em crianças, as lesões primárias que resultam em carcinomatose meníngea são de meduloblastoma e linfoma. Nos adultos, as metástases são de carcinoma de mama, linfoma e carcinoma de próstata.

■ Outros Achados de Imagens

- TC não é modalidade boa de imagem para a detecção de carcinomatose meníngea.
- RM contrastada é a modalidade de imagem de escolha.
- As sequências de recuperação de inversão com atenuação do líquido livre pós-contraste são úteis para identificar doença leptomeníngea.

✓ Pérolas e ✗ Armadilhas

✓ A carcinomatose meníngea pode envolver a coluna. "Revestimento de açúcar" e captação de contraste nodular das raízes nervosas são os achados típicos nas imagens.
✗ A punção lombar (PL) pode ser negativa em mais de 50% dos casos na primeira tentativa. A sensibilidade aumenta para 90% com três PLs repetidas.

Caso 56

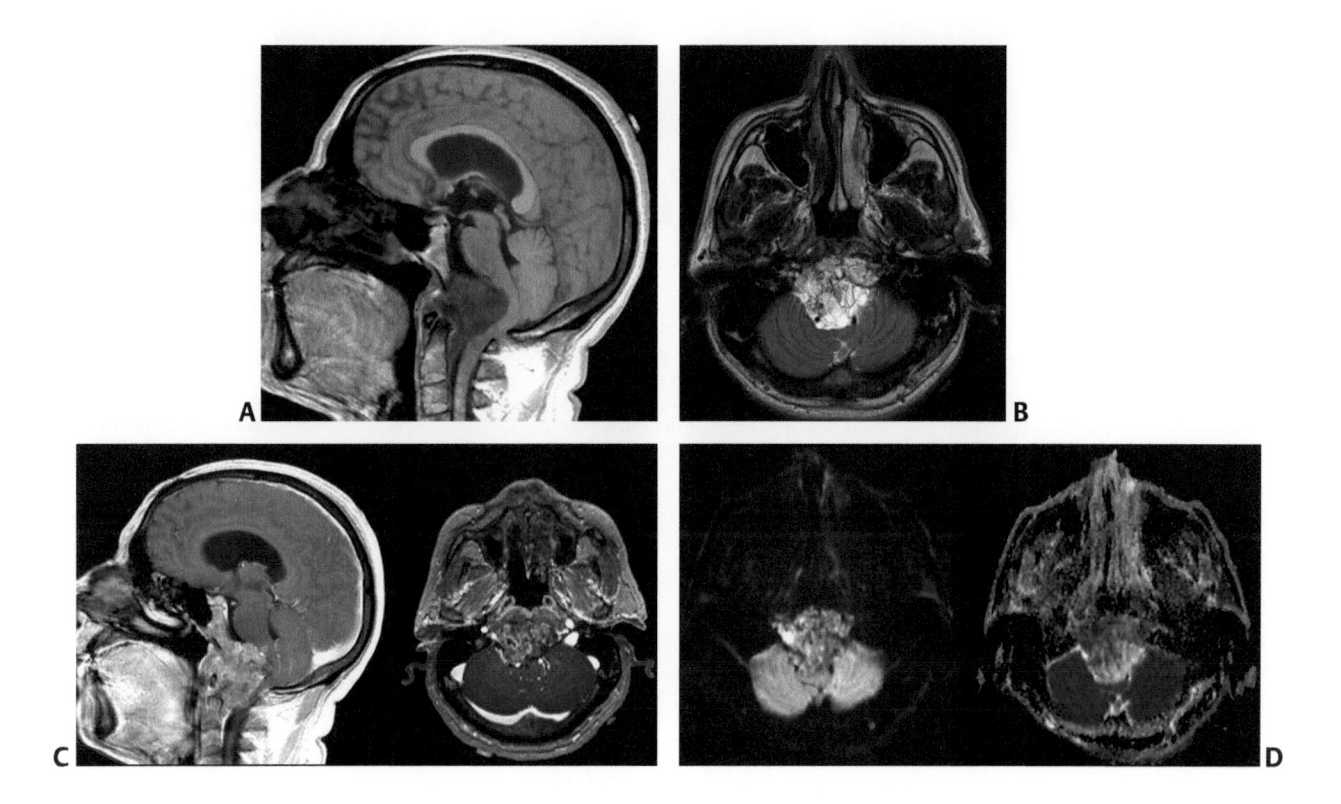

■ Apresentação Clínica

Homem de 60 anos que se apresenta com cefaleias.

■ Achados de Imagem

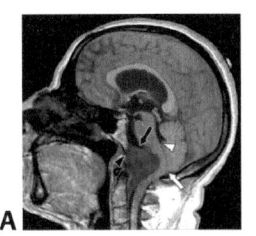

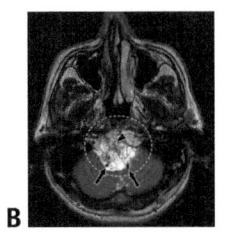

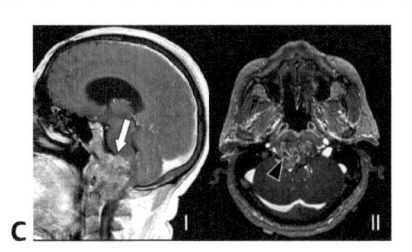

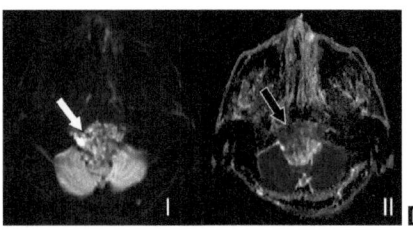

(A) Imagem ponderada (WI) em T1 sagital mostra massa hipointensa relativamente bem definida (*seta preta*) originando-se da extremidade inferior do *clivus* (*cabeça de seta preta*) e estendendo-se às cisternas basais anteriores, causando deslocamento posterior do bulbo e do cerebelo inferior (*seta branca*), levando à hidrocefalia obstrutiva em virtude da compressão sobre o fluxo de saída do quarto ventrículo (*cabeça de seta branca*). **(B)** T2WI axial demonstra intensidade de sinal em T2 acentuadamente alta no interior da massa (*círculo*) com septações hipointensas finas (*cabeça de seta preta*). A massa desloca o bulbo e o cerebelo posteriormente, bem como as artérias vertebrais bilateralmente, que também ficam parcialmente envoltas (*setas pretas*). **(C)** Imagens sagital (*I*) e axial (*II*) pós-contraste em T1 demonstram captação de contraste heterogênea no interior da massa (*seta branca*), dando à massa um padrão em "favo de mel" secundário a múltiplas áreas internas de falta de captação de contraste (*cabeça de seta preta*). **(D)** Imagem ponderada em difusão (DWI) (*I*) e mapa correspondente do coeficiente de difusão aparente (ADC) (*II*) mostram áreas heterogêneas de aumento do sinal de DWI com baixos valores de ADC compatíveis com regiões de difusão restrita (*setas branca e preta*).

■ Diagnóstico Diferencial

- **Cordoma clival:** Tumor maligno que se origina em remanescentes da notocorda tipicamente ao longo da linha média. Os cordomas são caracteristicamente vivos em T2 e classicamente mostram padrão em "favo de mel" de captação de contraste por causa das septações internas não contrastadas.
- *Condrossarcoma:* Os condrossarcomas da base do crânio tipicamente se originam na linha média a partir da fissura petro-occipital. Além disso, os condrossarcomas não são tipicamente tão intensos em imagens ponderadas em T2 porque têm matriz gelatinosa interna e aproximadamente 50% mostram calcificações internas.
- *Metástase na base do crânio:* As metástases na base do crânio, em geral, mostram sinal intermediário em imagens ponderadas em T1 e T2 e tendem a mostrar maior destruição óssea. São vistas tipicamente no quadro de pacientes com cânceres primários conhecidos e tendem a ocorrer juntamente com metástases ósseas em outros locais.

■ Fatos Essenciais

- Tumor maligno raro.
- Origina-se de pequenos remanescentes da notocorda que permanecem presos no osso ao longo da linha média.
- Geralmente ocorrem na população adulta, tipicamente em torno da 4ª década de vida.
- Localmente invasivo e não tende a metastatizar.
- O local mais frequente é o sacro em 50% dos casos, seguido pelo *clivus* em 35% e depois o restante da coluna.
- No *clivus*, os cordomas originam-se da parte superior, média ou inferior.
- A imagem em TC mostra massa discretamente hiperdensa bem circunscrita originada na linha média com destruição óssea.
- Nas imagens por RM, os cordomas mostram intensidade de sinal intermediária a baixa em T1 e caracteristicamente sinal alto em T2, refletindo seu alto conteúdo de líquido com septações hipointensas finas.
- Descreve-se que a captação de contraste se assemelha a um "favo de mel" por causa das áreas internas de baixo sinal em imagens pós-contraste.

■ Outros Achados de Imagens

- RM sagital é especialmente útil para determinar extensão anterior à nasofaringe e extensão posterior ao tronco encefálico.
- Ocasionalmente, os cordomas que se originam da parte central do *clivus* podem estender-se posteriormente como parte de tecido que se assemelha a um "polegar" e anteriormente indenta a ponte.
- Pequenos focos de sinal de T1 intrinsecamente alto na massa podem refletir hemorragia ou muco.
- RM com supressão de gordura pode ser útil para detectar pequenos cordomas, diminuindo o sinal da medula óssea gordurosa adjacente.
- Deslocamento e encerramento parcial das artérias é característica comum dos cordomas.
- Os cordomas, em geral, têm valores de coeficiente de difusão aparentes mais baixos do que os condrossarcomas, especialmente os cordomas pouco diferenciados.

✓ Pérolas e × Armadilhas

- ✓ Massa na linha média com destruição óssea do *clivus*.
- ✓ Caracteristicamente sinal alto em T2.
- ✓ Extensão à nasofaringe e à fossa posterior.
- ✓ Captação de contraste heterogênea com focos internos de sinal baixo, exibindo um padrão em "favo de mel".
- × Ocasionalmente, cordomas intracranianos podem surgir da linha média do ápice petroso.
- × Pequenos fragmentos de osso sequestrado presos no osso destruído nos cordomas podem ser difíceis de distinguir da matriz condroide dos condrossarcomas.
- × Infrequentemente, os cordomas podem mostrar pouca ou nenhuma captação de contraste por causa de grandes áreas de necrose ou de material mucinoso.

Caso 57

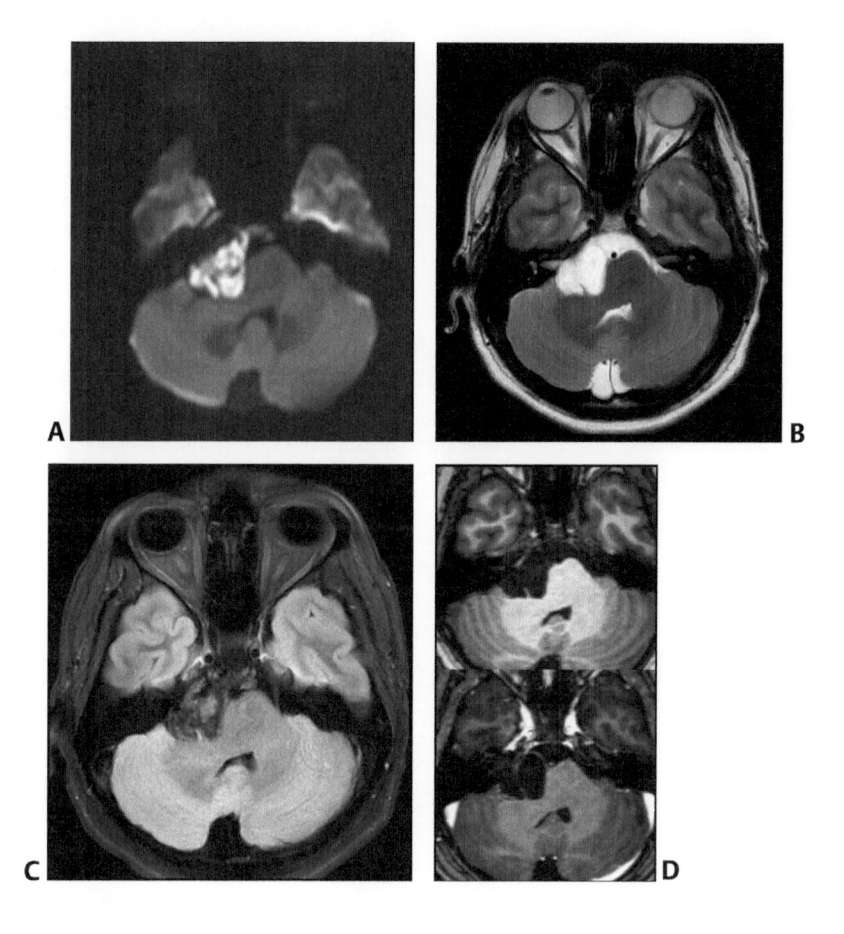

■ Apresentação Clínica

Homem de 30 anos que se apresenta com diagnóstico de massa.

■ Achados de Imagem

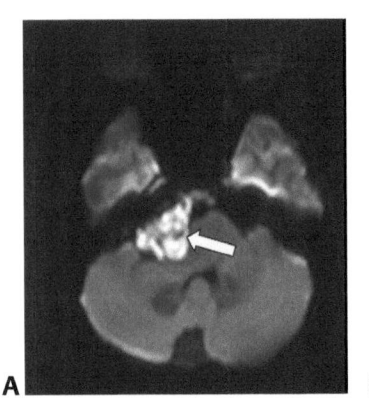

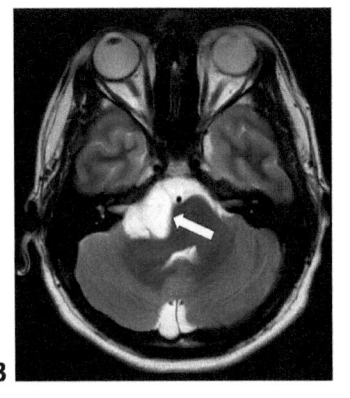

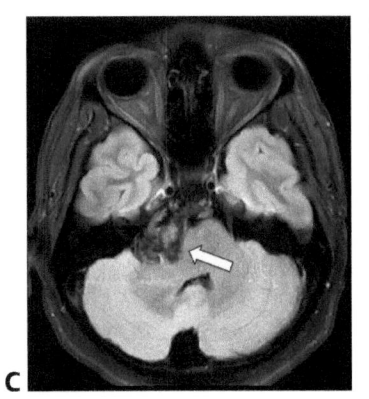

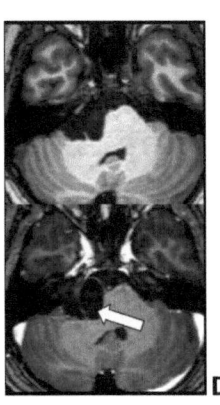

(A) Imagem axial ponderada em difusão demonstra massa no ângulo pontocerebelar (APC) direito com alta intensidade de sinal (*seta*). **(B)** Imagem ponderada (WI) em T2 axial demonstra massa no APC direito com intensidade de sinal semelhante à do líquido cerebrospinal (LCS) (*seta*). **(C)** Imagem axial em recuperação de inversão com atenuação do líquido livre demonstra massa no APC direito com intensidade de sinal heterogênea, que não corresponde ao sinal do LCS (*seta*). **(D)** T1WI axial pré e pós-contraste demonstram massa no APC direito com baixa intensidade de sinal, semelhante ao LCS, sem captação de contraste (*seta*).

■ Diagnóstico Diferencial

- **Cisto epidermeoide:** Os cistos epidermoides são compostos por células epiteliais que formam matriz cerato-hialina que se origina de descamação. A localização geralmente se origina na linha média em cisternas subaracnóideas basais e ventrículos. Eles englobam vaso e nervos.
- *Cisto da aracnoide:* São cistos cheios de líquido cerebrospinal (LCR) que seguem o sinal em todas as sequências. Não há sinal na imagem ponderada em difusão (DWI) nem captação de contraste. A fossa craniana média é a localização mais comum (50%), seguida pelo ângulo pontocerebelar (APC) (10%). Cistos da aracnoide afastam vasos corticais da calota craniana.
- *Cisto dermoide:*
  - Os cistos dermoides também são cistos de inclusão ectodérmica que, além do epitélio escamoso, têm apêndices cutâneos que formam colesterol. Têm um sinal heterogêneo e são hiperintensos em T1 secundariamente ao conteúdo gorduroso. Tendem a apresentar-se em localização na linha média.
  - Os cistos dermoides crescem mais rapidamente do que os cistos epidermoides e podem-se romper, causando meningite química. Caso eles não se rompam, não captam contraste. Vê-se captação de contraste quando se rompem. A localização mais comum é supratentorial. Os cistos dermoides não mostram sinal alto em DWI.

■ Fatos Essenciais

- Os cistos epidermoides são lesões congênitas que se originam da inclusão de tecido epitelial ectodérmico durante o fechamento do tubo neural nas primeiras semanas da embriogênese.
- Cinquenta por cento dos cistos epidermoides intracranianos localizam-se no APC. Outra localização frequente é o quarto ventrículo.
- Crescem pela descamação lenta do epitélio queratinizado estratificado que reveste o cisto.

■ Outros Achados de Imagens

- TC: Os cistos epidermoides têm aparência hipoatenuante com possíveis calcificações marginais.
- RM: Baixo sinal em imagem ponderada (WI) em T1, alto sinal em T2WI, discretamente mais intensa do que o LCS em T1WI e T2WI.
- Na sequência de recuperação de inversão com atenuação do líquido livre, os cistos epidermoides mostram intensidades mistas a hipersinal, mas com pouca demarcação.

✓ Pérolas e × Armadilhas

✓ A presença de queratina nos cistos epidermoides dá o aspecto característico nas imagens em difusão. Como a queratina mostra alto sinal em T2WI e não pode se difundir, aparece intensa em DWI e mostra um mapa do coeficiente de difusão aparente positivo.

× Padrões fora do comum dos cistos epidermoides:
  - "Epidermoides brancos" são ricos em proteínas e aparecem com intensidade homogênea de alto sinal em T1WI e intensidade de sinal baixo em T2WI.
  - Hemorragia intracística em um cisto epidermoide causa intensidades de sinal heterogêneas em razão dos produtos do sangue.

× Deve-se considerar a transformação maligna em carcinoma espinocelular em caso de franca captação de contraste.

Caso 58

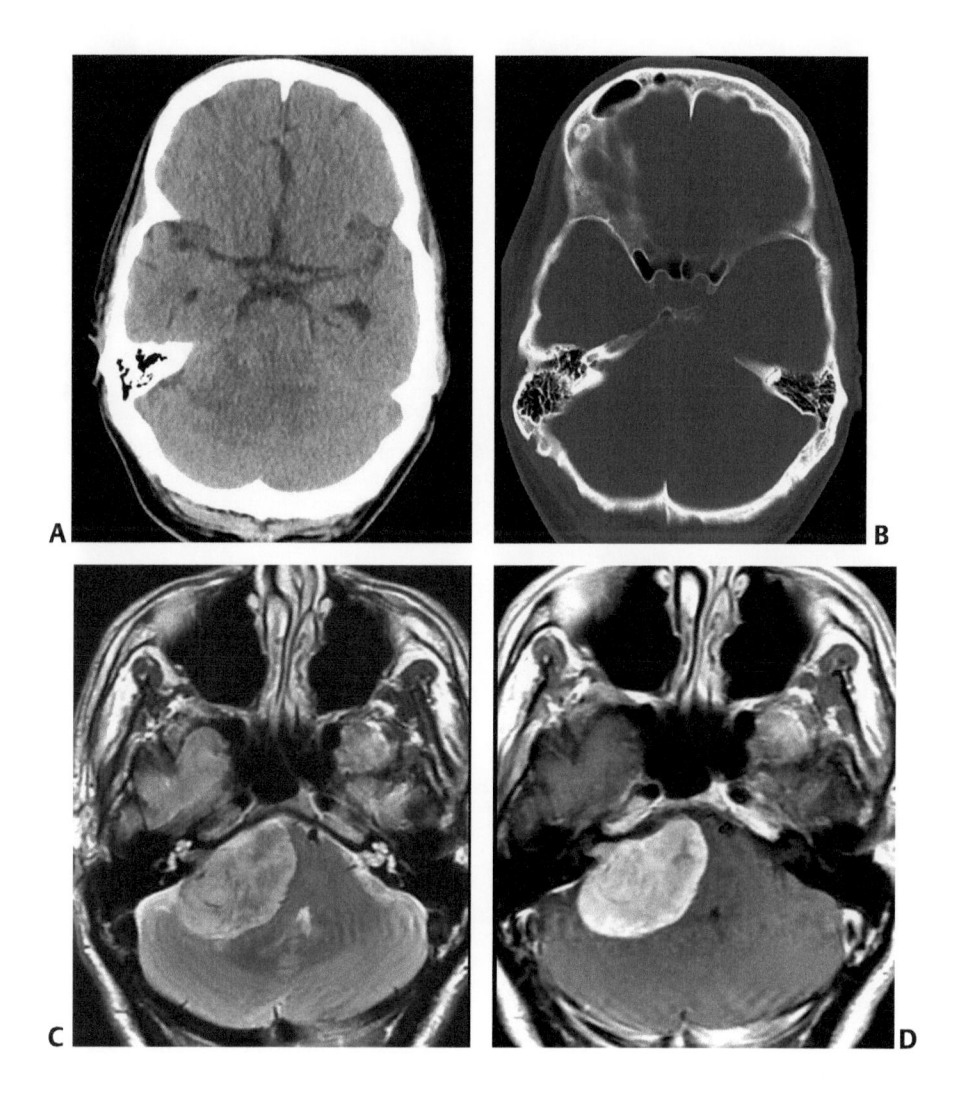

■ Apresentação Clínica

Homem de 38 anos que se apresenta com perda auditiva progressiva à direita.

■ Achados de Imagem

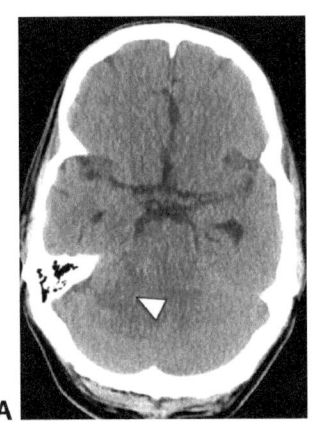

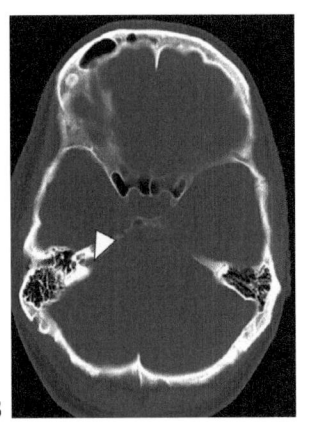

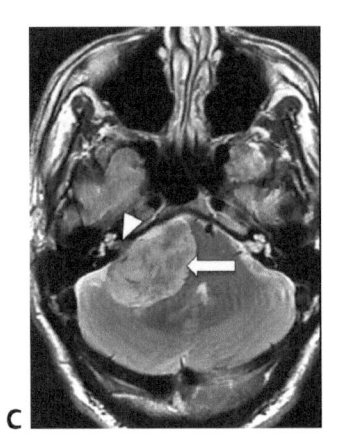

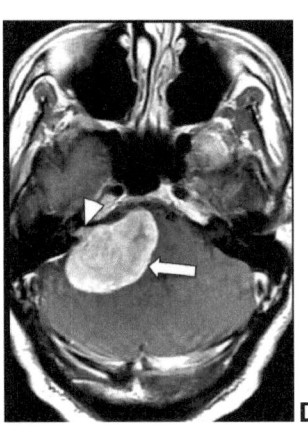

(A) Imagem de TC não contrastada mostra lesão hipodensa mal definida (*cabeça de seta*) no ângulo pontocerebelar direito (APC). Há apagamento do quarto ventrículo. **(B)** Imagem em TC não contrastada na janela óssea mostra dilatação do canal auditivo interno (CAI) direito (*cabeça de seta*).
(C) Imagem ponderada (WI) em T2 axial mostra massa hiperintensa bem definida no APC direito com vácuos de fluxo centrais (*seta*). A lesão estende-se ao CAI direito (*cabeça de seta*). **(D)** T1WI axial contrastada mostra captação homogênea de contraste na massa no APC direito (*seta*). A extensão ao canal CAI direito, expandido, também está evidente (*cabeça de seta*).

■ Diagnóstico Diferencial

- ***Schwannoma vestibular:***
  - Massa bem definida que se origina no canal auditivo interno (CAI) e estende-se ao ângulo pontocerebelar (APC).
  - 70 a 80% das lesões no APC.
  - Configuração em "casquinha de sorvete".
  - Aumento do sinal em T2 com captação de contraste difusa.
  - Ausência de cauda dural.
  - Dependendo do tamanho, essas lesões podem expandir o CAI.
  - Micro-hemorragia vista na imagem em T2*
- *Meningioma:*
  - Segunda massa mais comum no APC.
  - Massa no APC que capta contraste avidamente e origina-se da dura-máter do ápice petroso posterior.
  - Raramente se estende ao CAI.
  - Cauda dural.
  - Calcificações são frequentes.
  - Não apresenta hemorragia.
  - Reação periosteal/esclerose subjacente.
- *Cisto de inclusão epidermoide:*
  - 5% das massas no APC.
  - Segue o sinal do líquido cerebrospinal (LCR) em imagem ponderada (WI) em T1 e T2WI.
  - Não capta contraste.
  - Sinal "sujo" ("heterogêneo") em recuperação de inversão com atenuação do líquido livre (FLAIR).
  - É atravessado por vasos e nervos.
  - Aumento de DWI com valores baixos do coeficiente de difusão aparente com difusão restrita em decorrência do conteúdo de queratina.

■ Fatos Essenciais

- Schwannomas são tumores benignos derivados das células de Schwann.
- Se localizados no APC, tipicamente afetam o nervo vestibular, mas podem afetar os nervos coclear e facial também. Eles se originam perto do poro auditivo e estendem-se ao CAI e ao APC.
- Se pequenos, ficam confinados ao segmento canalicular do nervo afetado.

■ Outros Achados de Imagens

- Podem ser indetectáveis em imagem de TC não contrastada. À medida que crescem, remodelam e expandem o CAI.
- T2WI: A maioria mostra aumento do sinal com vácuos de fluxo centrais. Podem estar presentes cistos murais.
- Baixa porcentagem pode prender LCS e criar um cisto de aracnoide.
- T1 contrastada: captação ávida de contraste.
- Imagem em gradiente-eco pode mostrar as áreas de hemorragia como artefato de suscetibilidade em 1 a 2% dos casos.

✓ Pérolas e × Armadilhas

✓ Schwannomas não tendem a calcificar.
✓ Sempre examine o CAI contralateral; se for visto outro schwannoma, pense em neurofibromatose do tipo 2.
✓ Pacientes com schwannomas vestibulares podem mostrar aumento do sinal coclear em imagem em FLAIR 3D por causa do aumento da concentração de proteínas no espaço perilinfático.
× Se for observada uma cauda no segmento labiríntico, isso favorece um schwannoma facial.
× É rara a transformação maligna.

Caso 59

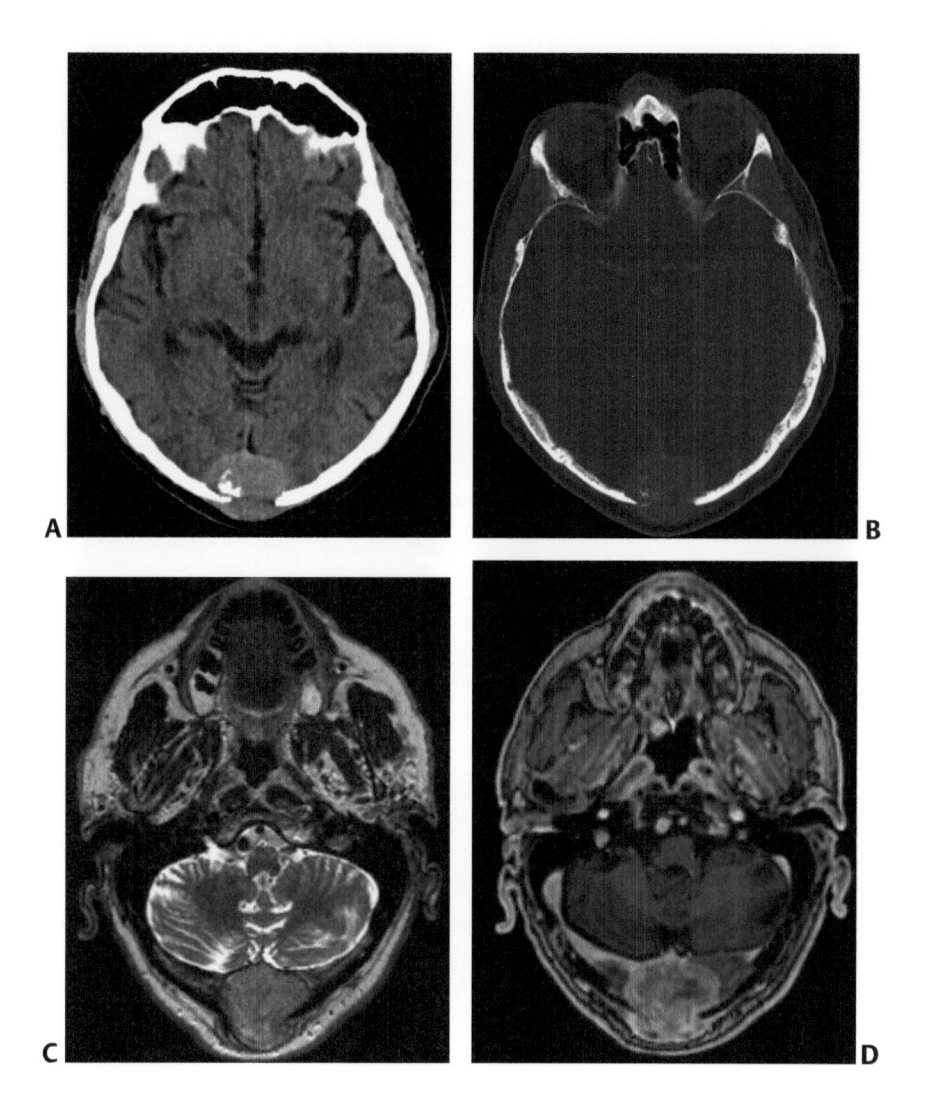

■ **Apresentação Clínica**

Homem de 64 anos com massa indolor no crânio.

■ Achados de Imagem

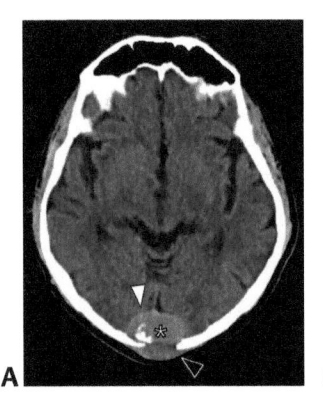

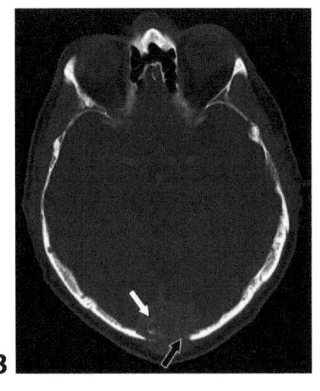

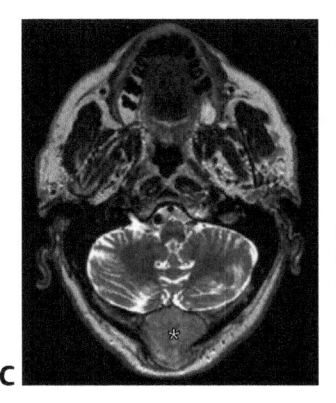

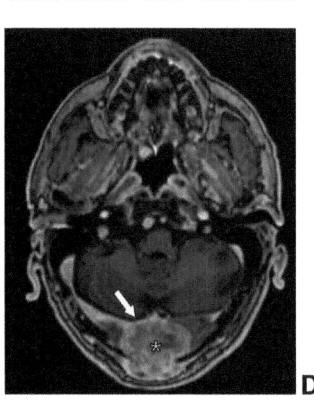

(A) TC axial não contrastada, janela cerebral, mostra massa discretamente hiperdensa na calota craniana (*asterisco*), na linha média, na região occipital, com extensão ao espaço epidural (*cabeça de seta branca*), bem como aos tecidos moles subcutâneos do couro cabeludo (*cabeça de seta preta*). **(B)** TC axial não contrastada, janela óssea, mostra melhor a destruição óssea associada. As bordas da calota craniana adjacente à massa são irregulares e não escleróticas (*seta preta*) e há pequenas calcificações entre a própria massa (*seta branca*), provavelmente refletindo fragmentos ósseos normais pegos no interior da massa, em vez da franca matriz óssea. **(C)** Imagem de RM axial ponderada em T2 obtida algumas semanas mais tarde mostra crescimento de intervalo da massa na calota (*asterisco*), que demonstra sinal isointenso e tem contornos bem definidos. **(D)** Imagem de RM axial pós-contraste em T1 mostra captação de contraste heterogênea no interior da massa (*asterisco*), que está localizada adjacente à inserção torcular e desloca discretamente os seios transversos (*seta branca*).

■ Diagnóstico Diferencial

- **Plasmocitoma:** Os plasmocitoma são a forma solitária do mieloma múltiplo, que é responsável pela neoplasia primária maligna mais comum do osso em adultos, e têm uma predisposição especial para o esqueleto axial. Essas massas são líticas e podem causar expansão ou destruição cortical profunda.
- **Metástase:** Depois dos 50 anos, as metástases ósseas são o tumor ósseo maligno mais comumente encontrado. As lesões são tipicamente assintomáticas e podem ser osteoblásticas, osteolíticas ou de comportamento misto nas imagens. Além disso, as lesões metastáticas podem ser solitárias ou múltiplas.
- *Sarcoma primário do crânio:* Sarcomas primários da calota craniana, em geral, são incomuns e incluem, entre outros, o osteossarcoma, o angiossarcoma e o condrossarcoma. Os sarcomas são massas de aspecto agressivo com componentes de tecidos moles que envolvem compartimentos intra a extracranianos, exibem reação periosteal e formam matrizes ósseas ou condroides, de acordo com o subtipo correspondente.

■ Fatos Essenciais

- Em geral, as lesões na calota craniana podem ser subdivididas em benignas ou malignas.
- A localização, o número de lesões, os padrões de destruição, os contornos e os achados associados (p. ex., componentes de tecidos moles, reação periosteal, matriz) servem para estreitar o diagnóstico diferencial.
- Os plasmocitomas podem originar-se em qualquer osso, mas são particularmente comuns na coluna e em outros ossos chatos com alto conteúdo em medula vermelha, incluindo o crânio, as costelas, o esterno e as clavículas.
- Em geral, esses tumores são mais comuns no gênero masculino e têm um pico de incidência entre a 4ª e a 6ª década de vida.
- As lesões, em geral, são solitárias, osteolíticas e não têm esclerose adjacente.
- O córtex adjacente pode demonstrar expansão ou destruição.
- É necessária biópsia ou aspirado da medula óssea para estabelecer o diagnóstico.
- Em imagens de RM, os plasmocitomas, em geral, são hipo ou isointensos em imagens ponderadas em T1, são isointensos ou hiperintensos nas imagens ponderadas em T2 e mostram padrões variáveis de captação de contraste.

■ Outros Achados de Imagens

- O aspecto na RM algumas vezes é denominado "minicérebro" por causa das hipointensidade curvilíneas finas na massa que simulam sulcos cerebrais.
- As imagens são fundamentais para estabelecer a carga tumoral e a resposta ao tratamento.

✓ Pérolas e × Armadilhas

✓ O plasmocitoma é a forma solitária do mieloma múltiplo.
✓ As massas, em geral, são líticas, expansivas e envolvem ossos chatos.
✓ As margens são caracteristicamente não escleróticas.
× É fundamental uma avaliação do esqueleto ósseo para estabelecer a carga tumoral verdadeira.
× Acredita-se que a detecção do aspecto de "minicérebro" nas lesões vertebrais seja suficientemente patognomônica a ponto de se dispensar a biópsia.

Caso 60

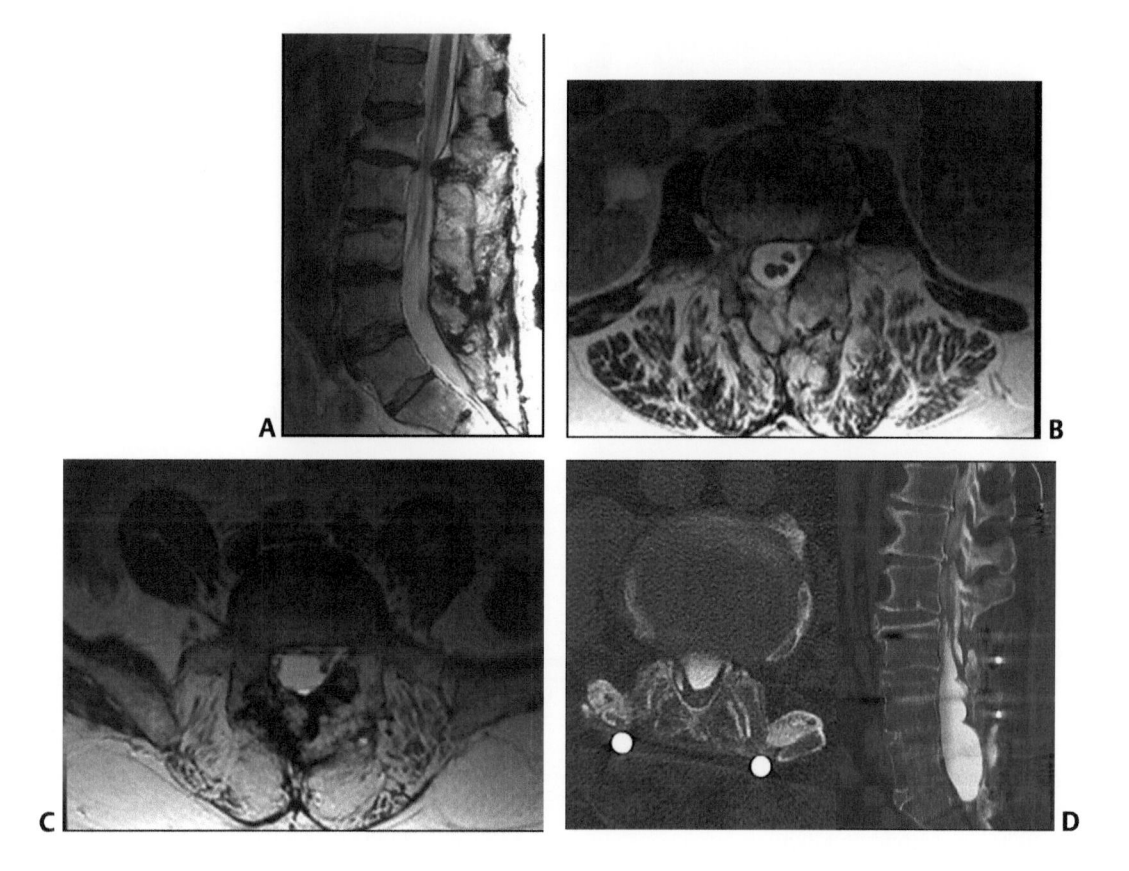

■ Apresentação Clínica

Paciente de 76 anos com história de cirurgia na coluna apresenta dor e parestesias nas extremidades inferiores.

■ Achados de Imagem

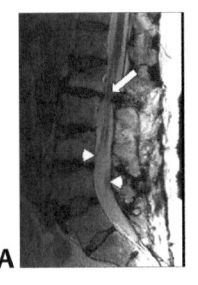

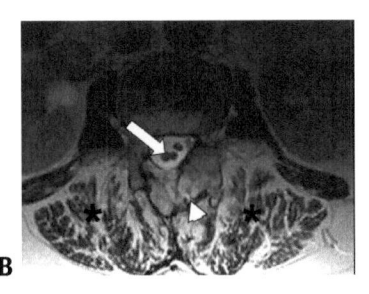

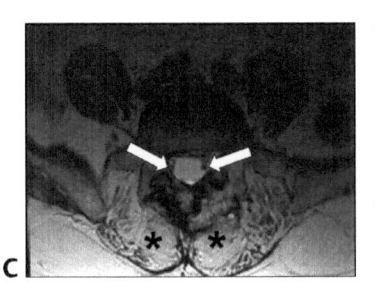

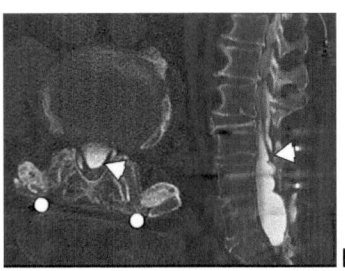

(A) Imagem ponderada (WI) em T2 sagital demonstra estreitamento do canal vertebral em L1 com aglomeração das raízes da cauda equina (*seta*). Há uma distribuição irregular das raízes nervosas mais distalmente (*cabeças de setas*). **(B)** T2WI axial no nível de L3 demonstra raízes nervosas espessadas (*seta*). São observadas alterações pós-operatórias nos elementos posteriores com enxertos em fusões de ossos (*cabeça de seta*). Existe atrofia dos músculos paravertebrais (*asteriscos*). **(C)** T2WI axial no nível de L5 demonstra distribuição periférica das raízes nervosas espessadas, as quais estão aderentes ao saco tecal (*setas*). Há atrofia dos músculos paravertebrais (*asteriscos*). **(D)** Imagens axial e sagital de uma mielografia por TC demonstram alterações da descompressão posterior e fusão. Distribuição periférica das raízes nervosas no saco tecal distal (*cabeças de setas*) cria o chamado aspecto de saco tecal vazio.

■ Diagnóstico Diferencial

- *Aracnoidite adesiva:*
  - Alterações pós-inflamatórias na cauda equina.
  - Espessamento e formação de tufos de raízes nervosas.
  - Adesão de raízes nervosas à dura periférica (sinal do "saco vazio").
  - Massa de tecidos moles (pseudomassa).
  - História de cirurgia lombar, trauma, meningite espinal, anestesia espinal.
- *Síndrome da falha da cirurgia de coluna:*
  - Entidade clínica que se refere à persistência ou reaparecimento de dor depois de cirurgia na coluna.
  - Esse termo engloba causas mecânicas e não mecânicas.
  - As etiologias incluem estenose, instabilidade, pseudoartrose, herniação recorrente, fibrose e aracnoidite.
- *Aracnoidite ossificante:*
  - Ossificação das leptomeninges em virtude da reação inflamatória crônica de grupos de células da aracnoide, mais frequentemente localizadas na coluna torácica.
  - A ossificação da aracnoide tem sido classificada em três tipos diferentes: O tipo I tem um aspecto semicircular ou "de banana", mais frequentemente ao longo da face posterior da medula espinal; o tipo II é mais circular e circunda o saco tecal, e o tipo III caracteriza-se por um padrão em "favo de mel", no qual o saco tecal é atravessado pelas calcificações e pode encerrar raízes nervosas individuais.

■ Fatos Essenciais

- A reação inflamatória da aracnoide-máter pode produzir um exsudato fibrinoso em torno das raízes, fazendo que elas sofram adesão à bainha dural.
- Medula presa e distúrbio do fluxo do líquido cerebrospinal (LCR) são duas características importantes na fisiopatologia da aracnoidite adesiva espinal.

■ Outros Achados de Imagens

- Pequena área do saco tecal que é preenchida por tecido mole compatível com raízes nervosas em tufos ou emaranhadas.
- Contração concêntrica na aracnoide e dura em torno.
- Mielografia:
  - Irregularidade e estreitamento do espaço subaracnóideo, obliteração das mangas das raízes nervosas, aparente espessamento das raízes nervosas, distribuição irregular do meio de contraste introduzido com loculação e formação de cisto e comprometimento da mobilidade do contraste injetado.
  - Bloqueio parcial ou completo do LCR.

✓ Pérolas e × Armadilhas

✓ Achados radiológicos de aracnoidite adesiva podem estar presentes sem sintomas clínicos.
× Outras causas de raízes nervosas espessadas com captação de contraste incluem meningite carcinomatosa (também conhecida como carcinomatose leptomeníngea), metástases intradurais e síndrome de Guillain-Barré.
× Raízes nervosas espessadas sem adesão ou captação de contraste obrigatoriamente levantam a suspeita de doença de Charcot-Marie-Tooth tipo I ou de doença de Déjèrine-Sottas.

Caso 61

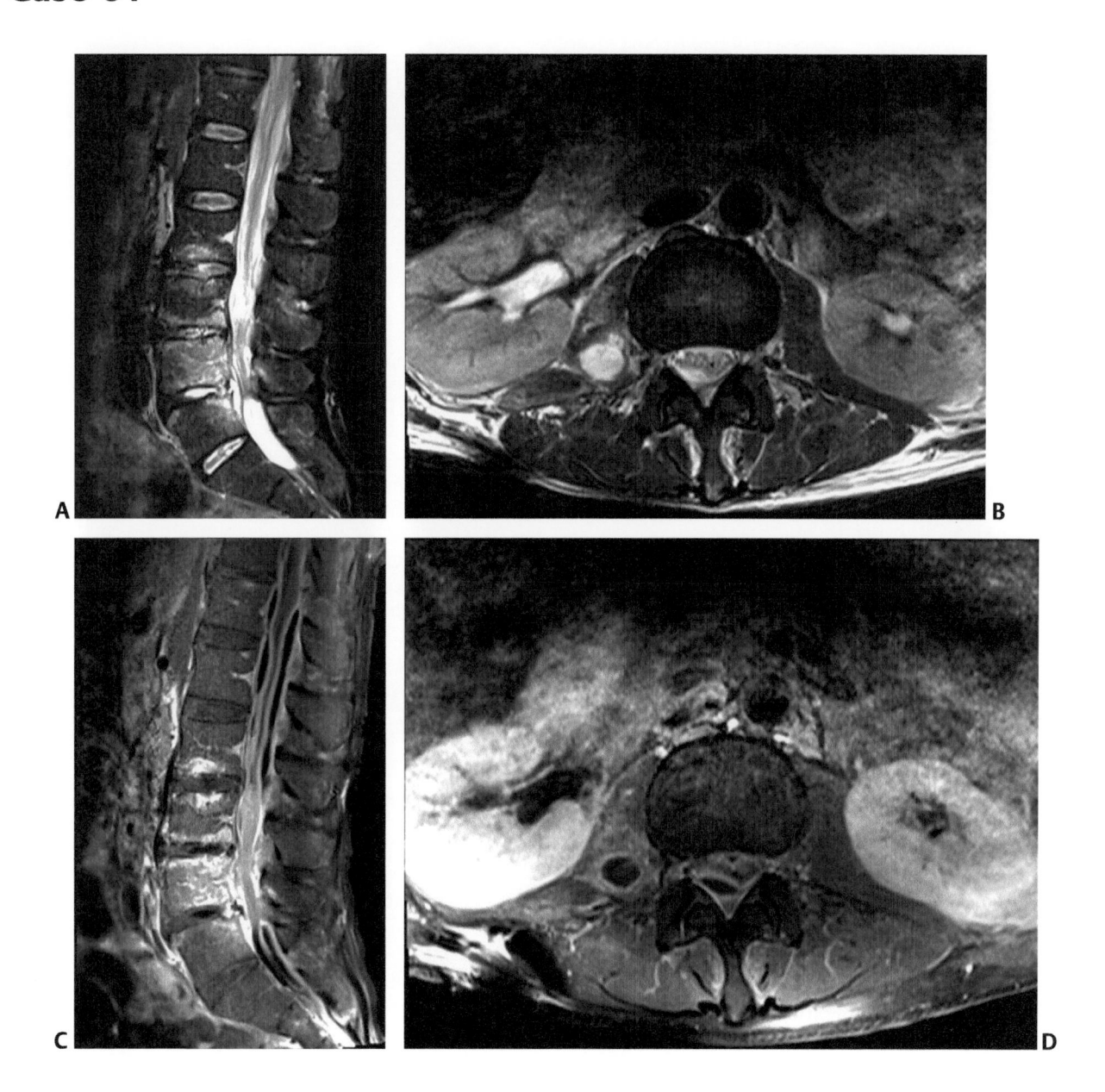

■ Apresentação Clínica

Homem de 60 anos apresenta intensa dor nas costas e recente disfunção vesical. O paciente, no momento, está sendo submetido a tratamento para espondilodiscite.

Achados de Imagem

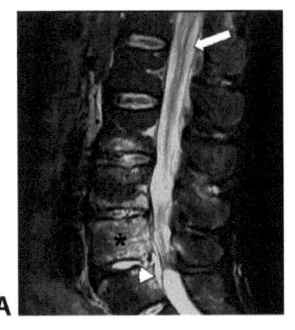

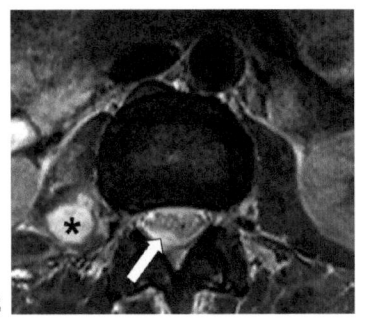

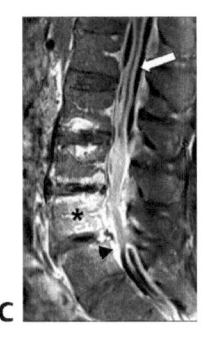

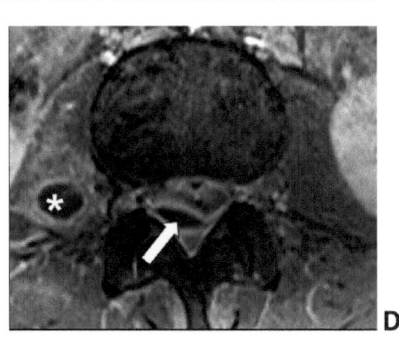

(A) Imagem sagital com inversão-recuperação com T1 curto da coluna lombar mostra aumento do sinal nos corpos vertebrais de L3-L5 (*asterisco*). O canal vertebral demonstra hiperintensidades irregulares em T2 anterior e posteriormente à cauda equina (*seta*). Essa hiperintensidade em T2 estende-se ao espaço epidural anterior e é contígua com o disco intervertebral L4/L5 (*cabeça de seta*). **(B)** Imagem axial ponderada em T2 da coluna mostra coleção de líquido epidural anterior e posterolateral (*seta*). Observa-se um abscesso no músculo psoas direito (*asterisco*). **(C)** Imagem sagital em T1 com saturação de gordura contrastada mostra captação de contraste nos corpos vertebrais L2-L5 (*asterisco*). Um flegmão estende-se ao espaço epidural anterior adjacente ao disco intervertebral L4/L5 (*cabeça de seta*). Observa-se coleção de líquido epidural anterior e por com captação de contraste periférica em toda a coluna lombar (*seta*). **(D)** Imagem axial em T1 contrastada mostra as coleções no líquido epidural anterior e posterior com abscessos (*seta*). Observa-se um abscesso isolado no músculo psoas direito (*asterisco*).

Diagnóstico Diferencial

- **Abscesso epidural espinal:**
  - Coleção de líquido dentro do canal vertebral fora da dura-máter.
  - Estreita o canal vertebral.
  - Aumento do sinal em T2.
  - Pode-se associar a osteomielite ou infecção paraespinal.
  - Captação ávida de contraste das paredes, cápsula espessa.
  - Estende-se ao longo de dois a nove segmentos vertebrais.
  - Sinal anormal difuso dos tecidos moles paraespinais em T2.
- **Hematoma espinal epidural:**
  - Coleção de líquido intraespinal fora da dura-máter.
  - Localização é posterolateral ou anterior.
  - Sinal na imagem por RM depende da idade da hemorragia.
  - Geralmente, estende-se além de três segmentos vertebrais consecutivos.
  - Pode ter captação de contraste marginal.
  - Causa mais frequente é trauma.
- **Linfoma epidural:**
  - Os linfomas epidurais correspondem a 9% de todos os tumores epidurais espinais. O linfoma epidural espinal primário (PSEL) é um subconjunto de linfomas em que não há outros locais reconhecíveis de doença na ocasião do diagnóstico.
  - No interior do canal vertebral, a localização do tumor geralmente é posterior, e não anterior.
  - O PSEL geralmente é isointenso na imagem ponderada (WI) em T1 e isointenso a hiperintenso em T2WI com acentuada captação de contraste.
  - Ocasionalmente, a RM demonstra um componente extraforaminal.

Fatos Essenciais

- Abscessos epidurais espinais são complicações frequentes da espondilodiscite ou osteomielite do corpo vertebral.
- O foco primário de infecção geralmente é o corpo vertebral ou o disco, seguidos pela faceta articular e os tecidos moles perivertebrais.
- O centro do abscesso tem sinal de líquido com captação de contraste periférica espessa.
- Até 80% dos abscessos epidurais têm localização anterior.
- *Staphylococcus aureus* e tuberculose são os patógenos mais frequentes.

Outros Achados de Imagens

- A RM é a melhor modalidade para diagnóstico; deve incluir T1WI com gadolínio e saturação de gordura.
- Os abscessos são hiperintensos em T2WI e podem ser hiperintensos na imagem ponderada em difusão com baixo sinal de coeficiente de difusão aparente.
- Líquido cercado por paredes espessadas geram efeito de massa que pode causar compressão da medula espinal ou de raiz nervosa da cauda equina.

✓ Pérolas e × Armadilhas

✓ Até 30% dos abscessos epidurais têm origem desconhecida.
✓ A falta de diagnóstico precoce pode levar a um desfecho fatal.
✓ Procure uma lesão nos tecidos moles adjacentes, como o abscesso do psoas no presente caso.
× Explore cuidadosamente os contornos do saco tecal se suspeitar de abscesso epidural; o diagnóstico é desafiador nas imagens não contrastadas.
× Há aumento do risco de abscesso epidural em pacientes com cateteres de demora.
× As imagens em TC podem não mostrar a patologia.
× As lesões epidurais facilmente deixam de ser percebidas nas imagens de TC.

Caso 62

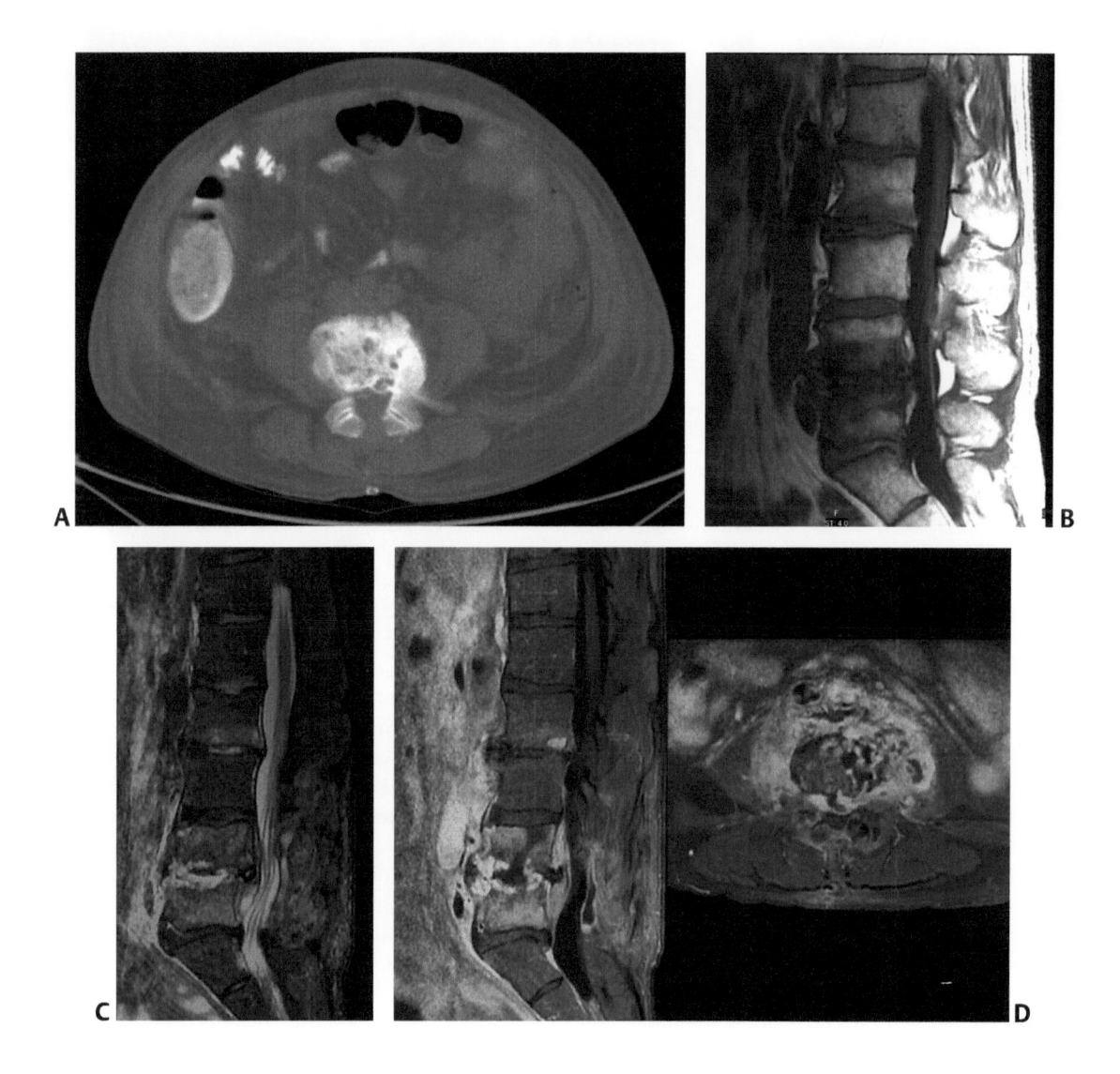

■ Apresentação Clínica

Homem de 52 anos apresenta febre e dor nas costas após cirurgia na coluna lombar.

■ Achados de Imagem

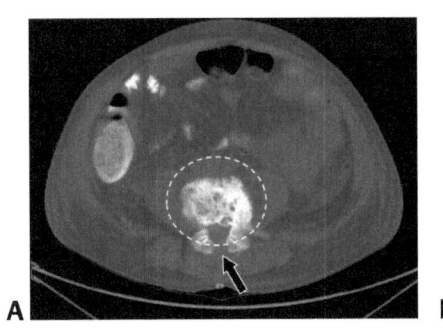

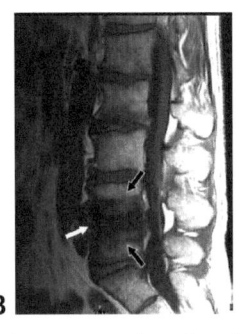

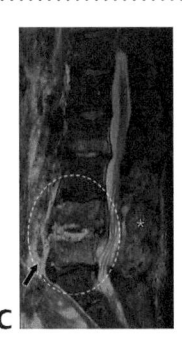

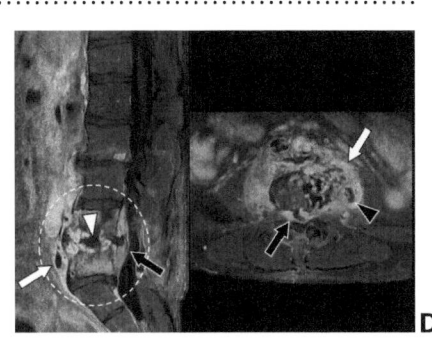

(A) Imagem axial de TC através do abdome, janela óssea, mostra alterações pós-operatórias de laminectomias bilaterais no nível lombar baixo (*seta preta*). Há colapso do disco intervertebral L4-L5 e esclerose das placas terminais de L4 e L5 (*círculo*). **(B)** Imagem sagital em T1 demonstra colapso do disco intervertebral de L4-L5 com irregularidade na placa terminal (*seta branca*). Há diminuição do sinal nas placas terminais e nos corpos vertebrais de L4 e L5 adjacentes (*setas pretas*). **(C)** Imagem sagital em inversão-recuperação com tau curto da coluna lombar mostra edema envolvendo os corpos vertebrais L4 e L5 e o disco L4-L5 (*oval*). Há edema pré-vertebral heterogêneo estendendo-se de L3 à coluna sacral e edema no local cirúrgico (*asterisco*). **(D)** Imagens sagital (*I*) e axial (*II*) pós-contraste em T1 da coluna lombar demonstram captação de contraste dos corpos vertebrais L4 e L5 e do disco interposto (*círculo*) com hipointensidade central sugerindo formação de abscesso (*cabeça de seta branca*). Há uma captação de contraste epidural anterior causando estenose moderada do canal vertebral (*setas pretas*). Igualmente, vê-se captação de contraste heterogênea dos tecidos moles pré-vertebrais (*setas brancas*) com pequenas áreas de falta de captação de contraste compatíveis com pequenos abscessos (*cabeça de seta preta*).

■ Diagnóstico Diferencial

- **Espondilodiscite bacteriana:** Infecção piogênica do espaço discal que ataca a placa terminal em adultos e a borda do disco em crianças. Esse processo envolve o disco e os corpos vertebrais adjacentes, resultando em edema, captação de contraste e reação inflamatória que podem estender-se ao espaço perivertebral e ao compartimento epidural.
- *Espondilite tuberculosa (doença de Pott):* Local mais comum de envolvimento musculoesquelético por tuberculose (TB). A infecção costuma propagar-se ao longo do compartimento subligamentar subjacente ao ligamento longitudinal anterior e envolve múltiplos níveis. Em geral, poupa relativamente os discos intervertebrais nos primeiros estágios da infecção. Há irregularidade que afeta predominantemente a face anterior do corpo vertebral e a placa terminal.
- *Espondilose degenerativa:* A doença discal degenerativa pode levar ao colapso da altura do disco e alterações edematosas da placa terminal (Modic tipo 1) e até captação de contraste inflamatória. No entanto, o envolvimento extenso dos tecidos moles pré-vertebrais e do espaço epidural com pequenas bolsas de formação do abscesso torna improvável tal diagnóstico.

■ Fatos Essenciais

- A coluna lombar é o local mais comum de envolvimento (50%), seguida pelos segmentos torácico e cervical.
- Tipicamente, somente um nível é afetado, consistindo em dois corpos vertebrais e seu disco interposto.
- O microrganismo causador mais comum é o *Staphylococcus aureus*, sendo responsável por 55 a 90% dos casos.

- As imagens de TC e radiográficas podem estar normais nos primeiros estágios da infecção.
- Mais tarde, na evolução do quadro, TC e radiografia podem mostrar irregularidade na placa terminal. Finalmente pode ocorrer esclerose do osso afetado em 10 a 12 semanas.
- O nível envolvido tipicamente mostra irregularidade da placa terminal com baixa intensidade de sinal na imagem em T1, alta intensidade de sinal na imagem em T2 e captação de contraste variável, o que pode envolver o próprio disco e a medula óssea vertebral adjacente.
- Pode haver formação de flegmão ou abscesso, estendendo-se aos tecidos moles paravertebrais e ao espaço epidural.

■ Outros Achados de Imagens

- Restauração do sinal normal de gordura na medula óssea e redução do grau e extensão da captação de contraste paravertebral são sinais sensíveis da resposta ao tratamento.

✓ Pérolas e × Armadilhas

✓ Na espondilodiscite piogênica, o espaço discal é envolvido cedo na evolução da infecção.
✓ A propagação da doença ocorre de maneira contígua.
× O quadro clínico e as imagens nem sempre se correlacionam. Embora o paciente possa estar melhorando clinicamente, as anormalidades vertebrais e discais podem permanecer estáveis ou até progredir.
× Infecção piogênica por implantação hematogênica pode afetar unicamente os corpos vertebrais, poupando o disco intervertebral.

Caso 63

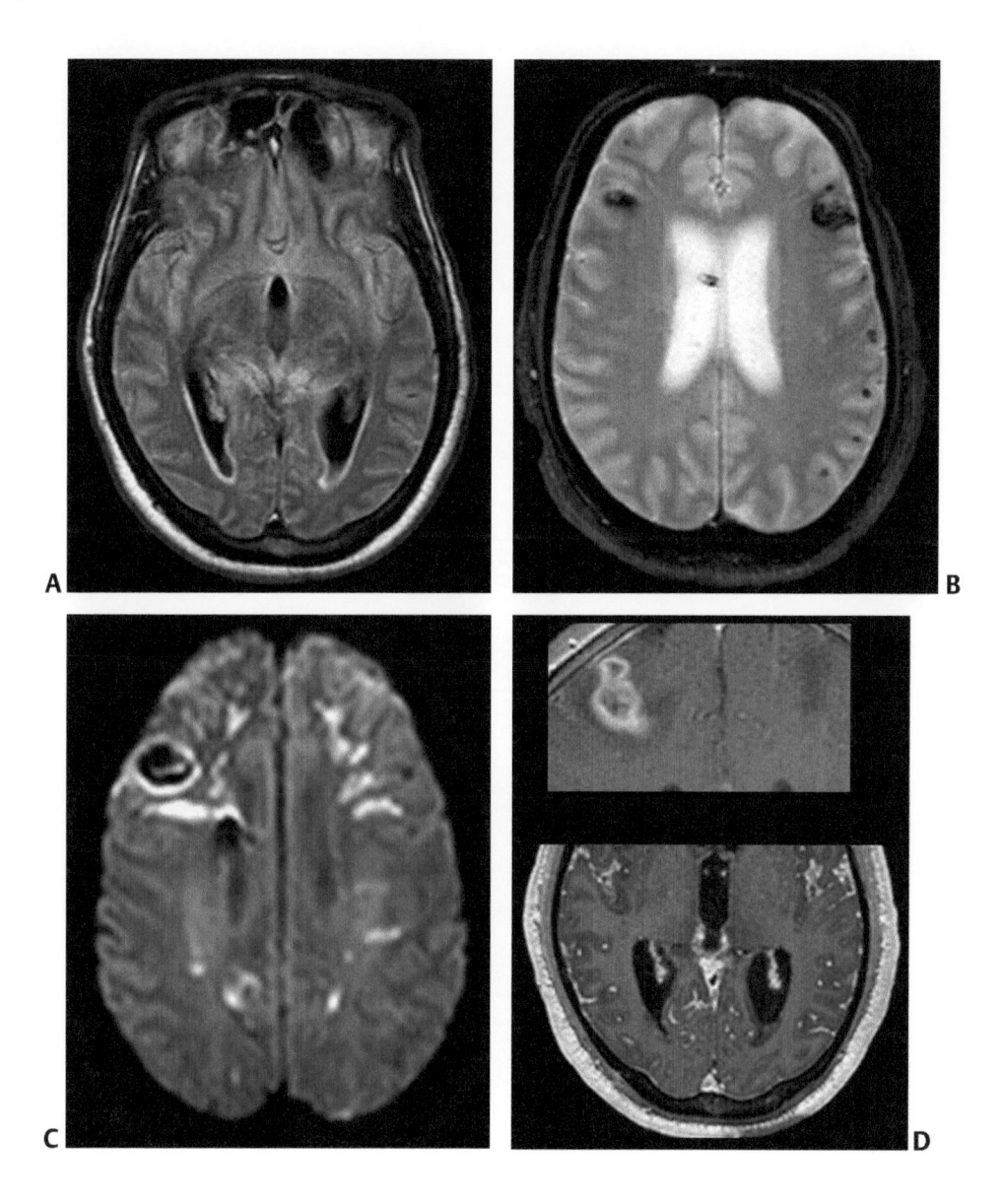

■ Apresentação Clínica

Homem de 37 anos em imunossupressão apresenta choque séptico.

Achados de Imagem

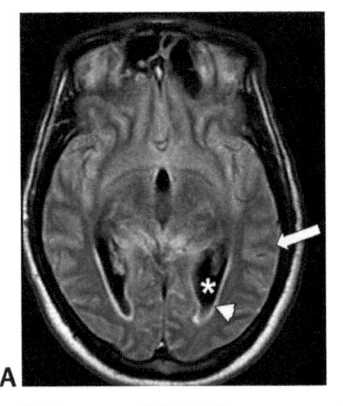

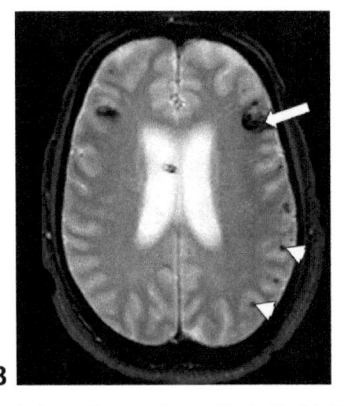

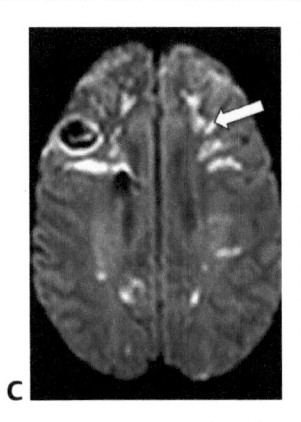

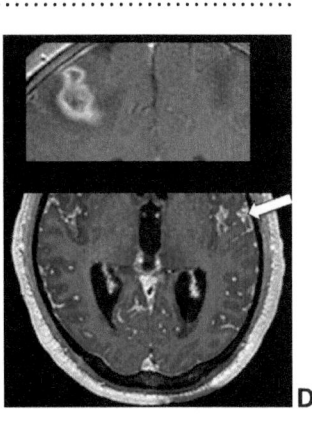

(A) Imagem axial de RM em recuperação de inversão com atenuação do líquido livre mostra apagamento dos sulcos cerebrais com aumento de sinal (*seta*). Os ventrículos estão dilatados (*asterisco*), com hiperintensidade da substância branca periventricular (*cabeça de seta*) compatível com hidrocefalia. **(B)** Imagem axial em gradiente-eco (GRE) *recalled* do cérebro mostra múltiplas áreas puntiformes de suscetibilidade subcortical (*cabeças de setas*) relacionadas com hemorragias puntiformes. As lesões nos lobos frontais são maiores (*seta*). **(C)** Imagem ponderada em difusão mostra múltiplas áreas subcorticais de difusão restrita (*seta*). **(D)** Imagem axial ponderada em T1 contrastada mostra captação de contraste leptomeníngea difusa (*seta*). A *imagem no topo* mostra captação de contraste irregular do anel de uma das lesões relacionada com embolia séptica.

Diagnóstico Diferencial

- **Múltiplos êmbolos sépticos cerebrais e meningite:**
  - Disseminação hematogênica de êmbolos sépticos tipicamente de valvopatia cardíaca.
  - Múltiplas lesões bilaterais no território da artéria cerebral média envolvendo ramos corticais terminais.
  - Localização subcortical
  - Supratentorial mais frequente do que infratentorial.
  - Difusão restrita por isquemia.
  - É comum a hemorragia.
  - Captação de contraste nodular ou em anel.
  - Edema vasogênico em torno.
- *Criptococose cerebral:*
  - Envolvimento meníngeo difuso, com aumento do sinal em recuperação de inversão com atenuação do líquido livre (FLAIR), tipicamente não capta contraste.
  - Envolvimento dos núcleos da base com pseudocistos gelatinosos.
  - Incomum na substância branca subcortical.
- *Linfoma cerebral:*
  - Doença parenquimatosa que afeta mais os núcleos da base e apresenta-se com aumento do sinal em FLAIR e alta celularidade, vista como mapas escuros do coeficiente de difusão aparente.
  - Envolvimento meníngeo, em geral apresentando-se como captação de contraste nodular, favorecendo as cisternas da base.
  - É possível o envolvimento ependimário.

Fatos Essenciais

- São comuns os êmbolos sépticos em pacientes com endocardite.
- Recomenda-se ultrassonografia cardíaca com Doppler.
- *Staphylococcus aureus* e *Streptococcus viridans* são os patógenos mais comuns.
- Nos usuários de drogas intravenosas (IV), podem ocorrer embolias sépticas por estafilococo e por fungos.

Outros Achados de Imagens

- TC: Áreas puntiformes de hipodensidade. Hiperdensa se estiver presente hemorragia.
- RM:
  - T2: Edema vasogênico em torno de uma lesão hiperintensa.
  - T1 contrastada: captação de contraste nodular ou em anel.
  - FLAIR: Boa para avaliar a extensão do edema vasogênico.
  - Imagem ponderada em difusão (DWI): Difusão restrita em áreas de isquemia e no interior dos abscessos.
  - Gradiente-eco (GRE): Observa-se suscetibilidade em áreas de hemorragia.

✓ Pérolas e × Armadilhas

✓ A hemorragia é comum na embolia séptica.
✓ Nos dependentes de drogas IV com hemorragia intracraniana, justifica-se a avaliação da vascularização intracraniana para excluir aneurismas micóticos.
× DWI e imagens ponderadas em suscetibilidade/GRE ajudam a diferenciar entre êmbolos tumorais e não tumorais para o cérebro.

Caso 64

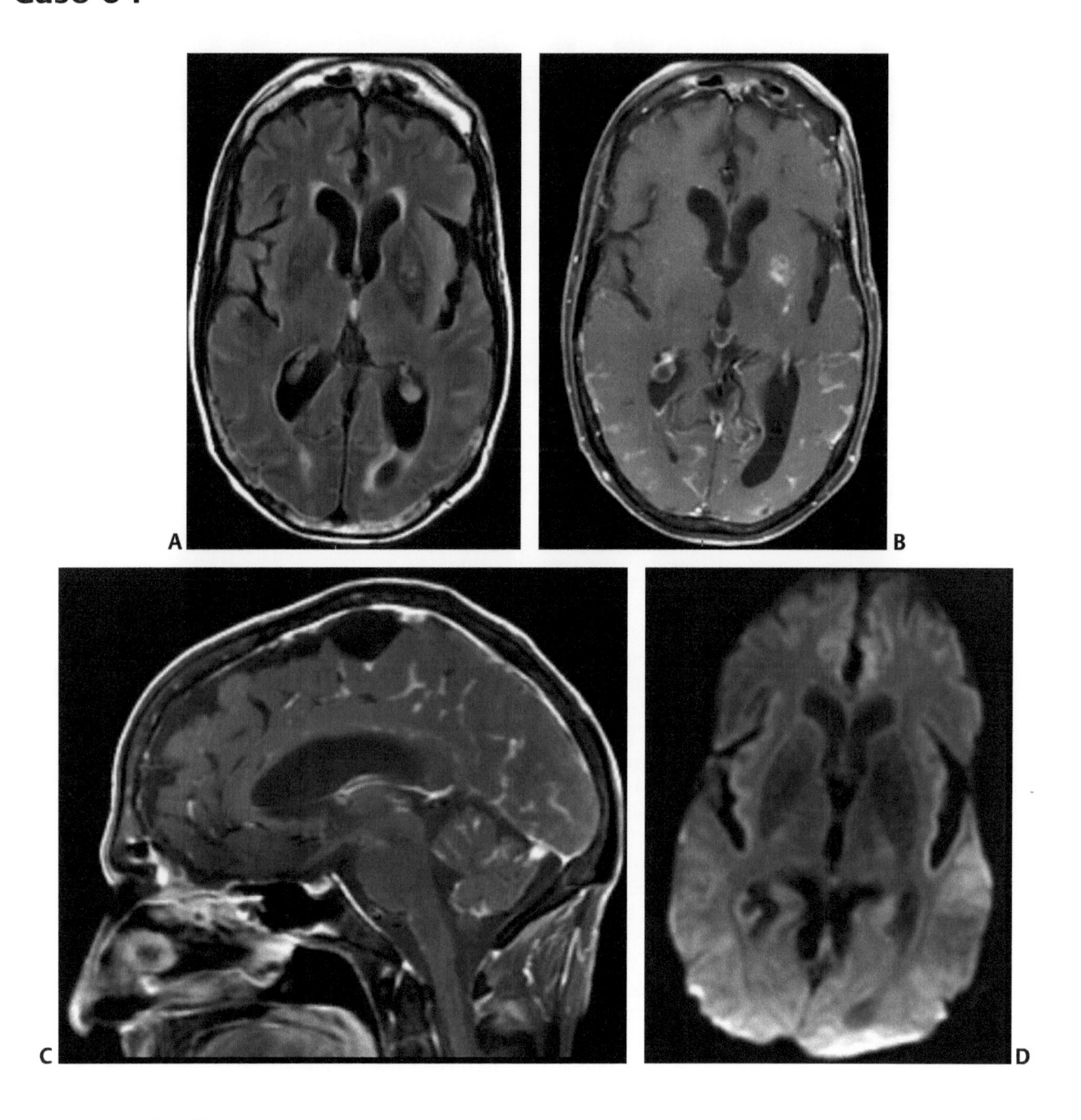

■ Apresentação Clínica

Homem de 54 anos com história de leucemia linfocítica crônica.

■ Achados de Imagem

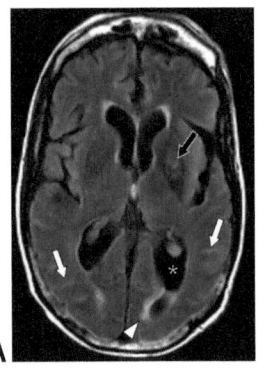

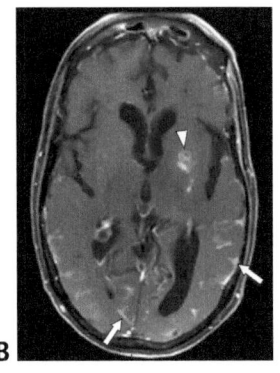

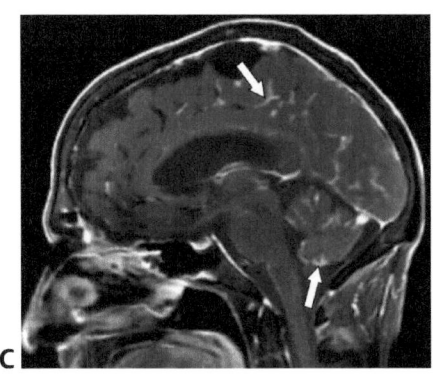

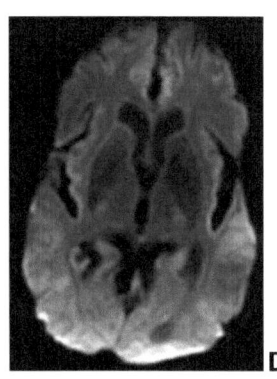

(A) Imagem axial em recuperação de inversão com atenuação do líquido livre mostra intensidade de sinal difusamente aumentada nos sulcos cerebrais bilateralmente, o que é mais pronunciado nos lobos temporais e occipitais (*setas brancas*). Há um foco mal definido de hiperintensidade no núcleo lentiforme esquerdo (*seta preta*). Os ventrículos são difusamente proeminentes (*asterisco*) e há fluxo transependimário do líquido cerebrospinal (*cabeça de seta branca*). A medula óssea diplóica mostra hiperintensidade nos ossos occipital e parietal. **(B)** Imagem axial pós-contraste em T1 demonstra captação de contraste leptomeníngea nodular espessa predominantemente na face posterior dos hemisférios cerebrais bilateralmente (*setas*). Há pequenas lesões císticas compatíveis com espaços perivasculares dilatados com captação de contraste periférica no núcleo lentiforme esquerdo (*cabeça de seta*). **(C)** Imagem sagital pós-contraste em T1 mostra captação de contraste leptomeníngea nodular espessa envolvendo compartimentos supra e infratentorial (*setas*). **(D)** Imagem axial ponderada em difusão não mostra difusão restrita anormal.

■ Diagnóstico Diferencial

- **Meningite fúngica:** Infecção do sistema nervoso central (SNC) vista mais comumente no hospedeiro imunodeficiente. Causada por infiltração leptomeníngea de patógenos fúngicos com focos infecciosos primários em geral no pulmão ou no intestino. Nas imagens, a apresentação característica é captação de contraste leptomeníngea nodular espessa.
- *Infiltração leucêmica das meninges:* Invasão das meninges causada por leucemia pode ocorrer secundariamente à propagação hematogênica ou por invasão direta a partir da medula óssea afetada adjacente. Esse quadro é mais comum em pacientes com os tipos agudos de leucemia (leucemia mieloide aguda e leucemia linfocítica aguda). O diagnóstico é determinado pela detecção de células leucêmicas no líquido cerebrospinal (LCR). Radiograficamente, o envolvimento leptomeníngeo pode ser focal ou difuso e, em geral, tem aspecto multinodular.
- *Meningite piogênica:* Doença infecciosa do SNC causada por patógenos bacterianos e radiograficamente resultando em captação de contraste leptomeníngea linear fina, e não captação nodular espessa. As imagens ponderadas em difusão podem demonstrar difusão restrita nos sulcos cerebrais se o material purulento estiver acumulado no espaço extra-axial.

■ Fatos Essenciais

- Os fungos podem ser divididos em três categorias: leveduras, bolores e fungos dimórficos.
- Leveduras: *Cryptococcus* (mais comum entre as doenças fúngicas do SNC) e *Candida*.
- Bolores: *Aspergillus* e *Mucorales*.
- Fungos dimórficos: *Blastomyces, Coccidioides* e *Histoplasma*.
- Em geral vistos em pacientes com história de diabetes, AIDS e/ou transplante de órgãos.
- Os patógenos mais comuns nas infecções fúngicas no SNC são *Cryptococcus*, seguido por *Aspergillus* e *Candida*.
- As infecções fúngicas do SNC que se apresentam primariamente como meningite incluem *Cryptococcus, Coccidioides, Blastomyces* e *Histoplasma*.
- Meningite é manifestação isolada em um espectro de manifestações vistas em infecções fúngicas do SNC.
- Em geral, pode haver envolvimento meníngeo ou parenquimatoso. O diagnóstico é estabelecido por detecção de fungos no LCS ou por biópsia no caso de massas parenquimatosas.
- Captação de contraste leptomeníngea linear espessa tende a ocorrer na base do crânio.

■ Outros Achados de Imagens

- Obstrução das granulações da aracnoide pode resultar em hidrocefalia.
- Cistos agrupados nos núcleos da base e nos tálamos causados por acúmulo de material gelatinoso nos espaços perivasculares sugerem fortemente *Cryptococcus* como agente causador.

✓ Pérolas e × Armadilhas

- ✓ Acesso ao SNC pode ser adquirido por propagação hematogênica, infecção do LCR ou propagação direta a partir de doença sinonasal.
- ✓ Cada patógeno demonstra características próprias de imagens; entretanto, é necessária a detecção microbiológica da levedura ou fungo para o diagnóstico definido.
- ✓ Alguns processos de meningite fúngica são angiocêntricos e podem apresentar-se com múltiplos acidentes vasculares encefálicos.
- × Pelo fato de que os pacientes, em geral, são imunodeficientes, os achados de imagens podem mostrar pouca ou nenhuma resposta inflamatória.
- × Imagens transversais não são específicas ou sensíveis na detecção de meningite.

Caso 65

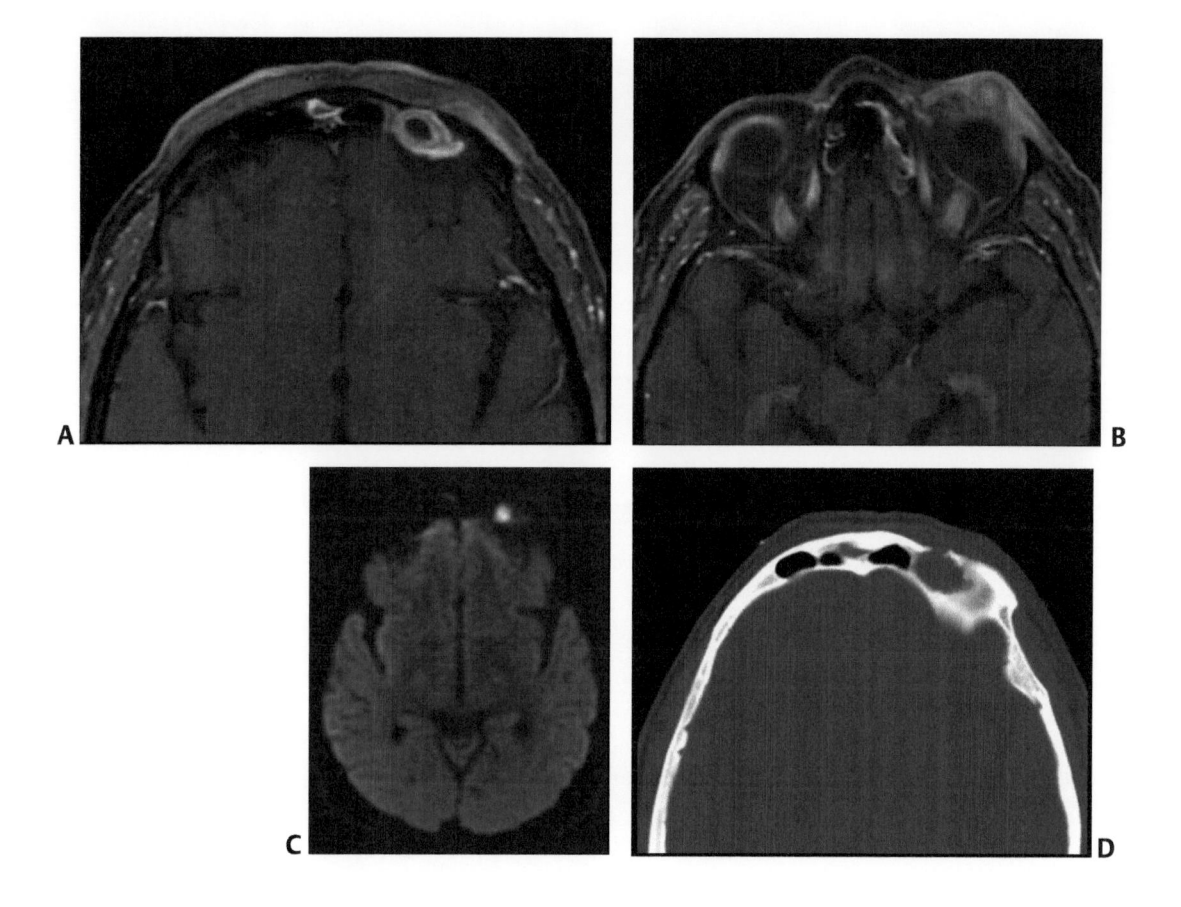

■ Apresentação Clínica

Jovem de 18 anos apresenta sinusite há 1 ano e aumento de volume da pálpebra há 3 semanas.

Achados de Imagem

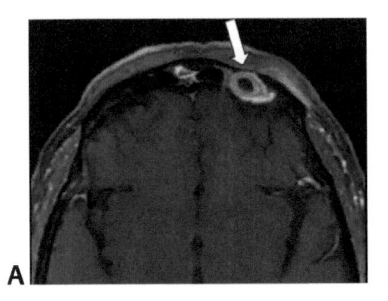

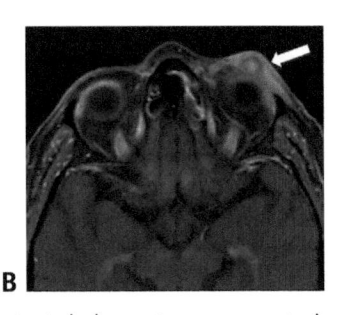

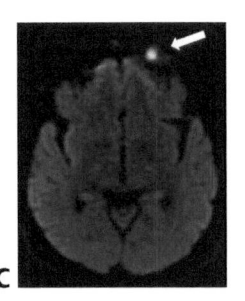

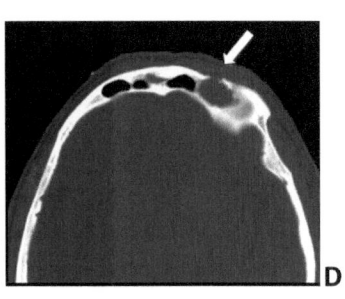

(A) Imagem ponderada (WI) em T1 axial contrastada demonstra espessamento de mucosa, captando contraste no seio frontal esquerdo (*seta*), causando diminuição da espessura da tábua externa e captação de contraste nos tecidos moles adjacentes. (B) T1WI axial contrastada demonstra captação de contraste por coleção nos tecidos moles na pálpebra esquerda (*seta*). (C) Imagem axial ponderada em difusão mostra difusão restrita no centro da lesão na pálpebra esquerda (*seta*). (D) Imagem axial de TC demonstra opacificação completa do seio frontal esquerdo, com erosão óssea da tábua externa e edema dos tecidos moles adjacentes (*seta*).

Diagnóstico Diferencial

- **Tumor edematoso de Pott:** O tumor edematoso de Pott é complicação rara da sinusite frontal, resultando em abscesso subperiosteal do osso frontal com osteomielite subjacente.
- *Mucocele:*
  - As mucoceles dos seios paranasais ocorrem em decorrência de obstrução do óstio de um seio por reação inflamatória, trauma, massa, entre outras causas, com resultante acúmulo de muco e finalmente expansão do seio.
  - As mucoceles frontais podem estender-se à órbita e apresentar-se como massa.
- *Gliomas nasais:*
  - Também conhecidos como heterotopia glial nasal.
  - Lesão congênita rara composta por células gliais displásicas que perderam as conexões intracranianas e apresentam-se como massa extra ou intranasal.
  - Clinicamente presentes nos primeiros meses de vida ou na infância como massa firme vermelha a azulada e coberta por pele.

Fatos Essenciais

- Osteomielite frontal com abscesso subperiosteal do osso frontal associado.
- Deve-se mais comumente a uma sinusite frontal e pode propagar-se em decorrência de um trauma no seio frontal, propagação hematogênica de sinusite ou tromboflebite retrógrada via veias diploicas de Galeno.
- Também descrito secundariamente a mastoidite, picadas de insetos, doença maligna e acupuntura.

Outros Achados de Imagens

- TC do cérebro é o estudo de escolha. Identifica complicações intra e extracranianas associadas à sinusite frontal.
- RM com gadolínio pode ajudar a elucidar melhor a extensão intracraniana da doença.

✓ Pérolas e × Armadilhas

✓ Os seios frontais desenvolvem-se a partir das células aéreas etmoidais e aproximam-se do tamanho do adulto entre 12 e 13 anos de idade. As veias diploicas são responsáveis pela drenagem venosa do seio frontal. O tumor edematoso de Pott tende a ser complicação da sinusite frontal em crianças na idade escolar (pré-adolescentes e adolescentes masculinos) porque a adolescência é o tempo em que a vascularidade das veias diploicas chega ao máximo.

× O tumor edematoso de Pott pode-se propagar internamente, levando à formação de abscesso intracraniano ou epidural, à trombose de veias corticais e ao empiema subdural. As estruturas intracranianas precisam ser avaliadas minuciosamente.

Caso 66

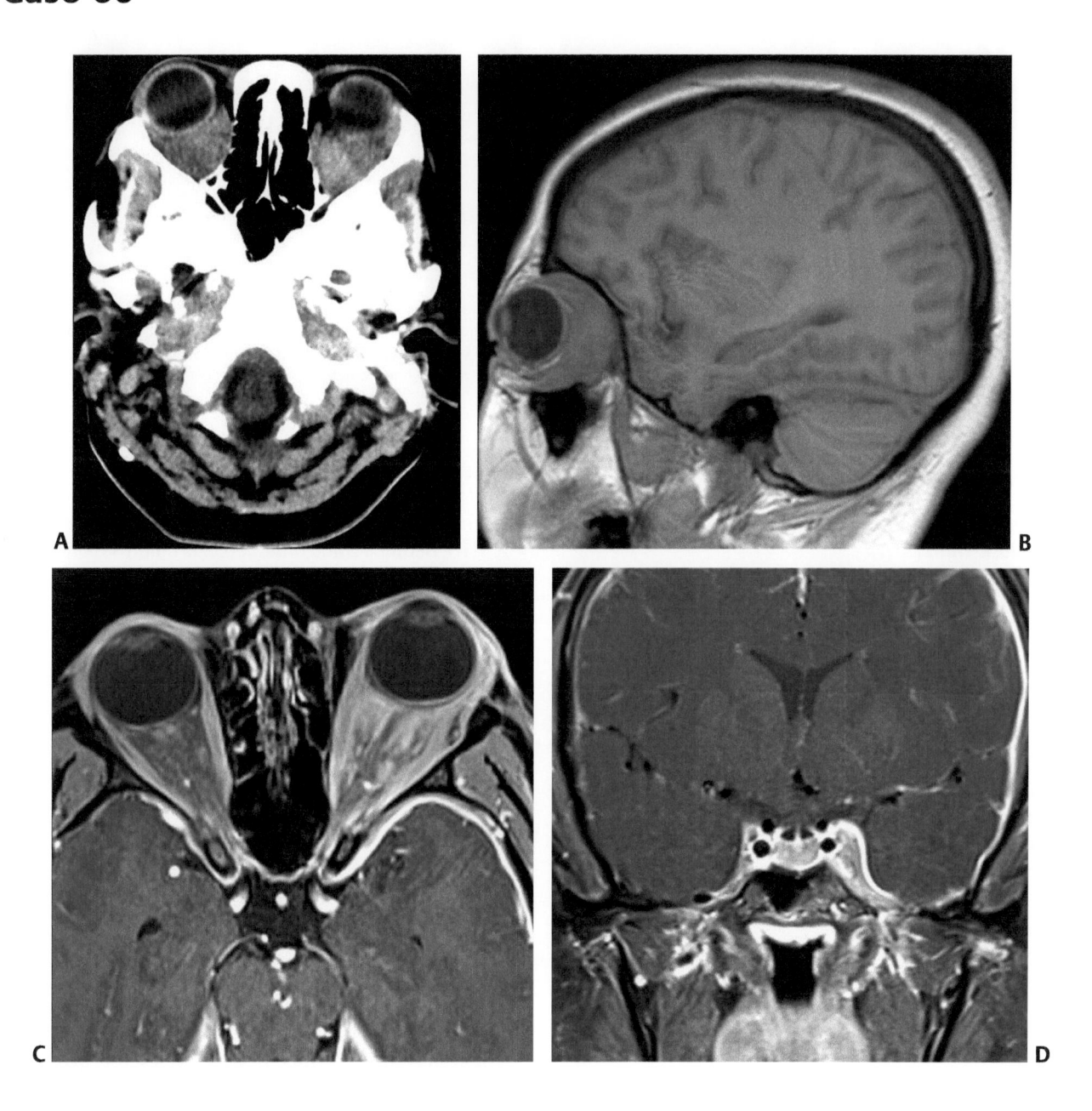

■ Apresentação Clínica

Paciente de 31 anos com a síndrome do antifosfolípide apresenta dor e proptose no olho esquerdo.

■ Achados de Imagem

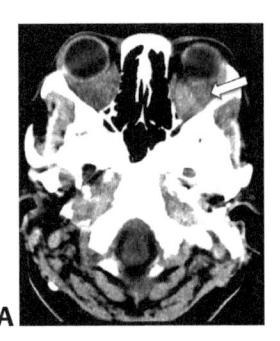

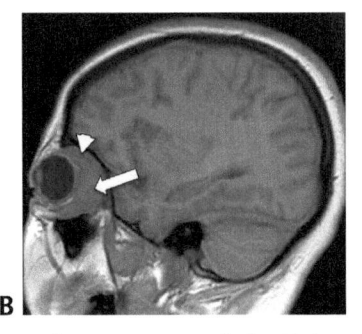

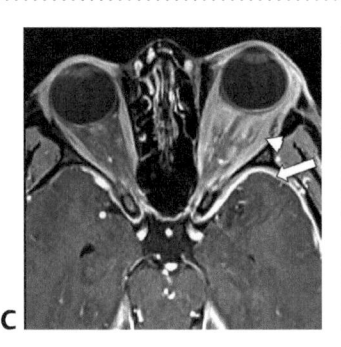

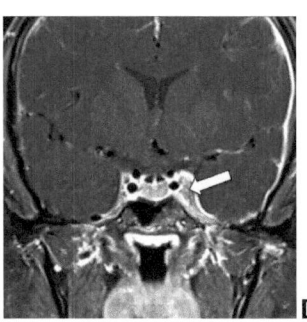

(A) Imagem axial de TC não contrastada mostra aumento da densidade no espaço intraconal esquerdo (*seta*). **(B)** Imagem ponderada (WI) em T1 sagital não contrastada mostra lesão isointensa no espaço intraconal (*seta*) e nos músculos extraoculares (*cabeça de seta*) com características expansivas. **(C)** Imagem axial em T1 contrastada demonstra captação de contraste da órbita esquerda e dos músculos extraoculares (*cabeça de seta*). A dura-máter mostra captação de contraste espessa difusa (*seta*). **(D)** T1WI coronal contrastada mostra espessamento e abaulamento da parede lateral do seio cavernoso esquerdo com captação de contraste (*seta*).

■ Diagnóstico Diferencial

- ***Inflamação orbital idiopática (pseudotumor) e síndrome de Tolosa-Hunt (STH):***
  - Massa contrastada mal definida que pode envolver diferentes espaços na órbita.
  - Hipointensa na imagem ponderada (WI) em T2 quando se associa à imunoglobulina G4 (IgG4).
  - É contrastada.
  - A STH consiste em extensão ao seio cavernoso e associação com oftalmoplegia dolorosa aguda.
  - Bilateral em 25% dos casos.
- *Linfoma*:
  - Massa com margens lobuladas envolvendo diferentes estruturas da órbita; a glândula lacrimal é mais frequentemente afetada pela captação de contraste difusa.
  - Discretamente hiperintensa comparada ao músculo em T2WI.
  - Tipicamente, há envolvimento bilateral.
  - Pode ser um linfoma primário ou secundário, principalmente do tipo não Hodgkin.
  - A apresentação clínica é não aguda e dolorosa.
- *Sarcoidose*:
  - Pode afetar múltiplas estruturas orbitais, favorecendo a bainha do nervo óptico e estendendo-se ao quiasma óptico. Pode-se apresentar com uveíte.
  - Não se apresenta como dor aguda.
  - A doença intracraniana favorece a face cisternal dos nervos cranianos. Doença leptomeníngea segue a pia-máter.
  - Ocorre envolvimento dos núcleos da base através dos espaços perivasculares.

■ Fatos Essenciais

- Doença inflamatória crônica de origem desconhecida.
- A STH é definida como oftalmoplegia dolorosa combinada a paralisias dos oculomotores e perda sensorial da divisão oftálmica do nervo trigêmeo.

■ Outros Achados de Imagens

- O pseudotumor pode afetar a órbita em múltiplas localizações:
  - Envolvimento orbital difuso.
  - Glândula lacrimal.
  - Região pré-septal.
  - Região apical com extensão ao seio cavernoso.

✓ Pérolas e × Armadilhas

✓ A STH é específica para pacientes com pseudotumor orbital que se estenda ao seio cavernoso e apresenta-se com oftalmoplegia dolorosa aguda. Outras doenças com apresentação clínica semelhante incluem trauma, neoplasia, aneurisma e inflamação.
× O pseudotumor orbital é diagnóstico de exclusão.
× A STH pode apresentar estenose da parte cavernosa da artéria carótida interna.

Caso 67

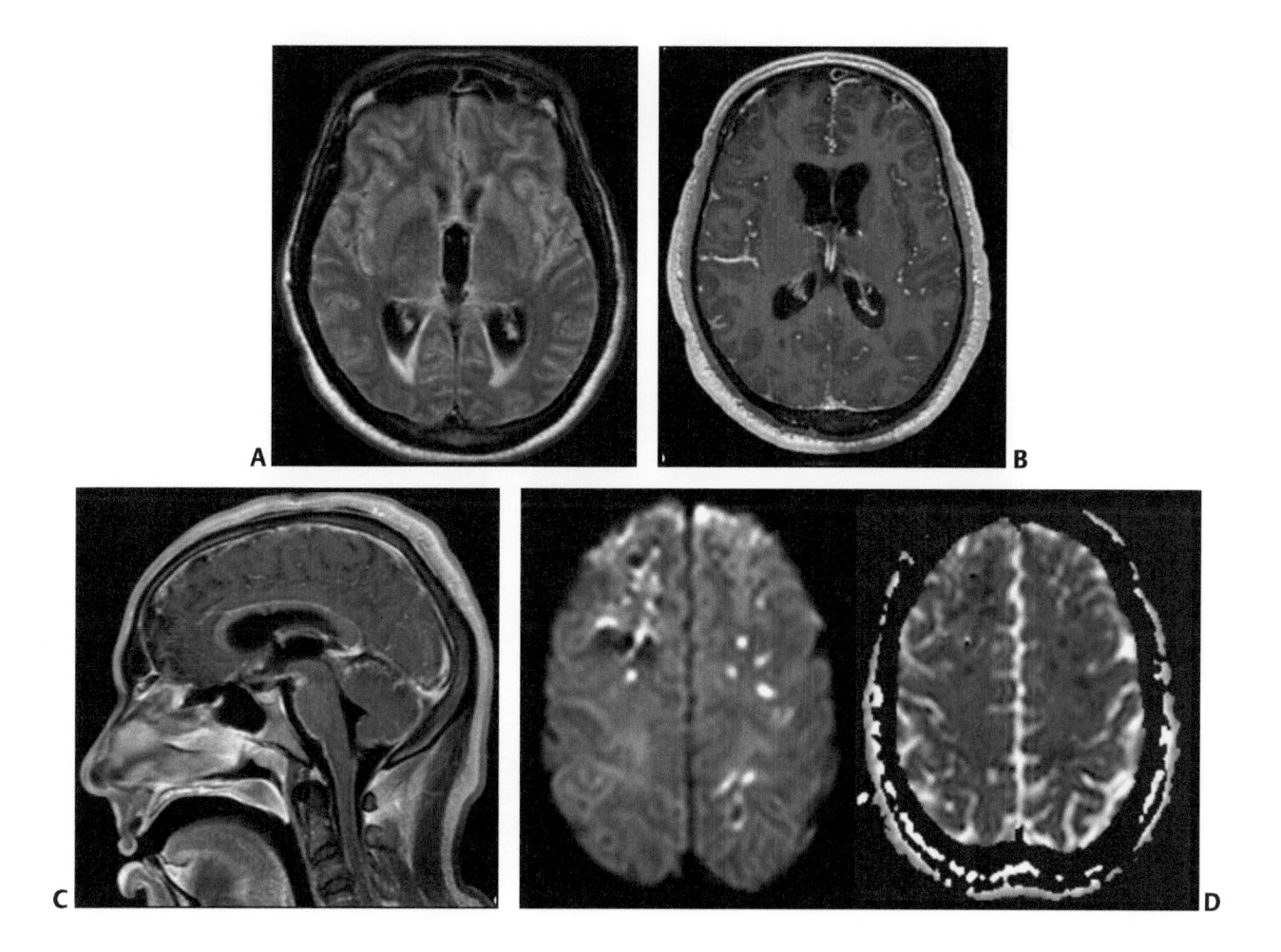

■ Apresentação Clínica

Homem de 38 anos com história de HIV apresenta choque séptico.

■ Achados de Imagens

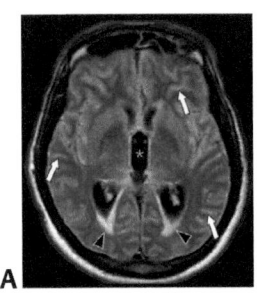

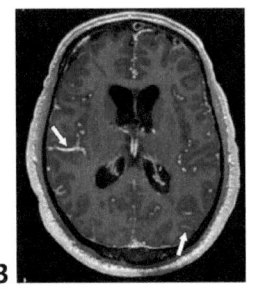

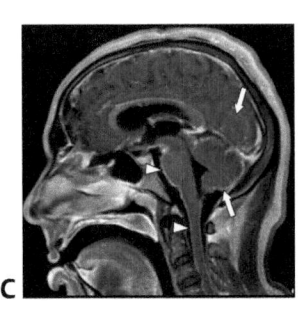

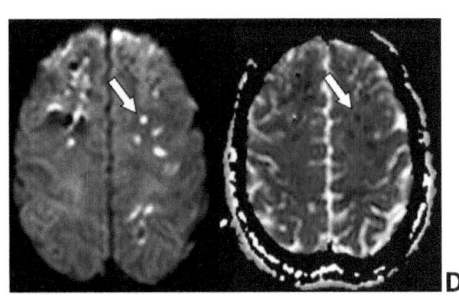

(A) Imagem axial em recuperação de inversão com atenuação do líquido livre em T2 mostra aumento difuso da intensidade de sinal nos sulcos cerebrais (*setas brancas*). Adicionalmente há dilatação do terceiro ventrículo (*asterisco*) e dos ventrículos laterais com fluxo transependimário de líquido cerebrospinal (*cabeças de setas pretas*). **(B)** Imagem pós-contraste em T1 demonstra captação de contraste leptomeníngea extensa difusa (*setas*). **(C)** Imagem sagital pós-contraste em T1 mostra captação de contraste leptomeníngea difusa nos compartimentos supra e infratentorial (*setas*), bem como revestindo o tronco encefálico e a coluna cervical alta (*cabeças de setas*). **(D)** Imagem ponderada em difusão e correspondente mapa do coeficiente de difusão aparente mostram múltiplas áreas focais de difusão restrita no centro semioval bilateralmente (*setas*).

■ Diagnóstico Diferencial

- **Meningite piogênica:** Doença infecciosa do sistema nervoso central causada por patógenos bacterianos e radiograficamente resultando em captação de contraste leptomeníngea linear fina. Este caso demonstra duas complicações descritas da meningite bacteriana: hidrocefalia e trombose com microinfartos.
- *Carcinomatose leptomeníngea:* A carcinomatose leptomeníngea corresponde à infiltração das leptomeninges por células malignas. Muito semelhantemente à meningite piogênica, a carcinomatose leptomeníngea exibe captação de contraste leptomeníngea. No entanto, a captação de contraste na carcinomatose leptomeníngea tende a ter aspecto mais espesso e mais nodular.
- *Meningite infecciosa não piogênica (isto é, viral, fúngica, micobacteriana):* Os patógenos virais, fúngicos e micobacterianos também podem se propagar às meninges. Embora a meningite viral e a bacteriana tipicamente se apresentem como captação de contraste leptomeníngea linear, a meningite fúngica é semelhante à carcinomatose leptomeníngea, tendo aspecto mais nodular. A meningite tuberculosa mostra captação de contraste centrada perto das cisternas da base e da base do crânio.

■ Fatos Essenciais

- A meningite piogênica pode ocorrer por causa da propagação hematogênica de infecção, por inoculação direta secundariamente a trauma ou cirurgia, ou por infecções vizinhas (sinusite, celulite orbital).
- Os agentes causadores mais comuns são o *Haemophilus influenzae*, o *Streptococcus pneumoniae* e a *Neisseria meningitidis*.
- Clinicamente, os pacientes apresentam febre, cefaleia, rigidez de nuca e alteração do estado mental.
- As complicações comuns incluem cerebrite, formação de abscesso, hidrocefalia, trombose, infartos, ventriculite e coleções extra-axiais, como os empiema.
- Essa condição é mais comum no hospedeiro com imunocomprometimento.

■ Outros Achados de Imagens

- A utilidade primária das imagens é pesquisar complicações associadas.
- A TC não contrastada pode mostrar sinais precoces de hidrocefalia. Essa modalidade também é útil para determinar se qualquer infecção vizinha está presente como foco de propagação contígua.
- Quando exsudatos se acumulam no espaço extra-axial, isso pode causar apagamento do líquido cerebrospinal (LCR) com densidade normal nas imagens de TC nos sulcos cerebrais.
- A RM é a modalidade de escolha como imagem.
- As características típicas da meningite piogênica incluem aumento do sinal em T2 nas imagens em recuperação de inversão com atenuação do líquido livre (FLAIR) nos sulcos cerebrais secundariamente aos exsudatos purulentos no LCR.
- Vê-se captação de contraste fina linear pelas leptomeninges. Isso pode se associar à restrição da difusão.

✓ Pérolas e × Armadilhas

✓ Apesar de diagnóstico e tratamento adequados, a meningite piogênica tem significativas taxas de morbidade e mortalidade.
✓ Embora as imagens possam sugerir um diagnóstico e um possível agente causador, se certos padrões clássicos forem identificados, é necessária a punção lombar para estabelecimento de um diagnóstico definitivo e do melhor tratamento.
✓ As imagens podem ser normais nos pacientes com meningite.
× Em decorrência da possibilidade de herniação, recomenda-se a TC antes da punção lombar em pacientes com suspeita de meningite bacteriana.

Caso 68

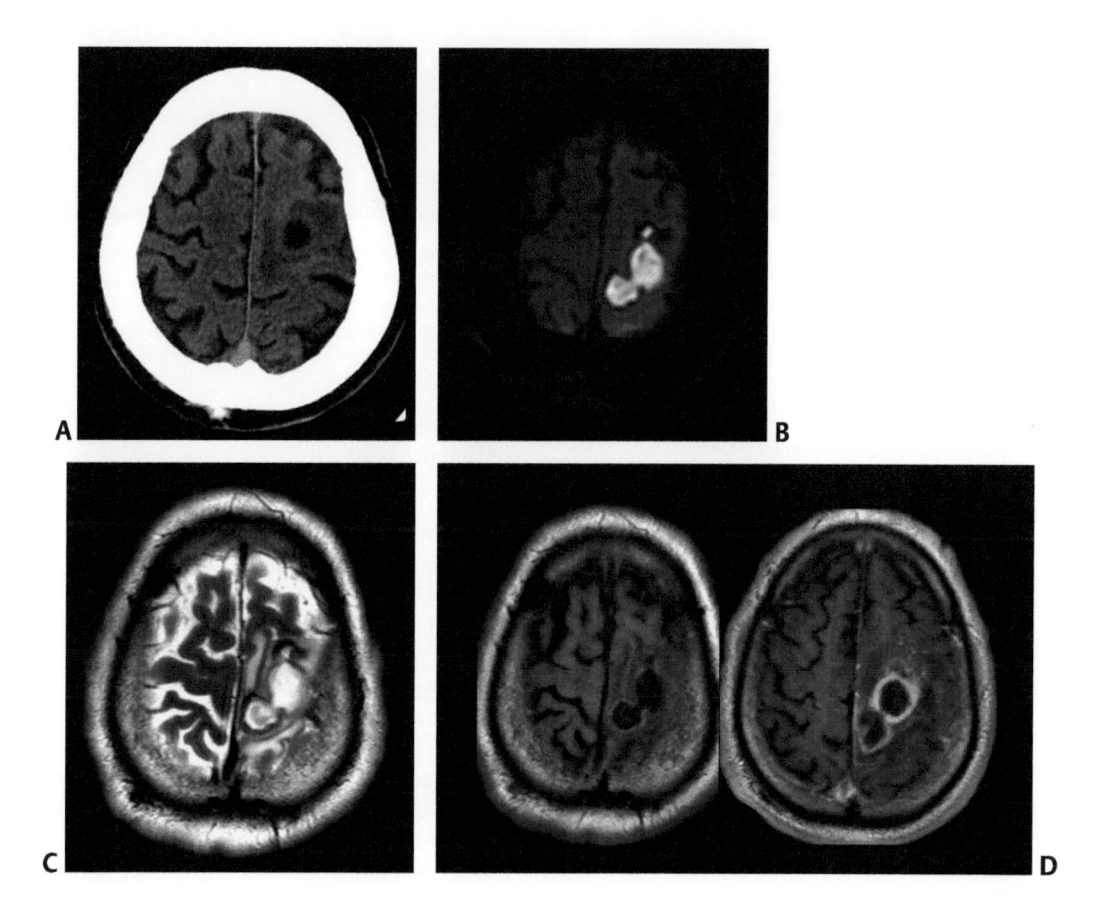

■ Apresentação Clínica

Homem de 67 anos com antecedentes de hipertensão e diabetes melito tipo 2 apresenta disartria e piora de fraqueza no lado direito.

Achados de Imagem

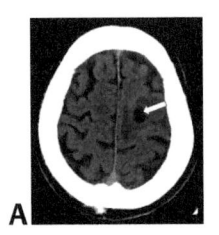

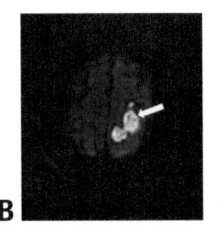

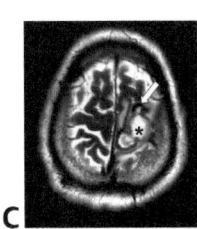

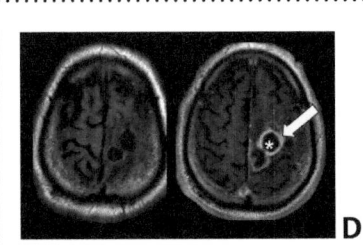

(A) Imagem axial de TC cerebral mostra lesão hipoatenuante redonda com cápsula isodensa no lobo frontal esquerdo (*seta*), cercada por edema.
(B) Imagem axial ponderada em difusão demonstra difusão restrita na cavidade do abscesso (*seta*). O coeficiente de difusão aparente (não mostrado) tinha queda de sinal correspondente. **(C)** Imagem ponderada (WI) em T2 axial mostra sinal de líquido no centro da lesão (*asterisco*), enquanto a cápsula periférica demonstra baixa intensidade de sinal (*seta*). **(D)** T1WI axial antes e depois de contraste. Observa-se forte captação de contraste na borda da cápsula da lesão (*seta*). O centro necrótico não se contrasta (*asterisco*).

Diagnóstico Diferencial

- *Abscesso cerebral:*
  - Fase organizada tardia de infecção cerebral.
  - Infecção bacteriana é a causa mais comum.
  - A localização mais comum é a junção substância cinzenta-substância branca no território da artéria cerebral média por causa da propagação hematogênica.
  - Lesão contrastada em anel descrita como tendo margens, interna e externa, lisas.
  - Edema em torno.
  - Difusão restrita com correlação do coeficiente de difusão aparente (ADC).
  - Captação de contraste nodular ou em anel.
  - Edema vasogênico circundando.
- *Hematoma subagudo*:
  - A intensidade do sinal dos hematomas parenquimatosos evolui com o passar do tempo da periferia para o centro da coleção, com cada fase da degradação dos produtos do sangue tendo um aspecto específico na imagem ponderada (WI) em T1, T2WI, imagem ponderada em difusão (DWI) e imagem gradiente-eco (GRE) T2*.
  - Moléculas de oxi-hemoglobina e de metemoglobina extracelular demonstram aumento do sinal em DWI com sinal de ADC intermediário a baixo. Nesses mesmos dois estágios, as imagens T2* GRE demonstram intensidade de sinal intermediária.
- *Metástase*:
  - Substância branca cortical ou subcortical.
  - Lesões bilaterais múltiplas no território da artéria cerebral média.
  - Edema vasogênico circundante.
  - Pode ter hemorragia.
  - Captação de contraste nodular ou em anel.
  - Primário conhecido.

Fatos Essenciais

- O abscesso cerebral ocorre em decorrência da propagação purulenta contígua (sinusite, mastoidite), hematogênica ou metastática (infecções pulmonares e *shunts* arteriovenosos, cardiopatia congênita e endocardite, infecções dentárias e infecções gastrointestinais), do traumatismo craniano, procedimento neurocirúrgico e imunossupressão.

Outros Achados de Imagens

- TC: A cápsula aparece como borda isodensa em torno de um centro hipodenso e com edema hipodenso ao redor. A cápsula capta contraste.
- RM: Margem interna lisa da borda contrastada nas imagens contrastadas, presença de lesões satélites e borda escura em T2WI são características que falam a favor de abscesso com relação a outras lesões contrastadas na borda.
- O sinal da dupla borda fala a favor de abscesso com relação aos glioblastomas necróticos:
  - Anel de alta intensidade em T2 representando tecido de granulação cercado por um anel de sinal baixo, correspondendo à cápsula do abscesso.
  - Pode ser apreciado melhor em imagem ponderada em suscetibilidade.
- Achados de espectroscopia por RM: Ausência de N-acetilaspartato, colina e da relação fosfocreatina:creatina. Presença de aminoácidos citossólicos (leucina, isoleucina e valina), lactato, acetato, succinato e alanina, e ocasionalmente lípides.

✓ Pérolas e × Armadilhas

✓ Quando as anormalidades em DWI são mais pronunciadas ao longo da periferia de uma lesão (lesões em anel em DWI), o diagnóstico diferencial deve incluir leucoencefalopatia multifocal progressiva, linfoma primário do sistema nervoso central, toxoplasmose cerebral, hematoma cerebral em resolução, lesões desmielinizantes (esclerose múltipla, encefalomielite disseminada aguda, esclerose concêntrica de Balo e encefalite necrosante aguda) e lesões neoplásicas.

× Nos pacientes com cirurgia cerebral recente, produtos do sangue em fase subaguda podem parecer semelhantes a um abscesso cerebral. Aumento inesperado no edema circundante pode ser o primeiro achado a levantar suspeita da formação de abscesso.

× A presença de líquido de alta viscosidade e de proteína no abscesso confere seu aspecto típico em DWI.

Caso 69

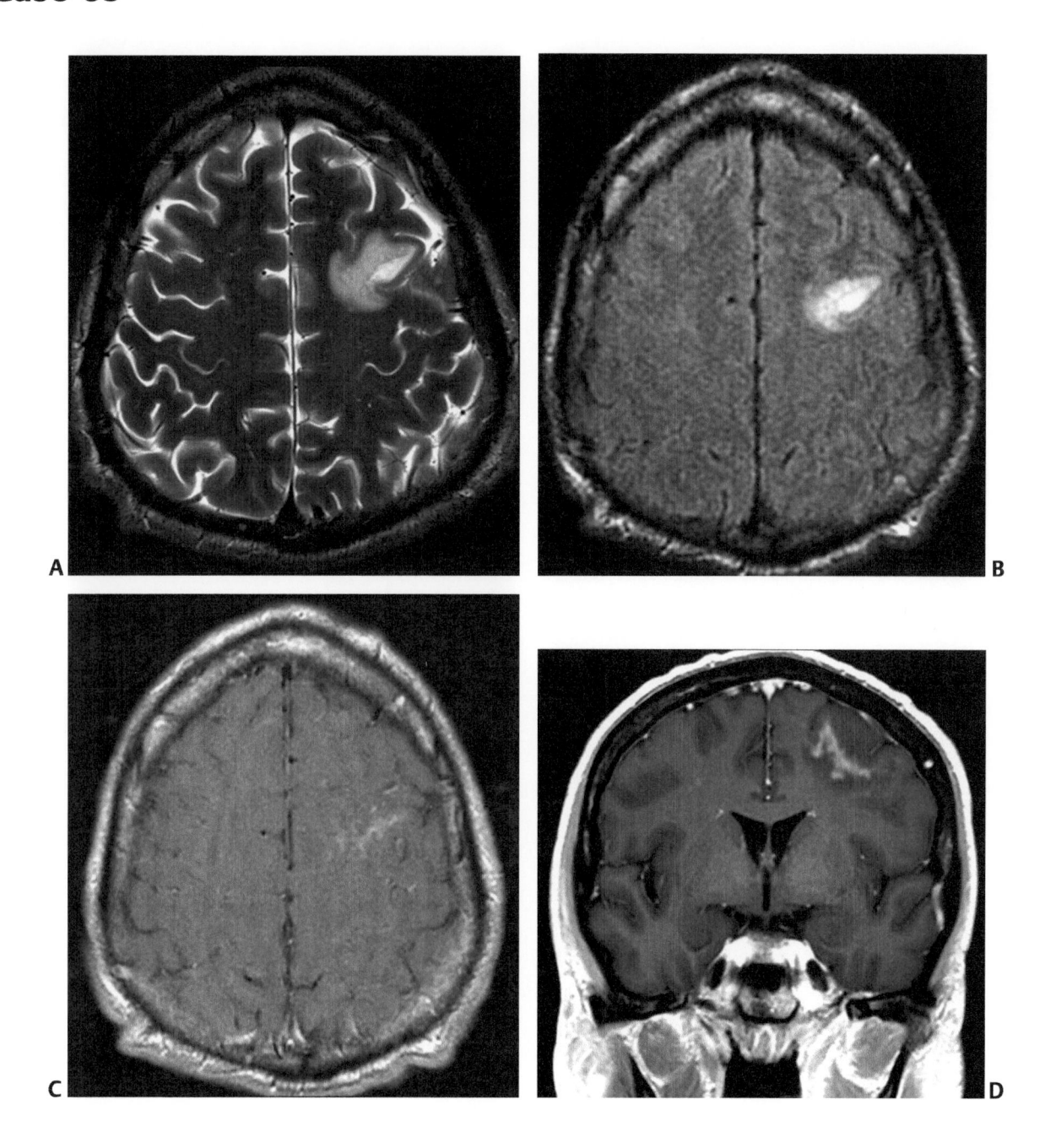

■ Apresentação Clínica

Paciente de 49 anos, HIV-positivo, submetido a tratamento com terapia antirretroviral de alta atividade, agora apresenta declínio cognitivo.

■ Achados de Imagem

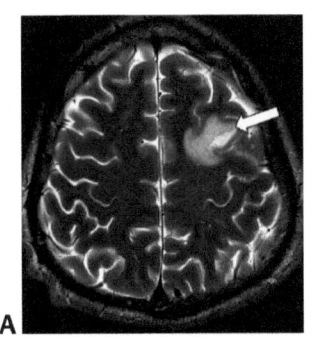

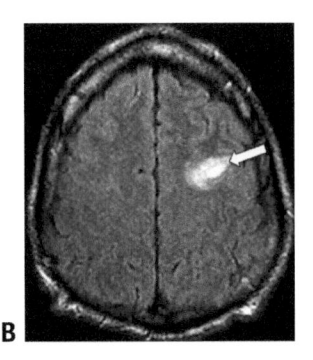

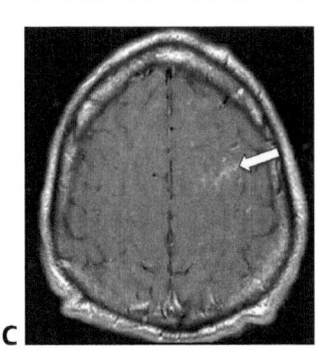

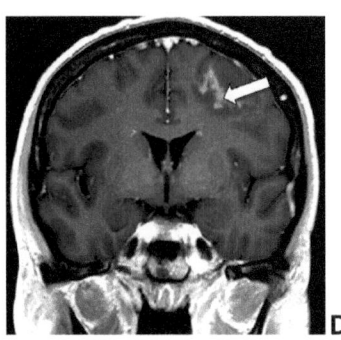

(A,B) Imagens axiais em T2 (A) e recuperação de inversão com atenuação do líquido livre (B) do cérebro demonstram aumento do sinal envolvendo a substância branca subcortical do lobo frontal esquerdo (*setas*). Imagens axiais (C,D) e coronal (D) em RM do cérebro com contraste mostram captação de contraste focal, na lesão frontal esquerda, mais proeminente na face medial (*setas*).

■ Diagnóstico Diferencial

- ***Leucoencefalopatia multifocal progressiva – síndrome inflamatória de reconstituição imune (LMP-IRIS):***
  - A LMP apresenta-se como hiperintensidade de imagem focal em T2 e em recuperação de inversão com atenuação do líquido livre (FLAIR), afetando principalmente a substância branca subcortical. É bilateral e assimétrica.
  - As lesões raramente mostram captação fraca de contraste na periferia.
  - Em alguns pacientes que recuperam a função imune em virtude da terapia antirretroviral de alta atividade (HAART), as lesões mostram resposta inflamatória brusca, conhecida como IRIS. Nesse cenário, as lesões mostram captação focal do contraste e efeito de massa.
- *Toxoplasmose*:
  - Massa mais comum em pacientes com AIDS.
  - Múltiplas lesões captantes de contraste em anel.
  - Localização na junção corticomedular e núcleos da base.
  - Captação de contraste com sinal em alvo excêntrico.
  - Lesões não se estendem à superfície ependimária.
  - Lesões agudas podem ter edema vasogênico.
  - Hemorragia ocasional (ajuda a diferenciar de linfoma).
- *Linfoma*:
  - Lesões contrastadas nos núcleos da base e periventriculares.
  - Frequentemente afetam o corpo caloso.
  - Podem estender-se à superfície ependimária.
  - Edema vasogênico é menos frequente.
  - Ausência de hemorragia.

■ Fatos Essenciais

- Infecção desmielinizante causada pelo vírus JC (John Cunningham).
- O vírus é ativado em pacientes com imunossupressão celular e infecta oligodendrócitos.
- Pode ser vista na AIDS, em doenças malignas hematológicas ou depois do uso de imunossupressores, como o natalizumabe.

■ Outros Achados de Imagens

- A RM é a melhor modalidade diagnóstica para LMP.
- Lesões bilaterais subcorticais em T2/FLAIR sem efeito de massa.
- Poupa o córtex.
- Predileção pela região supratentorial (lobos parietal e frontal).
- Atrofia cortical (70%).
- Dilatação ventricular (50%).
- Lesões talâmicas (50%).
- Não se contrastam.
- Hipodensas em TC.

✓ Pérolas e × Armadilhas

- ✓ As bordas da lesão podem mostrar aro sutil de aumento de sinal em imagens ponderadas em difusão nas fases agudas.
- ✓ O corpo caloso pode estar envolvido em alguns casos.
- × Os pacientes com HIV que desenvolvem LMP-IRIS têm probabilidade mais alta de sobreviver à LMP do que os pacientes HIV-positivos que não desenvolvem IRIS.

Caso 70

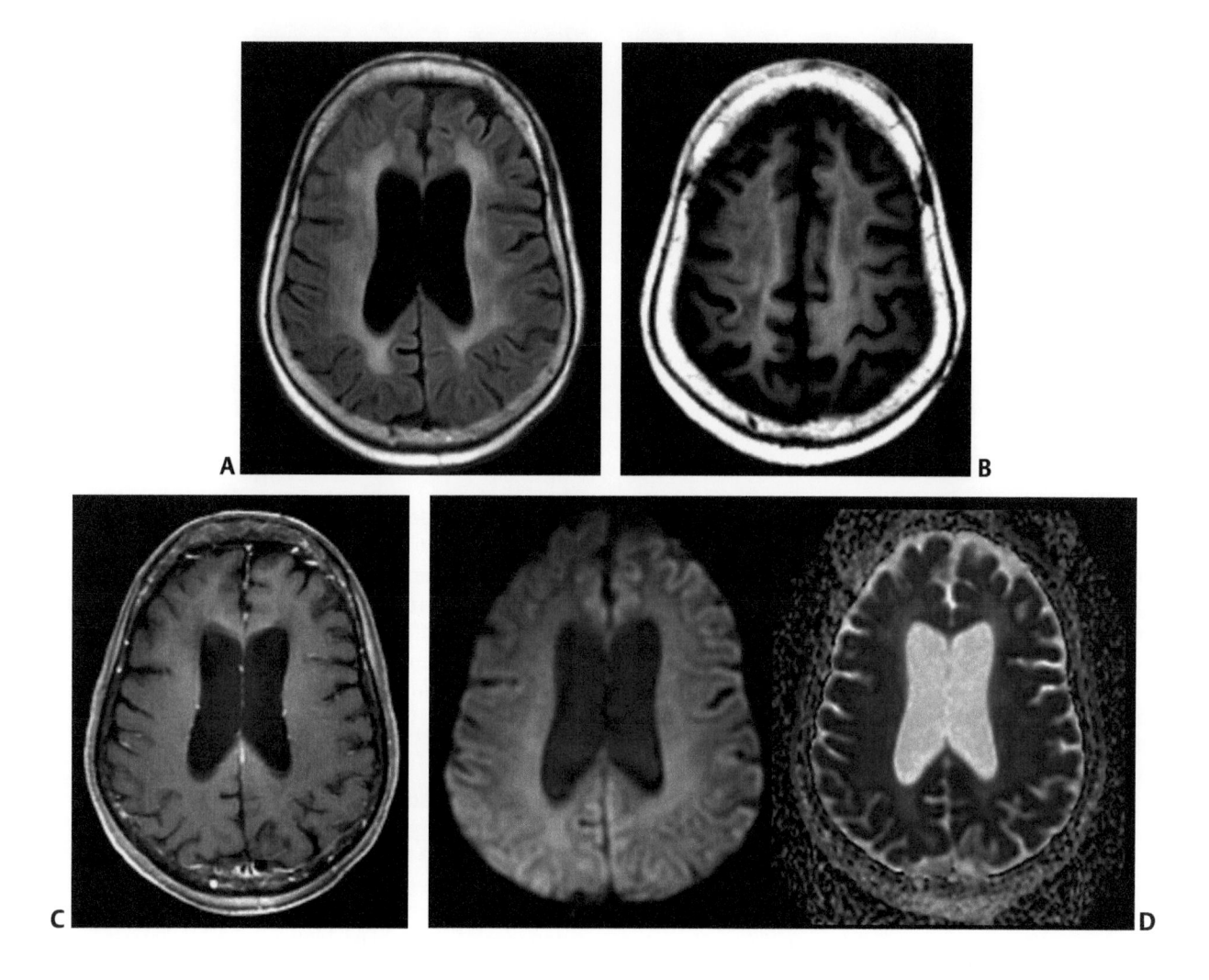

■ Apresentação Clínica

Mulher de 47 anos que se apresenta com história de infecção pelo HIV.

■ Achados de Imagem

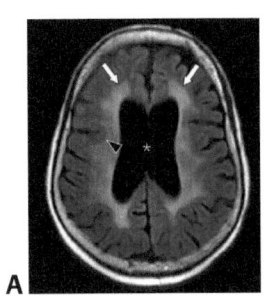

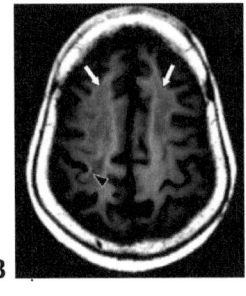

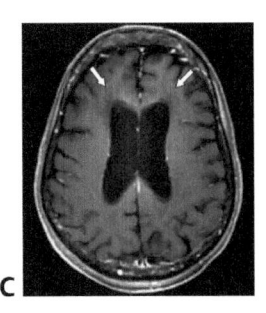

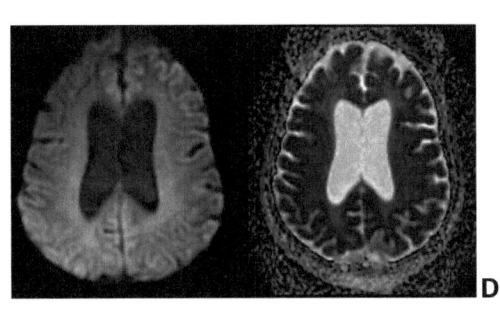

(A) Imagem axial em recuperação de inversão com atenuação do líquido livre mostra áreas simétricas confluentes de hiperintensidade em T2 envolvendo a substância branca periventricular (*setas brancas*) e poupando as fibras em U subcorticais (*cabeça de seta preta*). Há perda de volume cerebral difusa com proeminência dos ventrículos (*asterisco*) e dos sulcos cerebrais. **(B)** Imagem ponderada (WI) em T1 axial demonstra áreas de prolongamento de T1 na substância branca do centro semioval com predominância nos lobos frontais (*setas brancas*). As fibras em U subcorticais são poupadas (*cabeça de seta preta*). **(C)** Imagem axial pós-contraste em T1 mostra áreas de hipointensidade mal definidas na substância branca periventricular sem efeito de massa nem captação de contraste associada (*setas*). **(D)** Imagem ponderada em difusão e correspondente mapa do coeficiente de difusão aparente não demonstram áreas de difusão restrita anormal.

■ Diagnóstico Diferencial

- **Complexo AIDS-demência:** O complexo AIDS-demência é um quadro neurodegenerativo visto em até 15 a 20% dos pacientes com AIDS. Essa síndrome se caracteriza por desmielinização e gliose da substância branca, resultando em hiperintensidades em T2 periventriculares confluentes simétricas sem efeito de massa nem captação de contraste.
- *Alterações microangiopáticas crônicas da substância branca:* Lesões multifocais hiperintensas em T2, geralmente vistas na substância branca subcortical e periventricular, e atribuíveis à isquemia crônica de pequenos vasos. Inicialmente, essas lesões são puntiformes ou nodulares e podem evoluir para áreas confluentes em casos avançados. Tipicamente, esse quadro é visto em pacientes com mais idade e fatores de risco vascular, como hipertensão e diabetes.
- *Efeitos de radiação:* Os efeitos tardios da irradiação do cérebro todo podem-se manifestar como áreas confluentes de hiperintensidade da substância branca em T2 com perda variável de volume secundariamente à gliose. Nos pacientes com história de HIV que desenvolvem linfoma no sistema nervoso central (SNC), a radioterapia é tratamento comum, e é preciso prestar atenção especial na revisão do prontuário do paciente para buscar informações referentes à irradiação prévia.

■ Fatos Essenciais

- Também conhecido como encefalite por HIV, encefalopatia por HIV ou demência associada ao HIV.
- Os pacientes com o complexo AIDS-demência geralmente apresentam piora cognitiva e comprometimento motor.
- Esse quadro representa uma das causas mais comuns de morbidade em pacientes com AIDS nos Estados Unidos.
- Ocorre nos estágios mais tardios de evolução da AIDS, especialmente em pacientes com contagens de CD4 < 200 células/μL.
- Outros fatores de risco incluem idade mais alta na soroconversão e duração prolongada da infecção pelo HIV.
- Histopatologicamente, o rompimento da barreira hematoencefálica ocorre pela proliferação monocitária. Isso permite ao vírus infectar células microgliais, que, por sua vez, ativam uma resposta inflamatória que leva à lesão neural.
- A carga viral no SNC correlaciona-se com a intensidade dos sintomas.

■ Outros Achados de Imagens

- A TC demonstra áreas periventriculares confluentes de hipoatenuação.
- Tipicamente, ocorre perda de volume que parece desproporcional à idade do paciente.
- Na RM, essas regiões exibem prolongamento de T1 e T2.
- Há envolvimento da substância branca profunda e periventricular, poupando a substância branca subcortical e a da fossa posterior.
- Não se identifica efeito de massa nem captação de contraste.
- Os lobos frontais são envolvidos predominantemente e pode haver extensão ao joelho do corpo caloso.
- A espectroscopia por RM mostra diminuição do N-acetilaspartato com aumento dos picos de colina e de mioinositol.

✓ Pérolas e × Armadilhas

✓ Caso se identifique efeito de massa ou captação de contraste, o complexo AIDS-demência se torna um diagnóstico improvável e se deve considerar outra etiologia.

× A terapia antirretroviral de alta atividade pode oferecer certa melhora da anormalidade de sinal na substância branca. Todavia, pode ocorrer piora clínica e radiológica inicialmente durante o tratamento antes da melhora.

Caso 71

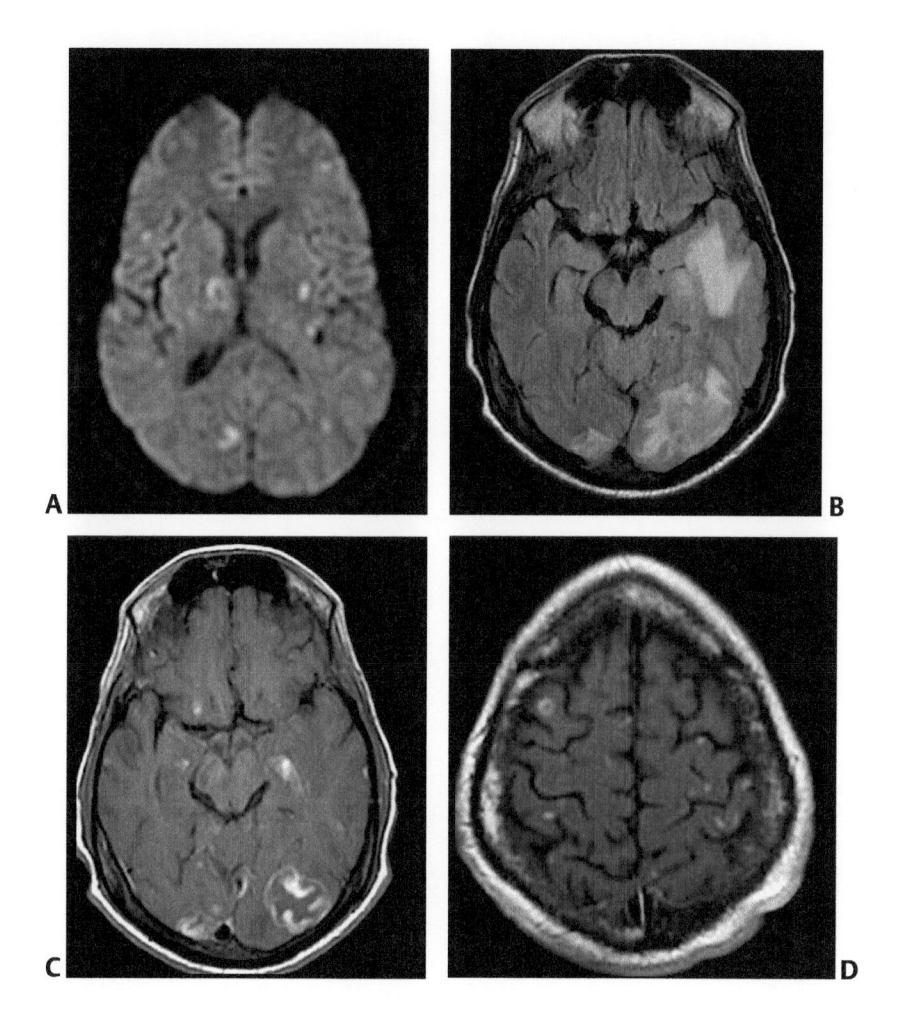

■ Apresentação Clínica

Homem de 48 anos que se apresenta com cefaleia progressiva, letargia e mal-estar há 4 semanas.

■ Achados de Imagem

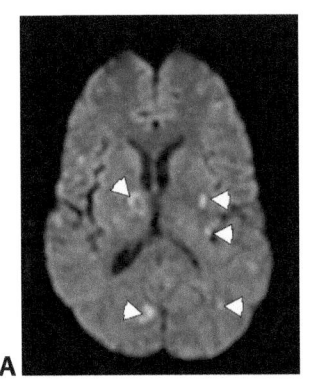

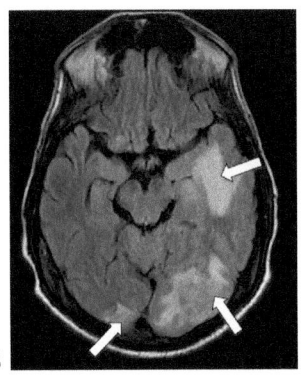

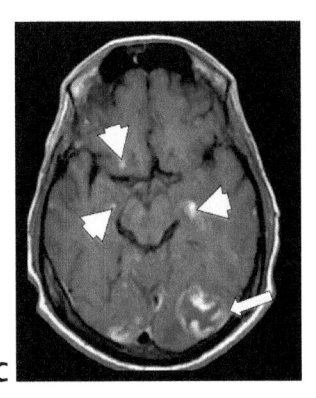

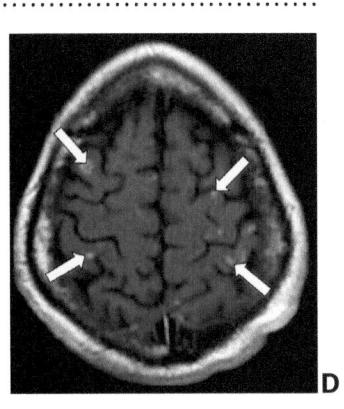

(A) Imagem ponderada (DWI) em difusão axial mostra múltiplos focos de difusão restrita no tálamo direito (*em forma de anel*) e na substância branca subcortical em ambos os hemisférios cerebrais (*cabeças de setas*). **(B)** Imagem axial em recuperação de inversão com atenuação do líquido livre mostra edema vasogênico significativo em torno das lesões vistas na sequência DWI (*setas*). **(C)** Imagem ponderada (WI) em T1 axial contrastada demonstra captação de contraste periférica em uma lesão com necrose central (*seta*) e captação de contraste nodular em numerosas outras lesões (*cabeças de setas*). **(D)** T1WI axial contrastada demonstra múltiplas captações de contraste nodulares no córtex cerebral bilateralmente (*setas*).

■ Diagnóstico Diferencial

- *Criptococose*:
  - Espaços perivasculares dilatados nos núcleos da substância cinzenta de pacientes com AIDS, muitas vezes, sem contraste.
  - Nódulos miliares ou contrastando a leptomeninge e pseudocistos gelatinosos.
  - Criptococoma: Captação em contraste em anel ou sólida.
- *Toxoplasmose:* A massa mais comum em pacientes com AIDS. Lesões múltiplas com captação de contraste em anel nos núcleos da base e na junção corticomedular. Não se estende à superfície ependimária.
- *Embolia séptica:*
  - Infartos em múltiplas distribuições arteriais de fonte embólica, muitas vezes, com origem cardíaca.
  - Frequentemente hemorrágicos.
  - Podem resultar em microabscessos.

■ Fatos Essenciais

- O *Cryptococcus neoformans* é um fungo que causa infecção oportunista em pacientes com HIV e com outras doenças de imunodeficiência.
- A criptococose propaga-se ao longo dos espaços perivasculares e causa lesões nos núcleos da base, tálamo, tronco encefálico, cerebelo, núcleo dentado e substância branca periventricular.
- O grau de captação de contraste depende da imunidade celular do hospedeiro.

■ Outros Achados de Imagens

- Infartos corticais e lacunares, muitas vezes, localizados nos pequenos ramos penetrantes das grandes artérias cerebrais.
- Hidrocefalia.
- Está presente uma pressão elevada no líquido cerebrospinal em 50 a 75% dos pacientes com meningite criptocócica.

✓ Pérolas e × Armadilhas

✓ As manifestações da criptococose podem variar, dependendo do tratamento: os pacientes fora de terapia antirretroviral tendem a mostrar pseudocistos e lesões isquêmicas lacunares, enquanto os pacientes com reconstituição imune podem mostrar lesões leptomeníngeas focais e/ou parenquimatosas focais contrastadas.

✓ Nos indivíduos infectados pelo HIV, a meningite criptocócica ocorre no contexto de imunossupressão intensa, muitas vezes, com contagens de células CD4+ < 50 células/mm³.

× Reação inflamatória induzida pela meningite criptocócica e granulação nos sulcos podem simular hemorragia subaracnóidea em TC e RM.

Caso 72

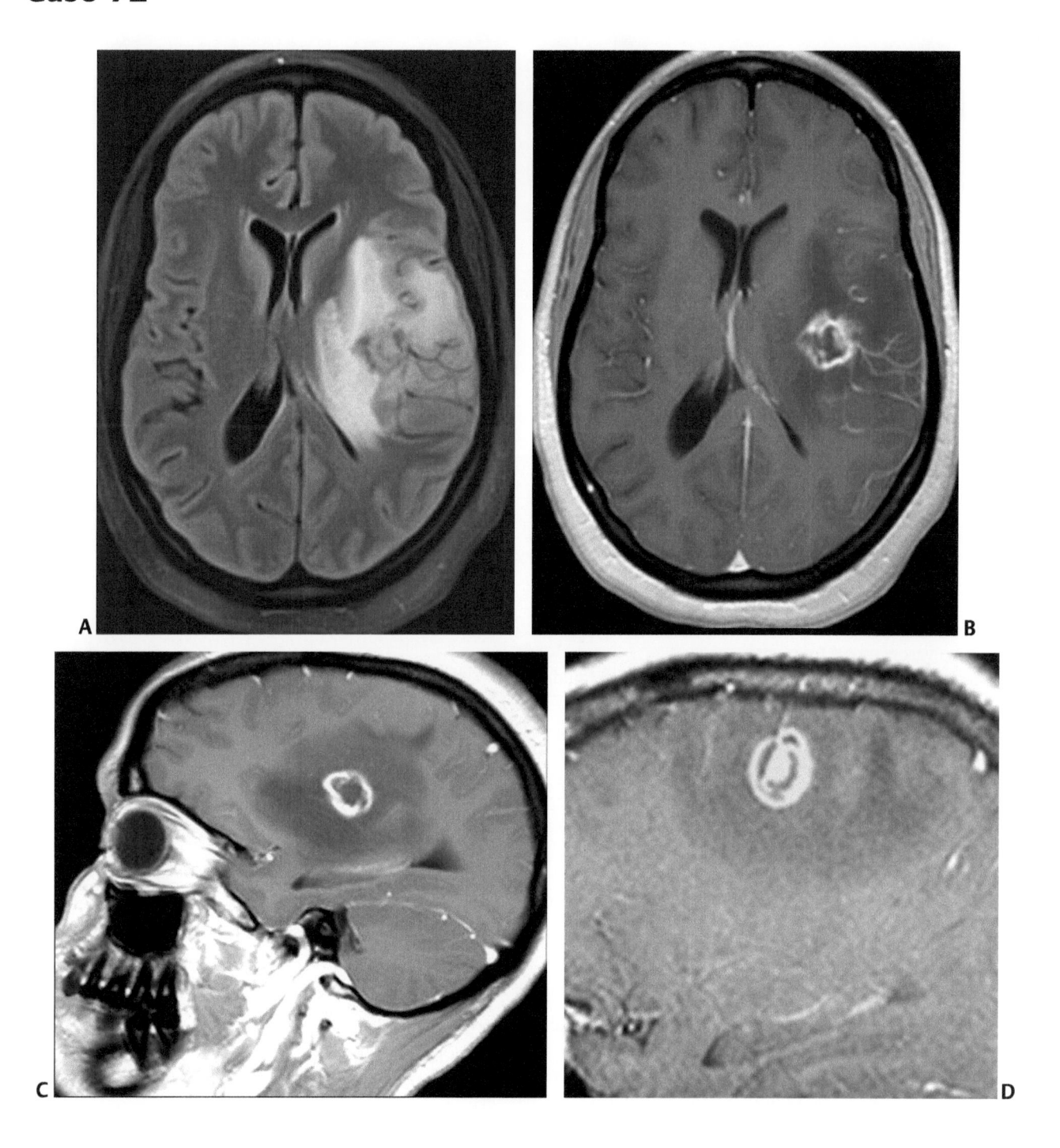

■ Apresentação Clínica

Homem de 34 anos que apresenta positividade para o HIV e tem contagem de CD4 de 34.

■ Achados de Imagem

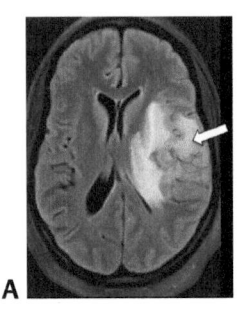

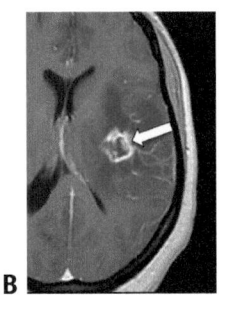

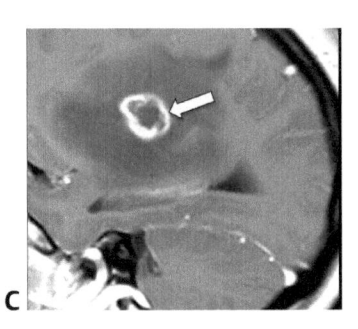

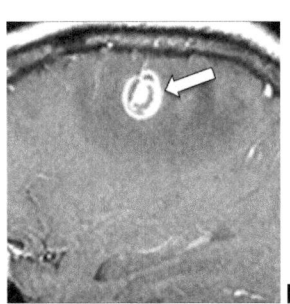

(A) Imagem axial em recuperação de inversão com atenuação do líquido livre mostra aumento do sinal com efeito de massa por edema nos lobos, frontal e parietal, esquerdos (seta). **(B, C)** Imagens axial **(B)** e em T1 **(C)** contrastadas mostram duas áreas irregulares de captação de contraste em anel (seta). **(D)** Imagem sagital em T1 contrastada mostra "sinal do alvo excêntrico" (seta).

■ Diagnóstico Diferencial

- **Toxoplasmose:**
  - Massa mais comum em pacientes com AIDS.
  - Múltiplas lesões com captação de contraste nodular ou em anel.
  - Predileção pela junção corticomedular e núcleos da base.
  - Captação de contraste formando o sinal do alvo excêntrico.
  - Não mostra propagação subependimária nem captação de contraste ventricular.
  - Edema vasogênico é frequente.
  - Ocasionalmente, as lesões tratadas podem sangrar (ajuda a diferenciá-las do linfoma).
- *Linfoma primário do sistema nervoso central:*
  - Lesões contrastadas nos núcleos da base e periventriculares.
  - Frequentemente afeta o corpo caloso.
  - Pode estender-se a superfície ependimária.
  - Edema vasogênico é menos frequente.
  - Não se encontra hemorragia pós-tratamento.
  - Lesões têm valores mais baixos do coeficiente de difusão aparente do que o toxoplasma.
  - As lesões mostram aumento do fluxo sanguíneo cerebral (não é característica da toxoplasmose).
- *Embolia séptica cerebral:*
  - Disseminação hematogênica de êmbolos sépticos tipicamente de valvopatia cardíaca.
  - Múltiplas lesões bilaterais no território da artéria cerebral média envolvendo ramos corticais terminais.
  - Localização subcortical.
  - Supratentorial é mais frequente do que infratentorial.
  - Difusão restrita em decorrência de isquemia.
  - Hemorragia é comum.
  - Captação de contraste nodular ou em anel.
  - Edema vasogênico em torno.

■ Fatos Essenciais

- Infecção por protozoário intracelular, o *Toxoplasma gondii*, encontrado nas fezes de gatos e em carne de porco malcozida.
- O toxoplasma é a mais comum infecção oportunista do sistema nervoso central (SNC) em pacientes com AIDS (15-50%).

■ Outros Achados de Imagens

- Uma ou mais lesões com captação de contraste nodular ou em anel com distribuição supratentorial.
- As lesões têm predileção pelos núcleos da base e pela junção corticomedular.
- Algumas lesões formam anéis irregulares concêntricos de captação de contraste conhecidas como "sinal do alvo excêntrico".

✓ Pérolas e × Armadilhas

- ✓ A controvérsia surge ao se tentar diferenciar toxoplasmose de linfoma primário do SNC.
- ✓ Testes com reação de polimerase em cadeia (PCR) são quase 100% específicos para infecção ativa pelo toxoplasma. A PCR no LCR para o vírus de Epstein-Barr aumenta a probabilidade de linfoma.
- ✓ A presença de propagação ependimária sugere linfoma do SNC. As lesões pelo toxoplasma podem sangrar depois de tratamento, enquanto que o linfoma do SNC não o faz.
- ✓ Estudos de perfusão em RM têm mostrado volume sanguíneo cerebral mais alto no linfoma do que na toxoplasmose.
- ✓ Têm sido obtidos resultados discrepantes por RM com espectroscopia (ERM).
- × Se não for vista melhora depois do tratamento empírico para toxoplasmose, pode-se usar tomografia computadorizada com emissão de fóton único cerebral com tálio-201 ou tomografia por emissão de pósitrons (ambas resultam em achados positivos no linfoma) ou MRS para reavaliar.

Caso 73

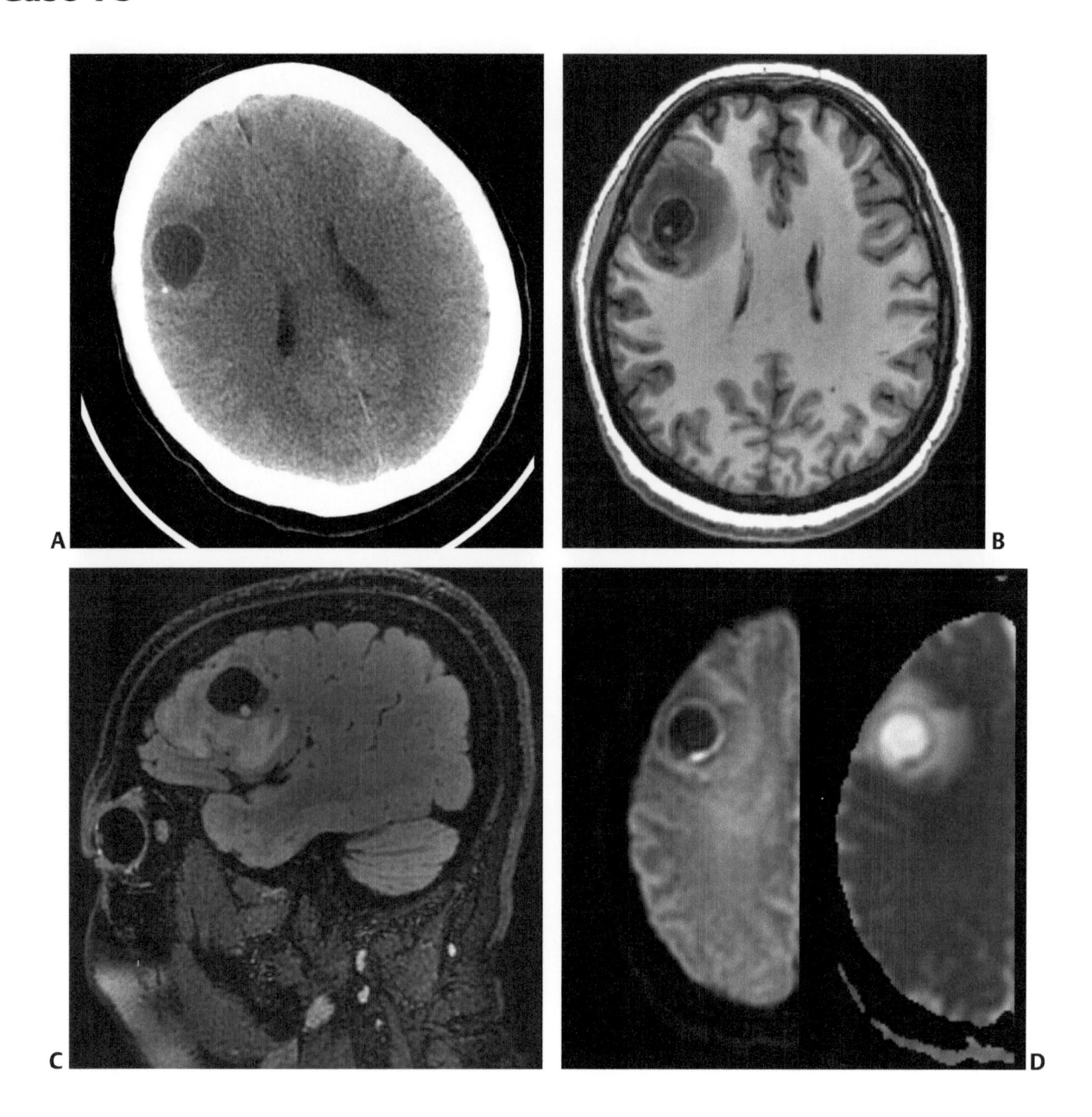

■ Apresentação Clínica

Mulher de 39 anos procura serviço de emergência com crises convulsivas.

■ Achados de Imagem

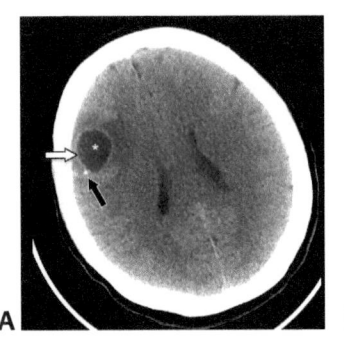

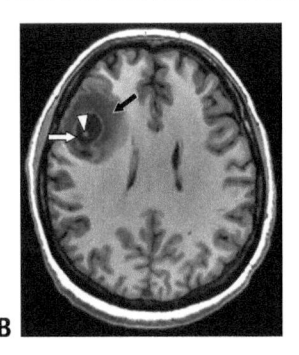

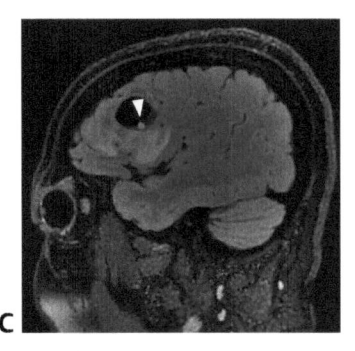

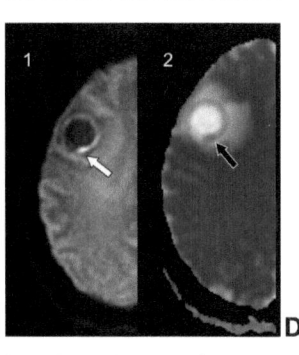

(A) Imagem de TC axial sem contraste da cabeça demonstra lesão hipodensa bem definida (*asterisco*) que tem paredes hiperdensas finas (*seta branca*) e calcificação puntiforme ao longo de sua margem posterior (*seta preta*). **(B)** Imagem axial ponderada em T1 demonstra lesão predominantemente hipointensa bem circunscrita no giro frontal médio direito com borda hiperintensa (*seta branca*), pequeno nódulo interno hiperintenso (*cabeça de seta branca*) e edema vasogênico significativo em torno (*seta preta*). **(C)** Imagem sagital em recuperação de inversão com atenuação do líquido livre mostra baixa intensidade de sinal na lesão e aumento da intensidade do sinal do nódulo interno ao longo da face inferior da massa (*cabeça de seta*).
(D) Sequência de imagem ponderada em difusão (DWI) axial (*1*) demonstra aumento do sinal ao longo das bordas da lesão (*seta branca*) e falta de difusão restrita internamente. A imagem do mapa do coeficiente de difusão aparente (ADC) (*2*) mostra baixos valores de ADC ao longo da periferia da massa (*seta preta*), o que corresponde à área de aumento de sinal em DWI, o que é compatível com difusão restrita das bordas da lesão.

■ Diagnóstico Diferencial

- **Neurocisticercose:** Doença parasitária altamente endêmica que se apresenta como lesões císticas solitárias ou múltiplas com nódulo excêntrico geralmente não contrastado, representando o escólex (visível em ~50% dos casos).
- *Abscesso cerebral piogênico:* Infecção parenquimatosa focal que resulta em uma coleção de pus central com cápsula em torno, composta por colágeno vascularizado. Essas lesões tipicamente exibem difusão restrita central e margem contrastada irregular ou em duplo aro.
- *Metástase cerebral:* As metástases cerebrais podem ser solitárias ou múltiplas e tendem a surgir na junção substância cinzenta-substância branca dos hemisférios cerebrais. É comum extenso edema vasogênico circundante e pode ser desproporcional ao tamanho da lesão.

■ Fatos Essenciais

- Mais comum infecção parasitária do SNC e causa mais comum de epilepsia adquirida. É adquirida pelo consumo de água ou alimento contaminado com fezes humanas contendo ovos de *T. solium*.
- Classificada de acordo com a localização nos subtipos subaracnóideo-cisternal (mais comum), parenquimatoso, intraventricular e vertebral.
- Foram descritos cinco estágios de evolução de acordo com as características radiológicas: não cístico, vesicular, vesicular coloidal, nodular granular e nodular calcificado.
- Todas são forma ativas, exceto o estágio nodular calcificado.
- Inicialmente inaparentes nas imagens (estágio não cístico), a infecção evolui para pequeno cisto com parede fina; o edema em torno é pouco ou ausente; com escólex interno pequeno e redondo representando a cabeça da larva (estágio vesicular).
- À medida que se desenvolve a resposta inflamatória associada, o edema em torno e a espessura da parede do cisto progridem (estágio vesicular coloidal). Durante o estágio nodular granular, as paredes do cisto ficam significativamente mais espessas e há mais edema em torno.
- Finalmente, o cisto involui e calcifica, deixando para trás nódulos não contrastados sem edema circundante (estágio nodular calcificado).

■ Outros Achados de Imagens

- O cisto pode ser hiperintenso em T1 e T2 se altamente proteináceo.
- As complicações incluem envolvimento vascular, obstrução secundária e consequências inflamatórias.

✓ Pérolas e × Armadilhas

✓ Aproximadamente metade dos pacientes exibe sinais de neurocisticercose em vários estágios de evolução.
× A neurocisticercose pode ser indistinguível de outras lesões bem circunscritas, especialmente durante o estágio vesicular coloidal e o nodular granular.
× O aumento do volume cerebral relativo nas imagens ponderadas em perfusão indica metástase, e não neurocisticercose.

Caso 74

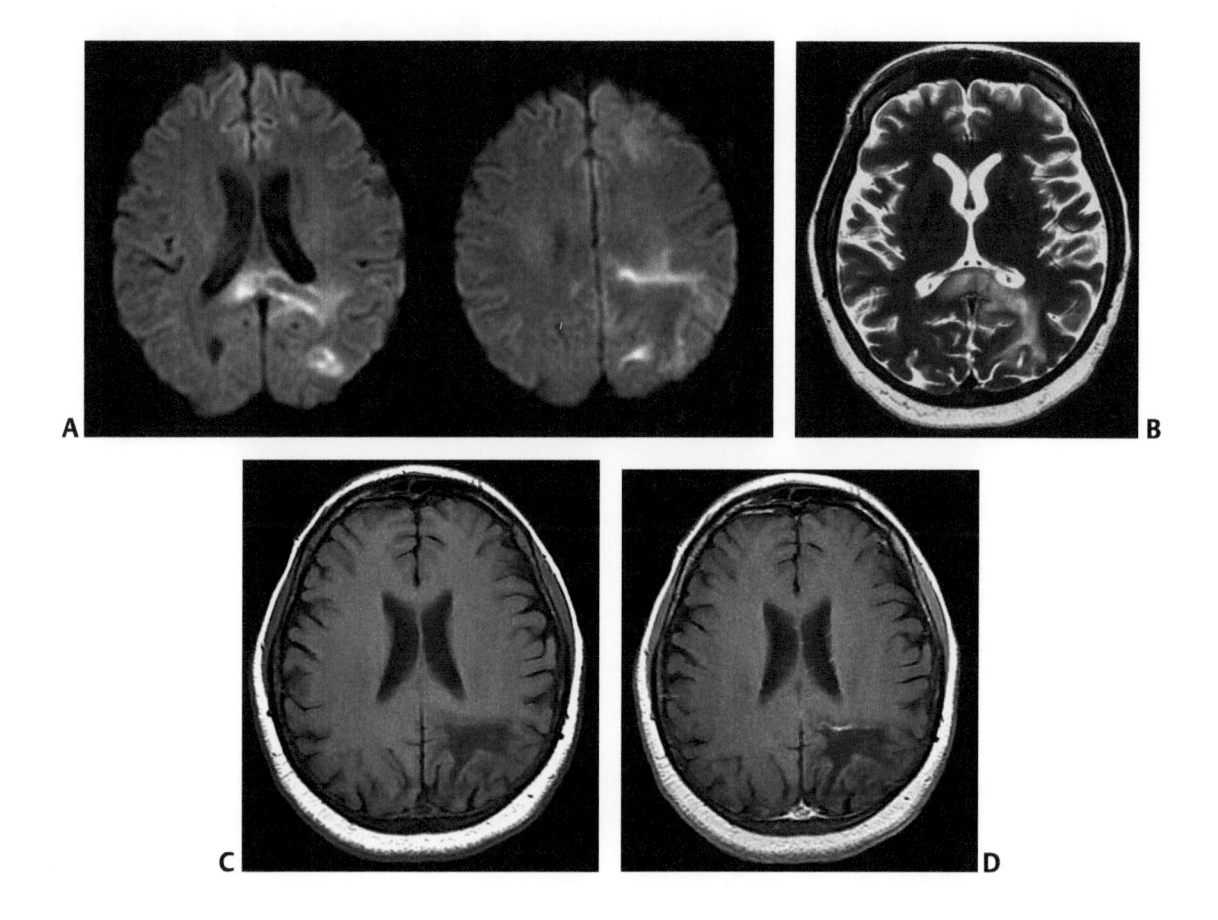

■ Apresentação Clínica

Paciente de 36 anos com história de infecção pelo HIV, não faz uso de terapia antirretroviral de alta atividade e apresenta fraqueza e letargia.

■ Achados de Imagem

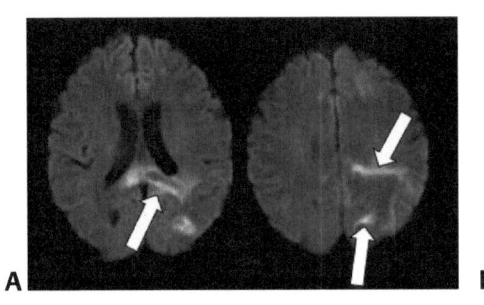

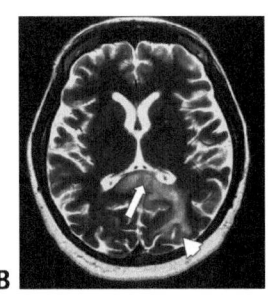

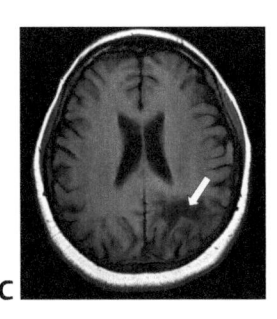

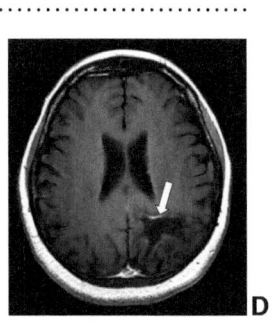

(A) Imagens axiais ponderadas em difusão demonstram grandes lesões no corpo caloso e na substância branca (SB) parietal esquerda com restrição de difusão na borda (*setas*). **(B)** Imagem ponderada (WI) em T2 axial demonstra grande lesão no corpo caloso e SB parietal esquerda sem efeito de massa significativo (*setas*). Há envolvimento das "fibras U" subcorticais (*cabeça de seta*). **(C)** T1WI axial não contrastada. A lesão na SB profunda parietal esquerda mostra sinal baixo, sem efeito de massa significativo (*seta*). **(D)** T1WI axial contrastada. A lesão na SB profunda parietal esquerda mostra captação de contraste periférica que corresponde à área de difusão restrita (*seta*).

■ Diagnóstico Diferencial

- ***Leucoencefalopatia multifocal progressiva (LMP) – síndrome inflamatória sem reconstituição imune (IRIS):***
  - Infecção oportunista grave frequentemente fatal do sistema nervoso central causada por reativação do vírus JC (John Cunningham) do polioma (JCV).
  - Tipicamente caracterizada por lesões multifocais assimétricas na substância branca (SB) subcortical
  - Pode ser monofocal e afetar a substância cinzenta cortical.
- *LMP-IRIS:*
  - Síndrome inflamatória de reconstituição imune, ou IRIS, refere-se à infecção oportunista atípica ou sua piora que ocorre em pacientes com HIV/AIDS após início de terapia antirretroviral de alta atividade ou em pacientes com esclerose múltipla em uso de terapia com anticorpo monoclonal, como o natalizumabe
  - A reconstituição da imunidade causa resposta imune anormal a antígenos infecciosos/não infecciosos, não uma recidiva/recaída de doença preexistente.
  - Imagens: Piora das características da LMP, inclusive confluência e aumento de volume das hiperintensidades em T2, efeito de massa e captação de contraste atípica focal.
  - Os pacientes com HIV que desenvolvem LMP-IRIS têm probabilidade mais alta de sobreviver à LMP do que os pacientes positivos para HIV que não desenvolvem IRIS.
- *Glioblastoma*:
  - Mais comum neoplasia intracraniana primária.
  - Tumor astrocítico maligno caracterizado por necrose e neovascularidade.
  - Grau IV pela classificação da Organização Mundial da Saúde.
  - Anel de tecido neoplásico espesso e contrastado irregularmente circundando um centro necrótico.
  - Frequentemente envolve o corpo caloso.

■ Fatos Essenciais

- A LMP ocorre mais comumente em pacientes com infecção pelo HIV (80% dos casos), em pacientes com doenças malignas linfoides (13%) e em receptores de transplantes que tomem imunossupressores (5%).
- O JCV é um poliomavírus humano universal carregado por 50 a 90% da população. A infecção inicial pelo JCV é assintomática, mas, em pacientes imunossuprimidos, a infecção pode reativar, levando à LMP.
- A reativação tipicamente tem lugar em uma contagem de células CD4+ < 100 células/mm^3.

■ Outros Achados de Imagens

- RM:
  - Hiperintensidades pouco demarcadas na substância branca em imagens ponderadas em T2 e em recuperação de inversão com atenuação do líquido livre.
  - Efeito de massa moderado.
  - Pode ou não captar contraste.
  - Pode restringir a difusão.
  - Pode estar presente uma ou mais lesões e pode localizar-se em diferentes hemisférios.

✓ Pérolas e × Armadilhas

✓ Envolvimento das "fibras U" subcorticais é característico da LMP.

× O efeito de massa costuma estar ausente na LMP-IRIS associada ao HIV, enquanto, na encefalite por toxoplasmose e na meningite criptocócica, massas focais com efeito de massa podem estar presentes.

Caso 75

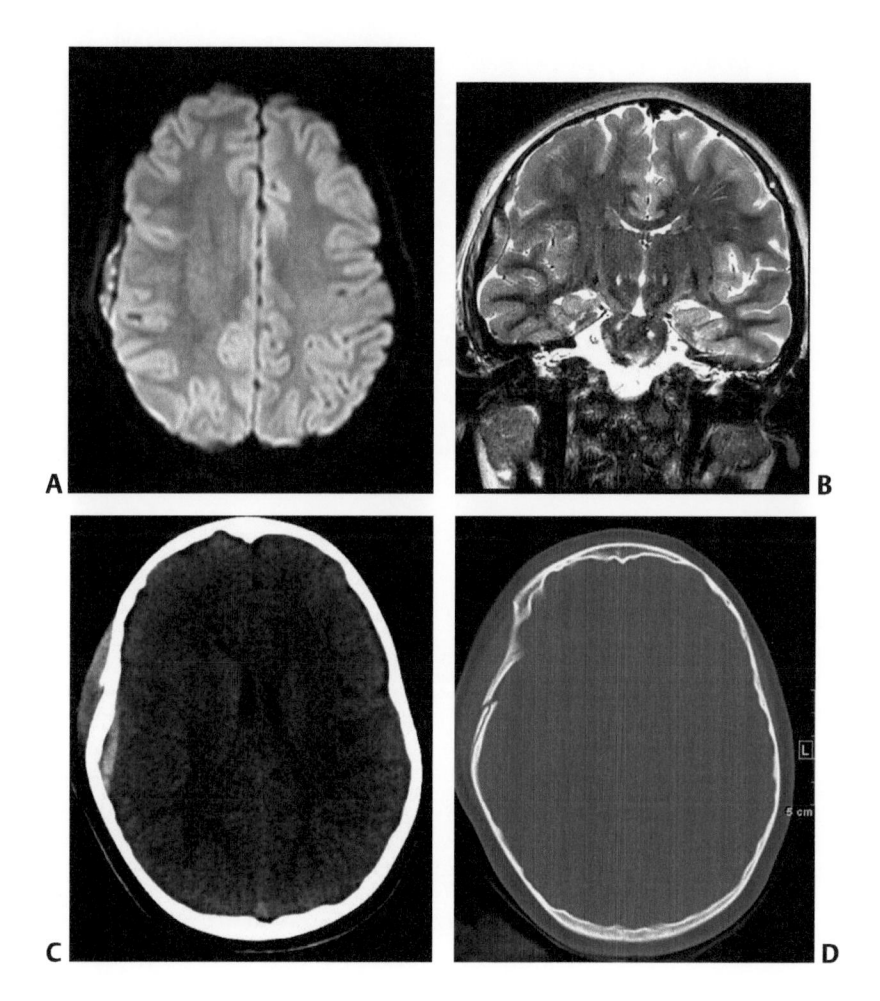

■ Apresentação Clínica

Paciente de 42 anos encontrado deitado na calçada inconsciente.

Achados de Imagem

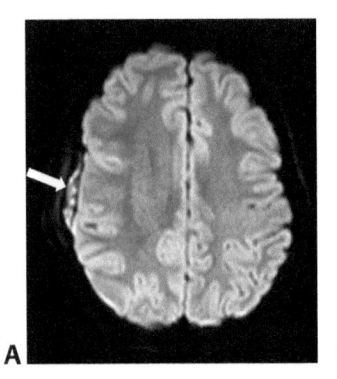

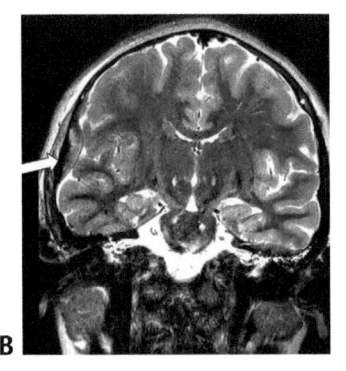

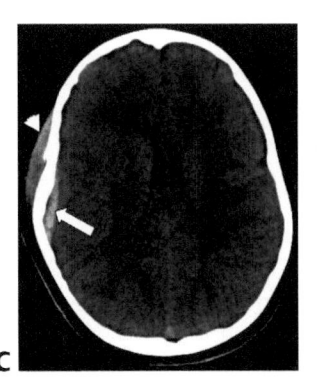

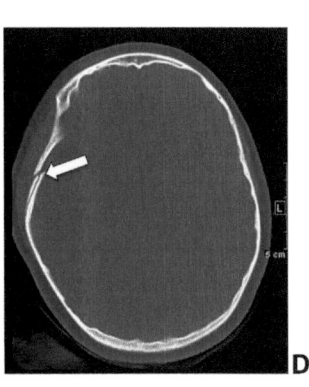

(A) Imagem ponderada em difusão mostra coleção de líquido extra-axial com aumento de sinal central (*seta*) e periferia hipointensa. **(B)** Imagem ponderada (WI) em T2 coronal mostra coleção de líquido extra-axial, à direita (*seta*), com sinal heterogêneo. **(C)** Imagem axial de TC da cabeça mostra coleção de líquido hiperdensa extra-axial (*seta*) com hematoma no couro cabeludo temporal direito (*cabeça de seta*). **(D)** TC da cabeça em janela óssea mostra fratura discretamente deslocada à direita (*seta*).

Diagnóstico Diferencial

- ***Hematoma epidural (HED) hiperagudo:***
  - Coleção de sangue extra-axial localizada entre a tábua interna do crânio e a dura-máter.
  - Forma biconvexa ou lentiforme.
  - 90% associado com fraturas no crânio.
  - Ocasionalmente, os HEDs (e hematomas subdurais) podem ser vistos contendo regiões alternantes com forma de meia-lua de várias densidades, produzindo um aspecto "em redemoinho", o que é considerado indicação de hemorragia ativa.
  - Predominância supratentorial (90%).
  - Os HEDs não atravessam suturas.
- *Empiema*:
  - Pus acumulado no espaço epidural ou subdural.
  - Difusão restrita em decorrência de aumento da viscosidade e do conteúdo de proteínas.
  - 90% supratentoriais.
  - Proeminente captação de contraste na periferia.
  - 70% são secundários a infecções sinusais ou no ouvido.
  - Emergência cirúrgica.
- *Meningioma*:
  - Tumores com base na dura que são isoatenuantes a discretamente hiperatenuantes com relação ao parênquima.
  - Captação de contraste homogênea e intensa depois da injeção de material de contraste iodado.
  - Edema perilesional pode ser extenso.
  - Hiperostose e calcificações intratumorais podem estar presentes.

Fatos Essenciais

- 95% são secundários a sangramento arterial de ramo de artéria meníngea média em lesão por força lateral.
- O crescimento é rápido se a origem for arterial.
- Considerado emergência cirúrgica se a expansão for rápida.
- Geralmente localizado no ponto do trauma direto, com associação de hematoma do couro cabeludo e fratura de crânio.

Outros Achados de Imagens

- TC: Lesões agudas mostram aumento da densidade. Lesões subagudas podem ser isodensas com o córtex. Hematomas crônicos são hipodensos.
- RM:
  - Hematomas epidurais hiperagudos e crônicos exibem intensidade de sinal semelhante à do líquido cerebrospinal em imagens ponderadas em T1 e T2.
  - O hematoma epidural agudo é isointenso em imagens ponderadas em T1 e isointenso a hipointenso em imagens ponderadas em T2.
  - Hematomas epidurais subagudos e crônicos em início são hiperintensos nas imagens ponderadas em T1 e T2.

✓ Pérolas e × Armadilhas

✓ Hematomas hiperagudos (hemoglobina oxigenada) mostrarão centro com aumento do sinal em imagem ponderada em difusão. Depois que o sangue passa a ter hemoglobina desoxigenada, o centro torna-se escuro.

× Se estiver presente diástase de uma sutura, o hematoma epidural poderá atravessar as linhas de sutura.

Caso 76

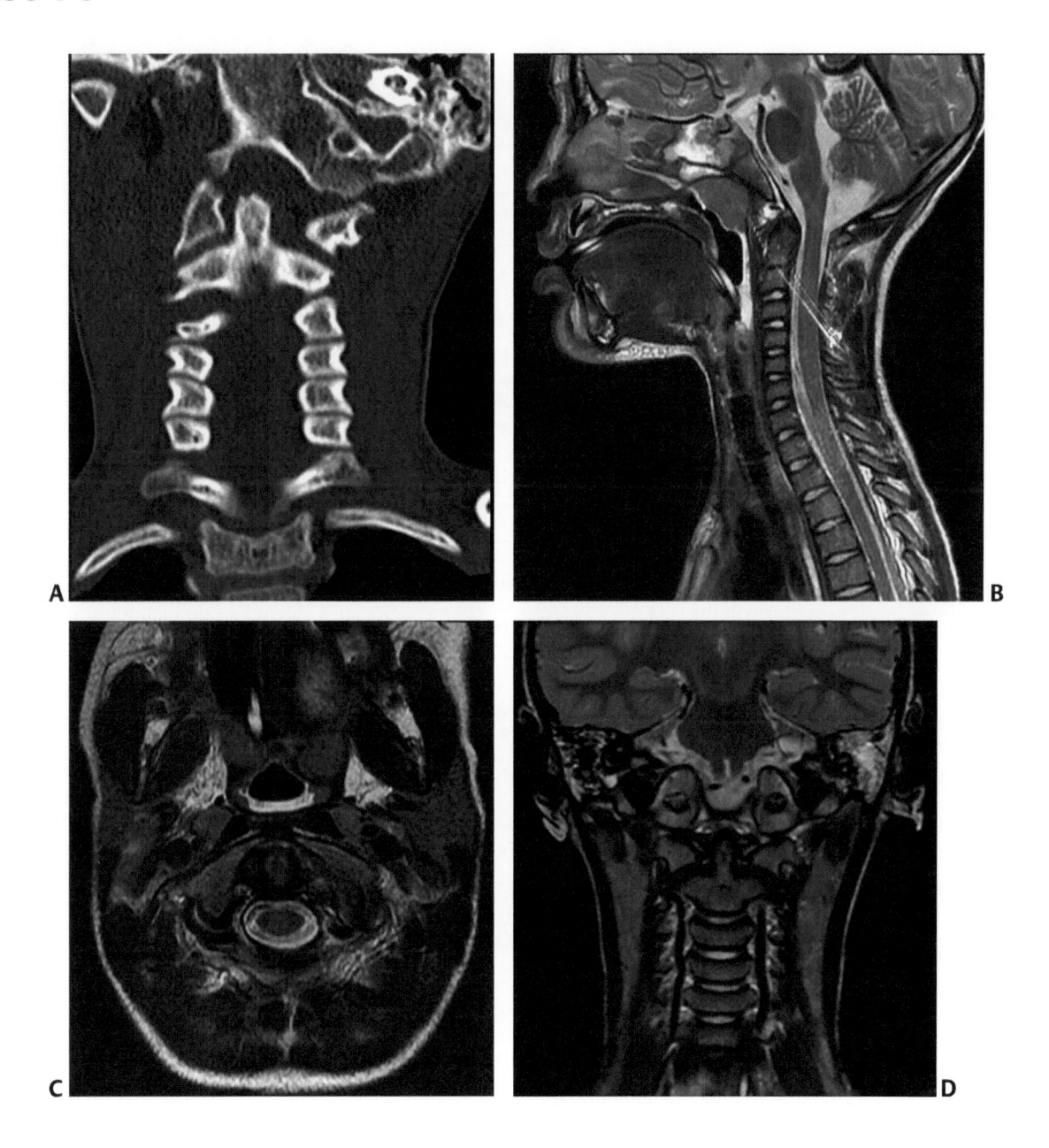

■ Apresentação Clínica

Menino de 11 anos envolvido em colisão de veículo motorizado.

■ Achados de Imagem

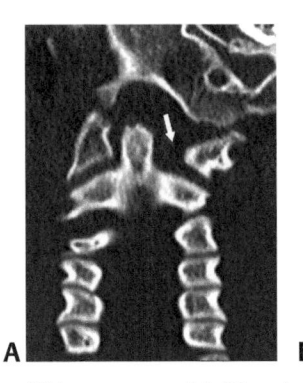

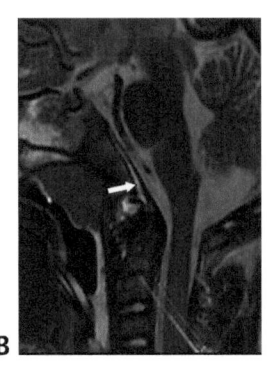

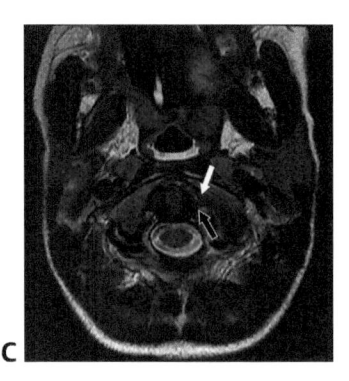

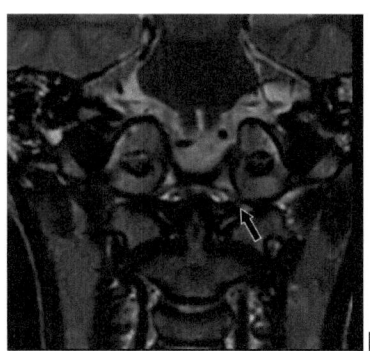

(A) Imagem coronal de TC em janela óssea mostra posicionamento assimétrico do dente do odontoide para a direita com alargamento da massa lateral esquerda do processo odontoide do intervalo C1 (*seta*). **(B)** Imagem ponderada (WI) em T2 sagital demonstra acúmulo de líquido hiperintenso em T2 entre a membrana tectorial e o *clivus* posterior (*seta*), compatível com hematoma. **(C)** T2WI axial demonstra interrupção das fibras e aumento do sinal em T2 envolvendo o lado esquerdo do ligamento transverso (*seta preta*) e o ligamento alar esquerdo (*seta branca*). **(D)** T2WI coronal mostra ruptura de ligamento alar à esquerda (*seta*).

■ Diagnóstico Diferencial

- **Lesão do ligamento transverso e do alar:** Lesão traumática de ligamentos de estabilização na coluna cervical alta resultando em ruptura de fibras ligamentares com aumento do sinal em imagens ponderadas em T2.
- *Afrouxamento atlantoaxial:* Posicionamento assimétrico do processo odontoide com respeito às massas laterais de C1 pode ser visto em quadros que resultam em aumento do afrouxamento ligamentar, como artrite reumatoide, síndrome de Down e síndrome de Marfan.
- *Artefato:* O alinhamento atlantoaxial assimétrico e o aumento da intensidade de sinal ligamentar em T2 podem ser vistos secundariamente a artefato decorrente da aquisição do ângulo da imagem e do posicionamento do paciente.

■ Fatos Essenciais

- Lesão ligamentar envolvendo a junção atlantoaxial é tipicamente vista em contextos traumáticos de alta energia.
- Suspeita-se de lesão ligamentar quando há alargamento assimétrico do intervalo atlantoaxial ou aumento do intervalo básion-odontoide em radiografia convencional ou TC.
- Fraturas com avulsão do côndilo occipital associam-se à lesão do ligamento alar. A lesão de o ligamento alar, em geral, é causada por forças de flexão e rotação, resultando em subluxação rotatória traumática. A ruptura de o ligamento alar, no contexto de subluxação rotatória traumática, é mais comum em crianças.
- Fraturas de C1 em explosão e fraturas da massa lateral podem-se associar a lacerações do ligamento transverso, e elas são instáveis.

■ Outros Achados de Imagens

- Pode ocorrer ruptura do ligamento transverso com ou sem fraturas de C1 e, em geral, são vistas juntamente com lesão de o ligamento alar.
- As rupturas do ligamento transverso podem levar à instabilidade, resultando em deslocamento posterior do processo odontoide com possível compressão do saco dural e da medula espinal cervical alta.

✓ Pérolas e × Armadilhas

✓ Deve-se prestar atenção minuciosa para achados traumáticos adicionais na cabeça e pescoço, inclusive hemorragia intracraniana, lesão por força lateral, lesão vascular e fraturas na coluna cervical, entre outros.
× Ausência de alargamento assimétrico do intervalo atlantoaxial não exclui lesão do ligamento alar.
× Lesão ligamentar bilateral é especialmente desafiadora para o diagnóstico porque a assimetria frequentemente está ausente.

Caso 77

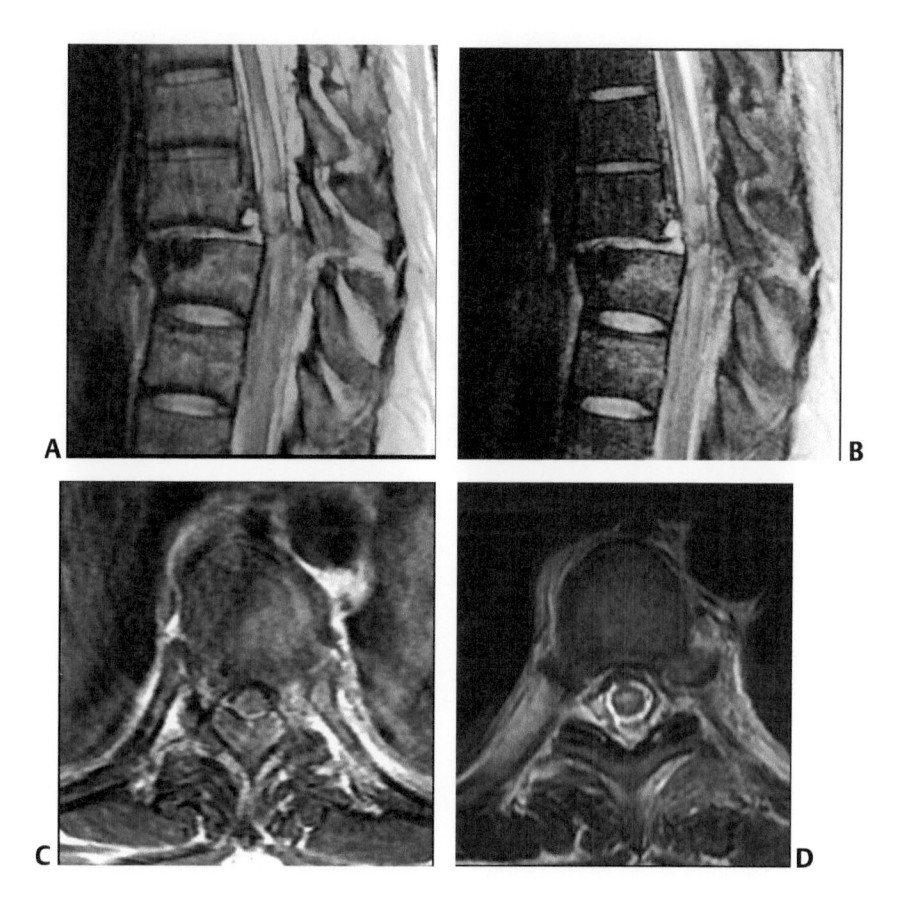

■ Apresentação Clínica

Homem de 42 anos envolvido em colisão de veículo motorizado.

Achados de Imagem

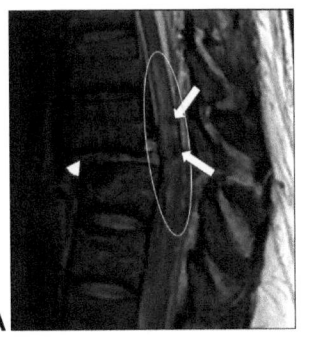

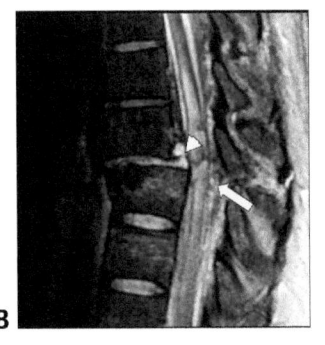

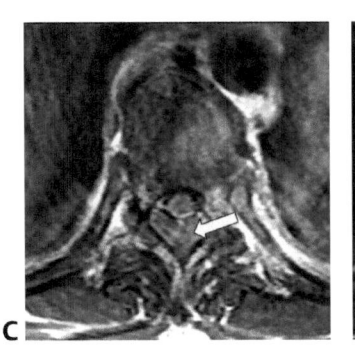

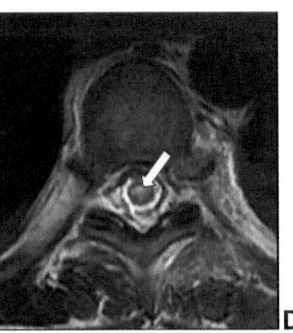

(A) Imagem ponderada (WI) em T2 sagital mostra lesão por translação com deslocamento anterior de T9 sobre T10 (*cabeça de seta*) e fratura dos elementos posteriores. Observe o edema (*oval*) e a hemorragia (*setas*) da medula. **(B)** T2WI sagital com supressão de gordura mostra lesão por translação com deslocamento anterior de T9 sobre T10 e fratura dos elementos posteriores. Observe o edema e a hemorragia da medula. Também se nota ruptura do disco T9-T10 (*cabeça de seta*) e hematoma epidural posterior (*seta*). **(C)** T1WI axial mostra sinal, intermediário a alto, em um hematoma epidural posterior (*seta*). **(D)** T2WI axial demonstra edema na medula central (*seta*).

Diagnóstico Diferencial

- **Contusão medular:**
  - Traumatismo raquimedular (TRM).
  - A maioria das fraturas com TRMs ocorre na coluna cervical altamente móvel. Lesões por hiperflexão tendem a ocorrem em torno do segmento de movimento C5-C6, enquanto as lesões por hiperextensão têm um centro de rotação mais alto.
- *Transecção medular:* Se as forças traumáticas aplicadas forem suficientes, uma ruptura completa das fibras da medula resulta em transecção.
- *Mielopatia mielomalácica pós-traumática progressiva (MMPT):*
  - A MMPT é entidade pouco compreendida, descrita no período subagudo tardio, em geral mais de 2 meses após a lesão.
  - Provavelmente representa um estado pré-siringe após ruptura do trânsito transparenquimatoso normal do líquido cerebrospinal (LCR). Também foi proposto um papel contribuinte para medula presa pelas aderências, o que pode ser passível de lise intraoperatória.

Fatos Essenciais

- As consequências funcionais de um TRM agudo são variáveis. Os pacientes com TRM incompleto têm chance mais alta de alguma recuperação neurológica, em comparação com os pacientes que sofreram lesões completas.
- O espectro de lesões parenquimatosas medulares inclui edema (baixo sinal em T1 e alto em T2), tumefação (definida como aumento de volume homogêneo do contorno medular) e hemorragia.
- O edema da medula espinal aumenta significativamente durante o período de tempo inicial depois da lesão, enquanto a hemorragia intramedular é comparativamente estática.

Outros Achados de Imagens

- Vê-se hemorragia intramedular aguda como foco de encurtamento (hipointensidade) em T2.
- No estágio subagudo, as lesões medulares evoluem para mielomalácia, tendo áreas de hiperintensidade em T2 e sinal intermediário em T1 entre a medula e o LCR.
- O cisto medular pós-traumático crônico ou siringe é identificado como uma estrutura expansível que é isointensa com o LCR em todas as sequências, e as suas margens são mais nítidas, em comparação com a mielomalacia.
- Atrofia medular é achado comum em pacientes nos quais se fazem exames por imagens mais de 20 anos após o trauma inicial.

✓ Pérolas e × Armadilhas

✓ Os sintomas medulares podem ser secundários à compressão extrínseca sem dano da própria medula. Fraturas com retropulsão óssea, extrusões discais e hematomas epidurais causam compressão medular.

✓ Espondilose e estenose vertebral, preexistentes, acentuarão a vulnerabilidade da medula à compressão extrínseca.

✓ Atrofia foi definida como dimensão anteroposterior ≤ 7 mm na medula cervical e ≤ 6 mm na região torácica.

× TRM sem anormalidades radiográficas se refere à presença de déficit neurológico no contexto de radiografias e imagens de TC normais.

× Inclui casos com lesões neurais vistas em RM e aqueles com achados normais em RM. Crianças diagnosticadas com TRM sem anormalidades radiográficas, mas com achados normais em RM têm mostrado desfechos clínicos mais favoráveis do que aquelas com anormalidades da medula cervical na RM.

Caso 78

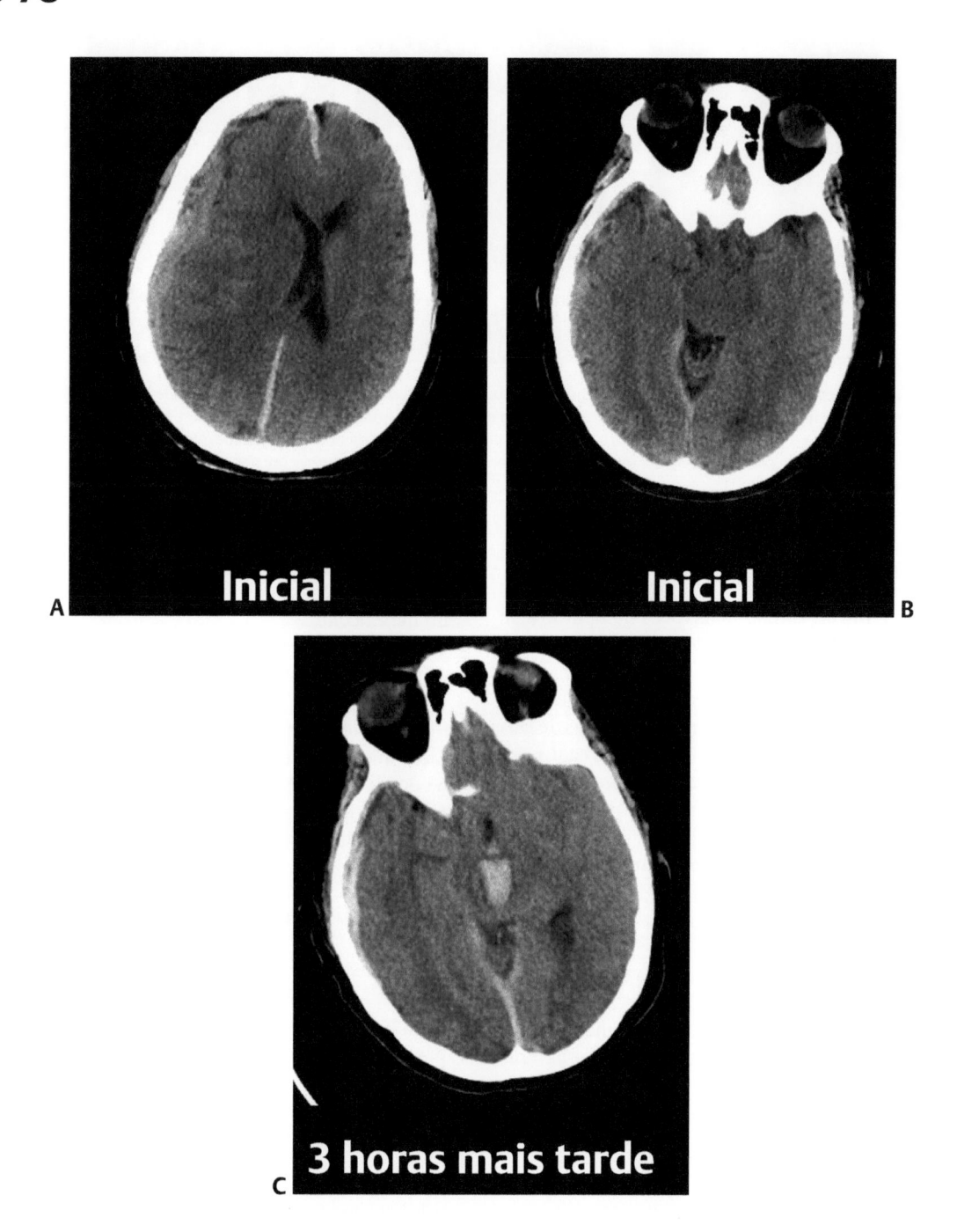

A Inicial

B Inicial

C 3 horas mais tarde

■ **Apresentação Clínica**

Homem de 46 anos é trazido ao atendimento após colisão de veículo motorizado e verifica-se que tem hemorragia subdural. Solicita-se exame de TC de controle 3 horas mais tarde por causa de deterioração neurológica.

■ Achados de Imagem

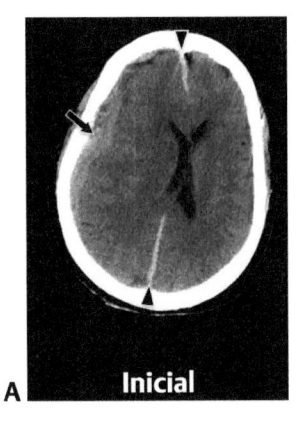

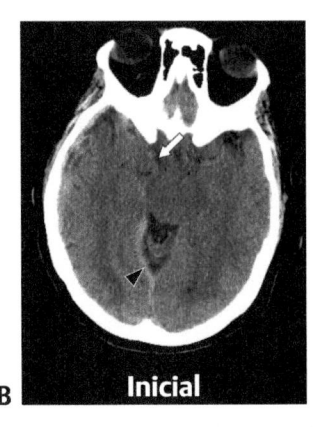

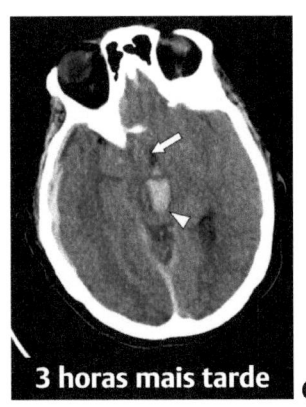

(A) Imagem de TC axial não contrastada da cabeça mostra hemorragia subdural subaguda ao longo da convexidade cerebral direita (*seta preta*) e foice (*cabeças de setas pretas*), resultando em desvio da linha média para a esquerda. **(B)** Imagem de TC axial não contrastada da cabeça mostra hemorragia subdural subaguda ao longo do tentório (*cabeça de seta preta*). Há apagamento das cisternas perimesencefálica, sugerindo herniação uncal em início (*seta branca*). **(C)** Imagem axial de TC não contrastada mostra herniação uncal (*seta branca*) com desenvolvimento de hemorragia aguda no mesencéfalo (*cabeça de seta branca*).

■ Diagnóstico Diferencial

- **Hemorragia de Duret:** Um ou mais focos de hemorragia ocorridos no tronco encefálico em decorrência de herniação transtentorial para baixo.
- *Contusões do tronco encefálico:* As contusões do tronco encefálico podem ser indistinguíveis das hemorragias de Duret. Diferentemente das hemorragias de Duret, as contusões tendem a ter tamanho menor, são tipicamente múltiplas e, em geral, ocorrem ao longo da parte posterior do tronco encefálico.
- *Hemorragia de tronco por hipertensão:* O tronco encefálico é uma localização clássica para hemorragia por hipertensão, particularmente a ponte, juntamente com os núcleos da base e os tálamos.
- A presença de herniação transtentorial para baixo é a chave para o diagnóstico de hemorragias de Duret. No entanto, quando está presente hemorragia no tronco encefálico na ocasião da apresentação, é importante considerar hemorragia por hipertensão como possível causa da alteração do estado mental que pode ter levado à causa do acidente.

■ Fatos Essenciais

- Herniação uncal/herniação transtentorial para baixo leva a compressão sobre o tronco encefálico, a qual, por sua vez, causa redução do ângulo ponto-mesencefálico.
- Em decorrência disso, pequenos vasos perfurantes ficam comprimidos, levando ao infarto hemorrágico da ponte e do mesencéfalo.
- Embora se aceite mais comumente uma etiologia arterial, a trombose venosa acompanhante também pode ter seu papel.
- Muitas vezes, essas hemorragias estão ausentes na apresentação inicial e desenvolvem-se à medida que vão ocorrendo o edema cerebral e a herniação.
- As manifestações clínicas incluem paresia oculomotora, alteração do estado mental, rigidez e coma.

■ Outros Achados de Imagens

- As manifestações precoces de herniação uncal incluem apagamento das cisternas perimesencefálicas.
- As hemorragias de Duret desenvolvem-se mais comumente na face anterior e na paramediana do tronco encefálico.

✓ Pérolas e × Armadilhas

✓ Justificam-se as imagens de controle em pacientes com trauma cerebral grave se ocorrer deterioração clínica.
✓ Os sinais precoces das síndromes de herniação cerebral devem ser relatados de modo a tratar preventivamente o edema cerebral e evitar suas complicações em potencial.
× A principal diferença entre hemorragias de Duret e lesões diretas do tronco encefálico é a localização central das hemorragias de Duret.

Caso 79

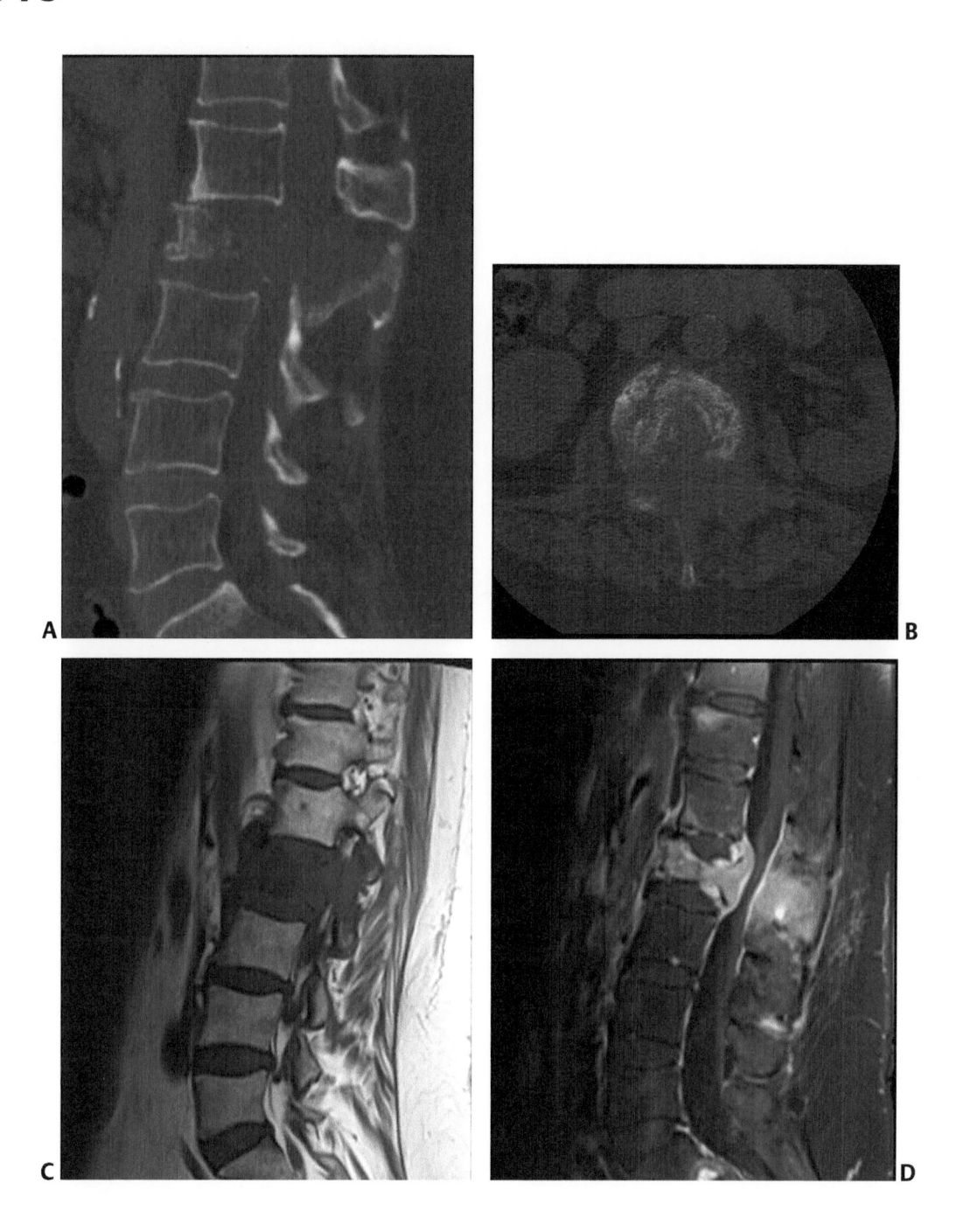

■ **Apresentação Clínica**

Paciente de 74 anos com história de câncer de mama apresenta intensa dorsalgia após queda.

■ Achados de Imagem

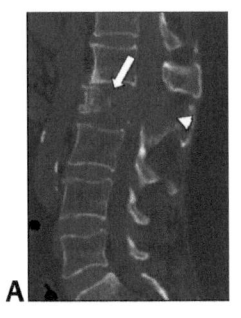

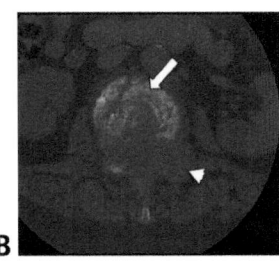

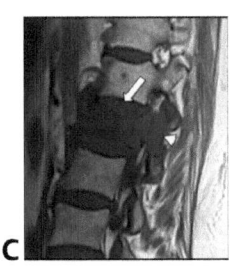

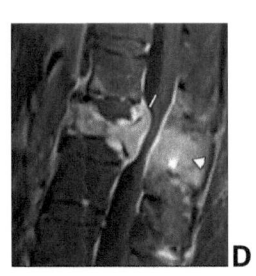

(A) Imagem sagital de TC reformatada mostra deformidade bicôncava e perda de altura de L2 (*seta*), com perda das trabéculas ósseas normais no corpo vertebral de L2 e dos elementos posteriores (*cabeça de seta*). **(B)** Imagem axial de TC da coluna lombar mostra substituição das trabéculas de L2 (*seta*) por massa de tecido mole que se estende ao pedículo esquerdo e tecidos moles paravertebrais (*cabeça de seta*). **(C)** Imagem ponderada (WI) em T1 sagital da coluna lombar mostra perda de altura e deformidade bicôncava de L2, com sinal de substituição da medula óssea normal (*seta*). Há envolvimento dos elementos posteriores (*cabeça de seta*). **(D)** T1WI sagital pós-contraste com supressão de gordura da coluna lombar mostra intensa captação de contraste do corpo vertebral de L2, com borda posterior convexa, expandindo-se em direção ao canal vertebral (*seta*). Há envolvimento do processo espinhoso (*cabeça de seta*). Essas lesões causam estreitamento do canal vertebral e compressão da cauda equina.

■ Diagnóstico Diferencial

- *Fratura patológica:*
  - Fraturas da coluna por compressão patológica mostram, mais comumente, morfologia de compressão, embora possa ocorrer morfologia de explosão.
  - A massa subjacente pode ser obscurecida pela fratura e hematoma.
  - TC e RM podem mostrar destruição trabecular e cortical.
  - A identificação de outros pontos tumorais é útil.
- *Fratura por insuficiência:*
  - Fratura através de osso osteoporótico/em geral fraco por qualquer outra causa.
  - Geralmente não há lesão focal subjacente.
  - Frequentemente depois de pequeno trauma.
- *Tumor castanho:*
  - Os tumores castanhos vistos na doença renal crônica decorrem de perda óssea localizada rápida com hemorragia e tecido de granulação de reparação substituindo o conteúdo normal da medula óssea. Hemossiderina confere a coloração castanha.
  - Outros achados no hiperparatireoidismo incluem: trabéculas primárias proeminentes, reabsorção de trabéculas secundárias, diminuição da espessura cortical e erosão nas ênteses, placas terminais e articulações sacroilíacas.

■ Fatos Essenciais

- Uma fratura é definida como patológica quando surge em tecido ósseo modificado e remodelado por processo patológico local ou sistêmico.
- A coluna é local comum de envolvimento em pacientes com metástases ósseas.
- Instabilidade vertebral deve ser avaliada para intervenção cirúrgica.

■ Outros Achados de Imagens

- TC mostra destruição cortical, matriz tumoral e massas em partes moles associadas vistas com relação às fraturas patológicas.
- Achados de RM:
  - Medula óssea em T1 diminuída, em forma de massa e bem definida.
  - Sinal muscular e massas de tecidos moles associadas anormais vistos com relação a fraturas patológicas.
  - Recortes endosteais.
  - Podem-se ver depósitos tumorais adicionais em doença metastática ou no mieloma múltiplo.
- T1WI em fase e fora de fase pode ser útil para diferenciar edema de medula óssea de um processo infiltrativo:
  - Edema de medula óssea: Queda de sinal nas imagens fora de fase porque a gordura da medula óssea é retida.
  - Processo infiltrativo: Não há queda de sinal porque a gordura da medula óssea é substituída.
  - Imagens ponderadas em difusão: Infiltração tumoral da medula óssea causa difusão restrita.

✓ Pérolas e × Armadilhas

✓ Achados em imagens de RM sugestivos de fraturas por compressão metastática:
  - Borda posterior convexa no corpo vertebral.
  - Intensidade de sinal anormal no pedículo ou elemento posterior.
  - Massa epidural ou massa paravertebral focal.
  - Outras metástases na coluna.

✓ Achados em imagens de RM sugestivos de fraturas por compressão osteoporótica aguda:
  - Banda de intensidade com baixo sinal nas imagens ponderadas em T1 e T2 através do corpo vertebral.
  - Intensidade de sinal poupada em medula óssea normal no corpo vertebral.
  - Retropulsão de um fragmento ósseo posterior.
  - Múltiplas fraturas por compressão.

Caso 80

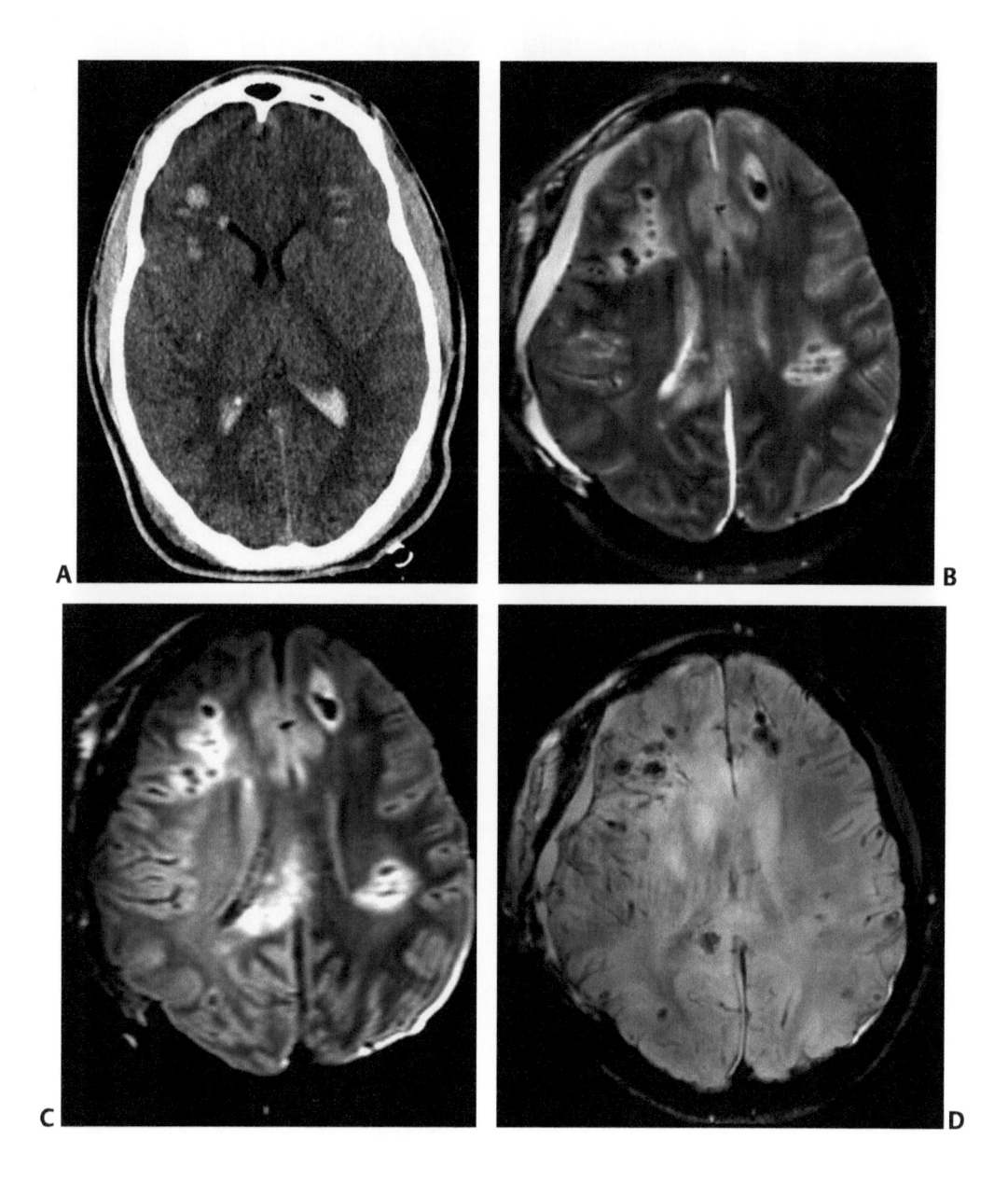

■ Apresentação Clínica

Homem de 38 anos apresenta lesão cerebral traumática depois de colisão de veículo motorizado em alta velocidade.

■ Achados de Imagem

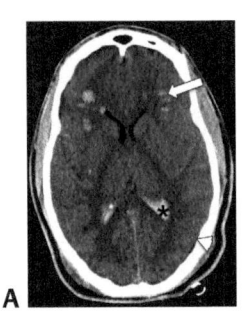

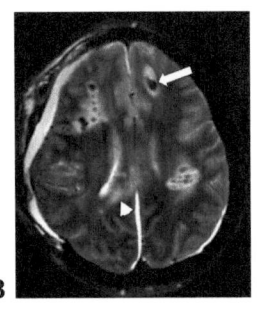

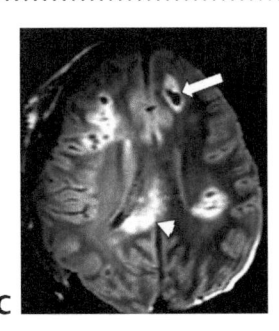

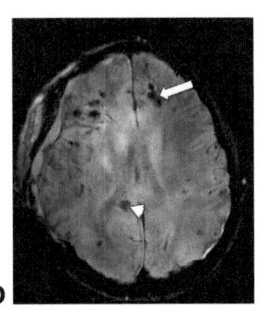

(A) Imagem em TC não contrastada demonstra apagamento difuso dos giros (*cabeça de seta*) secundariamente a um edema cerebral difuso. Estão presentes múltiplas hemorragias subcorticais na substância branca (*seta*) e também se vê sangue intraventricular (*asterisco*). **(B, C)** Imagem axial em *spin-eco* rápida ponderada em T2 **(B)** e imagem ponderada em difusão **(C)** mostram o paciente depois de craniectomia descompressiva. As lesões subcorticais mostram um centro de hipointensidade com edema vasogênico circundante (*seta*). Observam-se coleções de líquido subdurais bilateralmente. A face posterior do corpo caloso mostra hiperintensidade em T2 e difusão restrita (*cabeça de seta*). **(D)** Imagem ponderada em suscetibilidade mostra múltiplas pequenas áreas de micro-hemorragias compatíveis com lesões por forças laterais subcorticais (*seta*) e no corpo caloso (*cabeça de seta*).

■ Diagnóstico Diferencial

- **Lesão axonal difusa:**
  - Múltiplas hemorragias difusas petequiais ou microssangramentos lineares na substância branca subcortical vistos melhor em sequências de imagens em gradiente-eco (GRE)/ponderadas em suscetibilidade (SWI).
  - Predileção pela interface substância cinzenta-substância branca.
  - Ocorre, no corpo caloso, lesão em estreita proximidade com as dobras durais.
  - Ruptura secundária da barreira hematoencefálica.
- *Contusões parenquimatosas cerebrais:*
  - Lesões parenquimatosas cerebrais secundárias ao impacto direto do cérebro contra o crânio adjacente.
  - Mais frequentes nos lobos frontal e temporal.
  - Tipicamente exibem hemorragia. O edema pode preceder a hemorragia em algumas horas.
- *Angiopatia amiloide cerebral:*
  - Hemorragia intracraniana cortical-subcortical espontânea no idoso normotenso.
  - Hemorragia intracraniana em distribuição cortical-subcortical que geralmente poupa a substância branca profunda, os núcleos da base e o tronco encefálico. Pode envolver o cerebelo.
  - Micro-hemorragias corticais, identificadas em imagens de RM, GRE e SWI ponderadas em T2*
    - Siderose superficial focal ou disseminada.
  - Idade ≥ 55 anos.

■ Fatos Essenciais

- Forças de aceleração e desaceleração associadas ao trauma em alta energia dão origem à lesão por forças laterais em virtude das diferenças de densidade das substâncias cinzenta e branca, localizadas na junção da substância branca subcortical, afetando os axônios (lesão axonal difusa [LAD]) e os vasos (microssangramentos).
- Causa frequente de morbidade em pacientes com lesões cerebrais traumáticas, mais comumente por acidentes com veículos motorizados em alta velocidade.
- Dois terços das LADs ocorrem na junção substância cinzenta-substância branca. O corpo caloso, o tronco encefálico rostral posterolateral, os núcleos caudados, o tálamo, o tegmento e a cápsula interna também são afetados.

■ Outros Achados de Imagens

- 50 a 80% demonstram TC normal na apresentação.
- Uma ou mais hemorragias com menos de 2 cm de diâmetro nos hemisférios cerebrais ou adjacentes ao terceiro ventrículo.
- Hemorragia intraventricular.
- Hemorragia no corpo caloso.
- Hemorragia no tronco encefálico.
- RM pode detectar hemorragias petequiais que podem persistir depois de anos.
- SWI é mais sensível a microssangramentos do que as sequências GRE.
- DWI: Hiperintensidades em áreas de lesão axonal.

✓ Pérolas e × Armadilhas

- ✓ É infrequente a LAD sem microssangramentos, mas já foi relatada.
- ✓ Imagens por tensores de difusão mostram alterações na anisotropia fracionada (valores mais baixos) em pacientes com LAD, que estão relacionadas com mau prognóstico.
- ✓ ERM pode mostrar níveis de lactato difusamente elevados mesmo em tecido com aparência normal na RM, o que se correlaciona com mau prognóstico.
- × A embolia gordurosa cerebral compartilha algumas das características de imagens da lesão por força lateral: Focos isquêmicos embólicos dispersos nas imagens ponderadas em difusão e hemorragia petequial em GRE ou SWI podem ser vistos no estágio agudo. Esse quadro ocorre no contexto de fraturas de ossos longos ou da bacia e apresenta uma tríade clínica de alterações respiratórias, anormalidades neurológicas e *rash* petequial.

Caso 81

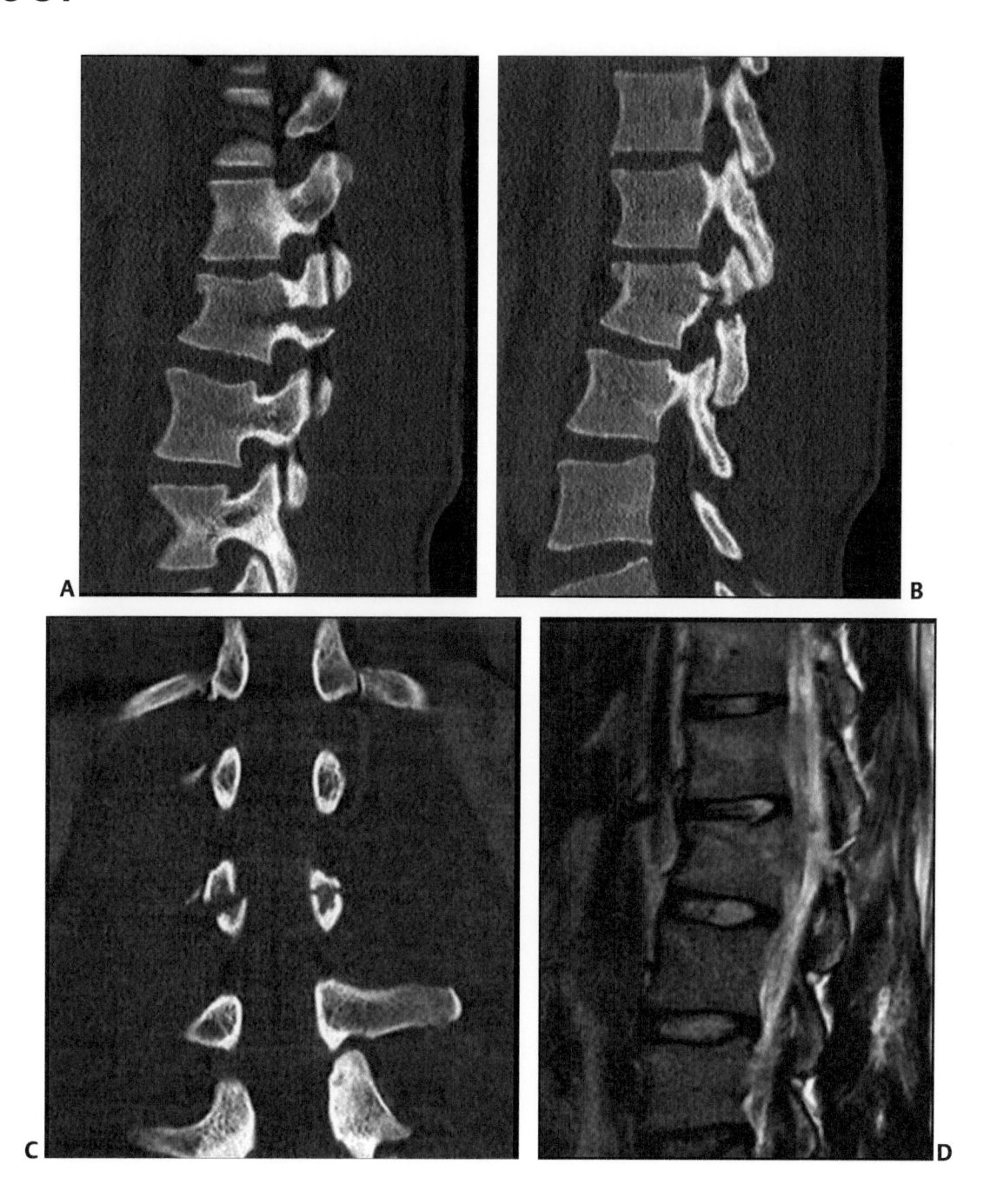

■ Apresentação Clínica

Paciente de 15 anos envolvido em colisão de veículo motor.

■ Achados de Imagem

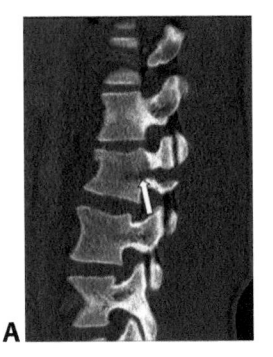

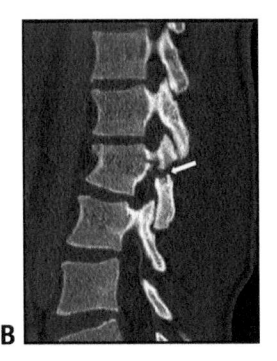

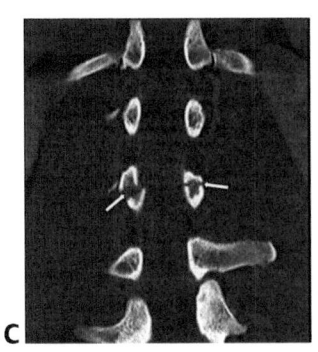

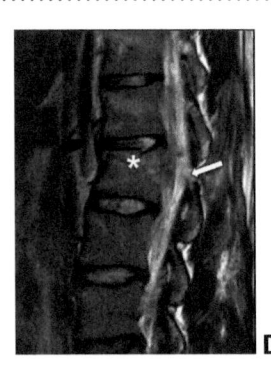

(A) Imagem de TC parassagital esquerda reformatada mostra fratura de L1 orientada axialmente, estendendo-se pelo pedículo (*seta*). **(B)** Imagem de TC parassagital direita reformatada mostra fratura de L1 axialmente orientada, estendendo-se pelo pedículo e parte interarticular (*seta*). **(C)** Imagem coronal reformatada demonstra fraturas pediculares axialmente orientadas bilateramente em L1 (*setas*). **(D)** Imagem sagital ponderada em T2 demonstra morfologia de distração, com alargamento do espaço interlaminar, lesão do ligamento amarelo (*seta*) e fratura axialmente orientada da metade superior do corpo vertebral de T12 (*asterisco*).

■ Diagnóstico Diferencial

- *Fratura de Chance:*
  - Essas lesões pertencem à categoria mais ampla de lesões por distração em flexão e classificam-se como B1 no Sistema de Classificação de Lesões da Coluna Toracolombar AOSpine.
  - Falha óssea monossegmentar da banda de tensão posterior estendendo-se ao corpo vertebral.
- *Ruptura não óssea do complexo ligamentar posterior:* Estas lesões fazem parte da categoria mais ampla de lesões por distração em flexão e correspondem à categoria B2 do Sistema de Classificação de Lesões da Coluna Toracolombar AOSpine.
- *Lesão por distração em extensão:*
  - Corresponde à lesão do tipo B3 no Sistema de Classificação de Lesões da Coluna Toracolombar AOSpine.
  - Ruptura do ligamento longitudinal anterior, que serve como banda de tensão anterior da coluna, impedindo a hiperextensão. A lesão pode passar pelo disco intervertebral ou pelo próprio corpo vertebral (particularmente na coluna anquilosada), mas há uma dobradiça no elemento posterior intacto impedindo deslocamento óbvio.

■ Fatos Essenciais

- Nas lesões por distração, uma parte da coluna vertebral é separada da outra, deixando um espaço entre elas. Isso pode ocorrer por meio de ruptura do ligamento anterior ou posterior, através dos elementos ósseos, anterior e posterior, ou uma combinação de ambos os mecanismos.
- Muitas vezes, lesões muito instáveis.
- Frequentemente se vê angulação nos planos sagital e/ou coronal através do local da fratura.

- A morfologia da distração é vista nas lesões por distração em flexão (como na fratura de Chance) e nas lesões por distração em extensão (como nos pacientes com hiperostose esquelética idiopática difusa ou na espondilite anquilosante).
- Deve-se suspeitar de mecanismo de distração em flexão e de lesão do complexo ligamentar posterior, se for vista uma fratura da placa terminal posterior superior, porque reflete fratura por avulsão da fibrose do anel comparativamente forte do disco intervertebral.

■ Outros Achados de Imagens

- A TC mostra fratura através dos pedículos que se estendem até o corpo vertebral e distração variável dos elementos posteriores.
- A RM mostra hemorragias extra-axiais e lesões na medula.
- Sinais da RM de lesão do complexo ligamentar posterior (PLC) incluem interrupção da faixa preta de baixa intensidade de sinal em imagens sagitais T1 ou T2, indicativa de ligamento supraespinal ou ruptura do ligamento *flavum*, líquido nas cápsulas articulares da faceta e edema na região interespinhosa.

✓ Pérolas e × Armadilhas

✓ As lesões por distração em flexão podem compreender até 16% das lesões vertebrais e são encontradas mais frequentemente na junção toracolombar entre T11 e L1, embora tenham sido relatadas na literatura lesões entre T5 e S1.

× As lesões por distração em flexão associam-se a lesões intra-abdominais que podem retardar o tratamento da coluna.

× Lesões vasculares aórticas, embora infrequentes, não devem passar despercebidas.

Caso 82

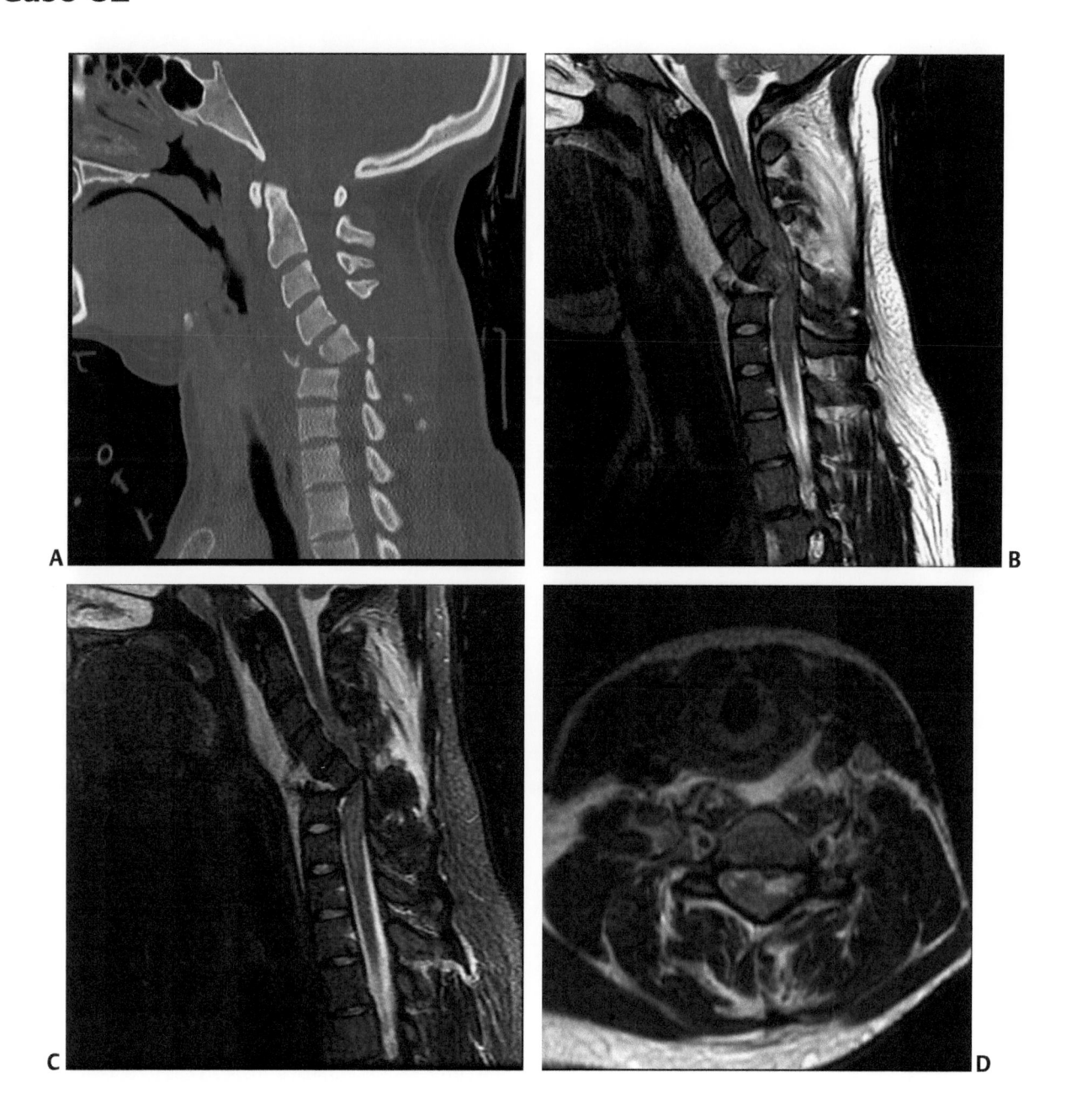

■ Apresentação Clínica

Paciente de 35 anos apresenta cervicalgia intensa e tetraplegia depois de colisão de veículo.

■ Achados de Imagem

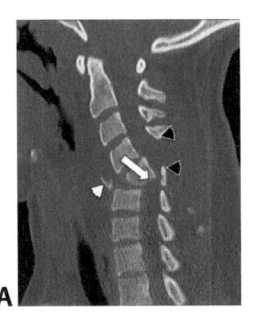

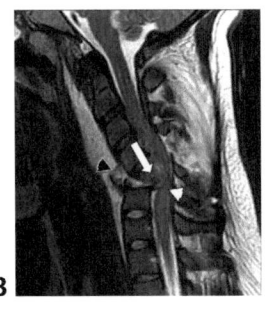

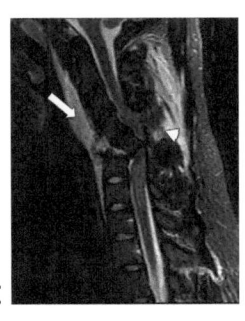

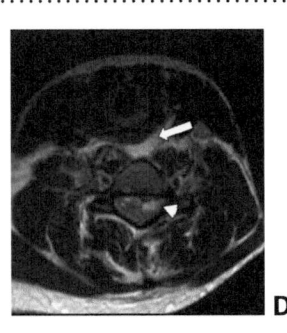

(A) Imagem de TC sagital reformatada da coluna cervical mostra translação posterior de C5 (*seta*); o corpo vertebral estende-se ao canal vertebral. Um fragmento do corpo vertebral sofre avulsão e é visto anteriormente (*cabeça de seta branca*). Há alargamento do espaço interespinhoso (*cabeças de setas pretas*). **(B)** Imagem ponderada (WI) em T2 sagital da coluna cervical mostra o corpo de C5 em translação no canal vertebral (*seta*) comprimindo a medula espinal, que mostra aumento do sinal em T2 (*cabeça de seta branca*). O ligamento longitudinal anterior está rompido (*cabeça de seta preta*). **(C)** Imagem sagital em inversão-recuperação em T1 curta da coluna cervical mostra hematoma pré-vertebral proeminente (*seta*) com estiramento dos tecidos moles nucais (*cabeça de seta*). **(D)** T2WI axial da coluna cervical mostra líquido proeminente no espaço pré-vertebral (*seta*) e o saco tecal sendo deformado pela presença de um hematoma epidural (*cabeça de seta*).

■ Diagnóstico Diferencial

- **Lesão da coluna cervical por translação e ruptura do complexo discoligamentar (CDL):**
  - Rotação/translação englobam o deslocamento horizontal de uma parte da coluna subaxial com respeito à outra.
  - As colunas anterior e posterior são danificadas.
  - A maioria das lesões por distração em flexão e por translação ocorre nos segmentos de movimento C5-C6 e C6-C7, onde se localiza o fulcro.
  - Espondilose traumática com ruptura do CDL.
  - O mecanismo de lesão pode ser hiperextensão, hiperflexão ou rotação.
  - Associa-se a outras lesões ligamentares e a fraturas ósseas.
- *Lesão por distração da coluna cervical:*
  - Dissociação do eixo vertical envolvendo o CDL.
  - Vê-se espaço entre os corpos vertebrais ou elementos posteriores, mas não há deslocamento no plano horizontal.
  - As lesões podem ser circunferenciais e associar-se a luxações das facetas articulares.
  - Não há espondilose presente.

■ Fatos Essenciais

- A *Subaxial Cervical Injury Classification* (SLIC) (Classificação de Lesões Cervicais Subaxiais), proposta por Vaccaro em 2007, descreve três padrões morfológicos de fraturas:
  - Compressão: visível perda de altura do corpo vertebral ou ruptura das placas terminais.
  - Distração: dissociação anatômica do eixo vertebral.
  - Translação/rotação: Há deslocamento horizontal entre dois segmentos da coluna cervical. Essas lesões implicam ruptura dos elementos anterior e posterior. Luxações ou fraturas das facetas articulares uni ou bilateralmente, fraturas bilaterais do pedículo e separação da massa lateral são vistas tipicamente nesta categoria.
- Pode ocorrer translação, no plano sagital, associada a fraturas do pedículo ou fraturas das facetas articulares.
- Lesões rotacionais também podem estar presentes além de translação axial.

■ Outros Achados de Imagens

- TC em múltiplos cortes é a modalidade de escolha para a avaliação inicial, e a RM oferece detalhes adicionais dos tecidos moles.
- A RM oferece informações adicionais sobre o *status* da medula espinal, ligamentos e outros elementos de tecidos moles que poderiam não ser percebidos na TC.

✓ Pérolas e × Armadilhas

- ✓ O CDL é composto pelo disco intervertebral, o ligamento longitudinal anterior e o posterior, o ligamento amarelo, ligamentos interespinhosos e a cápsula das facetas articulares.
- ✓ Sinais indiretos de lesão do CDL incluem "espalhamento" dos processos espinhosos, luxação das facetas articulares, subluxação dos corpos vertebrais e alargamento do espaço dos discos intervertebrais.
- ✓ Alargamento de a faceta articular > 2 mm ou aposição das facetas articulares < 50% e alargamento do espaço anterior do disco na posição neutra ou na extensão são consideradas indicações absolutas de ruptura do CDL.
- ✓ A RM pode oferecer outros indícios de ruptura do CDL, como aumento do sinal em T2 visto horizontalmente no disco intervertebral ou aumento de sinal nos ligamentos intervertebrais.
- × Artefato de fluxo do líquido cerebrospinal é um desafio na avaliação de hematomas extra-axiais no canal vertebral. A remodelação do contorno da medula nas imagens axiais é útil para distinguir entre artefato de fluxo e hematoma extra-axial comprimindo o saco tecal.

Caso 83

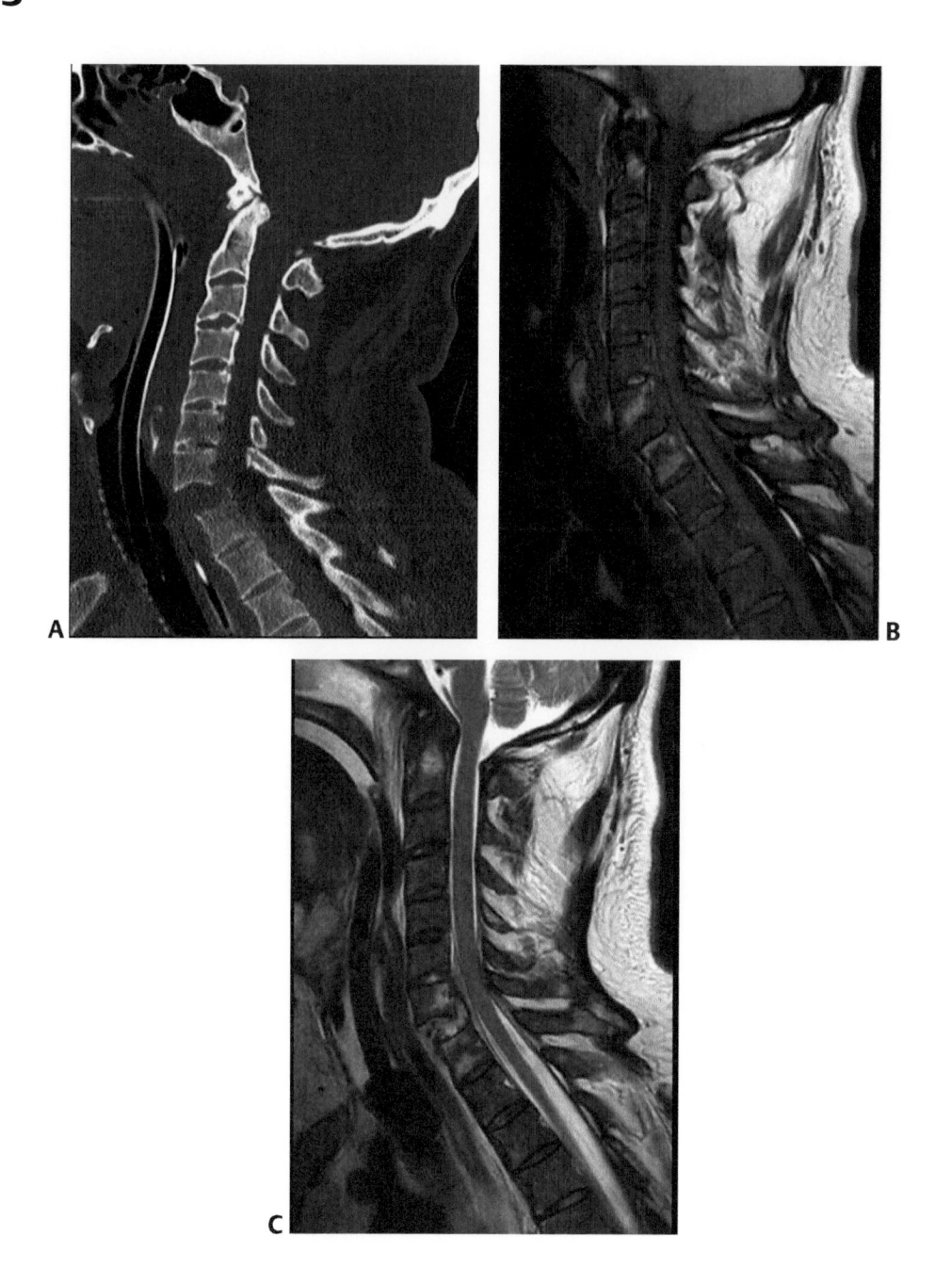

■ Apresentação Clínica

Homem de 50 anos encontrado inconsciente e intoxicado.

■ Achados de Imagem

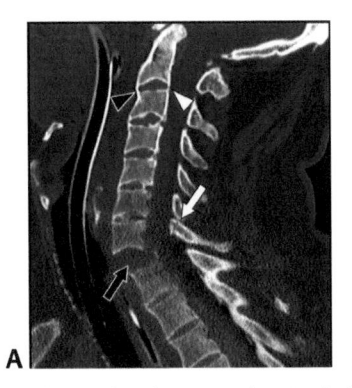

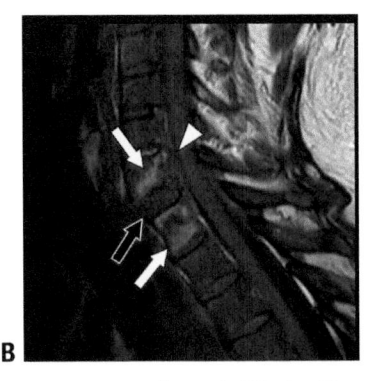

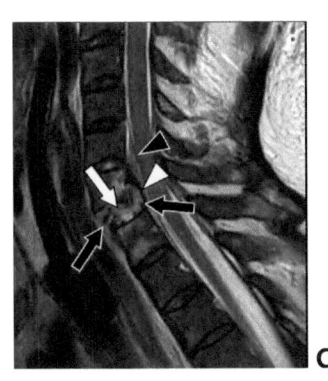

(A) Imagem sagital de TC da coluna cervical em janela óssea mostra anterolistese de C7 sobre T1 e alargamento do espaço discal (*seta preta*). Uma fratura linear através da base do processo espinhoso tem orientação vertical (*seta branca*). Observe calcificação preexistente do ligamento longitudinal anterior (*cabeça de seta preta*) e do posterior (*cabeça de seta branca*). **(B)** Imagem ponderada (WI) em T1 sagital mostra alargamento do espaço discal C7-T1 com anterolistese e interrupção do ligamento longitudinal anterior (LLA) e do ligamento longitudinal posterior (LLP) (*seta preta*). Os corpos vertebrais C7 e T1 demonstram aumento heterogêneo do sinal, sugerindo contusões ósseas (*setas brancas*). Há líquido isointenso no espaço epidural anterior, compatível com hematoma epidural, resultando em apagamento do espaço subaracnóideo (*cabeça de seta branca*). **(C)** T2WI sagital demonstra sinal em T2 anormalmente elevado no espaço discal C7-T1 (*seta branca*). Há anterolistese de C7 sobre T1 com interrupção do LLA e do LLP (*setas pretas*). Uma protrusão discal traumática (*cabeça de seta branca*) e um hematoma epidural anterior (*cabeça de seta preta*) causam estenose do canal vertebral com apagamento do espaço subaracnóideo. É provável aumento focal do sinal em T2 nos corpos vertebrais C7 e T1 por causa de contusões ósseas.

■ Diagnóstico Diferencial

- **Luxação por hiperextensão:** Lesão intensamente instável, decorrente de forças de hiperextensão que resultam em déficits neurológicos importantes. A lesão ligamentar progride de posterior a anterior com a luxação por hiperextensão representando a maior distância ao longo do espectro. Achados clássicos incluem alargamento do espaço discal, mais pronunciado na face anterior, lesão discoligamentar e protrusão discal traumática.
- *Estiramento por hiperextensão:* A menos grave ao longo do espectro de lesões por hiperextensão. Este quadro resulta de forças de hiperextensão que levam à lesão do complexo ligamentar posterior, que inclui o ligamento amarelo, o ligamento interespinhoso, o ligamento supraespinhoso e as cápsulas das facetas articulares. Diferentemente da luxação por hiperextensão, a lesão isolada do complexo ligamentar posterior é insuficiente para resultar em instabilidade.
- *Hiperextensão com subluxação anterior:* Mais avançada do que o estiramento por hiperextensão e menos grave do que a luxação por hiperextensão. Esta lesão se caracteriza por ruptura do complexo ligamentar posterior, bem como do LLP e do ânulo posterior. Os achados, em geral, incluem alargamento do espaço interespinhoso, revelação das facetas e subluxação anterior.

■ Fatos Essenciais

- A luxação por hiperextensão, em geral, envolve a coluna cervical baixa.
- Há lesão do ligamento longitudinal anterior (LLA), do ânulo fibroso anterior e posterior, do ligamento longitudinal posterior (LLP) e do complexo ligamentar posterior.
- Os achados de imagens podem ser sutis em decorrência do espasmo muscular e dos dispositivos de imobilização, mascarando a instabilidade da lesão.
- Nas radiografias e imagens de TC, a luxação por hiperextensão tipicamente resulta em alargamento do espaço discal e mau alinhamento das facetas.
- A RM revela melhor o grau de lesão discoligamentar, que é caracterizada por aumento do sinal em T2, alargamento do espaço discal e protrusão discal traumática.
- Há tipicamente edema de tecidos moles e lesão medular.

■ Outros Achados de Imagens

- A luxação por hiperextensão pode associar-se a fraturas com avulsão no corpo vertebral anteroinferior. Diferentemente das fraturas em lágrima da hiperextensão, as fraturas com avulsão vistas na lesão da luxação por hiperextensão têm orientação mais horizontal do que vertical. De igual modo, as fraturas em lágrima ocorrem mais frequentemente na coluna cervical alta, enquanto aquelas são mais comuns na coluna cervical baixa.

✓ Pérolas e × Armadilhas

- ✓ O alargamento do espaço discal pode ser mais pronunciado anteriormente e pode-se associar ao fenômeno de vácuo.
- ✓ Hematoma epidural e contusão medular são achados retratados melhor em RM.
- × Ocasionalmente, o único achado de imagem em radiografia a sugerir luxação com hiperextensão é o edema pré-vertebral intenso e o déficit neurológico. Isso é indicação para TC e RM.

Caso 84

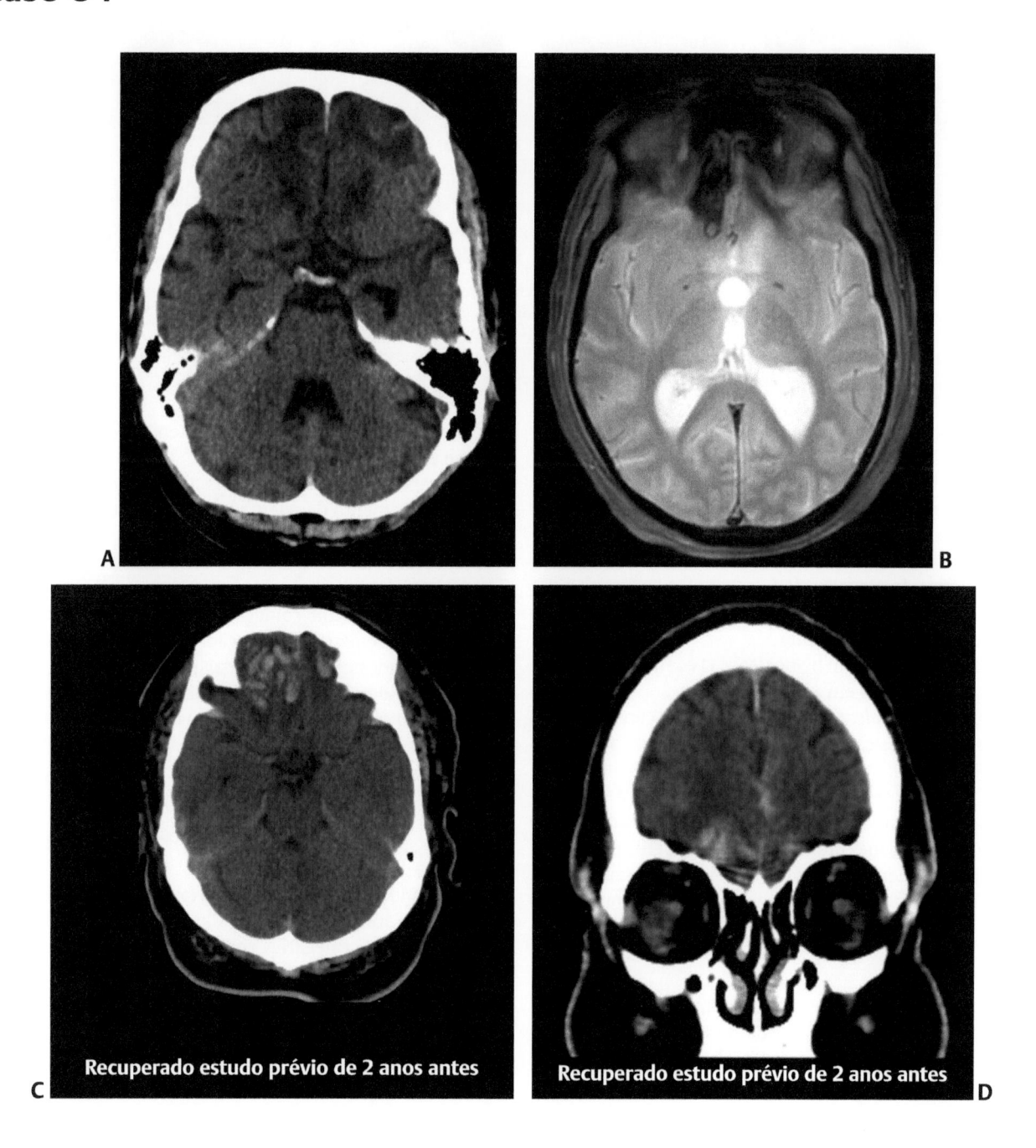

A

B

C — Recuperado estudo prévio de 2 anos antes

D — Recuperado estudo prévio de 2 anos antes

■ Apresentação Clínica

História não informada.

■ Achados de Imagem

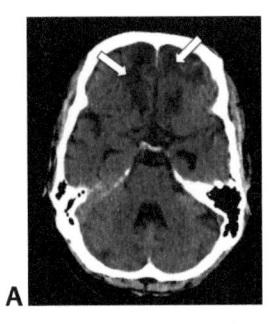

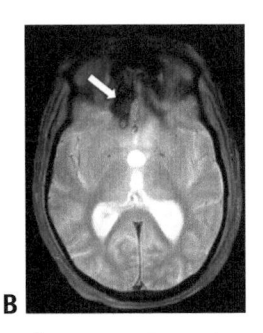

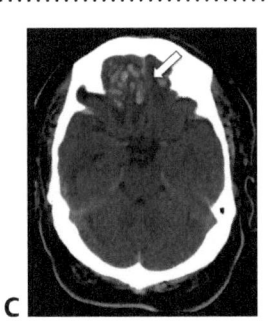

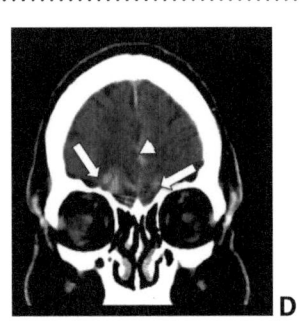

(A) Imagem de TC do cérebro mostra áreas com baixa atenuação nos giros retos e giros orbitofrontais de ambos os lobos frontais (*setas*). **(B)** Sequência gradiente-eco axial demonstra depósitos de hemossiderina nas partes anterior e inferior dos lobos frontais (*seta*). **(C)** Imagem de TC axial, feita 2 anos antes, mostra edema e hemorragia nas partes anterior e inferior dos lobos frontais (*seta*). **(D)** Imagem de TC coronal reformatada feita 2 anos antes mostra edema e hemorragia nas partes anterior e inferior dos lobos frontais (*setas*). Também há hemorragia subaracnóidea na região inter-hemisférica (*cabeça de seta*).

■ Diagnóstico Diferencial

- **Contusão bifrontal:**
  - Lesões no parênquima cerebral secundárias a impacto direto do cérebro contra o crânio adjacente.
  - Mais frequente na parte anterior dos lobos temporais e ao longo do assoalho da fossa craniana anterior e asa maior do esfenoide, onde é cérebro está mais próximo da tábua interna do crânio.
  - Tipicamente, exibem hemorragia. O edema pode preceder a hemorragia em algumas horas.
- *Angiopatia amiloide:* A angiopatia amiloide cerebral (AAC) refere-se à deposição do β-amiloide na média e adventícia de pequenas e médias artérias (e, menos frequentemente, veias) do córtex cerebral e das leptomeninges. A AAC é reconhecida como uma das marcas morfológicas da doença de Alzheimer (DA), mas também costuma ser encontrada no cérebro de pacientes idosos neurologicamente saudáveis. A AAC pode levar à demência, hemorragia intracraniana ou eventos neurológicos transitórios. A hemorragia intracraniana é o resultado mais reconhecido da AAC.
- *Doença de Pick:*
  - A doença de Pick (que recebe o nome de Arnold Pick) é uma demência progressiva definida por critérios clínicos e patológicos. Tipicamente, afeta os lobos frontal e/ou temporal anterolateral.
  - RM: Atrofia do lobo frontal fora de proporção para a atrofia em outras regiões cerebrais, aumento do sinal em T2 na substância branca do lobo frontal, especialmente nas sequências de recuperação de inversão com atenuação do líquido livre.

■ Fatos Essenciais

- Estágios da contusão do parênquima:
  - Agudo: Menos de 12 horas de evolução. Oxi-hemoglobina intracelular, com o cérebro edemaciado sofrendo necrose. A imagem em TC mostra baixa atenuação, se a hemorragia estiver ausente, e atenuação mista ou alta, se estiver presente hemorragia.
  - Subagudo: Depois de alguns dias. Liquefação com desenvolvimento de edema vasogênico. Pode causar herniação cerebral.
  - Crônico: Neovascularização com remoção dos componentes do sangue e resíduos pelos macrófagos. A reabsorção do coágulo começa da periferia para dentro, tendo 1 a 6 semanas de duração. A TC mostra atrofia focal e cavidades císticas cercadas por gliose e cicatriz com hemossiderina. As cicatrizes fibrogliais podem aderir a dura ao cérebro adjacente e causar crises convulsivas.

■ Outros Achados de Imagens

- A angiografia por TC do cérebro é usada para suspeita de trauma vascular.
- Recomenda-se RM do cérebro na lesão cerebral traumática aguda ou subaguda quando a imagem inicial ou de controle por TC for negativa com achados neurológicos sem explicação.
- Sequências de RM ponderadas em T2* e suscetibilidade detectam os estágios, agudo, subagudo inicial e crônico, da lesão axonal difusa.

✓ Pérolas e × Armadilhas

✓ Lesões cerebrais por golpe e contragolpe consistem em contusões parenquimatosas e hemorragias extra-axiais adjacentes ao local da lesão e no lado oposto do cérebro. As lesões parenquimatosas contralaterais tendem a ser mais graves.

× Hemorragia subaracnóidea no sulco olfatório pode facilmente deixar de ser percebida na imagem basal em TC em razão das médias volumétricas com a placa etmoidal horizontal e pode-se tornar evidente em exames de controle quando se segue o edema pelas contusões associadas.

Caso 85

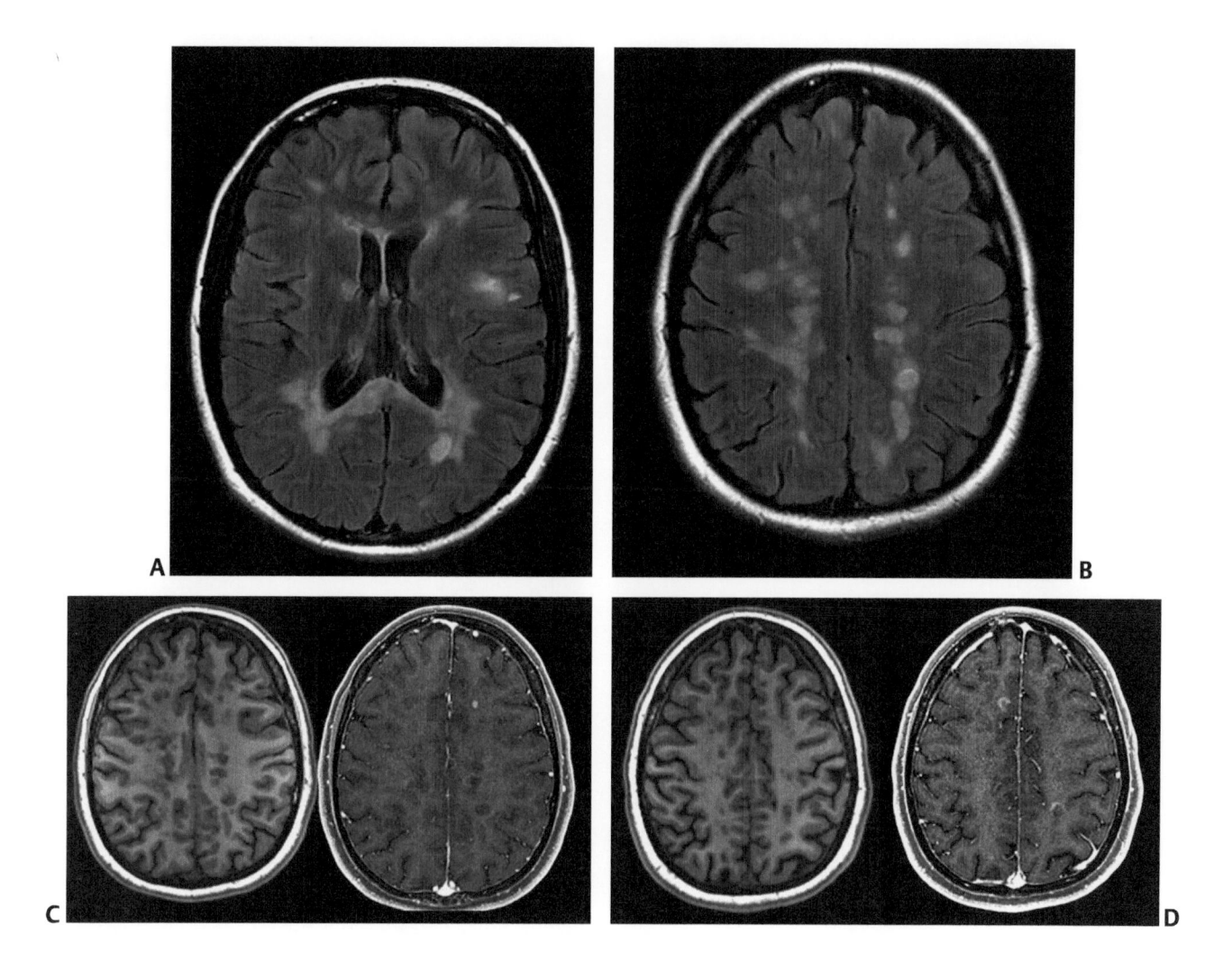

Apresentação Clínica

Paciente de 21 anos com distúrbio sensorial nas extremidades superiores e inferiores.

■ Achados de Imagem

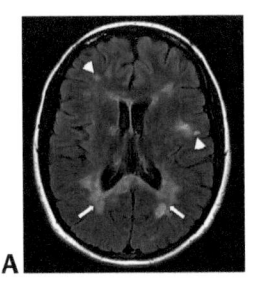

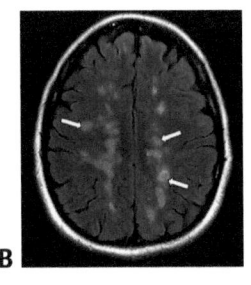

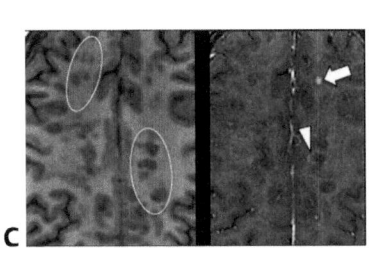

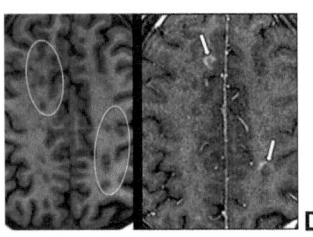

(A) Imagem em recuperação de inversão com atenuação do líquido livre (FLAIR) demonstra numerosas lesões ovais na substância branca periventricular (*setas*) e justacortical (*cabeças de setas*), mas confluentes perto dos átrios dos ventrículos laterais. **(B)** Imagem axial em FLAIR mostra numerosas lesões ovoides confluentes na substância branca periventricular (*setas*). **(C)** Imagens axiais em T1 pré e pós-contraste demonstram numerosas lesões na substância branca com baixo sinal em T1 (*ovais*), algumas que captam contraste em padrão de anel sólido (*seta*) ou incompleto (*cabeça de seta*). A presença simultânea de lesões em T1 com e sem captação de contraste pode ser usada para estabelecer a disseminação no tempo na ausência de exames de comparação. **(D)** Imagens axiais em T1 pré e pós-contraste demonstram numerosas lesões na substância branca com baixo sinal (*ovais*), algumas das quais captam contraste em padrão de anel incompleto (*setas*).

■ Diagnóstico Diferencial

- *Esclerose múltipla (EM):*
  - Lesões na substância branca correspondendo a desmielinização aguda e crônica.
  - As lesões características de EM têm localização periventricular e forma oval, têm mais de 3 mm (opostamente a lesões puntiformes), são bem circunscritas, e sua intensidade de sinal é homogênea, podendo ou não associarem-se à captação de contraste, que costuma ter morfologia em anel.
  - Lesões justacorticais, periventriculares, infratentoriais e medulares tendem a ser mais específicas para EM.
- *Leucoaraiose*:
  - Também conhecida como doença da substância branca e doença de pequenos vasos cerebrais.
  - Idade mais alta e hipertensão são os únicos fatores de risco aceitos.
  - As lesões aparecem como áreas com baixa atenuação na TC e como áreas de hipersinal em RM ponderada em T2 ou em recuperação de inversão com atenuação do líquido livre (FLAIR).
  - As lesões tipicamente poupam as fibras U subcorticais.
  - Na doença de pequenos vasos leve, as lesões são distintas entre si, mas, com o aumento da intensidade da doença, tornam-se confluentes e finalmente passam a envolver difusamente uma região inteira.
- *Vasculite*:
  - Causa de disfunção neurológica e de múltiplas lesões focais (isquêmicas) na mesma faixa etária que a população com propensão à EM.
  - As anormalidades do corpo caloso, das fibras U, dos nervos ópticos e da medula espinal não são típicas da doença vascular e podem auxiliar na diferenciação entre EM e doença vascular.

■ Fatos Essenciais

- A EM é uma doença desmielinizante crônica do sistema nervoso central (SNC) que ocorre primariamente em adultos jovens. O diagnóstico de EM pelos critérios de McDonald de 2010 exige eliminação de diagnósticos mais prováveis e demonstração da disseminação das lesões no espaço e no tempo.
- A disseminação no espaço pode ser mostrada pelo envolvimento de pelo menos duas de cinco áreas do SNC (três ou mais lesões periventriculares, uma ou mais lesões infratentoriais, uma ou mais lesões medulares, uma ou mais lesões no nervo óptico, uma ou mais lesões corticais ou justacorticais).
- A disseminação no tempo pode ser estabelecida pelo seguinte: presença de pelo menos uma lesão nova em T2 ou contrastada por gadolínio em RM de controle com referência a um exame basal, independentemente do momento de realização da RM basal; ou presença simultânea de lesões assintomáticas contrastadas ou não contrastadas por gadolínio em qualquer tempo.

■ Outros Achados de Imagens

- A espectroscopia por RM pode auxiliar na distinção entre lesões desmielinizantes tumefativas e tumores.

✓ Pérolas e × Armadilhas

✓ Lesões não contrastadas hipointensas em T1 (buracos negros) são lesões crônicas caracterizadas por dano axonal intenso. A formação de lesões hipointensas em T1 é mais comum em pacientes com longa duração de doença e subtipos progressivos de doença. Por essa razão, sua presença nos pacientes com a síndrome clinicamente isolada é indicativa de um processo patológico de EM já estabelecido.

× O termo *síndrome radiologicamente isolada* foi introduzido pela primeira vem em 2009 para definir e caracterizar o grupo de indivíduos livre de sintomas de desmielinização do SNC, mas que têm características visíveis na RM cerebral que parecem ser compatíveis com EM e que parecem ter risco de futuros eventos desmielinizantes.

Caso 86

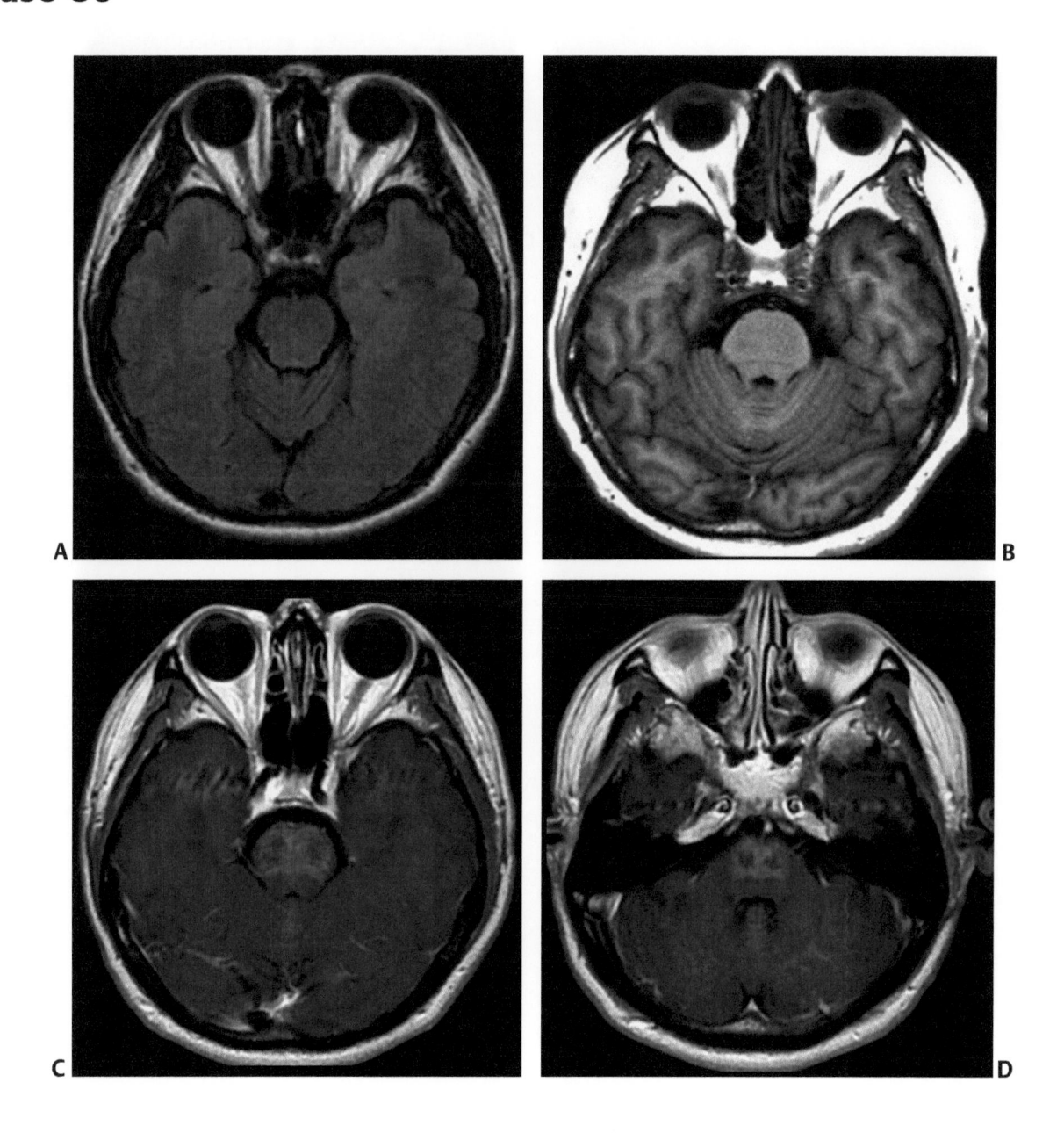

■ Apresentação Clínica

Homem de 41 anos que se apresenta com cefaleia de início recente e vertigem crônica. Verificou-se proteína elevada no líquido cerebrospinal.

Achados de Imagem

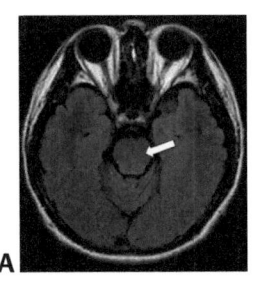

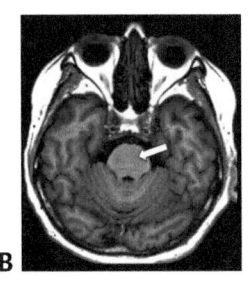

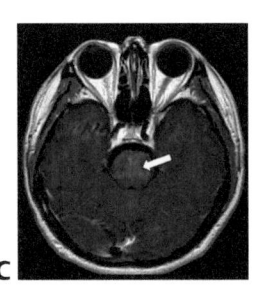

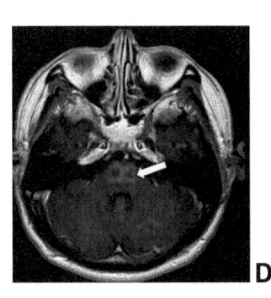

(A) Sequência axial em recuperação de inversão, com atenuação do líquido livre, mostra intensidade de sinal normal na ponte (*seta*). **(B)** Imagem ponderada (WI) axial pré-contraste em T1 demonstra intensidade normal do sinal na ponte (*seta*). **(C)** T1WI axial pós-contraste demonstra áreas lineares e puntiformes confluentes de captação de contraste na ponte (*seta*). **(D)** T1WI axial pós-contraste demonstra áreas lineares e puntiformes confluentes de captação de contraste na ponte (*seta*).

Diagnóstico Diferencial

- *Inflamação linfocitária crônica pontina com captação de contraste perivascular responsiva a esteroides (CLIPPERS):*
  - Captação de contraste "salpicada" puntiforme e curvilínea com gadolínio na ponte em RM. Pode-se ver sutil padrão irradiado.
  - Envolve principalmente a ponte e o cerebelo, mas pode estender-se ao bulbo e ao mesencéfalo, medula espinal, núcleos da base ou substância branca cerebral.
  - Ausência de difusão restrita, acentuada hiperintensidade em imagem ponderada em T2 e de anormalidades na angiografia cerebral.
- *Encefalomielite disseminada aguda (ADEM):*
  - ADEM é doença desmielinizante monofásica do sistema nervoso central (SNC) que se apresenta com numerosas lesões hiperintensas em T2 nas substâncias branca e cinzenta.
  - Os tálamos e os núcleos da base são frequentemente envolvidos, tipicamente, de maneira simétrica. O tronco encefálico e a fossa posterior também podem ser envolvidos.
  - É infrequente a captação de contraste.
  - Episódio infeccioso anterior ou vacinação funciona como desencadeante da resposta inflamatória.
  - Crianças e adolescentes são mais afetados.
  - Tem prognóstico favorável.
- *Sarcoidose:*
  - Doença inflamatória multissistêmica caracterizada por granulomas de células epitelioides não caseosos.
  - As manifestações nas imagens incluem massas solitárias ou multifocais envolvendo a dura-máter, leptomeninges, espaço subaracnóideo e perivascular, nervos cranianos, parênquima cerebral (hipotálamo, tronco encefálico, hemisférios cerebrais, cerebelo) e coluna vertebral.

Fatos Essenciais

- CLIPPERS é um transtorno inflamatório crônico do SNC caracterizado por infiltrado linfo-histiocitário perivascular na substância branca com ou sem extensão ao parênquima.
- Os pacientes apresentam-se clinicamente com ataxia progressiva subaguda, diplopia e outras características clínicas referíveis à patologia no tronco encefálico.
- Há pronta e significativa resposta clínica e radiológica com glicocorticosteroides.
- Diagnósticos diferenciais a ser excluídos: neurossarcoidose, síndrome de Sjögren, doença de Behçet neurológica, esclerose múltipla, ADEM, neuromielite óptica, encefalite Bickerstaff, outras encefalite autoimunes, vasculite no SNC, infecções no SNC, histiocitose, linfoma, glioma, síndromes paraneoplásicas.

Outros Achados de Imagens

- As lesões geralmente não causam efeito de massa e o edema vasogênico é mínimo ou está ausente.
- Em alguns casos excepcionais, observa-se efeito de massa no tronco encefálico sob a forma de edema na ponte ou pedúnculo cerebelar médio durante recidivas.
- A captação de gadolínio diminui à medida que o paciente responde à terapia com imunossupressor.
- Pode-se observar, no curso da doença, atrofia pontocerebelar/cerebelar, medular e cerebral.

✓ Pérolas e × Armadilhas

✓ Deve-se considerar um diagnóstico alternativo a CLIPPERS se:
  - Houver achados clínicos incomuns, como febre, meningismo e sintomas sistêmicos, como artrite, uveíte, síndrome seca ou linfadenopatia.
  - RM mostrar lesões pontinas com necrose, que podem apontar para um linfoma primário do SNC.
  - RM mostrar efeito de massa acentuado, o que é sugestivo de tumor.
  - Houver pleiocitose acentuada no LCR (> 100/μL) ou células malignas, o que deve levar à reavaliação do diagnóstico.
× Pode ser necessária uma biópsia de áreas especificamente envolvidas radiologicamente em situações selecionadas, como:
  - Etiologias alternativas que continuam a ser possibilidade distinta apesar de investigações rigorosas.
  - Achados incomuns ou atípicos na clínica ou na RM são observados (sinais de doença sistêmica; RM revelando efeitos de massa ou necrose dominantes no tronco encefálico).
  - Resistência ao tratamento com glicocorticoides.

Caso 87

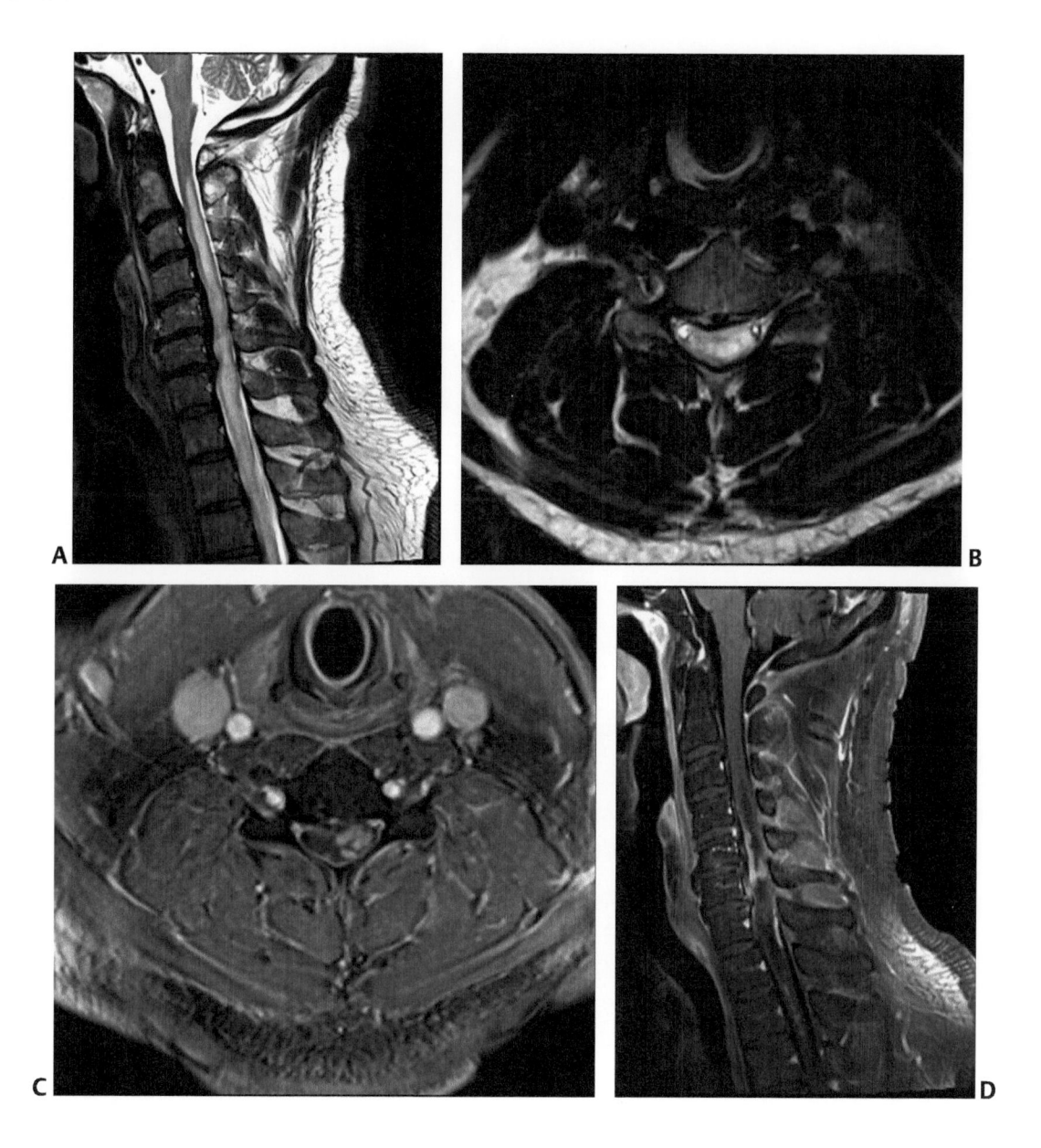

Apresentação Clínica

Mulher de 37 anos com fraqueza progressiva nas extremidades superiores e inferiores. Antecedente de neurite óptica recorrente.

■ Achados de Imagem

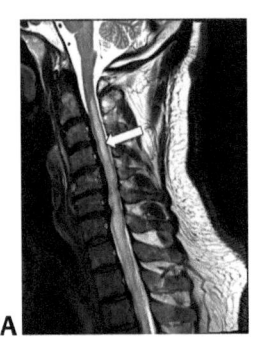

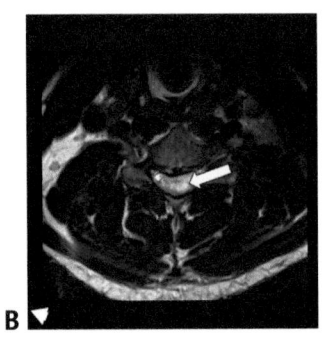

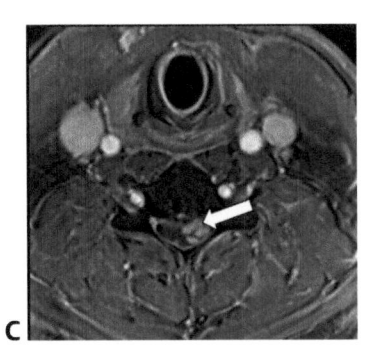

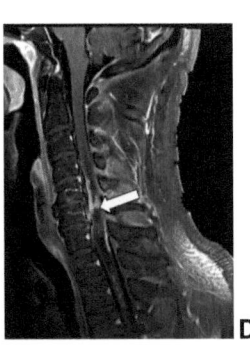

(A) Imagem ponderada (WI) em T2 sagital mostra espessamento difuso da medula espinal cervical e torácica com hipersinal (*seta*). **(B)** T2WI axial mostra hipersinal bilateral em T2, que envolve mais de dois terços da área transversal da medula (*seta*). **(C, D)** T1WI contrastada axial **(C)** e sagital **(D)** mostram áreas de captação de contraste irregular na medula espinal (*setas*).

■ Diagnóstico Diferencial

- **Neuromielite óptica (NMO):**
  - Hipersinal longitudinalmente extenso em T2 na medula envolvendo mais de três segmentos vertebrais e afetando mais de 50% da área transversal da medula.
  - Áreas irregulares de captação de contraste em áreas de recidiva.
- *Esclerose múltipla (EM):*
  - Doença desmielinizante inflamatória crônica que afeta o cérebro e a medula.
  - Lesões medulares focais assimétricas perifericamente localizadas que se estendem a menos de dois segmentos vertebrais de comprimento e ocupam menos de metade da área transversal da medula.
  - Nas imagens axiais, as lesões podem ter uma forma de cunha com a base na superfície medular ou forma redonda, se não houver contato com a superfície da medula.
- *Astrocitoma da medula espinal:*
  - Lesão infiltrativa excêntrica da medula espinal.
  - É incomum a hemorragia.
  - Pode apresentar componente cístico.
  - É comum a captação de contraste.
  - Não há aumento nos níveis de aquaporinas.

■ Fatos Essenciais

- A neuromielite óptica também é conhecida como doença de Devic.
- Doença autoimune.
- Aquaporina 4 elevada.
- Caracterizada por distúrbio visual bilateral e mielopatia transversa.
- Evolução mono ou multifásica.
- Prognóstico pior do que o da EM.
- Mais frequente no gênero feminino.
- No cérebro, a NMO apresenta neurite óptica recorrente.

■ Outros Achados de Imagens

- Observa-se captação de contraste durante recidiva que é menor em extensão do que as anormalidades em T2 na coluna.
- Lesões cerebrais com morfologia e localização não típicas para a EM.

✓ Pérolas e × Armadilhas

✓ O valor da anisotropia fracionada fica próximo do normal na NMO, enquanto que tende a ser mais baixo do que o normal na EM.
× A presença de lesões na substância branca cerebral não exclui NMO.
× As lesões da NMO não se associam a hemorragia.

Caso 88

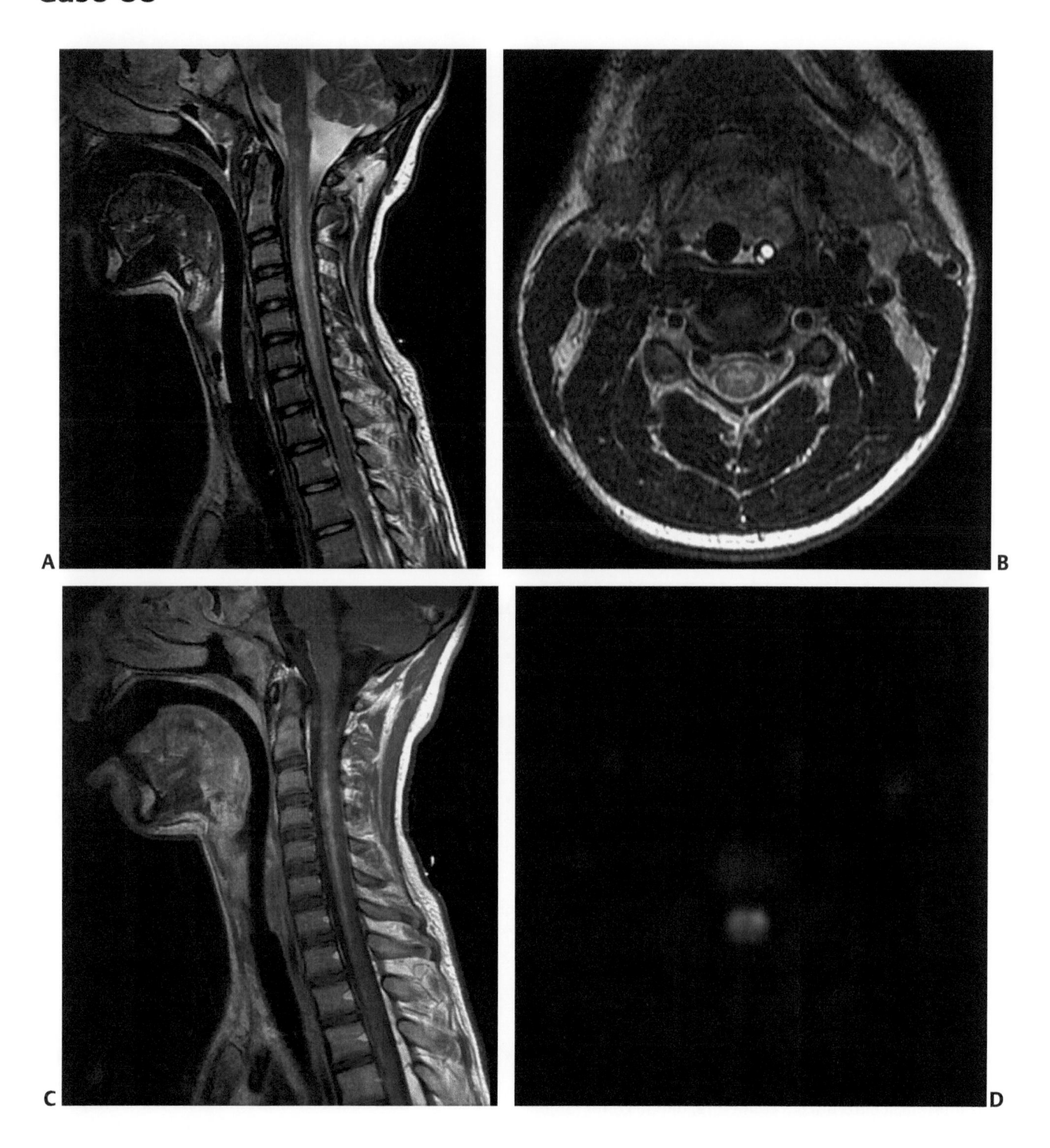

■ Apresentação Clínica

Menino de 13 anos que se apresenta com dorsalgia e hipoestesia bilateral nos membros superiores.

■ Achados de Imagem

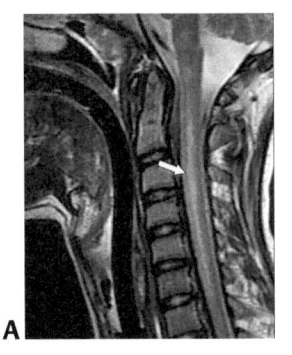

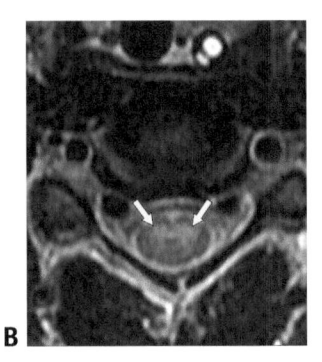

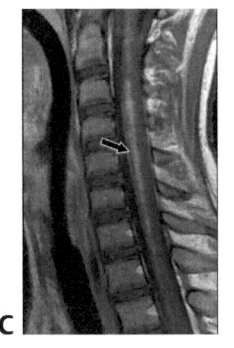

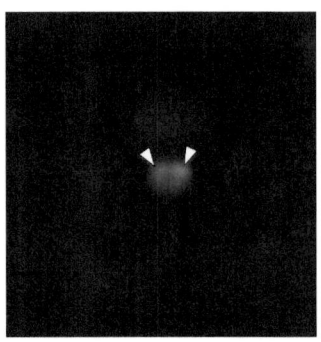

(A) Imagem de RM sagital ponderada em T2 da coluna cervical mostra hipersinal levemente expandido em T2 ao longo da parte anterior da medula espinal, estendendo-se de C2 a C7 (*seta branca*). **(B)** RM axial ponderada em T2 da coluna cervical mostra hipersinal em T2 envolvendo os cornos anteriores bilateralmente na medula cervical (*setas brancas*). **(C)** Imagem sagital ponderada em T1 pós-contraste da coluna cervical mostra captação de contraste linear mal definida, correspondendo ao ponto de anormalidade de sinal em T2 na medula anterior (*seta preta*). **(D)** Imagem axial ponderada em difusão no nível da coluna cervical demonstra aumento de sinal compatível com difusão restrita nos cornos anteriores bilateralmente (*cabeças de setas brancas*).

■ Diagnóstico Diferencial

- **Infarto da medula espinal:** Quadro isquêmico incomum de apresentação aguda afetando mais comumente a medula anterior e resultando em aumento do sinal em T2, que pode ser expandido nos estágios agudo/subagudo secundariamente a edema. As sequências de imagens ponderadas em difusão (DWI) revelam difusão restrita.
- *Mielite transversa:* Quadro inflamatório da medula espinal resultando em disfunção motora, sensorial e autônoma aguda. As imagens de RM revelam hipersinal em T2 em longo segmento com captação de contraste variável. No entanto, em geral, mais de dois terços da área transversal da medula são envolvidos e não está presente difusão restrita.
- *Mielite viral:* Mielite viral secundária a entidades como enterovírus e poliovírus resulta em aumento do sinal em T2 e aumento de volume dos cornos anteriores da medula espinal, estendendo-se através de longos segmentos da medula, sem difusão restrita associada.

■ Fatos Essenciais

- Irrigação para a medula espinal: Artérias medulares originadas das artérias radiculares, juntamente com as artérias espinais, anterior e posterior.
- A artéria espinal anterior irriga a maior parte dos dois terços anteriores da medula, inclusive os cornos anteriores de substância cinzenta e a comissura, dando como ramo uma artéria sulcal.
- A substância branca que faz o contorno recebe sua irrigação dos ramos piais do plexo circunferencial anastomótico que também recebe sangue dos pares de artérias espinais posteriores e ramos medulares.
- Isquemia medular pode resultar de interrupção do fluxo de um ramo maior, que tipicamente resulta em distribuição anterior ou posterior, ou, no caso de hipoperfusão intensa, pode haver isquemia da medula espinal central.

- Os infartos da medula anterior, em geral, são bilaterais porque a artéria sulcal única dá origem à irrigação para os cornos anteriores bilateralmente.
- Infartos medulares posteriores são tipicamente unilaterais porque as artérias vertebrais posteriores são estruturas pares.

■ Outros Achados de Imagens

- Hiperintensidade em T2 nos cornos anteriores bilateralmente tem sido denominada "sinal do olho de coruja" ou "sinal do olho de cobra" e não é patognomônica de infartos medulares.
- Pode haver leve expansão da medula secundariamente ao edema no estágio subagudo.
- A substância branca periférica, em geral, é poupada porque recebe irrigação anastomótica da circulação arterial posterior e radicular.

✓ Pérolas e × Armadilhas

- ✓ Os pacientes comumente apresentam dorsalgia aguda e incontinência urinária e fecal. No entanto, os sintomas clínicos são altamente variáveis, dependendo da distribuição e intensidade da isquemia.
- ✓ DWI revela difusão restrita e captação de contraste que podem estar presentes no estágio subagudo.
- ✓ Há ampla variedade de causas, variando entre idiopática, traumática, coagulopática e aterosclerótica, entre outras.
- × DWI no canal vertebral é desafiadora por causa de artefatos de fluxo a partir do líquido cerebrospinal pulsátil e do pequeno tamanho da medula.
- × A RM na isquemia da medula pode ser normal durante os primeiros 1 a 2 dias, depois do que se apresentam alterações em T2, e, mais tarde, pode-se desenvolver captação de contraste. Inversamente, a mielite aguda mostra sinal alto em T2 e captação de contraste na fase aguda, o que pode servir como um modo útil para diferenciar tais entidades.

Caso 89

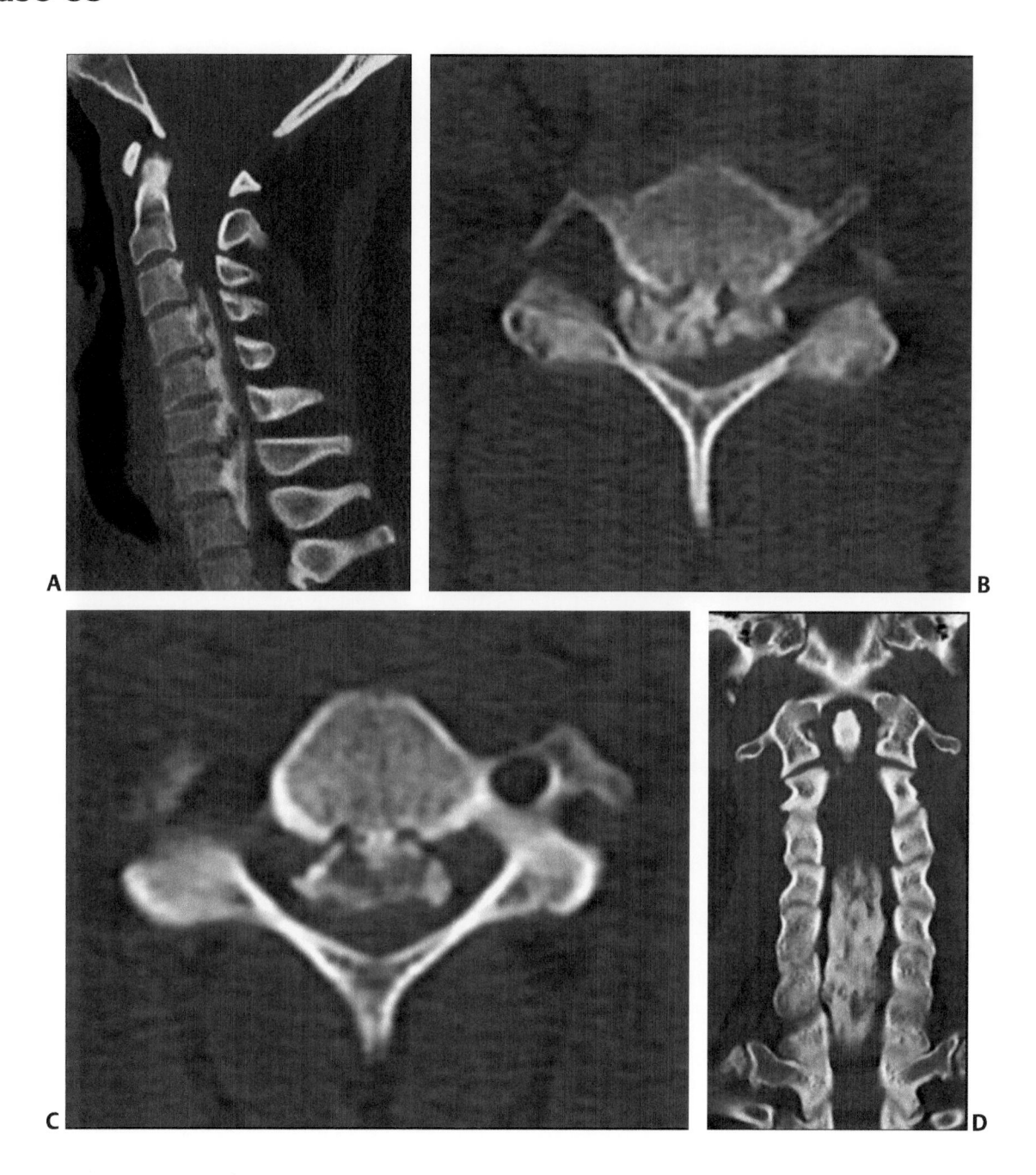

Apresentação Clínica

Homem de 65 anos que se apresenta com parestesias em ambas as extremidades superiores.

Achados de Imagem

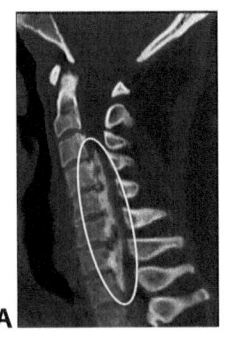

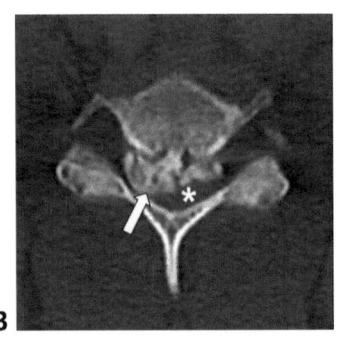

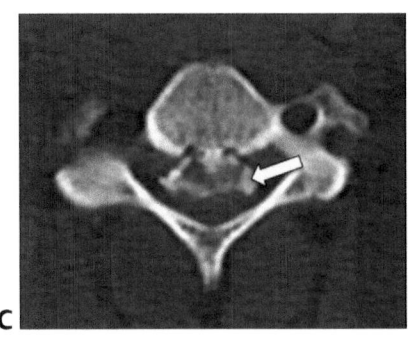

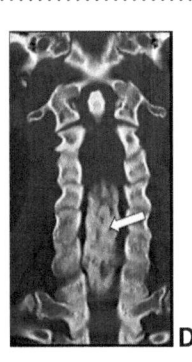

(A) Imagem sagital de TC reformatada da coluna mostra ossificação contínua do ligamento longitudinal posterior, compreendendo de C4 a T1 (*oval*), levando a um canal vertebral central estreito. **(B)** Imagem axial de TC da coluna cervical demonstra grande ligamento longitudinal posterior ossificado (*seta*), ocupando a maior parte do canal vertebral. A medula está presumivelmente comprimida no pequeno espaço restante (*asterisco*). **(C)** Imagem axial de TC da coluna cervical demonstra grande ligamento longitudinal posterior ossificado (*seta*), com forma de "cogumelo". **(D)** Imagem coronal de TC reformatada da coluna mostra ossificação contínua do ligamento longitudinal posterior, indo de C4 a T1 (*seta*).

Diagnóstico Diferencial

- **Ossificação do ligamento longitudinal posterior (OLLP):**
  - Ossificação heterotópica no ligamento longitudinal posterior, que pode levar ao apoio e/ou compressão da medula.
  - Nas imagens axiais, pode ser descrita como central ou lateral, e a forma, como quadrada, em cogumelo ou em colina.
  - Nas imagens sagitais, a ossificação pode ser contínua ou descontínua.
- **Hiperostose esquelética idiopática difusa (DISH):**
  - Também conhecida como doença de Forestier.
  - Ossificação vertebral anterior que abarca, pelo menos, quatro corpos vertebrais contíguos com mínima discopatia degenerativa ou artropatia das facetas.
  - Mais frequente na coluna torácica.
  - Geralmente assintomática.
- **Espondilite anquilosante (EA):**
  - Espondiloartropatia soronegativa caracterizada por fusão (anquilose) da coluna e articulações sacroilíacas.
  - Os achados de imagens incluem:
    - Formação de sindesmófitos, com ossificação dos ligamentos paravertebrais ou do disco, unindo dois corpos vertebrais adjacentes.
    - Artrite erosiva da articulação sacroilíaca envolvendo predominantemente o terço inferior da articulação.
    - Erosões ósseas dos corpos vertebrais.
    - Ossificação dos ligamentos paravertebrais e do ânulo fibroso.
    - Artrite inflamatória das articulações sinoviais.
    - Podem ocorrer fraturas atípicas através dos sindesmófitos, corpos vertebrais ou placas terminais, e pseudoartrose.

Fatos Essenciais

- Fatores de herança familiar e genéticos são implicados na etiologia da OLLP.
- A coluna cervical é mais comumente afetada, seguida pela coluna torácica.
- As manifestações clínicas variam de assintomática a mielopatia ou mielorradiculopatia.
- DISH pode coexistir com OLLP em ~ 25% dos casos.
- Ossificação do ligamento amarelo também pode ser vista na OLLP, mais comumente na coluna torácica. A coexistência de ambas as entidades pode exacerbar o grau de compressão medular.

Outros Achados de Imagens

- TC pode mostrar o tipo, a espessura e o comprimento dos segmentos envolvidos da OLLP, bem como doenças associadas, como a DISH.
- A RM pode mostrar grau de apoio na medula, herniações discais e alterações de sinal na medula, que têm importantes implicações para o prognóstico.

✓ Pérolas e × Armadilhas

✓ O sinal da dupla densidade ou da dupla camada em TC é visto em TC axial na janela óssea como dois contornos ossificados separados por massa não ossificada representando um LLP hipertrofiado. Acredita-se que represente penetração dural ou aderência firme da OLLP à dura-máter. Esse achado nas imagens se associa a uma incidência mais alta de laceração dural durante descompressão anterior.

× Uma das várias classificações de OLLP as classifica usando imagens sagitais no tipo ponte (quando a ossificação está conectada à margem posterior adjacente de dois ou mais níveis vertebrais) e tipo não ponte. Pode ser importante distinguir entre OLLP ponte e não ponte porque o movimento segmentar dos corpos vertebrais é perdido quando há OLLP do tipo ponte e está aumentado adjacentemente à ponte, talvez levando à instabilidade segmentar.

Caso 90

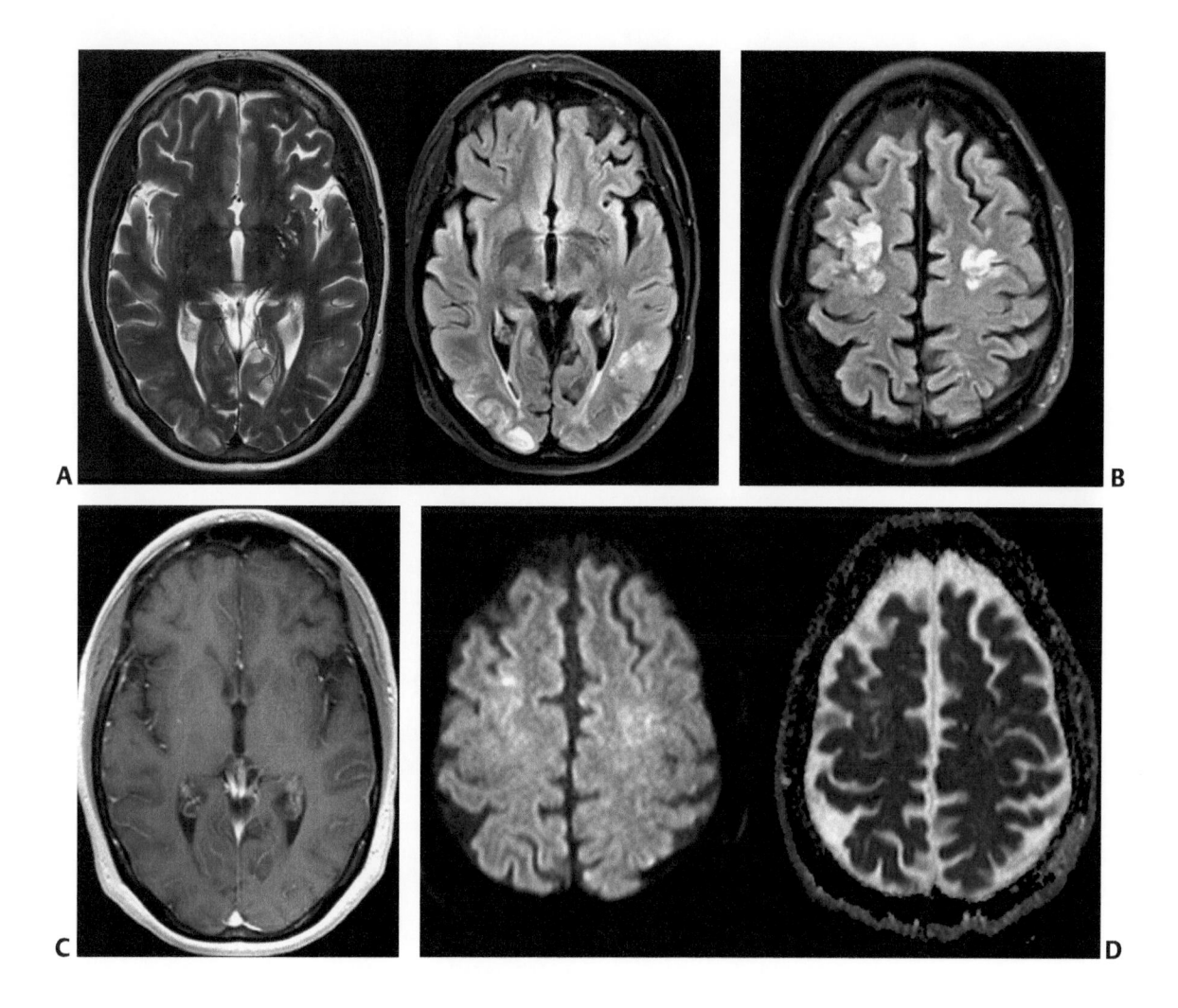

■ Apresentação Clínica

Mulher de 28 anos apresenta distúrbios visuais depois de um episódio de hipertensão induzido por gravidez.

■ Achados de Imagem

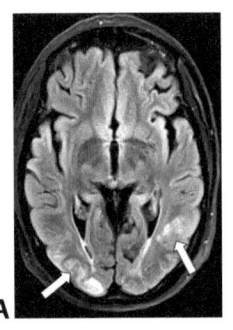

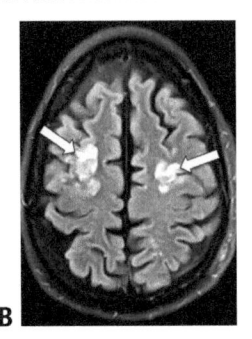

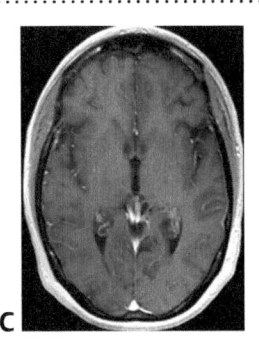

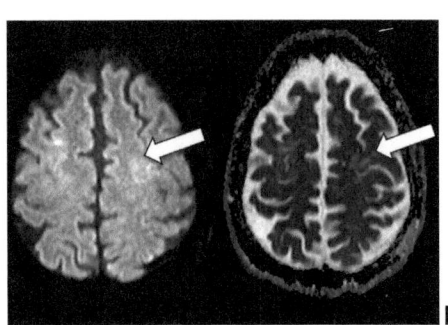

(A) Imagem axial em recuperação de inversão com atenuação do líquido livre (FLAIR) mostra hipersinal bilateral nos lobos occipital e parietal (setas).
(B) Imagem axial em FLAIR mostra aumento de sinal em ambos os lobos frontais em distribuição *watershed* (setas). **(C)** Imagem axial ponderada em T1 contrastada em que as lesões não captam contraste. **(D)** A imagem ponderada em difusão e os mapas do coeficiente de difusão aparente não mostram difusão restrita nas lesões (setas).

■ Diagnóstico Diferencial

- ***Síndrome da encefalopatia posterior reversível (PRES):***
  - Também conhecida como encefalopatia hipertensiva.
  - Lesões simétricas corticais-subcorticais favorecendo os lobos parietal e occipital.
  - Em geral, edema vasogênico não citotóxico.
  - Diminuição da perfusão em áreas afetadas.
  - Edema, em geral, é completamente revertido.
  - Associa-se a hipertensão arterial (75%).
- *Infartos venosos:*
  - Trombose do seio sagital pode manifestar-se como infartos venosos occipitais bilaterais.
  - Presença do sinal delta vazio.
  - Hemorragias petequiais corticais e subcorticais com sinal hiperintenso e hipointenso misto em T2, tipicamente não irregular como a PRES.
  - Tem edema citotóxico e vasogênico.
  - Lesões podem ser reversíveis.
  - Imagens ponderadas em difusão (DWI) são positivas se estiver presente edema citotóxico.
- *Isquemia cerebral* watershed:
  - Edema citotóxico evidente em DWI.
  - Envolvimento da substância branca profunda (não subcortical) num padrão em "colar de pérolas" ou envolvimento do córtex na junção das artérias cerebrais anterior-média ou média-posterior.

■ Fatos Essenciais

- Transtorno da autorregulação cerebrovascular.
- Os quadros associados incluem:
  - Toxemia da gravidez (pré-eclâmpsia/eclâmpsia).
  - Pós-transplante.
  - Imunossupressão (ciclosporina, tacrolimo).
  - Infecção, sepse, choque.
  - Doenças autoimunes.
  - *Status* pós-quimioterapia para câncer.
- Outros quadros: diálise/eritropoietina, terapia para triplo H (associação de hipertensão, hipervolemia e hemodiluição).

■ Outros Achados de Imagens

- Recuperação de inversão com atenuação do líquido livre é a imagem de escolha para reconhecer pequenas anormalidades.
- Exame em DWI geralmente é normal, mas alguns pacientes podem mostrar difusão restrita.
- Estudos de perfusão mostram baixa perfusão das áreas afetadas.
- Contraste: captação irregular focal.
- Angiografia: Descrevem-se áreas focais de vasodilatação, vasoconstrição e "colar de contas".

✓ Pérolas e × Armadilhas

✓ Hemorragia (hematoma focal, sangue sulcal/subaracnóideo isolado) é vista em aproximadamente 15% dos pacientes.
✓ Padrão holo-hemisférico na zona de divisão de águas: Envolvimento linear dos lobos frontal, parietal e occipital.
✓ Padrão parietoccipital dominante: Padrão posterior típico afetando apenas os lobos parietal e occipital.
× Áreas focais de difusão restrita (provavelmente representando infarto ou lesão tecidual com edema citotóxico) são incomuns (11-26%) e podem associar-se a um desfecho adverso.
× Lesões tendem a ser mais assimétricas quando relacionadas com eclâmpsia e transplantes. São mais simétricas quando associadas a hipertensão, sepse e choque.

Caso 91

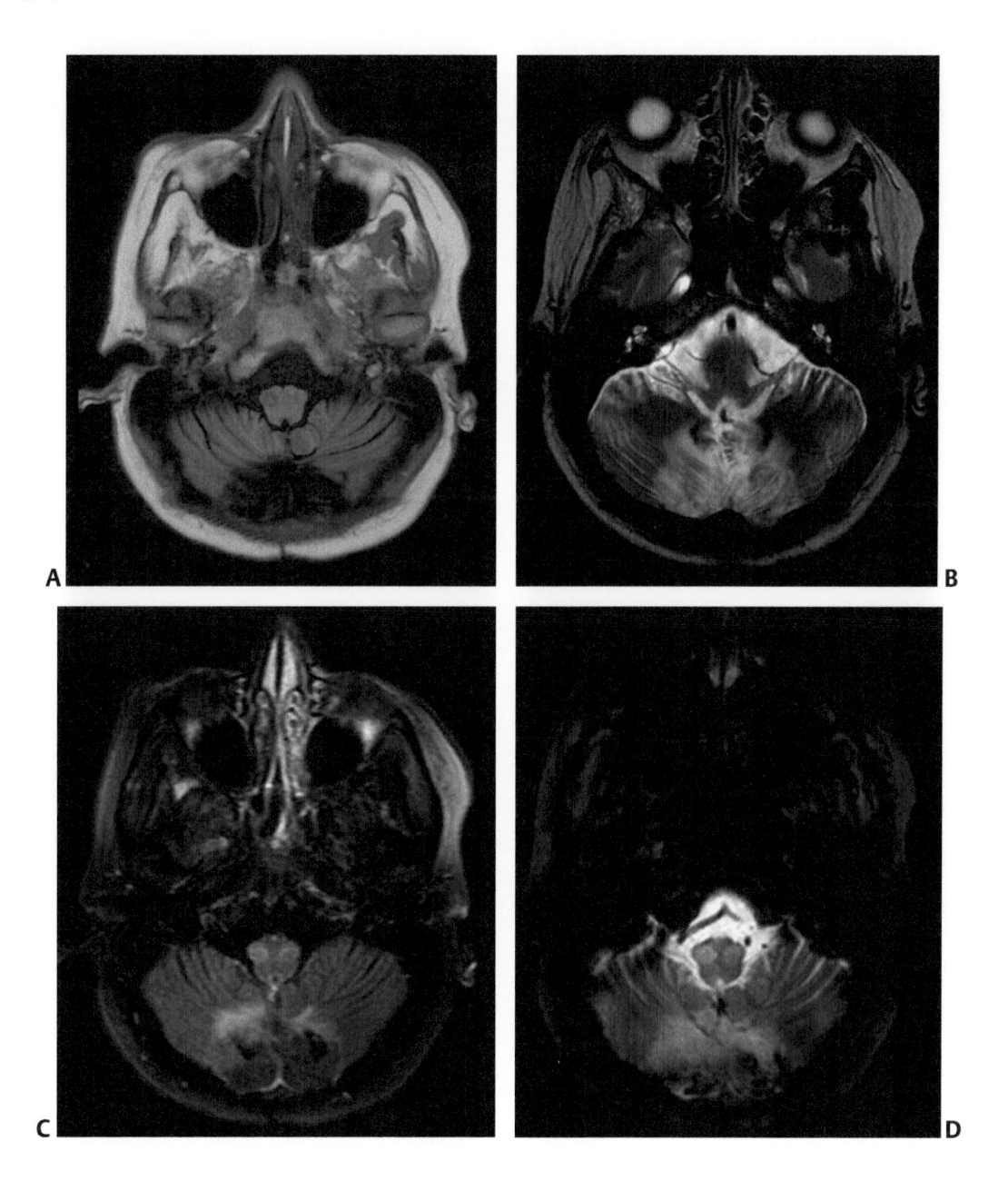

A   B
C   D

■ **Apresentação Clínica**

Mulher de 37 anos com história de ressecção de astrocitoma na fossa posterior.

■ Achados de Imagem

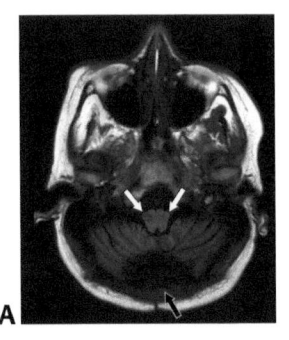

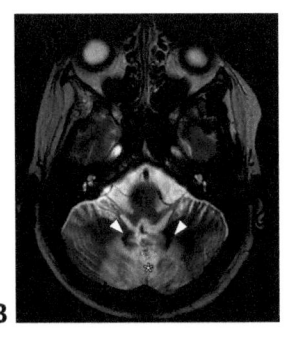

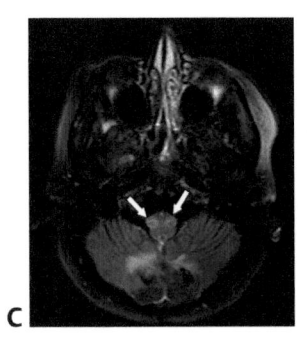

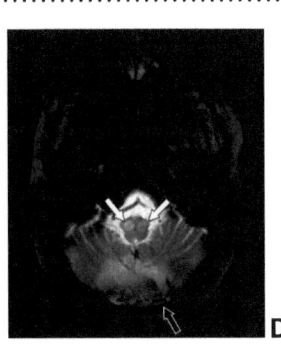

(A) Imagem ponderada (WI) em T1 axial do cérebro. Observam-se alterações pós-operatórias na fossa posterior (*seta preta*) secundariamente à ressecção do astrocitoma. Os núcleos olivares inferiores estão aumentados de volume e demonstram diminuição de sinal bilateralmente, o direito mais do que o esquerdo (*setas brancas*). **(B)** T2WI axial na fossa posterior mostra encefalomalacia e gliose circundante envolvendo os hemisférios cerebelares mediais (*asterisco*) e em volta dos núcleos dentados bilateralmente, os quais, por sua vez, exibem diminuição do sinal em T2 (*cabeças de setas brancas*). **(C)** Imagem axial em recuperação de inversão com atenuação do líquido livre demonstra aumento de volume e aumento do sinal em T2 envolvendo os núcleos olivares inferiores bilateralmente (*setas brancas*). **(D)** Sequência gradiente-eco em imagem axial mostra áreas de artefato de suscetibilidade nos hemisférios cerebelares mediais secundariamente a produtos do sangue remotos (*seta preta*) por ressecção de massa na fossa posterior. Os núcleos olivares inferiores estão aumentados de volume e bem demarcados (*setas brancas*).

■ Diagnóstico Diferencial

- ***Degeneração olivar hipertrófica (DOH):*** Causada por dano à via dentado-rubro-olivar, levando à degeneração dos núcleos olivares inferiores, que se tornam hipertróficos e caracteristicamente exibem aumento do sinal em T2.
- *Infarto:* Um infarto focal no bulbo pode-se apresentar como pequena área de aumento do sinal em T2 com edema. Focos simétricos e bilaterais, em decorrência de isquemia, são improváveis.
- *Desmielinização:* Placas de desmielinização no tronco encefálico podem ter características semelhantes. Durante uma fase ativa, a desmielinização pode mostrar aumento do sinal em T2, ter morfologia redonda semelhante e mostrar aspecto edemaciado expandido. Como com a isquemia, o aspecto bilateral e simétrico é improvável em patologias desmielinizantes.

■ Fatos Essenciais

- O triângulo de Guillain-Mollaret é uma via composta pelo núcleo rubro ipsilateral, núcleo olivar inferior ipsilateral e núcleo dentado contralateral. A comunicação entre essas três estruturas forma a via dentado-rubro-olivar.
- O dano ao trato rubrodentado no pedúnculo cerebelar superior ou do trato tegmentar central que conecta o núcleo rubro ao núcleo olivar inferior pode levar à DOH.
- Vale observar que a degeneração da oliva causa hipertrofia, e não atrofia, com aumento do sinal em T2 associado.
- Causas comuns incluem neoplasias, cirurgia, trauma, isquemia e hemorragia.

■ Outros Achados de Imagens

- Aumento do sinal em T2 nos núcleos olivares inferiores tipicamente ocorre 2 meses após a agressão, enquanto a hipertrofia aparece em torno de 6 meses e pode durar até 3 a 4 anos.
- Finalmente, a hipertrofia dos núcleos olivares inferiores desaparece e ocorre atrofia. No entanto, a hiperintensidade em T2 pode persistir indefinidamente.
- No estágio crônico, pode haver atrofia cerebelar contralateral.

✓ Pérolas e × Armadilhas

- ✓ Evidências de interrupção do triângulo de Guillain-Mollaret.
- ✓ Hipertrofia uni ou bilateral e aumento do sinal em T2 envolvendo os núcleos olivares inferiores.
- ✓ Início tardio ocorre ~ 4 a 12 meses após a agressão.
- × Infartos de artérias perfurantes e placas de desmielinização podem ter aspecto semelhante.
- × A DOH não capta contraste, o que pode auxiliar em diferenciá-la da desmielinização aguda.
- × Infartos nas artérias perfurantes raramente são bilaterais e simétricos.

Caso 92

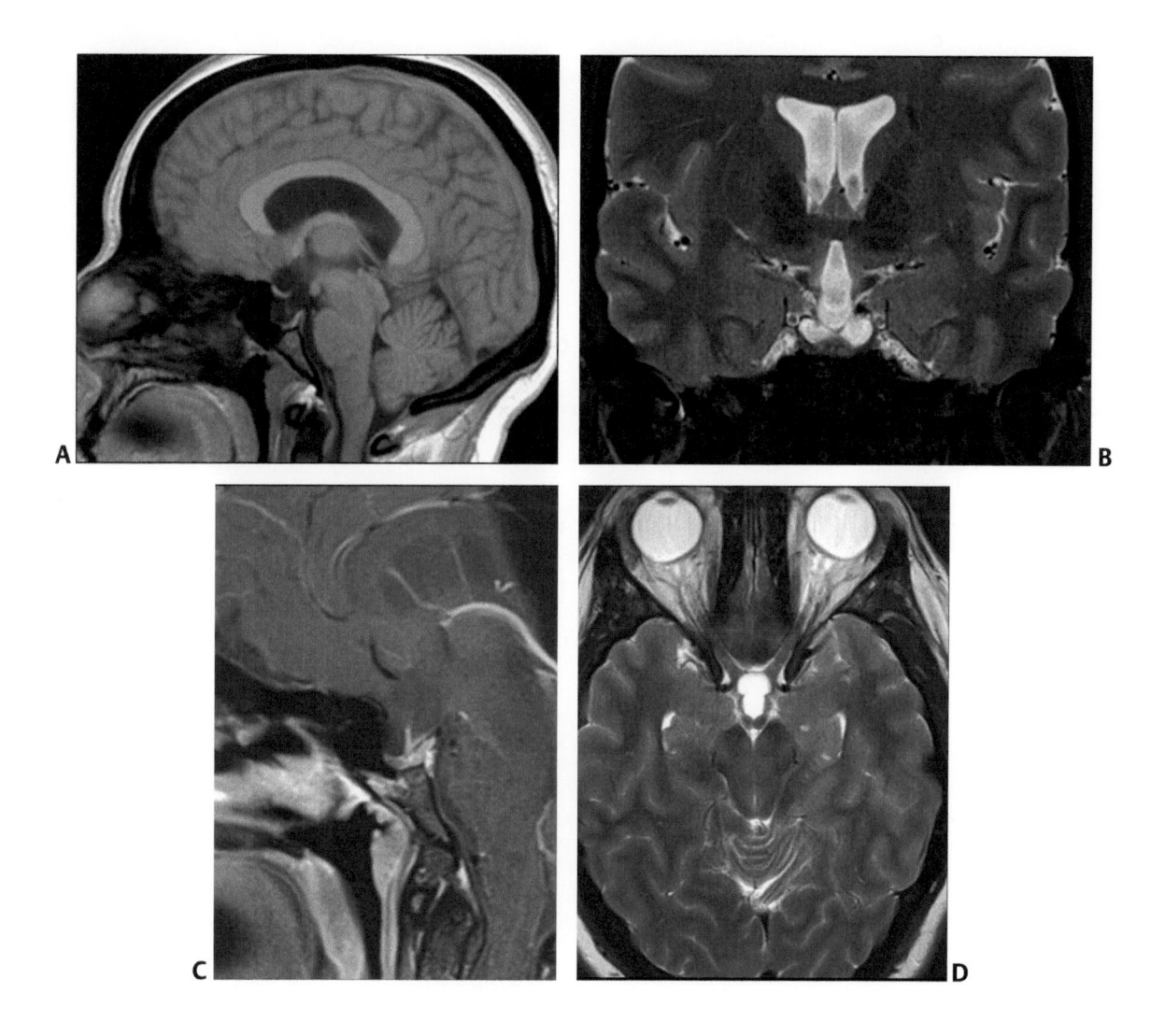

■ **Apresentação Clínica**

História não fornecida.

Achados de Imagem

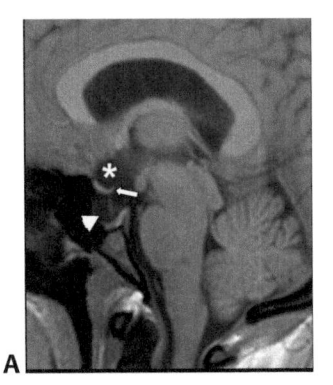

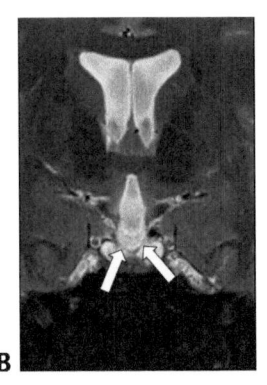

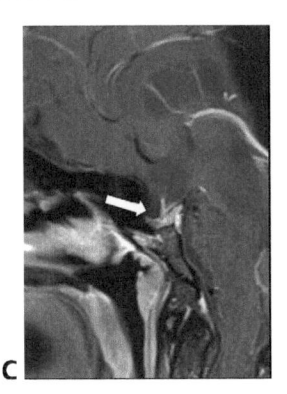

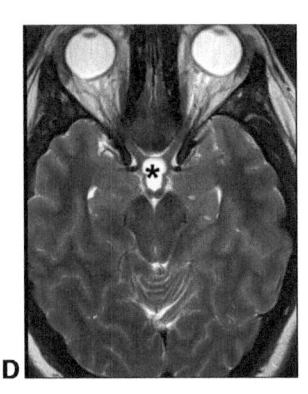

(A) T1 sagital não contrastada mostra proeminência do recesso supraquiasmático (*asterisco*), juntamente com arqueamento para baixo do quiasma óptico (*seta*) compatível com herniação em uma sela túrcica parcialmente vazia (*cabeça de seta*). **(B)** Imagem ponderada (WI) em T2 coronal mostra terceiro ventrículo proeminente com arqueamento para baixo do quiasma óptico (*setas*). **(C)** T1 sagital contrastada mostra a proeminência do recesso supraquiasmático sem captação anormal (*seta*). **(D)** T2WI axial mostra proeminência do recesso anterior do terceiro ventrículo (*asterisco*).

Diagnóstico Diferencial

- *Herniação do quiasma óptico:*
  - Herniação do quiasma óptico para a sela que demonstra uma configuração de sela vazia ou parcialmente vazia.
  - Herniação sintomática é mais comum na configuração de sela vazia secundária.
- *Displasia septo-óptica:*
  - Doença congênita.
  - Quiasma óptico pequeno.
  - Hipófise pequena.
  - Ausência do septo pelúcido.
- *Síndrome de Kallmann:*
  - Aplasia ou hipoplasia dos bulbos ou tratos olfatórios.
  - Hipófise anterior hipoplásica.
  - Quiasma óptico e nervos ópticos hipoplásicos.

Fatos Essenciais

- Representada como angulação para baixo do quiasma óptico para a região selar. Também pode ser acompanhada por herniação do terceiro ventrículo anterior e inferiormente.
- Sinais secundários incluem distensão do recesso supraquiasmático.
- Os sintomas são raros e incluem defeitos dos campos visuais bitemporais e atrofia óptica e podem evoluir para perda visual.

Outros Achados de Imagens

- Os padrões de herniação são descritos como primário e secundário. A configuração primária da sela vazia não tem causa conhecida e pode ser secundária a aracnoidoceles pulsáteis. A sela vazia secundária deve-se a uma causa específica, como cirurgia, irradiação, quimioterapia ou hemorragia. Esta última se associa a reação inflamatória e aderências.

✓ Pérolas e × Armadilhas

✓ É crucial avaliar a possibilidade de herniação do quiasma óptico como causa de defeitos do campo visual ou deterioração visual tardia depois de intervenções hipofisárias.
✓ A herniação quiasmática é mais frequente nas configurações secundárias de sela vazia.
✓ Não se identificou correlação entre a presença de herniação e desequilíbrios hormonais da hipófise.
× Procure cuidadosamente angulação anormal para baixo do quiasma óptico em pacientes com distúrbios dos campos visuais e configuração de sela vazia.
× Tenha cuidado para não confundir um quiasma óptico hipoplásico com herniação para sela vazia.

Caso 93

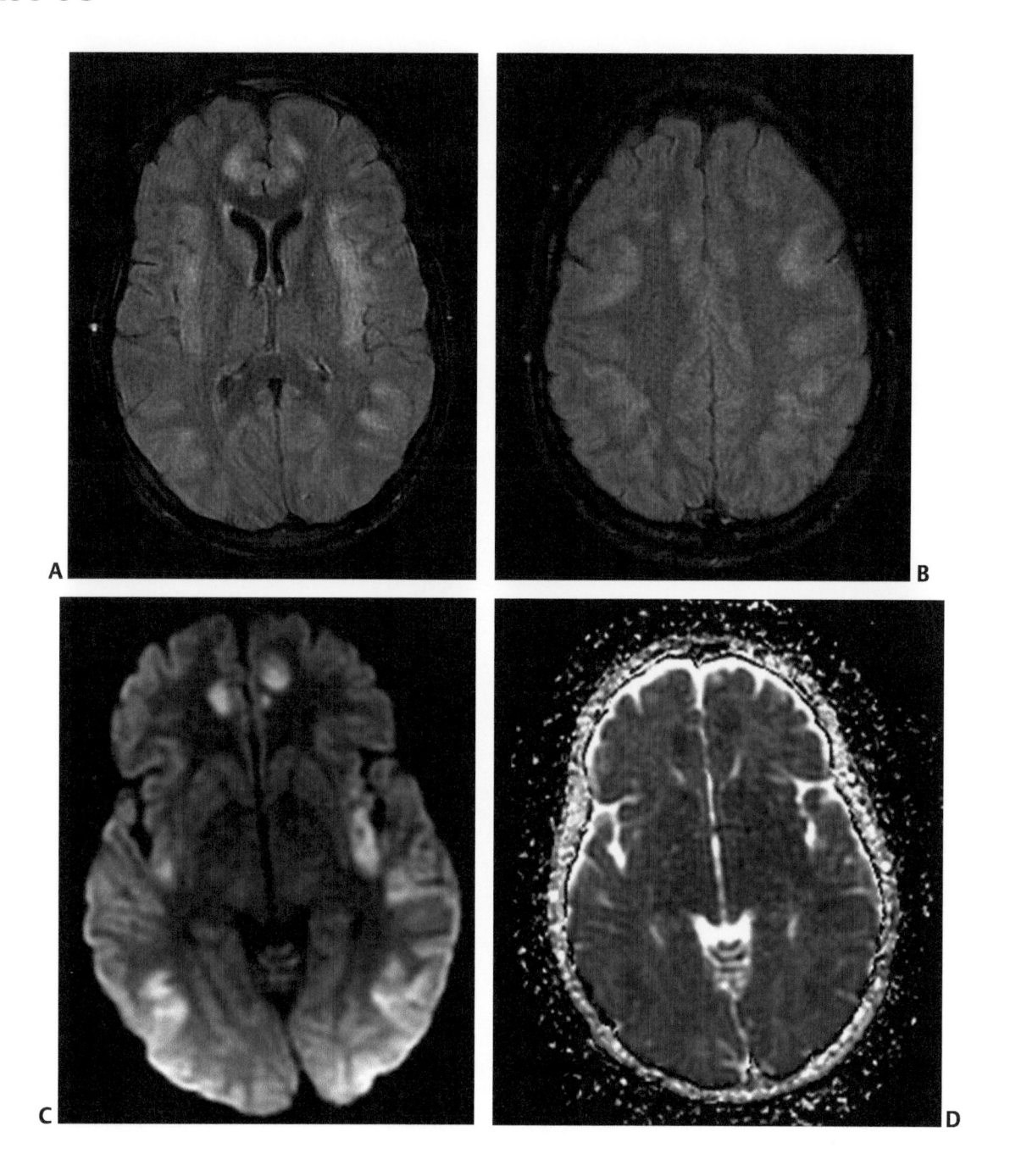

■ Apresentação Clínica

Mulher de 23 anos apresenta alteração do estado mental após quimioterapia de indução para leucemia aguda.

Achados de Imagem

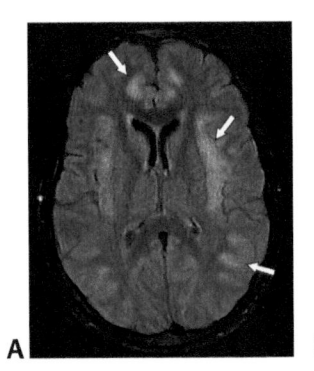

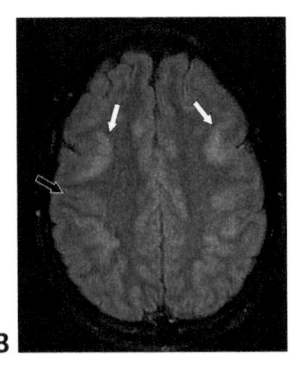

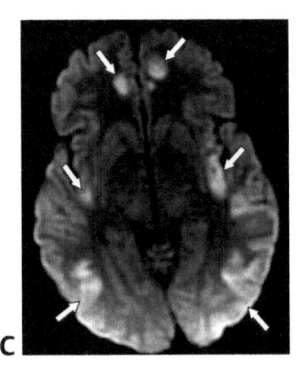

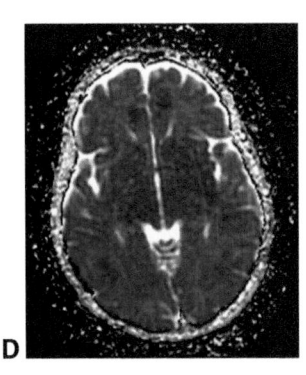

(A, B) Imagens axiais em T2 com recuperação de inversão com atenuação do líquido livre demonstram hiperintensidade envolvendo o córtex e a substância branca subcortical dos lobos frontais mediais, ínsulas e lobos parietais bilateralmente (*setas brancas*). As regiões perirrolândicas são relativamente poupadas (*seta preta*). **(C, D)** Imagem ponderada em difusão (DWI) e correspondente mapa do coeficiente de difusão aparente (ADC) mostram aumento do sinal em DWI e baixos valores de ADC compatíveis com difusão restrita no ponto de aumento do sinal de T2 nos lobos frontais, regiões têmporo-occipitais e ínsulas bilateralmente (*setas brancas*).

Diagnóstico Diferencial

- **Encefalopatia hepática (EH):** Condição neurológica decorrente do aumento dos níveis de amônia e de manganês que causam toxicidade aos astrócitos e neurônios. Esta condição apresenta hipersinal bilateral em T2, envolvendo a ínsula, os núcleos da substância cinzenta, o giro cingulado e a cápsula interna. Os agentes de quimioterapia usados no tratamento da leucemia mieloide aguda têm sido ligados ao desenvolvimento de EH tipicamente nos primeiros 4 dias de terapia.
- *Lesão cerebral hipóxico-isquêmica:* A diminuição do fluxo sanguíneo e/ou da oxigenação do sangue resultando em infartos que envolvam pontos vulneráveis, inclusive as regiões de divisão de águas (*watershed*), bem como estruturas da substância cinzenta profunda e superficial com difusão restrita associada, edema difuso e apagamento dos espaços subaracnóideos. O tecido cerebral mais afetado inclui as zonas de divisão de águas nos acometimentos leves a moderados e as estruturas da substância cinzenta na lesão mais grave.
- *Doença de Creutzfeldt-Jakob:* Encefalopatia espongiforme mediada por príons que afeta os núcleos da base, os tálamos, o córtex e a substância branca, tendo hipersinal em T2 e difusão restrita associada. A anormalidade de sinal dos núcleos talâmicos dorsomediais resulta no clássico sinal do pulvinar ou sinal do "taco de hóquei". Os pacientes, em geral, têm mais de 60 anos de idade.

Fatos Essenciais

- Também chamada encefalopatia hiperamonêmica aguda.
- A EH ainda pode ser subclassificada, de acordo com sua evolução, em aguda ou crônica.
- Conquanto a EH aguda possa ser rapidamente fatal, a EH crônica tipicamente tem evolução menos grave e carrega um prognóstico melhor.
- O achado mais consistente inclui hipersinal em T2 comumente com difusão restrita, afetando os córtices insulares e os giros cingulados bilateralmente.
- O envolvimento cortical/subcortical tende a ser mais variável e assimétrico.
- Em geral, as regiões occipitais e perirrolândicas são relativamente poupadas.

Outros Achados de Imagens

- Espectroscopia por RM: elevação da relação glutamina/glutamato (2,1-2,5 partes por milhão [ppm]) com diminuição de mioinositol (3,55 ppm) e de colina (3,2 ppm).
- O grau de anormalidades metabólicas geralmente é proporcional à gravidade da encefalopatia hepática e pode ser reversível com o tratamento.

✓ Pérolas e × Armadilhas

✓ Causas comuns de hiperamonemia incluem erros inatos do metabolismo, insuficiência hepática e renal, quimioterapia, fármacos, infecções do trato urinário, transplante de medula óssea e de órgãos sólidos, choque séptico e nutrição parenteral, entre outras.

✓ As manifestações neurológicas podem variar de déficits subclínicos ao óbito.

× A exposição cerebral crônica a aumento dos níveis de amônia pode levar a uma condição irreversível chamada *degeneração hepatocerebral adquirida*. Essa condição se caracteriza por hiperintensidade intrínseca em T1 no globo pálido, região subtalâmica e substância negra.

Caso 94

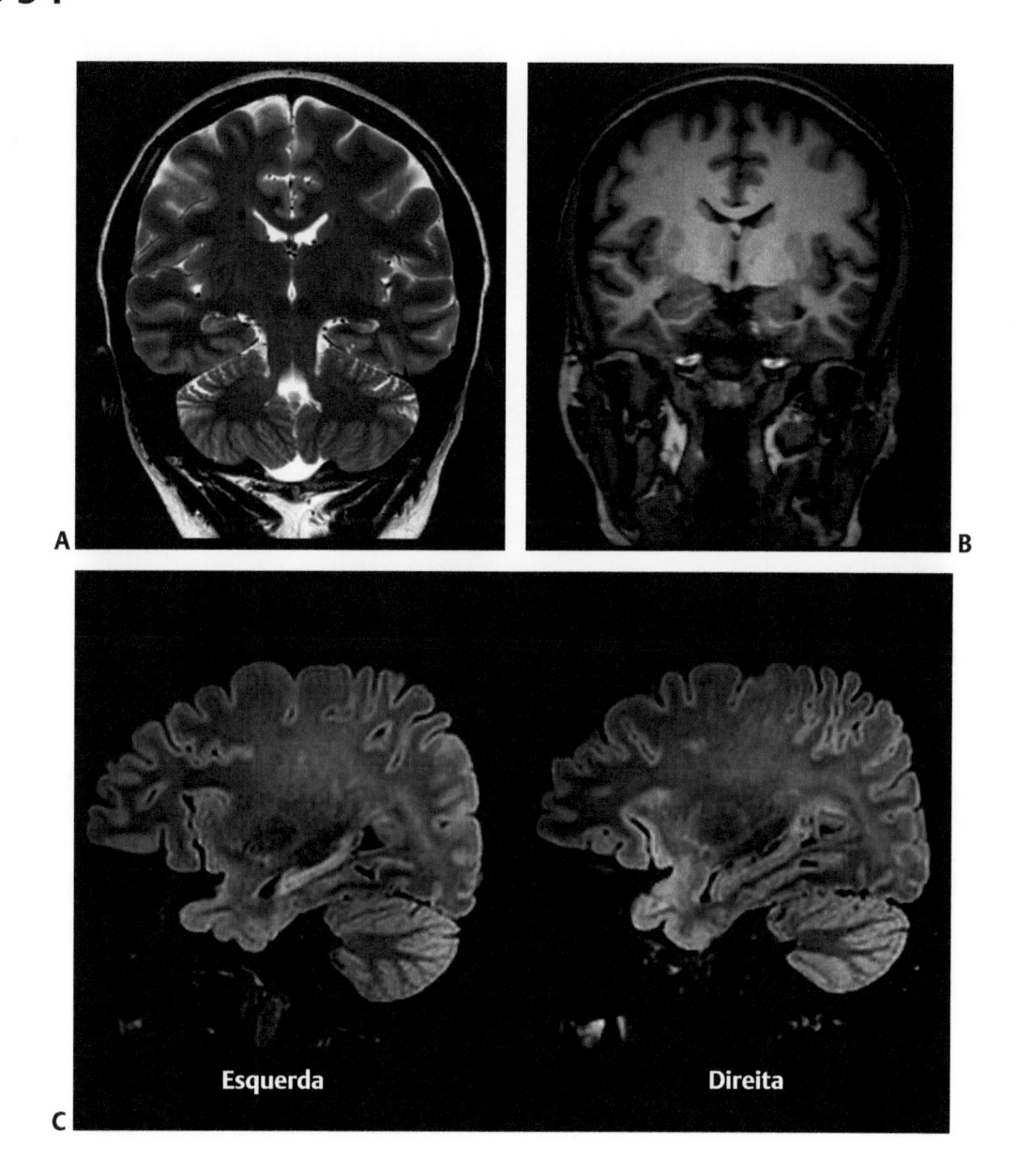

A B
C Esquerda Direita

■ Apresentação Clínica

Paciente de 37 anos com crises epilépticas parciais complexas.

■ Achados de Imagem

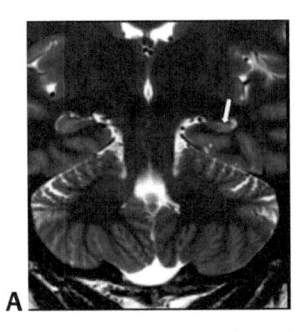

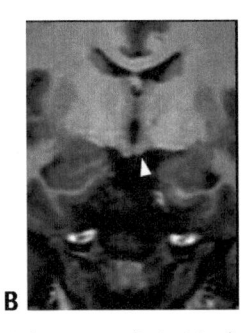

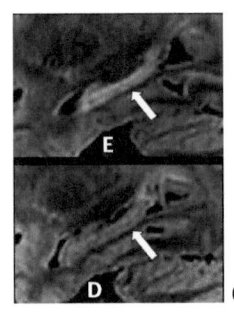

(A) Imagem ponderada (WI) em T2 coronal com alta resolução do cérebro mostra diminuição da altura e aumento do sinal da cabeça do hipocampo esquerdo (seta). (B) T1WI coronal tridimensional reformatada do cérebro mostra assimetria dos corpos mamilares, sendo o esquerdo menor do que o direito (cabeça de seta). (C) Sequência de recuperação de inversão com atenuação do líquido livre em T2 tridimensional sagital das formações hipocampais esquerda (E) e direita (D) demonstra diminuição da altura e aumento da intensidade do sinal do hipocampo esquerdo, em comparação com o direito (setas).

■ Diagnóstico Diferencial

- *Esclerose temporal mesial (ETM):*
  - Hipocampo assimetricamente pequeno ou atrófico ipsilateral ao foco das crises.
  - Hipersinal em T2 no hipocampo afetado.
  - Achados intratemporais secundários: Perda da arquitetura interna, perda das digitações da cabeça do hipocampo, dilatação do corno temporal ipsilateral, aumento da intensidade do sinal da amígdala, perda de volume do lobo temporal e substância branca colateral (entre o hipocampo e o sulco colateral) estreitada.
  - Achados extratemporais secundários: Atrofia do corpo mamilar ipsilateral, do fórnice, tálamo e giro cingulado, e atrofia cerebelar contralateral.
- *Encefalite límbica autoimune:*
  - Autoanticorpos contra vários antígenos de células neuronais podem surgir independentemente (não paraneoplásicos) ou associados a câncer (paraneoplásicos) e causar dano autoimune ao sistema límbico.
  - A RM mostra hiperintensidade em recuperação de inversão com atenuação do líquido livre (FLAIR) em T2 na face medial dos lobos temporais. Outros achados incluem degeneração cerebelar, encefalite estriatal, encefalite do tronco encefálico e leucoencefalopatia.
  - Em geral, os anticorpos contra antígenos intracelulares se associam a doenças malignas subjacentes e a mau prognóstico, e as anormalidades estruturais não se restringem a estruturas límbicas. Inversamente, na encefalite límbica restrita, os antígenos neuronais da superfície celular são orientados, sendo incomum uma doença maligna associada, e a resposta esperada à imunoterapia é superior.
- *Displasia cortical focal (DCF):*
  - Grupo heterogêneo de transtornos da formação cortical.
  - Causa comum de epilepsia.
  - Os achados de RM incluem espessamento cortical, borramento da junção da substância cinzenta-substância branca com arquitetura anormal da camada subcortical, hiperintensidade do sinal em T2/FLAIR da substância cinzenta, padrão sulcal ou giral anormal e hipoplasia/atrofia segmentar e/ou lobar.
  - O tipo Ia de Blümcke da DCF geralmente fica confinado ao lobo temporal.

■ Fatos Essenciais

- A epilepsia do lobo temporal mesial com esclerose hipocampal (ELTM-EH) é transtorno bem caracterizado que se associa a características eletroclínicas sugestivas de origem das crises em estruturas mesiais ou límbicas do lobo temporal com esclerose hipocampal.
- O achado patológico mais comum nos espécimes cirúrgicos dos pacientes com crises parciais refratárias é a esclerose hipocampal.
- A remoção cirúrgica da área epileptogênica pode ser curativa ou pode oferecer redução significativa da frequência das crises na maioria dos indivíduos.

■ Outros Achados de Imagens

- A RM quantitativa aumenta a taxa de detecção e a confiabilidade para o diagnóstico de EH, sendo relatadas sensibilidades de 90 a 95%.
- A tomografia computadorizada com emissão de fóton único na ELTM-EH ictal mostra padrões de perfusão típicos de hiperperfusão do lobo temporal ipsilateral, bem como hipoperfusão frontoparietal ipsilateral e cerebelar contralateral.
- A tomografia por emissão de pósitrons (PET) com 18-fluoro-2-desoxiglicose interictal mostra hipometabolismo multirregional envolvendo predominantemente o lobo temporal ipsilateral.
- PET com ^{11}C-flumazenil mostra diminuições da densidade de receptores centrais de benzodiazepínicos no hipocampo.

✓ Pérolas e × Armadilhas

✓ Uma apreciação da atrofia dos fórnices pode auxiliar na avaliação da ETM.

✓ É difícil o diagnóstico de ETM por RM. O hipersinal hipocampal em FLAIR e a perda de visibilidade das digitações da cabeça do hipocampo são úteis nessa situação.

× Patologia dupla, a presença de outra anomalia extra-hipocampal potencialmente epileptogênica, é vista em 15 a 20% dos casos de ETM e associa-se a um mau prognóstico pós-cirúrgico. Os tipos comuns de tais lesões incluem disgenesia cortical e lesões glióticas adquiridas na primeira infância.

Caso 95

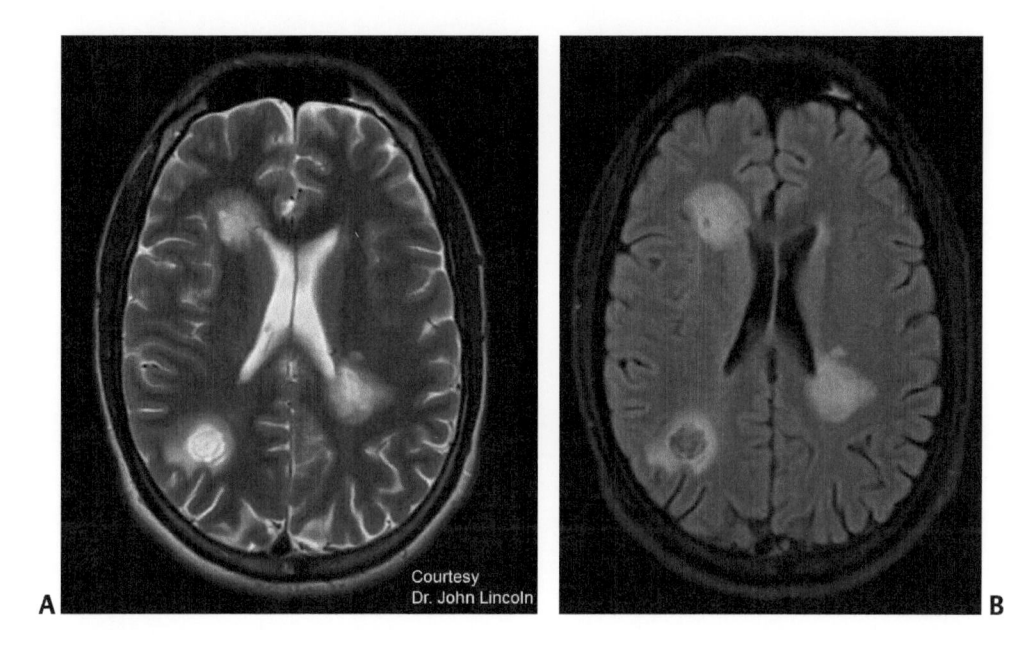

■ Apresentação Clínica

História não informada.

Achados de Imagem

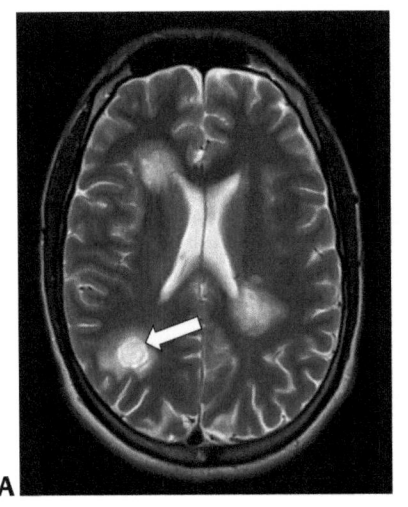

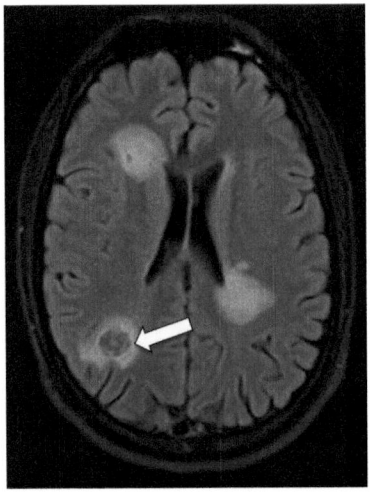

(A, B) Imagens axiais em T2 **(A)** e com recuperação de inversão com atenuação do líquido livre **(B)** mostram múltiplas hiperdensidades redondas em T2 em ambos os hemisférios. As lesões demonstram aspecto em camadas concêntricas (*setas*).

Diagnóstico Diferencial

- ***Esclerose concêntrica de Baló:***
  - Doença desmielinizante rara.
  - Variante agressiva da esclerose múltipla (EM).
  - Lesões demonstram anéis concêntricos em imagens ponderadas em T2, assemelhando-se a um "bulbo de cebola".
  - Favorece adultos jovens.
- *Doença metastática:*
  - Pode ser solitária ou multicêntrica.
  - Favorece a substância branca subcortical e a fossa posterior.
  - Lesões contrastadas nodulares ou em anel.
  - Associada a edema vasogênico.
  - Não há evidência de configuração em "bulbo de cebola".
- *Encefalomielite disseminada aguda (ADEM):*
  - Doença autoimune desmielinizante monofásica tipicamente afetando crianças, em geral, após uma infecção viral.
  - Pode simular lesões de EM.
  - As lesões podem ser simétricas, afetando a substância branca mais do que a substância cinzenta.
  - A maioria das lesões mostrará captação de contraste.
  - Não se apresenta como anel concêntrico.
  - Poupa a interface caloso-septal.

Fatos Essenciais

- Considerada uma variante da esclerose múltipla.
- Tipicamente, demonstra apresentação monofásica, e pode ser fulminante, progressiva ou benigna. De um modo geral, tem melhor prognóstico do que a EM tumefativa.
- Variantes da EM:
  - Doença de Marburg (maligna).
  - Doença de Baló (esclerose concêntrica).
  - Doença de Schilder (esclerose mielinoclástica difusa).
  - Doença tumefativa.

Outros Achados de Imagens

- Padrão lamelar de anéis concêntricos visto em T2 e em imagens contrastadas em T1.
- Ausência de edema vasogênico em torno.
- Os anéis representam áreas alternantes de desmielinização e remielinização.
- Pode afetar os hemisférios cerebrais, o cerebelo, o tronco encefálico, a medula espinal ou os nervos ópticos.
- As lesões tipicamente captam contraste.

✓ Pérolas e × Armadilhas

✓ Sobreposição de outras lesões de EM, EM tumefativa e doença de Schilder podem ser vistas na apresentação.

Caso 96

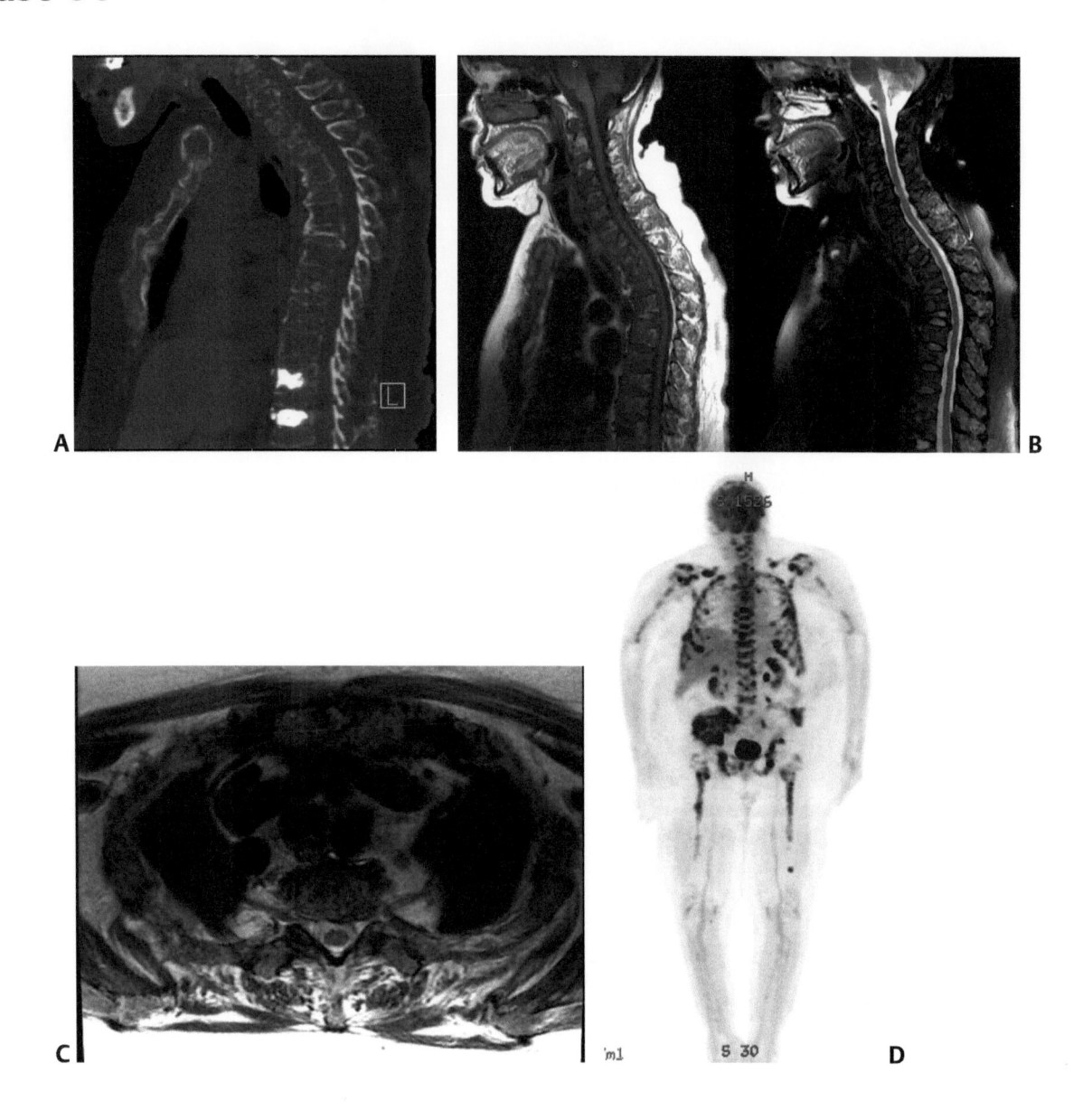

■ Apresentação Clínica

Mulher de 69 anos apresenta-se com dorsalgia difusa.

■ Achados de Imagem

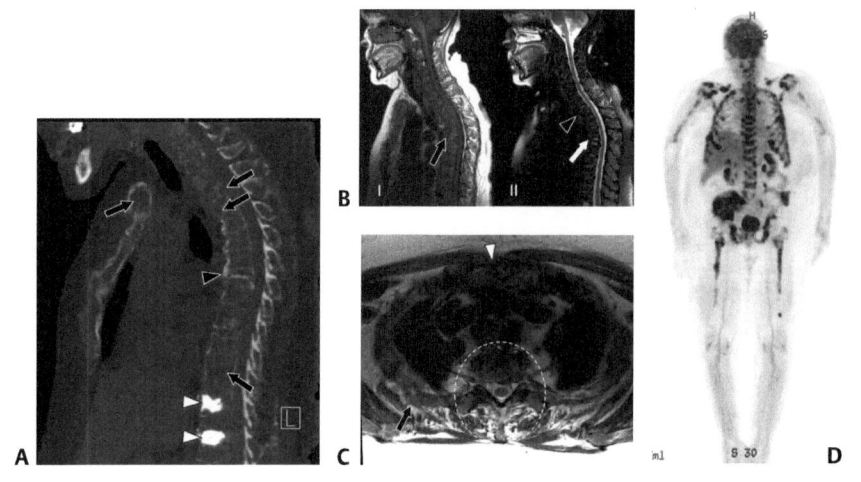

(A) Imagem sagital em TC do tórax, janela óssea, mostra numerosas transparências "em saca-bocado," relativamente bem circunscritas, envolvendo as estruturas ósseas das imagens superpostas em osteopenia difusa (*setas pretas*). Adicionalmente, observam-se fraturas patológicas em múltiplos níveis com colapso total da altura vertebral de uma vértebra torácica média (*cabeça de seta preta*). Veem-se alterações de vertebroplastia na coluna lombar alta (*cabeças de setas brancas*). **(B)** Sequências sagitais ponderadas em T1 (*I*) e em T2 (*II*) da coluna cervical e da torácica mostram lesões permeativas difusas na medula óssea em toda a extensão das estruturas ósseas nas imagens com baixo sinal em T1 (*seta preta*) e sinal alto em T2 (*seta branca*). Novamente são vistas múltiplas fraturas patológicas de vértebras torácicas altas e médias (*cabeça de seta preta*). **(C)** Imagem axial em T2 na coluna torácica novamente demonstra a heterogeneidade de sinal medula óssea difusa envolvendo tanto os elementos anteriores e posteriores da coluna (*círculo*) como as costelas (*seta preta*) e o esterno (*cabeça de seta branca*). **(D)** Tomografia por emissão de pósitrons com fluordesoxiglicose (FDG) mostra inumeráveis lesões esqueléticas ávidas por FDG, refletindo os pontos de maior quantidade de medula óssea vermelha, incluindo as vértebras, costelas, crânio, úmero proximal e fêmur, bacia e cíngulos dos membros superiores.

■ Diagnóstico Diferencial

- **Mieloma múltiplo (MM):** Lesões difusas líticas em saca--bocado envolvendo predominantemente o esqueleto axial, onde há maior concentração de medula óssea vermelha. Tipicamente, as lesões são hipointensas em T1 e hiperintensas em T2, e as regiões de lise mostram captação de fluordesoxiglicose.
- *Metástases osteolíticas difusas:* Embora o MM tenha maior afinidade pelos corpos vertebrais, as metástases vão mais frequentemente para os elementos posteriores. A distribuição no esqueleto também é semelhante, já que as metástases têm maior tendência de afetar a medula óssea vermelha, como o MM.
- *Histiocitose de células de Langerhans (HCL):* A HCL pode ter lesões ósseas líticas/transparentes com baixo sinal em T1 e alto sinal em T2. De igual modo, a HCL pode ser causa de vértebras planas, especialmente na coluna torácica. No entanto, a distribuição no esqueleto é um pouco diferente, com maior envolvimento do crânio, bacia e fêmur, geralmente com menos envolvimento da coluna.

■ Fatos Essenciais

- Doença maligna óssea primária mais comum.
- Mais frequentemente vista no gênero masculino, tipicamente entre os 40 e os 80 anos.
- Investigações esqueléticas podem oferecer um panorama geral do envolvimento mielomatoso. No entanto, nos pacientes com dor intensa, as numerosas aquisições podem se intoleráveis. Por essa razão, pode-se considerar TC em baixa dose.

- Em geral, na RM, particularmente imagens em T2 e em recuperação de inversão de tau curta (STIR) mostram alta sensibilidade para detectar alterações líticas.
- Técnicas com supressão de gordura permitem melhor caracterização de MM.
- Lesões ativamente líticas tendem a ter captado mais contraste nas imagens pós-contraste, enquanto as lesões tratadas, não.
- Veem-se fraturas por compressão vertebral em até 70% dos pacientes com MM.

■ Outros Achados de Imagens

- O MM também pode se apresentar como massa única ou múltiplas massas focais expansíveis no esqueleto axial.
- A RM é útil para avaliar a resposta ao tratamento e pode mostrar diminuição da extensão ou até completa resolução da carga de doença.

✓ Pérolas e × Armadilhas

✓ Características que sugerem MM, mas não metástases, incluem:
  - Falta de malignidade primária conhecida.
  - Envolvimento difuso da medula óssea, particularmente em pontos com alta concentração de medula óssea vermelha.
  - Numerosas fraturas por compressão.
× Raramente, o MM pode evoluir como propagação leptomeníngea e ainda apontar o diagnóstico para doença metastática.

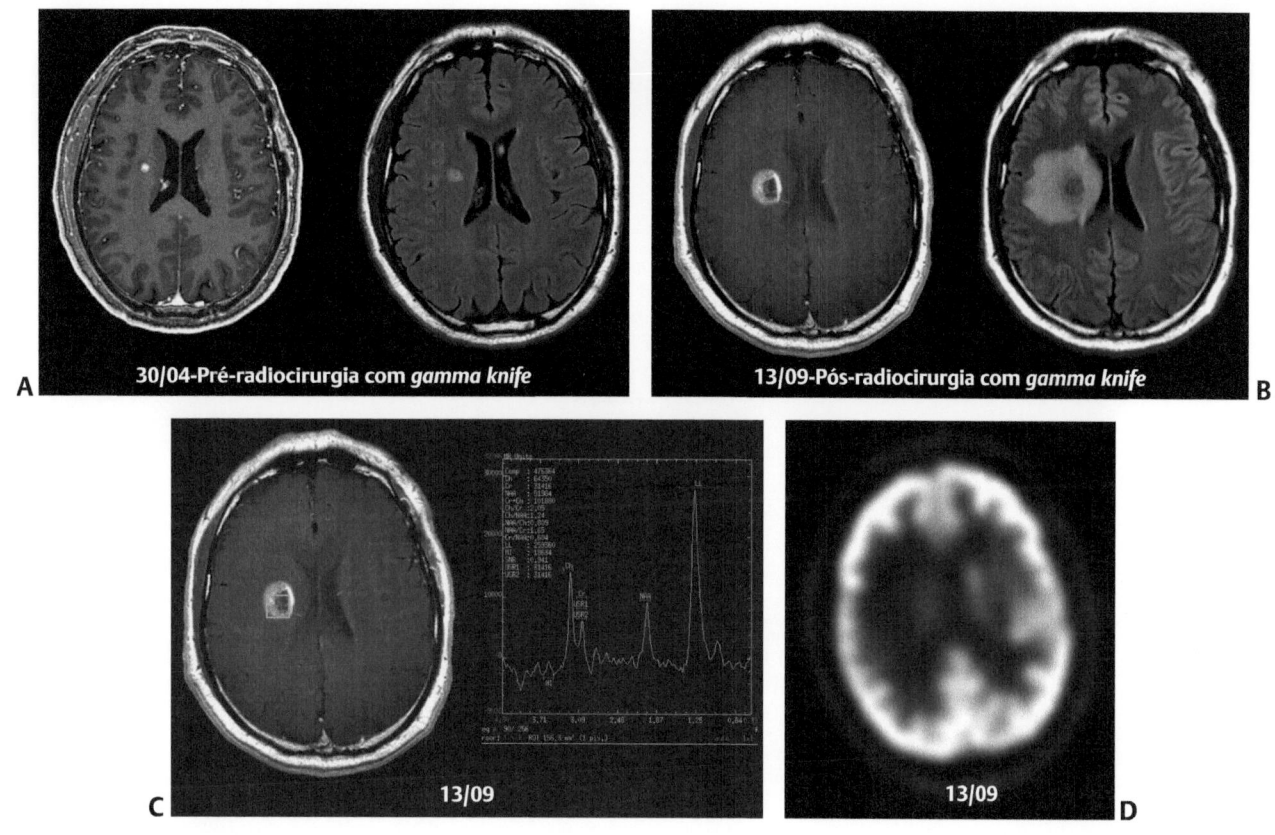

Caso 97

A 30/04-Pré-radiocirurgia com *gamma knife*
B 13/09-Pós-radiocirurgia com *gamma knife*
C 13/09
D 13/09

(Ver Prancha em Cores.)

■ **Apresentação Clínica**

Homem de 46 anos com história de câncer de pulmão de não pequenas células com metástase cerebral passa por radiocirurgia com *gamma knife* para uma lesão no lobo frontal direito.

■ Achados de Imagem

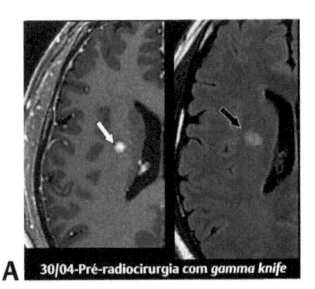

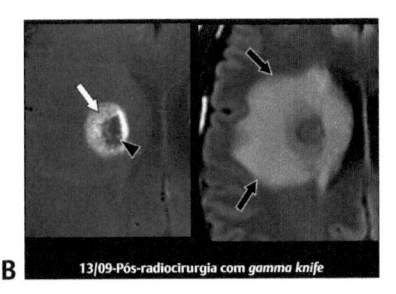

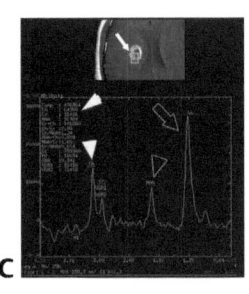

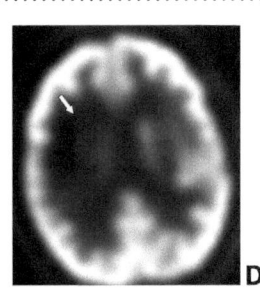

(A) Imagens axiais em T1 pós-contraste em recuperação de inversão com atenuação do líquido livre (FLAIR) em T2 mostram pequeno foco nodular de captação de contraste (*seta branca*) na coroa radiada direita com leve edema vasogênico em torno (*seta preta*), compatível com metástase cerebral.
(B) Imagens axiais pós-contraste em T1 e FLAIR em T2 após radiocirurgia com *gamma knife* mostram aumento do volume do intervalo da lesão com hipointensidade central (*cabeça de seta preta*), captação de contraste em "bolha de sabão" periférica (*seta branca*) e acentuada progressão no edema vasogênico circundante (*setas pretas*). **(C)** Imagem axial pós-contraste em T1 mostra *voxel* único em boxe de espectroscopia por RM no local da amostragem (*seta branca*). A imagem de espectroscopia mostra inversão da razão colina:creatina com preservação dos valores absolutos normais da colina (*cabeças de setas brancas*), leve depressão do N-acetilaspartato (*cabeça de seta preta*) e proeminente pico de lípides/lactato (*seta preta*), indicando predominância de necrose – (Ver Prancha em Cores). **(D)** A tomografia por emissão de pósitrons com fluordesoxiglicose (FDG) não mostra aumento significativo da captação de FDG no local da lesão tratada e com aumento de volume (*seta branca*) – (Ver Prancha em Cores).

■ Diagnóstico Diferencial

- **Radionecrose:** A radionecrose ocorre depois de radioterapia para tumores da cabeça e pescoço nas vizinhanças do cérebro, de irradiação a um tumor cerebral primário ou após radiocirurgia estereotáxica para metástase cerebral. Deve-se suspeitar dessa condição quando ocorrer captação de contraste nova ou progressiva 3 a 12 meses depois do tratamento que se desenvolve em uma lesão incluída no campo de irradiação.
- *Recorrência/progressão tumoral:* Infelizmente, a necrose por radiação e a progressão tumoral têm características de imagens sobrepostas e elas também ocorrem no mesmo período de tempo após a terapia, tornando difícil a diferenciação. Bem como a radionecrose, a progressão tumoral apresenta-se como aumento de volume de uma lesão tratada e por aumento do edema em torno. No entanto, a captação tende a ser mais sólida e não mostra um aspecto de "bolha de sabão". De igual modo, a perfusão na RM demonstra aumento do volume sanguíneo cerebral, e a tomografia por emissão de pósitrons (PET) com fluordesoxiglicose (FDG) mostra aumento da captação de FDG.

■ Fatos Essenciais

- Após a químio e a radioterapia, as margens em torno da lesão tratada podem sofrer lesão e quebra da barreira hematoencefálica.
- Perda central de captação de contraste dentro da área contrastada periférica em forma de anel se correlaciona com regressão tumoral no ano após o tratamento em ~60% dos pacientes, dois a três meses depois da radioterapia.
- Captação de contraste na radionecrose tem sido denominada aspecto em "bolha de sabão" ou "queijo suíço".
- Inicialmente, há aumento no edema em torno, seguido por perda de volume. As margens de uma lesão com radionecrose são descritas como tendo aspecto de pena.

■ Outros Achados de Imagens

- Comparar a razão entre o tamanho da captação de contraste, nas imagens pós-contraste em T1, com o tamanho da hipointensidade em T2 pode auxiliar no diagnóstico: Quanto maior a hipointensidade em T2 e mais próxima a razão de 1, maior a possibilidade de progressão tumoral.
- O volume sanguíneo cerebral relativo não aumenta nos pacientes com radionecrose, enquanto, na progressão tumoral, sim.
- A radionecrose, em geral, é hipometabólica em PET com FDG.
- A espectroscopia por RM, na radionecrose, tende a mostrar alto pico de lípides/lactato, provavelmente refletindo restos celulares. Há leve depressão de N-acetilaspartato, com alterações variáveis de colina e creatina.

✓ Pérolas e × Armadilhas

- ✓ Em casos nos quais a radionecrose for difícil de diferenciar de progressão tumoral, podem-se realizar imagens avançadas para tumores cerebrais com perfusão e espectroscopia por RM ou PET-FDG para informações adicionais.
- × Muitas vezes, as lesões têm uma combinação de efeitos do tratamento e de tumor recorrente/residual e não se pode estabelecer diagnóstico único.

Caso 98

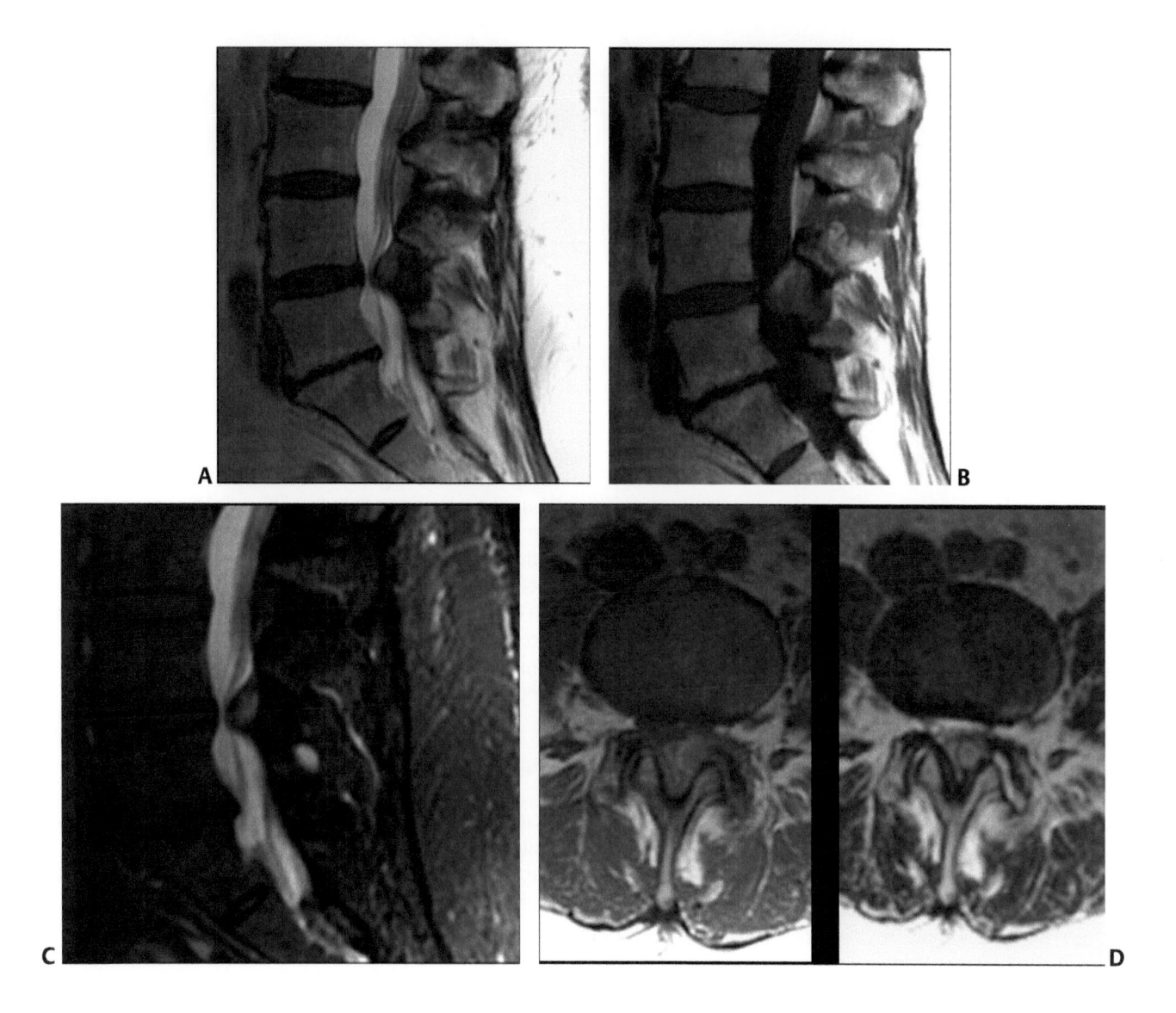

■ Apresentação Clínica

Mulher de 68 anos que se apresenta com história de dorsalgia progressiva e claudicação.

Achados de Imagem

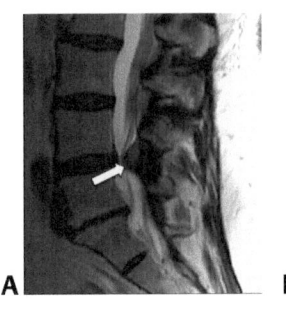

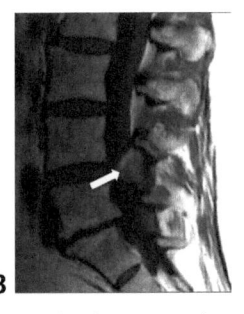

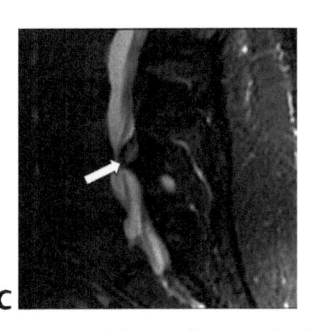

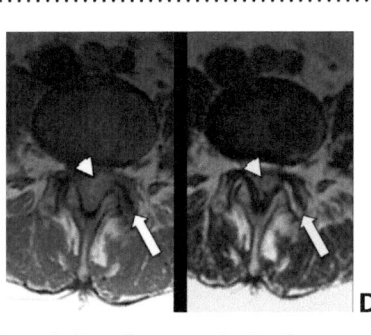

(A) Imagem ponderada (WI) em T2 sagital da coluna mostra lesão hiperintensa deformando o saco dural a partir de sua face posterior (*seta*).
(B) T1WI sagital da coluna mostra lesão hiperintensa deformando o saco tecal a partir de sua face posterior (*seta*). (C) Imagem sagital em recuperação de inversão de tau curta da coluna mostra lesão hiperintensa deformando o saco dural a partir de sua face posterior (*seta*). (D) T2WI e T1 axiais da coluna mostram hipertrofia da faceta articular esquerda (*setas*) e lesão redonda que se projeta ao canal vertebral e conecta-se com a faceta articular (*cabeças de setas*), causando estenose do canal vertebral.

Diagnóstico Diferencial

- *Cisto sinovial:*
  - Em geral, visto em espondiloartrose das facetas articulares, comumente afetando os níveis lombares inferiores. Tipicamente, mostra aumento do sinal em T2 e diminuição em T1, mas pode variar se estiver presente alto conteúdo de proteínas ou hemorragia.
  - Caso esteja se projetando para o canal vertebral, pode causar estenose.
- *Disco sequestrado:*
  - Herniação do disco com extensão do material discal além do interespaço cobrindo menos de 5% do diâmetro do disco.
  - Fragmento do disco separado de um disco que sofreu extrusão é mais frequente na coluna lombar baixa. Pode ter captação de contraste periférica.
- *Meningioma:* Massas extramedulares intradurais com intenso contraste homogêneo. Pode causar estenose do canal vertebral. A intensidade do sinal tipicamente segue a da medula espinal, mas pode ser hipointenso em T1 e hiperintenso em imagem ponderada (WI) em T2.

Fatos Essenciais

- Cistos sinoviais das facetas articulares são abaulamentos do revestimento sinovial que se projetam medialmente em direção ao canal vertebral ou lateralmente para fora da coluna. A extensão medial pode comprimir o saco tecal ou estreitar o forame neural.
- Associam-se à hipertrofia do ligamento amarelo e à espondilose.

Outros Achados de Imagens

- A maioria dos cistos sinoviais é hiperintensa em T2 e escura em T1. No entanto, se estiver presente aumento do conteúdo de proteínas ou se tiver ocorrido hemorragia, podem demonstrar aumento de sinal em T1WI.
- Os cistos hemorrágicos podem ter crescimento rápido e ser acompanhados por níveis líquido/líquido no cisto.
- Em uma fase inflamatória aguda, o revestimento do cisto pode captar contraste.

✓ Pérolas e × Armadilhas

✓ A maioria dos cistos pode ser tratada com intervenção percutânea.
✓ Cistos com baixa intensidade de sinal em T2WI mostram resposta menos favorável ao tratamento percutâneo.
× Cistos sinoviais extraforaminais podem migrar nos tecidos moles da coluna, trazendo um desafio ao diagnóstico.
× Cistos sinoviais têm um revestimento sinovial, enquanto cistos ganglionares, não. É necessária uma análise histológica para dizer a diferença porque isso não é possível por meio de imagens.

Caso 99

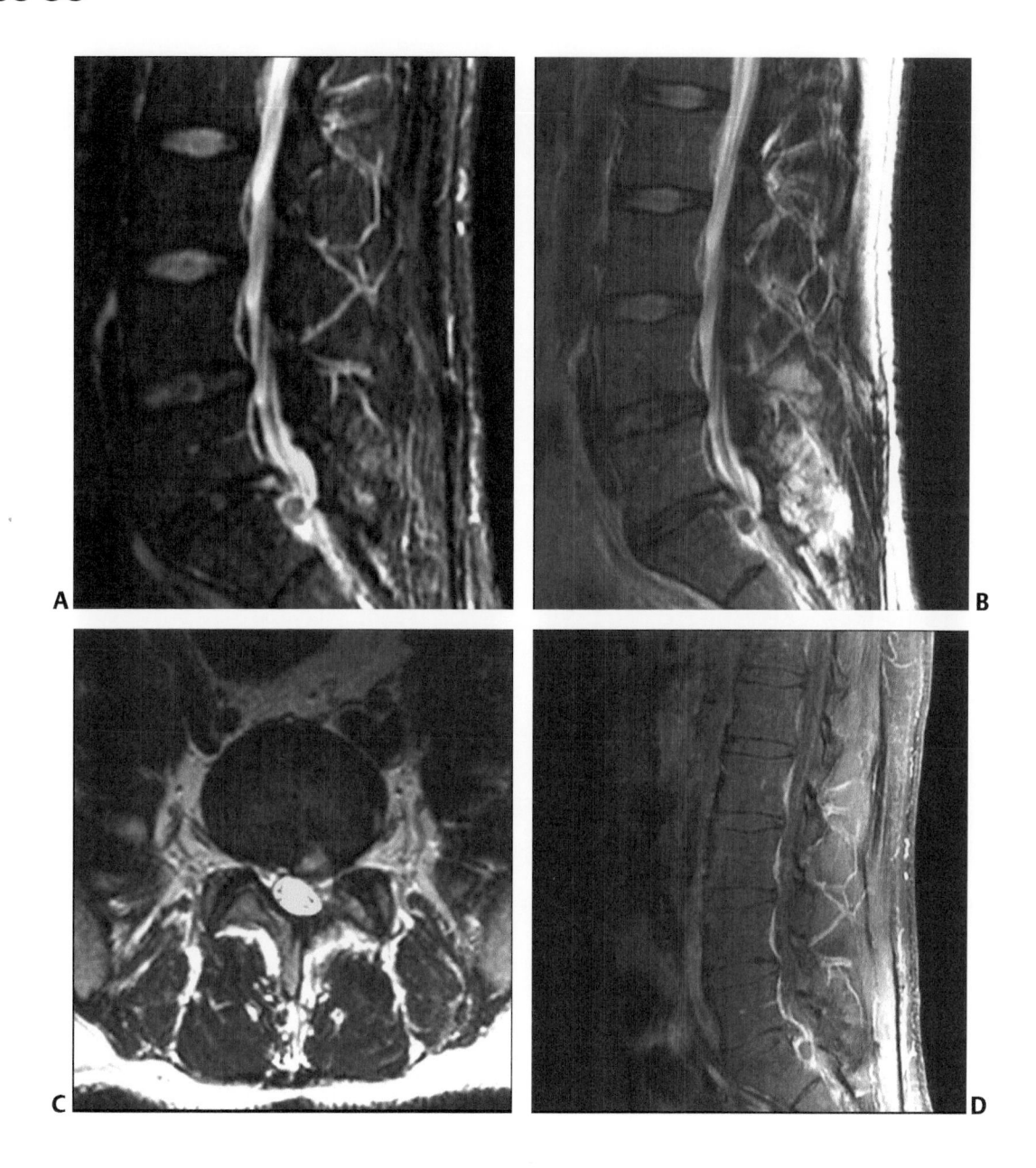

■ Apresentação Clínica

Paciente de 43 anos que se apresenta com fraqueza nos membros inferiores.

■ Achados de Imagem

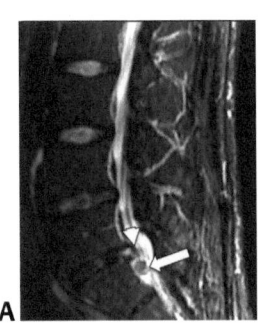

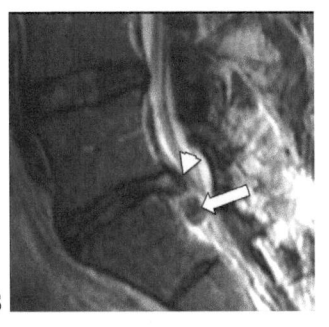

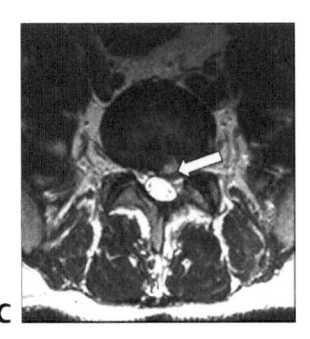

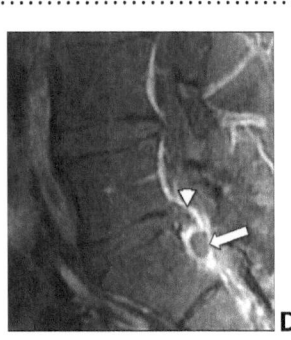

(A, B) Sequência de imagens sagitais em recuperação de inversão de tau curta **(A)** e ponderada (WI) em T2 **(B)** da coluna lombar mostra fissura anular, com extrusão inferior do disco L5/S1 (*cabeça de seta*). Nota-se um fragmento de disco livre distal à extrusão (*seta*). **(C)** T2WI axial mostra fissura anular esquerda (*seta*). **(D)** T1WI sagital contrastada mostra o fragmento sequestrado com captação de contraste em torno, denotando reação inflamatória (*seta*). A extrusão do disco é mostrada em L5/S1 (*cabeça de seta*).

■ Diagnóstico Diferencial

- *Disco sequestrado:*
  - Define-se herniação discal como o material discal que se estenda além do espaço intervertebral, cobrindo menos de 5% do diâmetro do disco, e que possa ser classificado como extrusão ou protrusão discal.
  - A herniação discal é definida como um deslocamento local ou focal do material do disco além dos limites do espaço do disco intervertebral. O material do disco pode ser núcleo, cartilagem, osso apofisário fragmentado, tecido anular ou qualquer combinação dos mesmos.
  - As herniações discais incluem protrusão discal, extrusão discal e fragmentos de disco sequestrados.
  - Um disco sequestrado é um fragmento de disco separado do disco de origem.
  - Aparece como massa extradural deformando o saco tecal.
  - As herniações são mais frequentes nos dois níveis lombares inferiores.
  - Pode-se ver captação de contraste periférica.
- *Cisto sinovial da faceta:*
  - Frequentemente ocupa o recesso lateral e pode estender-se ao canal central.
  - Os cistos podem conter líquido seroso sinovial, material gelatinoso, ar ou sangue.
  - É contínuo com a face articular, mas pode apoiar-se no disco também.
  - Pode-se ver captação de contraste periférica se estiver presente uma reação inflamatória.
- *Meningioma espinal:*
  - Massa extramedular intradural.
  - Isointenso com a medula espinal tanto em imagem ponderada (WI) em T1 como em T2WI, mas pode ser hipointenso em T1WI e hiperintenso em T2WI.
  - Captação de contraste intensa homogênea.

■ Fatos Essenciais

- Herniação discal – nomenclatura morfológica:
  - Protrusão: Se a maior distância entre o material do disco presente fora do espaço discal for menor do que a distância entre as bordas.
  - Extrusão: Em pelo menos um plano, o diâmetro da base do material herniado é mais estreito do que o diâmetro do material herniado.
  - Fragmento sequestrado: Perda de continuidade em que o fragmento do disco se separa do disco de origem.
- Migração discal é a extensão superior ou inferior do material herniado, independentemente de sua fixação ao disco de origem.

■ Outros Achados de Imagens

- TC:
  - Apagamento dos planos de gordura epidurais. Boa para avaliação de osso, calcificações e facetas articulares.
  - A mielografia por TC mostrará a deformidade do saco tecal, mas não pode mostrar a continuidade do disco. Pode ser muito útil em pacientes com contraindicações à RM.
- RM:
  - O material herniado segue o sinal do disco.
  - O fragmento sequestrado mostra um hiato separando-o do disco de origem.
  - Vê-se captação de contraste periférica em torno da herniação discal.

✓ Pérolas e × Armadilhas

✓ Projeções sagitais são melhores para avaliar a continuidade do disco.

× Migrações discais podem deixar de ser percebidas nas imagens axiais nos protocolos de exame que localizem as axiais através dos espaços discais.

Caso 100

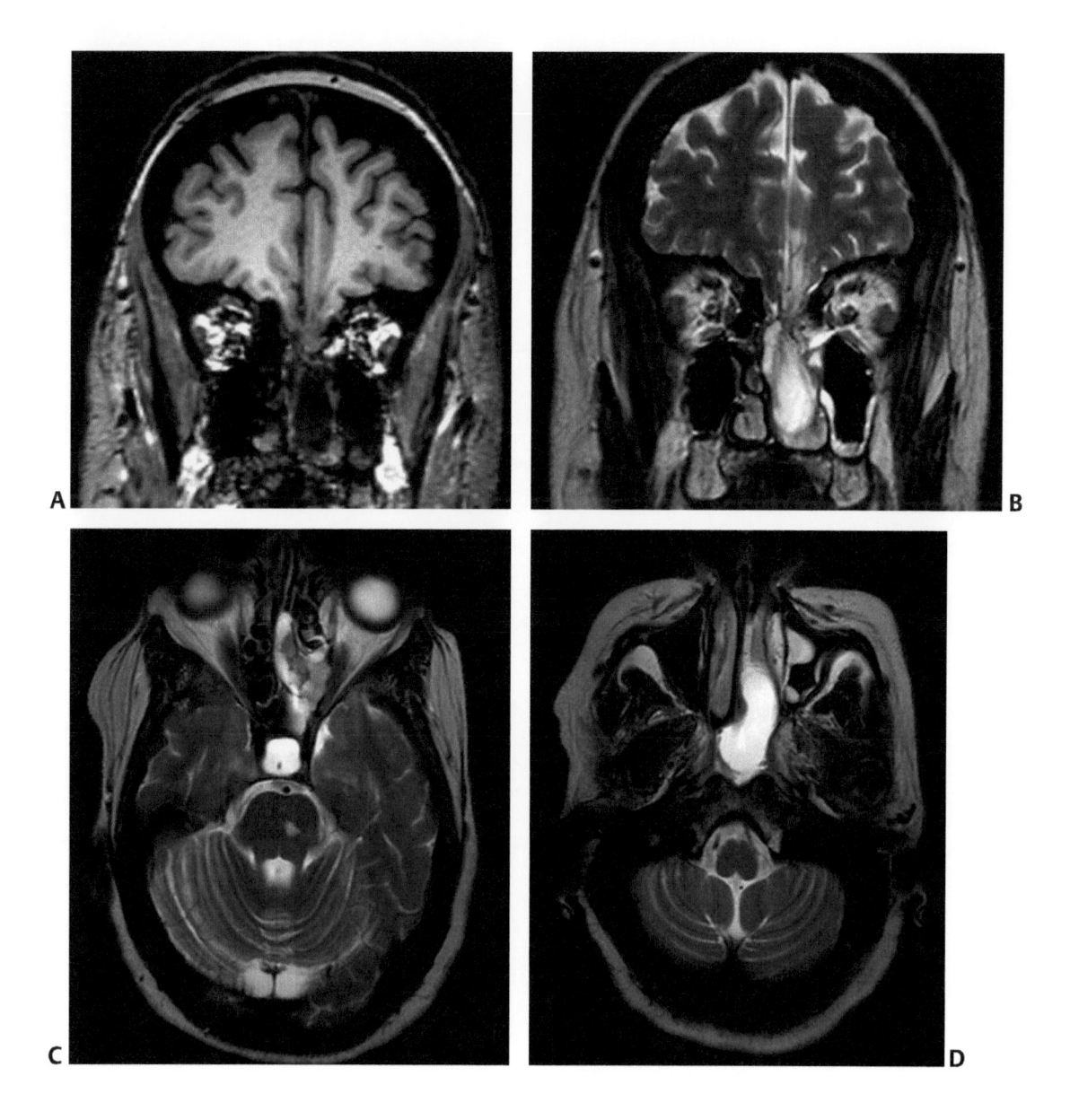

■ Apresentação Clínica

Homem de 50 anos que se apresenta com congestão nasal e cefaleias.

Achados de Imagem

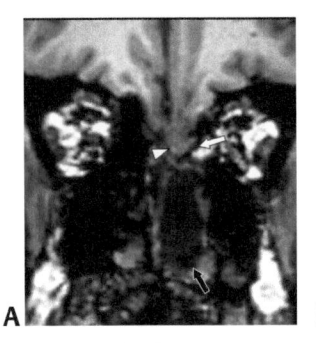

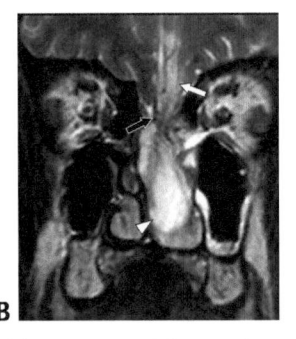

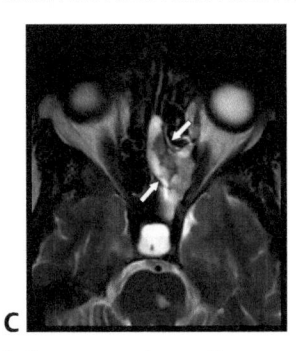

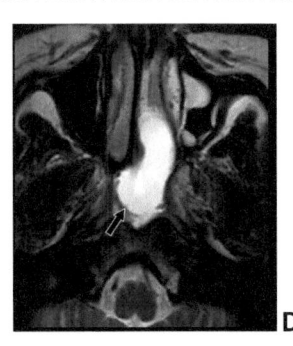

(A) Imagem ponderada (WI) em T1 coronal demonstra um defeito na placa cribriforme esquerda e na fóvea etmoidal (*seta branca*) com herniação de meninges cheias de líquido cerebrospinal (LCR) (*seta preta*), bem como do lobo frontal esquerdo inferomedial (*cabeça de seta branca*) para a cavidade nasal e o etmoide. **(B)** T2WI coronal mostra herniação do cérebro e das meninges (*cabeça de seta branca*) para a região nasoetmoidal através de um defeito na parte anterior medial da base do crânio (*seta preta*). O giro reto e o giro orbital demonstram aspecto displásico e têm aumento do sinal em T2 e perda da interface substância cinzenta-substância branca (*seta branca*). **(C)** T2WI axial mostra tecido isointenso correspondendo ao córtex cerebral e LCR hiperintenso em T2 na cavidade nasoetmoidal esquerda (*setas brancas*). **(D)** T2WI axial demonstra líquido hiperintenso em T2 contido, correspondendo ao LCR nas meninges ocupando a cavidade nasal esquerda posterior e estendendo-se posteriormente à nasofaringe (*seta*).

Diagnóstico Diferencial

- **Encefalocele basal-transetmoidal:** Encefaloceles basais são defeitos internos, em geral, não visíveis externamente. Ocorrem mais posteriormente do que as encefaloceles sincipitais seja através da placa cribriforme ou através dos seios esfenoidais. Caracterizam-se por meninges cheias de líquido cerebrospinal (LCR) com ou sem parênquima cerebral herniando por um defeito na base do crânio com conexão persistente com o espaço subaracnóideo.
- *Encefalocele sincipital–nasoetmoidal:* A mais comum das encefaloceles sincipitais. Caracteriza-se por herniação do parênquima cerebral e meninges através de um defeito na fossa craniana anterior que liga à cavidade nasoetmoidal entre o dorso nasal e acima do septo nasal.
- *Cisto dermoide nasal:* Os cistos dermoides nasais originam-se de elementos ectodérmicos que persistem nos locais de suturas. Classicamente, esses cistos mostram um trato que vai do espaço pré-nasal ao forame cego e demonstram intensidade de sinal heterogênea primariamente hiperintensa em T1 e hipointensa em T2.

Fatos Essenciais

- As encefaloceles classificam-se em três categorias: occipitais (75%), sincipitais (15%) e basais (10%).
- Todas se caracterizam por um defeito na parte anterior da base do crânio com herniação das meninges e de LCR (meningocele) com ou sem parênquima cerebral (meningoencefalocele).
- As encefaloceles basais ainda se subdividem em transetmoidais, transesfenoidais, esfenoetmoidais e frontoesfenoidais.
- Diferentemente das encefaloceles sincipitais, as encefaloceles basais apresentam-se como massas que podem se projetar posteriormente até a nasofaringe e a orofaringe.
- As variantes transetmoidal e transesfenoidal são as mais comuns.
- O defeito na parte anterior da base do crânio está presente na placa cribriforme ou posteriormente a ela.

Outros Achados de Imagens

- A TC é útil para delinear a anatomia óssea.
- A RM auxilia na caracterização do conteúdo do tecido herniado.
- A extensão de envolvimento do parênquima cerebral e a conexão com o compartimento intracraniano ajudam no planejamento pré-cirúrgico e no prognóstico.
- A venografia por RM pode ajudar a mostrar envolvimento venoso dessas lesões.

✓ Pérolas e × Armadilhas

✓ Encefaloceles têm uma associação conhecida com anormalidades intracranianas, inclusive defeitos do corpo caloso, lipomas, esquizencefalia e cistos.
✓ Clinicamente, as encefaloceles caracterizam-se por massas que flutuam com a compressão das veias jugulares ou com gritos.
✓ O tratamento de escolha é a ressecção cirúrgica.
× Biópsias dessas lesões são contraindicadas por causa do risco de vazamento de LCR e infecção.
× O diagnóstico é altamente dependente das características das imagens.
× A injeção intratecal de contraste pode auxiliar em caracterizar a conexão ao espaço subaracnóideo.

Perguntas e Respostas Sobre os Casos

As perguntas e respostas na seção a seguir estão numeradas como casos de 1 a 100. As perguntas correspondem, respectivamente, a revisões dos casos e têm a intenção de obter respostas depois do trabalho com os casos.

■ Caso 1

1. Qual das seguintes é uma característica exigida para o diagnóstico de malformação de Chiari I?
   a) Fossa posterior pequena
   b) Siringe na medula cervical
   c) Mielomeningocele
   d) Tonsilas cerebelares abaixo do nível do forame magno

A resposta correta é (**d**). As respostas a e c são características das malformações de Chiari II. Embora a siringe na medula cervical seja achado comum em Chiari I, não é necessária para se fazer o diagnóstico.

2. A siringo-hidromielia associada à malformação de Chiari I tipicamente começa em qual nível da medula espinal?
   a) Cervical
   b) Torácico
   c) Cone medular
   d) Não há predileção por um segmento em particular da medula espinal

A resposta correta é (**a**). A siringo-hidromielia associada a malformações Chiari I, em geral, começa entre os níveis de C4 e C6. No entanto, a medula inteira pode estar envolvida na ocasião do diagnóstico. Que saibamos, não há relatos de envolvimento isolado da medula torácica.

■ Caso 2

1. Estruturas comprimidas na fossa posterior são vistas em todas as alternativas exceto...
   a) Cerebelite
   b) Acidente vascular encefálico cerebelar
   c) Malformação de Chiari II
   d) Ataxia de Friedreich

A resposta correta é (**d**). Essa condição apresenta perda de volume cerebelar. Nas outras três condições, há uma compressão das estruturas na fossa posterior.

2. Qual das seguintes condições *não* causa apagamento do quarto ventrículo:
   a) Malformação de Dandy-Walker
   b) Malformação de Chiari II
   c) Meduloblastoma
   d) Astrocitoma pilocítico

A resposta correta é (**a**). A malformação de Dandy-Walker apresenta-se com aumento do quarto ventrículo, comunicando-se com um cisto na fossa posterior.

■ Caso 3

1. Qual das seguintes malformações císticas da fossa posterior não se associa a hidrocefalia?
   a) Malformação de Dandy-Walker
   b) Cisto da bolsa de Blake
   c) Megacisterna magna
   d) Cisto aracnoide da fossa posterior

A resposta correta é (**c**). A malformação de Dandy-Walker e o cisto da bolsa de Blake tipicamente se associam a hidrocefalia. Cistos aracnoides grandes da fossa posterior podem comprimir o quarto ventrículo e resultar em hidrocefalia.

2. Qual das seguintes anormalidades císticas da fossa posterior se associa a um tamanho pequeno do verme cerebelar?
   a) Malformação de Dandy-Walker
   b) Cisto da bolsa de Blake
   c) Megacisterna magna
   d) Cisto aracnoide da fossa posterior

A resposta correta é (**a**). O cisto da bolsa de Blake, a megacisterna magna e os cistos aracnoides da fossa posterior tipicamente cursam com um verme cerebelar normal.

■ Caso 4

1. Qual das seguintes alternativas é uma anormalidade associada à agenesia do corpo caloso?
   a) Heterotopia da substância cinzenta
   b) Holoprosencefalia
   c) Complexo de Dandy-Walker
   d) Anomalias da linha média, inclusive cistos inter-hemisféricos e lipomas
   e) Todas as anteriores

A resposta correta é (**e**). Todas as malformações mencionadas foram descritas associadas à agenesia do corpo caloso.

2. A presença de feixes de Probst é mais comum em pacientes com qual das seguintes condições?
   a) Agenesia do corpo caloso
   b) Hipogenesia do corpo caloso
   c) Os feixes de Probst são estruturas normais encontradas em pacientes com um corpo caloso completamente formado

A resposta correta é (**a**). Os feixes de Probst representam as fibras de substância branca que não cruzaram para formar o corpo caloso. São vistas mais comumente na agenesia completa do corpo caloso, embora também possam ser vistas na hipogenesia do corpo caloso.

■ Caso 5

1. Um aspecto do tronco encefálico em forma de "Z" na projeção sagital é típico de qual condição?
   a) Síndrome de Joubert
   b) Síndrome de Walker-Warburg
   c) Hipoplasia pontocerebelar
   d) Malformação de Dandy-Walker

A resposta correta é (**b**). A forma em "Z" do tronco encefálico na projeção sagital é típica da síndrome de Walker-Warburg.

2. Qual das seguintes alternativas é típica da síndrome de Joubert?
   a) Decussação normal dos tratos corticospinais
   b) Grande cisto no quarto ventrículo
   c) Pedúnculos cerebelares superiores alongados
   d) Verme cerebelar normal

A resposta correta é (**c**). A síndrome de Joubert apresenta falta de decussação de ambos os tratos corticospinais e dos pedúnculos cerebelares superiores. As características típicas também incluem pedúnculos cerebelares superiores alongados e o verme cerebelar pequeno. Grande cisto no quarto ventrículo não é característica da síndrome de Joubert.

■ Caso 6

1. Qual das seguintes leucodistrofias tipicamente capta contraste?
   a) Doença de Canavan
   b) Adrenoleucodistrofia ligada a X
   c) Doença de Alexander
   d) Doença de Pelizaeus-Merzbacher

A resposta correta é (**b**). A adrenoleucodistrofia (ALD) ligada a X caracteriza-se por uma zona intermediária que representa ruptura da barreira hematoencefálica, que tipicamente capta contraste. As outras doenças da substância branca na questão não captam contraste.

2. Qual é um padrão típico da leucodistrofia metacromática na RM?
   a) Substância branca simétrica confluente em forma de borboleta sem captação de contraste
   b) Substância branca frontal simétrica com envolvimento das fibras "U" subcorticais sem captação de contraste
   c) Substância branca parietoccipital simétrica poupando as fibras "U" subcorticais contrastada
   d) Substância branca, globo pálido e tálamo homogêneos, aumento do pico de *N*-acetilaspartato (NAA)

A resposta correta é (**a**). Substância branca simétrica confluente em forma de borboleta sem captação de contraste é típica de leucodistrofia metacromática. Substância branca perivenular poupada dá o padrão tigróide. Substância branca frontal simétrica com envolvimento das fibras "U" subcorticais sem captação de contraste é padrão típico da doença de Alexander. Substância branca parietoccipital simétrica poupando as fibras "U" subcorticais e com captação de contraste é o que se vê na ALD. Substância branca, globo pálido, tálamo homogêneos e aumento do pico de NAA é padrão característico da doença de Canavan.

■ Caso 7

1. Qual das seguintes alternativas é verdadeira para cistos porencefálicos?
   a) Ocorrem somente como sequência de trauma.
   b) Podem aumentar de tamanho.
   c) Causam hiperostose focal da calota craniana.
   d) Causam apagamento do ventrículo.

A resposta correta é (**b**). Os cistos porencefálicos podem aumentar de tamanho em razão de aderências que servem como valvas unidirecionais. Podem ocorrer como sequência de cirurgia, trauma, infarto ou várias outras etiologias. Os cistos porencefálicos podem causar recortes do osso e aumento de volume dos ventrículos adjacentes.

2. O que a gliose em torno de um cisto porencefálico em geral indica?
   a) Que a agressão ocorreu em um período gestacional inicial
   b) Que a lesão provavelmente ocorreu no período pós-natal
   c) Que o cisto porencefálico é consequência de infecção
   d) Que o cisto porencefálico é a causa de isquemia

A resposta correta é (**b**). De maneira geral, a gliose em torno de um cisto porencefálico indica que a agressão não foi produzida no período gestacional inicial, mas em estágios de desenvolvimento mais tardios ou no período pós-natal.

■ Caso 8

1. As seguintes condições patológicas podem apresentar um cisto supratentorial na linha média exceto...
   a) Holoprosencefalia alobar
   b) Agenesia do corpo caloso
   c) Malformação de Dandy-Walker
   d) *Cavum* do septo pelúcido

A resposta correta é (**c**). Na malformação de Dandy-Walker, há um cisto na linha média na fossa posterior. Nas outras três entidades, pode-se encontrar estrutura cística na linha média no compartimento supratentorial.

2. O corpo do corpo caloso pode estar ausente na presença de um rostro e esplênio em todas as alternativas seguintes exceto...
   a) Sintelencefalia
   b) Disgenesia do corpo caloso
   c) Cirurgia para epilepsia
   d) Infarto antigo da artéria cerebral anterior (ACA)

A resposta correta é (**b**). O desenvolvimento do corpo caloso começa com o joelho e depois continua posteriormente ao longo do corpo até o esplênio. O rostro é a última parte a ser formada. A presença do rostro confirma que a formação do corpo caloso se completou. Nas lesões destrutivas do corpo caloso (cirurgia para epilepsia e infarto da ACA) e na sintelencefalia, o corpo do corpo caloso pode estar ausente, enquanto que o rostro e o corpo estão presentes.

■ Caso 9

1. Qual dos seguintes é considerado um disrafismo espinal aberto?
   a) Lipomielocele
   b) Meningocele
   c) Mielomeningocele
   d) Lipomielomeningocele

A resposta correta é (**c**). Os disrafismos espinais dividem-se em abertos e fechados. Nos disrafismos espinais abertos, o tecido do sistema nervoso central é exposto sem pele que o cubra e eles incluem mielomeningocele, mieloceles, hemimielomeningocele e hemimielocele. As outras opções fazem parte dos disrafismos espinais fechados.

2. Qual é a característica de uma meningocele?
   a) O defeito é revestido apenas por dura-máter
   b) É um estado disráfico espinal aberto
   c) A medula espinal faz protrusão através do defeito
   d) É mais comum na coluna lombossacral

A resposta correta é (**d**). Meningoceles são estados disráficos fechados. São revestidos por dura-máter e aracnoide. Por definição, o tubo neural não faz protrusão através do defeito. São mais frequentes na coluna lombossacral e tipicamente posteriores. As meningoceles anteriores podem ser vistas associadas à agenesia sacral.

■ Caso 10

1. Uma característica da heterotopia periventricular é qual das seguintes?
   a) Não capta contraste
   b) Associa-se ao astrocitoma de células gigantes subependimário
   c) Sempre é simétrica
   d) Sofre calcificação

A resposta correta é (**a**). As heterotopias são estruturas de substância cinzenta que não se contrastam. São frequentemente assimétricas. O astrocitoma de células gigantes subependimário e as calcificações são características da esclerose tuberosa, não vistos em heterotopias.

2. Qual das seguintes é malformação causada por migração neuronal anormal?
   a) Heterotopia
   b) Polimicrogiria
   c) Esquizencefalia
   d) Hemimegalencefalia

A resposta correta é (**a**). As heterotopias são malformações do desenvolvimento cortical secundárias à migração neuronal anormal. A polimicrogiria e a esquizencefalia são malformações secundárias ao desenvolvimento anormal pós-migração. A hemimegalencefalia é malformação secundária à proliferação neuronal e glial anormal ou à apoptose.

■ Caso 11

1. Qual das seguintes características se associa ao tipo clássico de displasia septo-óptica (DSO)?
   a) Hipoplasia dos nervos olfatórios
   b) Grande monoventrículo
   c) Fusão dos tálamos
   d) Falta de formação do terceiro ventrículo

A resposta correta é (**a**). A hipoplasia dos nervos olfatórios associa-se ao tipo clássico de DSO. Um grande monoventrículo com fusão dos tálamos e falta de formação do terceiro ventrículo são características da holoprosencefalia lobar.

2. Qual das seguintes afirmações é verdadeira sobre a DSO?
   a) A hipófise é tipicamente normal
   b) O septo pelúcido está presente
   c) Associa-se à esquizencefalia
   d) Associa-se à ausência da pineal

A resposta correta é (**c**). Uma das variantes da DSO (DSO-plus) associa-se à esquizencefalia. A clássica tríade da DSO é hipoplasia do nervo óptico, anormalidades dos hormônios da hipófise e defeitos do cérebro na linha média.

■ Caso 12

1. Em quais condições os níveis de lactato no líquido cerebrospinal (LCR) podem estar elevados?
   a) Acidente vascular encefálico
   b) Síndrome de Leigh
   c) Síndrome de Kearns-Sayre
   d) Infecção do sistema nervoso central
   e) Todas as anteriores

A resposta correta é (**e**). O aumento do lactato no LCR não é patognomônico da síndrome de Leigh e pode ser encontrado em vários transtornos mitocondriais, bem como em várias outras condições.

2. Qual dos seguintes transtornos mitocondriais classicamente apresenta envolvimento cortical?
   a) Síndrome de Leigh
   b) Epilepsia mioclônica com fibras vermelhas rotas (MERRF)
   c) Encefalopatia mitocondrial com acidose lática e lesões semelhantes às do acidente vascular encefálico (MELAS)
   d) Síndrome de Kearns-Sayre

A resposta correta é (**c**). MELAS é um transtorno mitocondrial que se apresenta com envolvimento cortical e da substância branca em distribuição não vascular, simulando um acidente vascular encefálico.

■ Caso 13

1. Em recém-nascidos com baixo APGAR e suspeita de encefalopatia hipóxico-isquêmica (EHI), quando idealmente deve-se pedir uma RM?
   a) Imediatamente
   b) Esperar 24 a 48 horas
   c) Depois que a TC tenha descartado hemorragia
   d) Somente se houver suspeita de hidrocefalia

A resposta correta é (**b**). As sequências convencionais da RM tipicamente parecem normais nas primeiras 48 horas pós-EHI. Conquanto as imagens ponderadas em difusão (DWI) e os mapas de coeficiente de difusão aparente (ADC) registrem a lesão mais cedo, talvez nas primeiras 24 horas, sugere-se que possa haver uma propensão, em estágio precoce, de subestimar a gravidade ou a extensão da lesão.

2. Com referência à interpretação da RM do cérebro no contexto de hipóxia neonatal, qual declaração é verdadeira?
   a) Ausência de anormalidades de sinal em DWI/mapa ADC descarta lesão hipóxico-isquêmica.
   b) A idade gestacional corrigida do recém-nascido afeta a aparência das lesões porque as áreas metabolicamente ativas variam com a maturação do cérebro.
   c) A gravidade do acometimento não se correlaciona com o início dos achados nas imagens.
   d) As áreas não mielinizadas do cérebro são relativamente protegidas do dano hipóxico-isquêmico.

A resposta correta é (**b**). A idade gestacional corrigida do recém-nascido afeta a aparência das lesões porque as áreas metabolicamente ativas variam com a maturação do cérebro. As áreas preferenciais de envolvimento no cérebro prematuro e no cérebro maduro variam significativamente.

■ Caso 14

1. Qual dos seguintes transtornos congênitos cursa com estenose do canal vertebral?
   a) Mucopolissacaridose
   b) Doença de Alexander
   c) Encefalopatia mitocondrial com acidose lática e lesões semelhantes a acidente vascular encefálico (MELAS)
   d) Doença de Canavan
   e) Leucodistrofia metacromática

A resposta correta é (**a**). As mucopolissacaridoses cursam com anormalidades da junção craniocervical e com o comprometimento do canal vertebral central e da medula espinal com ou sem evidência de mielopatia.

2. Qual das seguintes anomalias congênitas apresenta vértebras em forma de projétil de arma?
   a) Leucodistrofia metacromática
   b) Lipomielocele
   c) Acondroplasia
   d) Lipomielomeningocele
   e) Doença de Alexander

A resposta correta é (**c**). A acondroplasia, bem como a doença de Hurler, cursa com vértebras em forma de projétil de arma.

■ Caso 15

1. Qual é o benefício de uma RM sobre a TC na avaliação de diastematomielia?
   a) Avaliação dos esporões ósseos separando as hemimedulas
   b) Avaliação das anormalidades de fusão vertebral
   c) Avaliação do nível do cone medular
   d) TC e RM são intercambiáveis na avaliação de diastematomielia

A resposta correta é (**c**). A avaliação de estruturas ósseas é mais bem feita com a TC, enquanto o conteúdo do saco dural, inclusive o nível do cone medular, é visto melhor nas imagens por RM.

2. Qual das seguintes anormalidades ósseas é virtualmente patognomônica de diastematomielia?
   a) Vértebras em borboleta
   b) Escoliose
   c) Hemivértebras
   d) Fusão laminar intersegmentar
   e) Anomalia de Klippel-Feil

A resposta correta é (**d**). A fusão laminar intersegmentar é patognomônica da diastematomielia. As outras anomalias são comumente vistas associadas a ela, mas não são consideradas patognomônicas.

■ Caso 16

1. Qual das seguintes alternativas é verdadeira com referência à hidranencefalia?
   a) As artérias carótidas internas podem estar patentes
   b) A foice cerebral tipicamente está ausente
   c) Existe fusão dos tálamos
   d) Está presente deformidade do tronco encefálico

A resposta correta é (**a**). Artérias carótidas internas normais na hidranencefalia não excluem seu possível papel patogênico porque a artéria carótida interna pode recanalizar depois de ter induzido dano parenquimatoso irreversível. O tronco encefálico não é afetado na hidranencefalia. Ausência da foice cerebral e fusão dos tálamos são características da holoprosencefalia.

2. Qual das seguintes condições pode cursar com uma fossa posterior anormal causada por compressão?
   a) Hidranencefalia
   b) Hidrocefalia congênita
   c) Heterotopia cortical
   d) Holoprosencefalia lobar

A resposta correta é (**c**). Na hidranencefalia, o tamanho da cabeça pode estar aumentado, normal ou microcefálico, dependendo da distensão dos sacos. Na hidrocefalia congênita e holoprosencefalia lobar, espaços císticos dilatados podem exercer efeito de massa sobre estruturas da fossa posterior.

■ Caso 17

1. Qual das seguintes alternativas sempre é verdade com referência às displasias corticais focais (DCFs)?
   a) São lesões solitárias
   b) São visíveis em exames por RM
   c) Têm um aspecto variável, dependendo de seu subtipo
   d) Associam-se à epilepsia

A resposta correta é (**c**). Dessas afirmações, a única que sempre é verdade é como as DCFs são variáveis com referência a tamanho, localização e aspecto. As DCFs podem ser solitárias *ou* múltiplas, nem sempre são visíveis em RM e nem sempre se associam à epilepsia.

2. Qual das DCFs ocorre mais comumente nos lobos temporais?
   a) DCF tipo I
   b) DCF tipo II
   c) DCF tipo IIIa
   d) As alternativas a e c são corretas
   e) Todas ocorrem em taxas iguais nos lobos temporais

A resposta correta é (**d**). As DCFs tipo I e tipo IIIa ocorrem mais comumente no lobo temporal, opostamente ao tipo II, que ocorre mais frequentemente nos lobos frontais.

■ Caso 18

1. Com referência aos tumores em pacientes com NF1, qual afirmação é correta?
   a) Os astrocitomas são menos comuns em crianças com NF1 do que na população geral
   b) Gliomas de alto grau são mais comum do que os astrocitomas pilocíticos na população com NF1
   c) O tronco encefálico é infrequentemente envolvido com astrocitomas
   d) Hamartomas do hipotálamo têm sinal isointenso ou quase isointenso em T1 e T2 (em comparação com o córtex), não captam contraste e permanecem estáveis nas RMs de controle

A resposta correta é (**d**). Os hamartomas do hipotálamo têm sinal isointenso ou quase isointenso em T1 e T2 (em comparação com o córtex), não captam contraste e permanecem estáveis nas RMs de controle. Os astrocitomas são mais comuns em crianças com NF1 do que população geral. Os astrocitomas pilocíticos são mais comuns do que os gliomas de alto grau na população com NF1. O tronco encefálico é frequentemente envolvido com astrocitomas, especialmente o teto e o bulbo.

2. Com referência a lesões hiperintensas na substância branca em T2 na NF1, qual afirmação é verdadeira?
   a) Frequentemente localizadas no tronco encefálico, pedúnculos cerebelares médios, substância branca cerebelar, pedúnculos cerebrais, núcleos da base (especialmente o globo pálido), tálamo e cápsula interna
   b) Mais comuns em crianças com menos de 7 anos e tornam-se maiores com o avançar da idade
   c) Aumento da incidência de transformação maligna com a idade
   d) Não demonstram efeito de massa significativo; entretanto, captam contraste fortemente

A resposta correta é (**a**). Lesões hiperintensas na substância branca em T2 na NF1 frequentemente se localizam no tronco encefálico, pedúnculos cerebelares médios, substância branca cerebelar, pedúnculos cerebrais, núcleos da base (especialmente o globo pálido), tálamo e cápsula interna. Essas lesões são mais comuns em crianças com menos de 7 anos, e sua proeminência diminui com o avançar da idade. Não mostram aumento da incidência de transformação maligna com a idade. Não demonstram efeito de massa significativo nem captação de contraste.

■ Caso 19

1. Qual dos seguintes é considerado um tipo de neurofibromatose (NF)?
   a) Schwannomatose
   b) Meningiomatose
   c) Doença de von Hippel-Lindau
   d) Doença de Lhermitte-Duclos
   e) Síndrome de Sturge-Weber

A resposta correta é (**a**). Schwannomatose é considerada o terceiro tipo de NF. A meningiomatose também ocorre no cromossomo 22, mas não é considerada uma NF.

2. Qual das seguintes *não* é uma característica clínica da NF2?
   a) Schwannomas vestibulares
   b) Schwannomas do facial
   c) Schwannomas da cauda equina
   d) Meningiomas ventriculares
   e) Ependimomas

A resposta correta é (**d**). Lesões características de NF2 são múltiplos schwannomas intracranianos, meningiomas e ependimomas ("MISME"). Os meningiomas têm tipicamente base dural.

■ Caso 20

1. Qual das seguintes características é mais concernente com o desenvolvimento de astrocitoma de células gigantes subependimário (SEGA)?
   a) Calcificação de um nódulo subependimário
   b) Captação de contraste por um nódulo subependimário
   c) Tamanho de um nódulo subependimário
   d) Crescimento de um nódulo subependimário

A resposta correta é (**d**). O crescimento de um nódulo subependimário deve levantar suspeita de SEGA. Calcificações e captação de contraste são os achados comuns. O tamanho unicamente não é suficiente para levantar suspeita.

2. Qual achado não é característico da esclerose tuberosa (ET)?
   a) Rabdomiomas cardíacos
   b) Tumores do saco endolinfático
   c) Túberes corticais
   d) Angiomiolipomas renais

A resposta correta é (**b**). Tumores do saco endolinfático, em geral, associam-se à síndrome de von Hippel-Lindau. As características restantes são encontradas na ET.

■ Caso 21

1. Qual das seguintes é manifestação da síndrome de von Hippel-Lindau (VHL)?
   a) Tumor do saco endolinfático
   b) Aumento de volume do aqueduto vestibular
   c) Ependimomas infratentoriais
   d) Angiomiolipomas renais
   e) Astrocitomas pilocítico

A resposta correta é (**a**). Os tumores do saco endolinfático associam-se a VHL, enquanto as outras entidades, não. VHL associa-se a múltiplos hemangioblastomas cerebrais, ao hemangioblastoma da medula espinal, a hemangioblastomas da retina, a cistos simples renais e pancreáticos, ao carcinoma de células renais, ao feocromocitoma, ao tumor das ilhotas do pâncreas e aos tumores do saco endolinfático.

2. Qual das seguintes afirmações sobre os hemangioblastomas é verdadeira?
   a) Mais de metade dos hemangioblastomas da fossa posterior se associam a VHL
   b) Quase 80% dos hemangioblastomas espinais se associam a VHL
   c) As paredes dos hemangioblastoma císticos mostram avidez por contraste
   d) Um terço dos hemangioblastomas calcifica
   e) Os hemangioblastomas não são vistos em imagens de angiografia com subtração digital (ASD)

A resposta correta é (**b**). Quase 80% dos hemangioblastomas espinais se associam a VHL; menos de um terço dos hemangioblastomas cerebelares se associa. As paredes dos hemangioblastomas não se contrastam, e essas lesões são bem visualizadas em imagens de ASD. Elas não calcificam.

■ Caso 22

1. Qual é a causa mais provável de efeito de massa de malformação cavernosa?
   a) Hemorragia recente
   b) Crescimento espontâneo
   c) Trombose venosa
   d) Reação imune
   e) Isquemia

A resposta correta é (**a**). O efeito de massa raramente é visto nas imagens para diagnóstico em torno de malformação cavernosa a menos que tenha ocorrido hemorragia recente.

2. Qual dos seguintes pode causar o desenvolvimento de malformações cavernosas?
   a) Carcinoma de pulmão
   b) Radioterapia
   c) Uso de esteroides
   d) Hipertensão
   e) Depósitos de amiloide

A resposta correta é (**b**). As malformações cavernosas podem ser congênitas ou originar-se como quadro novo em casos familiares, depois de radiação, gravidez ou biópsia cerebral.

■ Caso 23

1. Qual modalidade de imagens é considerada padrão ouro para avaliação de vasculite?
   a) Angiografia por TC
   b) Angiografia por RM
   c) Angiografia por subtração digital (ASD)
   d) RM de parede de vasos

A resposta correta é (c). Embora ocasionalmente angiite primária do sistema nervoso central (PACNS) não seja vista em imagens, a ASD atualmente é considerada padrão ouro para avaliação de PACNS em virtude da sua alta resolução espacial.

2. Qual é o padrão de envolvimento característico em PACNS?
   a) Estenoses multifocais de segmentos curtos de vasos de pequeno a médio calibre sem captação de contraste
   b) Estenose uniforme de segmento longo
   c) Estenoses multifocais de segmentos curtos de vasos de médio ou grande calibre
   d) Estenoses multifocais de segmentos curtos de vasos de pequeno a médio calibre com captação de contraste

A resposta correta é (d). Estenoses multifocais de segmentos curtos de vasos de pequeno a médio calibre com captação de contraste são características de PACNS.

■ Caso 24

1. Qual dos seguintes aneurismas envolve todas as três camadas do vaso?
   a) Aneurisma infeccioso
   b) Aneurisma *blister-like*
   c) Aneurisma dissecante
   d) Aneurisma sacular

A resposta correta é (d). Os aneurismas saculares envolvem todas as três camadas da parede dos vasos, enquanto os aneurismas infecciosos, os aneurismas *blister-like* e os aneurismas dissecantes tipicamente não o fazem.

2. Complicações em potencial dos aneurismas dissecantes não incluem qual das seguintes alternativas?
   a) Hemorragia subaracnóidea
   b) Infarto isquêmico embólico
   c) Embolia séptica
   d) Oclusão de vaso

A resposta correta é (c). Aneurismas dissecantes não têm etiologia infecciosa e não resultam em embolia séptica. A hemorragia subaracnóidea, o infarto isquêmico embólico e a oclusão de vaso são todas complicações em potencial dos aneurismas dissecantes.

■ Caso 25

1. Qual das seguintes afirmações é verdadeira com relação às dissecções traumáticas da carótida?
   a) 40% associam-se a dissecções de outros vasos
   b) Ocorrem em locais de doença ateromatosa
   c) Associam-se a acidentes vasculares encefálicos cerebelares
   d) Não se associam a pseudoaneurismas
   e) Podem apresentar-se com síndrome de Horner

A resposta correta é (e). O quadro clínico inclui acidente vascular encefálico, síndrome de Horner, dor facial ou cervical, neuropatia craniana, tinido pulsátil. Quinze por cento se associam a dissecções de outros vasos. Não ocorrem em pontos de aterosclerose e associam-se a acidentes vasculares encefálicos cerebrais e a pseudoaneurismas.

2. Qual das seguintes alternativas se associa à dissecção da artéria carótida?
   a) Deficiências de vitamina C
   b) Doença de von Hippel-Lindau
   c) Síndrome de Maffucci
   d) Síndrome de Down
   e) Síndrome de Marfan

A resposta correta é (e). Causas de dissecção carotídea incluem trauma externo espontâneo e vasculopatia associada (displasia fibromuscular, outras doenças do tecido conjuntivo, como síndrome de Ehlers-Danlos tipo IV, síndrome de Marfan, doença dos rins policísticos do adulto autossômica dominante, osteogênese imperfeita tipo I e necrose medial cística).

■ Caso 26

1. Qual dos seguintes vasos faz parte do sistema venoso profundo?
   a) Veia de Trolard
   b) Veia cerebral superficial média (de Labbé)
   c) Veia basal (de Rosenthal)
   d) Veia de Sylvius

A resposta correta é (c). Veia basal; par de veias com um trajeto ao longo dos lobos temporais mediais que drenam para a veia de cerebral magna (de Galeno).

2. Qual das seguintes é uma desvantagem da venografia por TC?
   a) Tempo de aquisição lento
   b) Dificuldade para reconstruir as imagens em projeção com intensidade máxima (MIP)
   c) Disponibilidade mais baixa do que RM
   d) Imagens com baixa resolução

A resposta correta é (b). A reconstrução das imagens em MIP envolve subtração óssea, que, muitas vezes, apaga porções do seio venoso adjacente.

■ Caso 27

1. Com referência à síndrome de Moyamoya, qual afirmação é verdadeira?
   a) Raramente apresenta eventos isquêmicos
   b) A angiografia com subtração digital (ASD) mostra um aspecto de contas nos ramos das artérias cerebrais anterior e média
   c) A congestão venosa é responsável pelo aspecto de "baforada de fumaça" na angiografia cerebral
   d) Pode ser vista em pacientes com neurofibromatose tipo I (NF1)

A resposta correta é (**d**). Moyamoya pode ser vista em pacientes com NF1, anemia falciforme, síndrome de Down, anemia de Fanconi, radioterapia cerebral e ocorrência familiar. Moyamoya apresenta-se com eventos isquêmicos e hemorrágicos. Colaterais leptomeníngeas são responsáveis pelo aspecto de "baforada de fumaça" na angiografia cerebral. O aspecto em contas dos ramos das artérias cerebrais, anterior e média, é característica das vasculites.

2. Com referência aos achados em imagens na síndrome de Moyamoya, todas as alternativas seguintes são verdadeiras exceto...
   a) As colaterais leptomeníngeas podem ser observadas em imagens ponderadas em T2 na RM e em imagens de angiografia por TC (ATC)
   b) Os achados de TC incluem isquemia recente e antiga e lesões hemorrágicas
   c) A RM é útil para diferenciar lesões isquêmicas agudas das crônicas
   d) A ASD é a única modalidade de imagem capaz de visualizar as colaterais leptomeníngeas aumentadas de volume

A resposta correta é (**d**); essa afirmação é falsa. As colaterais leptomeníngeas podem ser visualizadas nas imagens de ATC e na RM, embora um retrato abrangente das vias de colateralização seja obtido melhor com a ASD.

■ Caso 28

1. Qual lesão hemorrágica expansível da ponte se associa a uma anomalia de desenvolvimento venosa (ADV)?
   a) Doença metastática
   b) Malformações cavernosas
   c) Hipertensão não controlada
   d) Tumores gliais primários

A resposta correta é (**b**). As malformações cavernosas são as únicas lesões da lista que se associam a ADVs.

2. Qual das seguintes lesões hemorrágicas da ponte demonstra captação de contraste?
   a) Glioma da linha média infiltrativo grau III
   b) Acidente vascular encefálico hemorrágico hiperagudo
   c) Malformação cavernosa
   d) Hemorragia de Duret

A resposta correta é (**a**). Os gliomas infiltrativos de grau III tipicamente se contrastam. O acidente vascular encefálico hemorrágico hipertensivo contrasta-se na fase subaguda.

■ Caso 29

1. Qual é a principal diferença entre uma malformação arteriovenosa (MAV) e uma fístula arteriovenosa (FAV)?
   a) Tamanho
   b) Apresentação clínica
   c) Localização anatômica
   d) Presença de um *nidus* (nicho) vascular

A resposta correta é (**d**), a presença de um *nidus* vascular. Tanto na MAV como na FAV, há *shunt* entre os sistemas arterial e venoso. Na MAV, está presente um *nidus* vascular entre os sistemas arterial e venoso, enquanto não há nicho na FAV.

2. O que o grau de Spetzler-Martin prediz?
   a) Tratamento e prognóstico
   b) Risco de sangramento
   c) Risco de crises convulsivas
   d) Risco de trombose

A resposta correta é (**a**). O sistema de graduação de Spetzler-Martin determina o tratamento e o prognóstico de MAVs cerebrais com base na localização, tamanho e drenagem venosa.

■ Caso 30

1. Com referência às lesões arteriovenosas espinais, qual afirmação é verdadeira?
   a) Lesão neurológica pode resultar de hemorragia, efeito de massa ou roubo vascular
   b) A maioria das lesões arteriovenosas apresenta um *nidus* arteriovenoso no parênquima da medula espinal
   c) A drenagem venosa pode ser para as veias radiculares, espinal anterior e espinal posterior
   d) As conexões fistulosas são intradurais

A resposta correta é (**a**). A lesão neurológica pode decorrer de hemorragia, efeito de massa ou roubo vascular. A maioria das lesões arteriovenosas apresenta um *nidus* na dura, não no parênquima da medula. As alimentadoras arteriais são as artérias radicular, espinal anterior e espinal posterior. As conexões fistulosas podem ocorrer no espaço epidural, no espaço intradural ou na medula/cone medular.

2. Com referência às imagens das lesões arteriovenosas espinais, qual afirmação é verdadeira?
   a) A TC contrastada permite avaliação de edema e infarto da medula.
   b) A RM contrastada é útil para localizar as alimentadoras antes da angiografia.
   c) A angiografia com subtração digital (ASD) caracteriza as alimentadoras arteriais e a drenagem venosa.
   d) A angiografia por ressonância magnética (ARM) não contrastada pode ser usada para localizar as alimentadoras antes da angiografia.

A resposta correta é (**c**). A ASD caracteriza as alimentadoras arteriais e a drenagem venosa. A TC contrastada não é sensível o suficiente para avaliar características da medula nas lesões arteriovenosas espinais. A RM contrastada e a ARM não contrastada não retratam claramente as estruturas vasculares para avaliação das malformações vasculares.

Caso 31

1. Qual das seguintes lesões pode mostrar aumento do sinal em T1 na região selar?
   a) Microadenoma da hipófise
   b) Macroadenoma da hipófise
   c) Cisto da fenda de Rathke
   d) Hamartoma do túber cinéreo

A resposta correta é (**c**). O cisto da fenda de Rathke, a apoplexia hipofisária, aneurismas selares e a metástase selar hemorrágica podem tipicamente demonstrar aumento do sinal em T1.

2. Qual das seguintes condições origina-se de tecido da bolsa de Rathke?
   a) Adenoma hipofisário cístico
   b) Microadenoma hipofisário
   c) Hamartoma do túber cinéreo
   d) Craniofaringioma
   e) Apoplexia hipofisária

A resposta correta é (**d**). O cisto da fenda de Rathke e os craniofaringiomas fazem parte de um contínuo que se origina de remanescentes embrionários da bolsa de Rathke, que deveriam regredir por volta da 12ª semana de gestação.

Caso 32

1. Qual é tipicamente o primeiro local de envolvimento na lesão hipóxico-isquêmica (LHI) com acometimento leve a moderado?
   a) Cerebelo
   b) Tronco encefálico
   c) Zonas de *watershed*
   d) Núcleos da substância cinzenta

A resposta correta é (**c**). Nos acometimentos leves a moderados, as zonas de *watershed* são mais comumente afetadas. Na lesão grave, as estruturas da substância cinzenta são tipicamente envolvidas.

2. Qual córtex é mais vulnerável à LHI?
   a) Frontal
   b) Cerebelar
   c) Temporal
   d) Perirrolândico

A resposta correta é (**d**). Os córtices perirrolândico e occipital são mais vulneráveis à LHI.

Caso 33

1. Com referência às alterações pós-ictais na RM, qual afirmação é falsa?
   a) Difusão restrita indica edema citotóxico irreversível
   b) Pode estar presente captação de contraste
   c) As anormalidades podem ser uni ou bilaterais
   d) As anormalidades podem-se localizar em áreas corticais/subcorticais, núcleos da base, substância branca, corpo caloso, cerebelo e hipocampo

A resposta correta é (**a**). Essa afirmação é falsa. Muito frequentemente, as alterações nas imagens ponderadas em difusão pós-ictais são reversíveis. A captação de contraste, anormalidades uni ou bilaterais e anormalidades de sinal nas áreas corticais/subcorticais, núcleos da base, substância branca, corpo caloso, cerebelo e hipocampo são todas características possíveis na RM em estados pós-ictais.

2. A identificação de hiperintensidade cortical focal em T2 em pacientes com crises convulsivas pode indicar todas as seguintes alternativas exceto...
   a) Edema citotóxico induzido por crise convulsiva
   b) Displasia cortical focal
   c) Tumor
   d) Gliose por agressão prévia
   e) Angioma cavernoso

A resposta correta é (**e**). O angioma cavernoso tem sinal misto alto e baixo em T2. Todas as outras patologias demonstram sinal alto em T2.

Caso 34

1. Qual das alternativas é manifestação incomum de angiopatia amiloide cerebral (AAC)?
   a) Hemorragia lobar
   b) Siderose superficial disseminada
   c) Hemorragia na substância cinzenta profunda
   d) Hemorragia corticossubcortical

A resposta correta é (**c**). A AAC não se associa significativamente a hemorragia na substância branca profunda porque a AAC tipo Aβ esporádico é comumente encontrada nos vasos meníngeos e corticais do córtice cerebral e do cerebelar e raramente naqueles da substância cinzenta profunda, incluindo os núcleos da base, tálamo e tronco encefálico.

2. Causas de hemorragia intracraniana incluem todas as alternativas exceto...
   a) Deficiência do Fator V de Leiden
   b) Malformação arteriovenosa (MAV)
   c) AAC
   d) Hipertensão
   e) Anticoagulação supraterapêutica

A resposta correta é (**a**). A mutação do Fator V de Leiden causa trombofilia e predispõe os pacientes a complicações na gravidez, trombose venosa profunda e embolia pulmonar. MAV, AAC, hipertensão e anticoagulação supraterapêutica são causas comuns de hemorragia intracraniana.

■ Caso 35

1. Qual das alternativas não é característica de siderose superficial?
   a) História de trauma ou cirurgia
   b) Captação de contraste leptomeníngea
   c) Artefato de suscetibilidade ao longo das superfícies da fossa posterior
   d) Perda auditiva e ataxia

A resposta correta é (**b**). Captação de contraste leptomeníngea não é comum na siderose. É vista mais frequentemente na meningioangiomatose e na melanose neurocutânea.

2. Em qual condição há anormalidade de sinal do parênquima subjacente?
   a) Siderose superficial
   b) Melanose neurocutânea
   c) Meningioangiomatose
   d) Nenhuma das anteriores

A resposta correta é (**c**). A meningioangiomatose mostra captação de contraste em serpentina ao longo da superfície dos giros e sulcos, bem como gliose e/ou edema do parênquima subjacente.

■ Caso 36

1. Com referência à avaliação de colaterais leptomeníngeas no contexto de acidente vascular encefálico agudo, qual é a afirmação verdadeira?
   a) A recanalização intra-arterial nas primeiras 6 horas de início de sintomas de acidente vascular encefálico melhora o prognóstico independentemente do estado da circulação distal
   b) A angiografia por TC (ATC) feita em uma fase arterial inicial pode subestimar o estado da circulação colateral
   c) A angiografia com subtração digital (ASD) é recomendada para avaliação de colaterais em todos os pacientes com acidente vascular encefálico
   d) Na oclusão da artéria cerebral média (ACM), não é fornecida colateralização leptomeníngea significativa pelas artérias cerebrais anterior e posterior

A resposta correta é (**b**). Essa afirmação é verdadeira. A recanalização intra-arterial em pacientes com pouca circulação colateral não melhora o prognóstico. A ASD fica reservada para pacientes nos quais a recanalização intra-arterial seja fortemente considerada ou se o diagnóstico da etiologia do acidente vascular encefálico não estiver clara. Na oclusão da ACM, as principais fontes de colateralização leptomeníngea são a artéria cerebral anterior e a posterior.

2. Informações referentes ao estado da circulação colateral não podem ser obtidas de qual dos seguintes estudos?
   a) Angiografia convencional
   b) ATC em fase única
   c) ATC multifásica
   d) Imagens ponderadas em difusão (DWI)
   e) Recuperação de inversão com atenuação do líquido livre (FLAIR)

A resposta correta é (**d**). A DWI delimita o centro do infarto, mas não fornece informações referentes ao estado da circulação colateral. A angiografia convencional, a ATC em fase única, a ATC multifásica e a FLAIR oferecem informações diretas ou indiretas com referência à circulação colateral leptomeníngea.

■ Caso 37

1. Qual das seguintes lesões pontinas é tipicamente assintomática?
   a) Acidente vascular encefálico pontino
   b) Esclerose múltipla
   c) Telangiectasia capilar
   d) Mielinólise pontina central
   e) Inflamação linfocitária crônica com captação de contraste perivascular pontina responsiva a esteroides (CLIPPERS)

A resposta correta é (**c**). A telangiectasia capilar é uma lesão vascular geralmente encontrada incidentalmente. O acidente vascular encefálico pontino, a esclerose múltipla, a mielinólise pontina central e a CLIPPERS geralmente se apresentam de modo agudo, embora alguns dos sintomas possam melhorar.

2. Por qual razão a RM é indicada em casos de uma suspeita de lesão do tronco encefálico?
   a) Estruturas normais podem simular patologia.
   b) O endurecimento dos raios na TC limita a avaliação.
   c) A maioria das lesões no tronco encefálico parece normal na TC.
   d) A pulsação do líquido cerebrospinal afeta a interpretação da TC.

A resposta correta é (**b**). O artefato do endurecimento dos raios, tipicamente, afeta a avaliação correta do tronco encefálico na TC.

■ Caso 38

1. Com qual anastomose carótida-vertebrobasilar pode haver um efeito de massa sobre a hipófise?
   a) Artéria do hipoglosso persistente
   b) Artéria ótica persistente
   c) Artéria trigeminal persistente (ATP): variante medial
   d) ATP: variante lateral

A resposta correta é (**c**). A variante medial da ATP tem um trajeto próximo da hipófise e pode até comprimi-la.

2. Qual é verdadeira com referência à ATP?
   a) Pode associar-se a outras malformações vasculares
   b) Pode trazer risco em cirurgias transfrontais
   c) É uma variante da anatomia da artéria comunicante posterior
   d) É vista aproximadamente no nível do terceiro nervo craniano

A resposta correta é (**a**). A ATP pode associar-se a outras malformações vasculares. Ela traz um risco para cirurgias transesfenoidais. É classificada como anastomose carótida-vertebrobasilar e vista no nível do quinto nervo craniano.

■ Caso 39

1. Causas comuns de hemorragia parenquimatosa no idoso não incluem qual das seguintes alternativas?
   a) Hipertensão
   b) Angiopatia amiloide
   c) Anticoagulação
   d) Malformação arteriovenosa (MAV)

A resposta correta é (**d**). Um terço das MAVs diagnosticadas em decorrência de hemorragia é identificado antes da idade de 20 anos. No total, as MAVs são diagnosticadas em uma idade média de 31 anos. Hipertensão, angiopatia amiloide e anticoagulação são etiologias frequentes de hemorragia intracraniana no idoso.

2. Qual das seguintes é uma característica do sinal do *spot*?
   a) Captação contínua de contraste com vasculatura normal adjacente à hemorragia
   b) Captação contínua de contraste com vasculatura anormal adjacente à hemorragia
   c) Foco do acúmulo de contraste no interior da hemorragia intraparenquimatosa
   d) Atenuação < 120 unidades Hounsfield

A resposta correta é (**c**), foco de acúmulo de contraste no interior da hemorragia intraparenquimatosa. A captação descontínua de contraste com vasculatura normal ou anormal adjacente à hemorragia e atenuação > 120 unidades Hounsfield são características do sinal do *spot*.

■ Caso 40

1. Qual das seguintes técnicas *não* é considerada técnica de perfusão?
   a) Marcação de *spins* arteriais (ASL)
   b) *Time of flight*
   c) Contrastada dinâmica (DCE)
   d) Contraste de suscetibilidade dinâmico (DSC)

A resposta correta é (**b**). *Time of flight* não é uma técnica de perfusão. A ASL é uma técnica de perfusão que marca as hemácias e não precisa de agentes de contraste externos. DSC usa efeitos do contraste gadolínio em T2* para a estimativa da perfusão cerebral. DCE usa o efeito de encurtamento de T1 do contraste à base de gadolínio para a estimativa da perfusão cerebral: o parâmetro mais comum é K^{trans}.

2. Uma nova área nodular de captação de contraste é observada em um local cirúrgico de tumor entre 3 e 6 meses depois de quimiorradioterapia. O estudo de perfusão mostra baixo volume sanguíneo cerebral, e a sequência de espectroscopia por RM demonstra baixos picos de *N*-acetilaspartato e de colina. A lesão diminui um pouco de tamanho durante o seguimento de 4 semanas; não foi dado tratamento com esteroides. Qual das alternativas seguintes é o provável diagnóstico?
   a) Pseudorresposta
   b) Pseudoprogressão
   c) Progressão
   d) Radionecrose
   e) Leucoencefalopatia aguda

A resposta correta é (**b**). Esse é um exemplo típico de pseudoprogressão. Embora as imagens não consigam excluir completamente progressão tumoral, os achados das imagens avançadas e a redução do tamanho com o passar do tempo favorecem o diagnóstico.

■ Caso 41

1. Qual das seguintes alternativas é a localização mais comum do ependimoma intramedular?
   a) Medula cervical
   b) Medula torácica
   c) Cone medular
   d) Todas as localizações têm igual prevalência

A resposta correta é (**a**). A medula cervical é a localização mais comum para os ependimomas intramedulares.

2. Qual das seguintes massas, em geral, apresenta anel periférico completo de deposição de hemossiderina?
   a) Ependimoma
   b) Astrocitoma
   c) Malformação cavernosa
   d) Ependimoma mixopapilar

A resposta correta é (**c**). As malformações cavernosas tipicamente demonstram anel completo de hemossiderina. Os ependimomas, por outro lado, apresentam capas de hemossiderina nos polos do tumor. O ependimoma mixopapilar e os astrocitomas comumente não apresentam produtos hemorrágicos.

■ Caso 42

1. Qual das seguintes características favorece meduloblastoma (MB), e não ependimoma?
   a) Aumento do valor do coeficiente de difusão aparente (ADC)
   b) Extensão através dos forames de Luschka e Magendie
   c) Origem no véu bulbar superior (teto do quarto ventrículo)
   d) Origem no verme cerebelar

A resposta correta é (**c**). A origem no véu bulbar superior (teto do quarto ventrículo) é uma característica dos MBs. Estes tendem a ter valores de ADC mais baixos do que os outros tumores da fossa posterior em crianças. A extensão através dos forames de Luschka e Magendie se associa tipicamente aos ependimomas. Os astrocitomas pilocíticos originam-se do verme cerebelar.

2. Com referência à extensão de um tumor do quarto ventrículo através do forame de Luschka, qual afirmação é falsa?
   a) É típica dos ependimomas, mas também é relatada em meduloblastomas
   b) Precisa ser diferenciada da captação de contraste normal do plexo coróideo no forame de Luschka
   c) Frequentemente é vista em astrocitomas pilocíticos
   d) Implantação no líquido cerebrospinal (LCR) de um MB pode simular extensão do tumor sólido através do forame de Luschka

A resposta correta é (**c**). Os astrocitomas pilocíticos não se estendem tipicamente através do forame de Luschka. Essa característica é mais encontrada nos ependimomas, embora tenha sido descrita nos MBs. A extensão direta pelo forame precisa ser diferenciada da captação normal de contraste do plexo coróideo no forame de Luschka e da implantação no LCR de um MB primário.

■ Caso 43

1. Qual das seguintes lesões do lobo temporal se localiza no córtex e tem aspecto "borbulhante"?
   a) Ganglioglioma
   b) Tumor neuroepitelial disembrioplásico (DNET)
   c) Tumor embrionário com rosetas em múltiplas camadas (antes chamado *tumor neuroectodérmico primitivo*)
   d) Xantoastrocitoma pilocítico
   e) Oligodendroglioma

A resposta correta é (**b**). Os DNETs apresentam-se como lesões baseadas no córtex com aspecto "borbulhante" multicístico.

2. Qual das seguintes lesões do lobo temporal tipicamente se apresenta como massa cística com nódulo contrastado?
   a) Ependimoma supratentorial
   b) Neurocitoma central
   c) Ganglioglioma
   d) DNET
   e) Tumor embrionário com rosetas em múltiplas camadas

A resposta correta é (**c**). Os gangliogliomas apresentam-se como massas císticas no lobo temporal com nódulo mural. Os ependimomas supratentoriais tendem a ser extraventriculares e mostram aspecto heterogêneo, como os tumores embrionários com rosetas em múltiplas camadas.

■ Caso 44

1. Qual dos seguintes não é um tumor com origem no parênquima da pineal?
   a) Pineocitoma
   b) Pineoblastoma
   c) Tumor papilar da região pineal
   d) Tumor parenquimatoso primário com diferenciação intermediária (PPTID)

A resposta correta é (**c**). Os tumores papilares da região da pineal são tumores neuroepiteliais incomuns que ocorrem em crianças e não são classificados como tumor com origem no parênquima da pineal. Os três restantes (pineocitoma, pineoblastoma e PPTID) são os tumores com origem no parênquima da pineal.

2. A presença de gordura macroscópica em um tumor da região da pineal deve indicar qual diagnóstico?
   a) Pineoblastoma
   b) Teratoma
   c) Pineocitoma
   d) Retinoblastoma trilateral

A resposta correta é (**b**). Os teratomas na região da pineal são massas bem circunscritas, heterogêneas com sinal de gordura.

■ Caso 45

1. Com referência ao papiloma do plexo coróideo (PPC), qual afirmação é verdadeira?
   a) É mais comum em adultos
   b) Não é comum a hidrocefalia
   c) É altamente lobulado e visivelmente contrastado
   d) Localiza-se tipicamente no trígono em adultos e no quarto ventrículo em crianças

A resposta correta é (**c**). O PPC é altamente lobulado e visivelmente contrastado. O PPC é mais comum em crianças do que em adultos, frequentemente causa hidrocefalia e localiza-se tipicamente no trígono em crianças e no quarto ventrículo em adultos.

2. Com referência aos tumores intraventriculares, qual afirmação é falsa?
   a) O neurocitoma central e o astrocitoma de células gigantes subependimário (SEGA) são mais frequentes no corno frontal
   b) Glioma e tumor neuroectodérmico primitivo (PNET) originam-se da parede ventricular
   c) O carcinoma do plexo coróideo origina-se da parede ventricular
   d) O papiloma do plexo coróideo é mais frequente no trígono em crianças e no quarto ventrículo em adultos

A resposta correta é (**c**). O carcinoma do plexo coróideo origina-se do plexo coróideo, não da parede ventricular. O neurocitoma central e o SEGA são mais frequentes no corno frontal. O glioma e o PNET originam-se da parede ventricular. O PPC é mais frequente no trígono em crianças e no quarto ventrículo nos adultos.

■ Caso 46

1. Qual das seguintes afirmações sobre craniofaringiomas é verdadeira?
   a) Sua origem é neuroectodérmica
   b) São raras as calcificações na população pediátrica
   c) Há alta incidência na 3ª década de vida
   d) É comum a transformação maligna
   e) Extensão superior pode comprimir o terceiro ventrículo

A resposta correta é (**e**). A extensão superior dos craniofaringiomas pode comprimir o terceiro ventrículo. Craniofaringiomas originam-se do epitélio da bolsa de Rathke, são comuns as calcificações na população pediátrica e têm uma apresentação bimodal, com pico de incidência em crianças com 5 a 14 anos de idade e em adultos com 65 a 74 anos de idade.

2. Observa-se uma borda escura em imagens de suscetibilidade em uma lesão cística na região selar/suprasselar. Qual das seguintes alternativas é o diagnóstico mais provável?
   a) Apoplexia hipofisária crônica
   b) Cisto da fenda de Rathke
   c) Meningioma suprasselar
   d) Craniofaringioma papilar
   e) Degeneração cística de adenoma da hipófise

A resposta correta é (**a**). A apoplexia hipofisária crônica se apresentará como lesão cística com borda de hemossiderina, vista melhor nas imagens sensíveis à suscetibilidade. Nenhuma das outras opções se apresentaria assim. Os craniofaringiomas adamantinomatosos são vistos mais frequentemente na população pediátrica e tendem a calcificar.

■ Caso 47

1. Qual é o diagnóstico histopatológico mais comumente associado a gliomas tectais ressecados?
   a) Astrocitoma pilocítico
   b) Astrocitoma anaplásico
   c) Glioblastoma
   d) Meduloblastoma

A resposta correta é (**a**). A patologia mais comum para gliomas tectais ressecados é astrocitoma pilocítico.

2. Qual é um aspecto característico dos gliomas tectais?
   a) Obstrução no nível do forame de Monro
   b) Intensa e homogênea captação de contraste
   c) Atrofia tectal
   d) Sinal alto em T2

A resposta correta é (**d**). Esses tumores, em geral, têm baixo sinal em T1 e hipersinal em T2. Os gliomas tectais causam obstrução no nível do aqueduto cerebral, não no forame de Monro; expandem o teto e mostram pouca ou nenhuma captação de contraste.

■ Caso 48

1. Tumores comuns que se apresentam como cisto com nódulo mural incluem todos os seguintes exceto...
   a) Glioblastoma
   b) Hemangioblastoma
   c) Astrocitoma pilocítico
   d) Ganglioglioma
   e) Xantoastrocitoma pleomórfico (XAP)

A resposta correta é (**a**). O glioblastoma apresenta-se como tumor sólido com necrose, mas não como um cisto com um nódulo mural.

2. As características comuns do XAP incluem todas as seguintes exceto...
   a) Os pacientes podem apresentar epilepsia de longa duração
   b) Pico de incidência na 4ª década de vida
   c) Baixos valores do coeficiente de difusão aparente na parte sólida
   d) Frequente na infância e no adulto jovem
   e) Predominantemente supratentorial, mais frequente no lobo temporal

A resposta correta é (**b**). O pico de incidência na 4ª década de vida é falso. O XAP apresenta-se em crianças e adultos jovens, geralmente, antes dos 18 anos.

■ Caso 49

1. Qual das seguintes características genéticas precisa estar presente a fim de se chamar a massa de oligodendroglioma?
   a) IDH-mutante e codeleção 1p/19q
   b) IDH tipo silvestre e codeleção 1p/19q
   c) IDH-mutante e 1p19q intacto
   d) IDH tipo silvestre e 1p19q intacto
   e) ATRX-mutante

A resposta correta é (**a**). IDH-mutante e codeleção 1p/19q

2. Qual das seguintes afirmações sobre oligodendrogliomas é verdadeira?
   a) A localização mais frequente é o lobo temporal
   b) Raramente são vistas calcificações
   c) Têm origem neuroepitelial
   d) Vê-se captação de contraste em 80%
   e) É incomum o edema vasogênico

A resposta correta é (**e**). O edema vasogênico é incomum. A localização mais frequente para o oligodendroglioma é o lobo frontal, sua origem é glial e se vê captação de contraste em ~ 20% dos casos.

■ Caso 50

1. O que é verdade com relação à nova classificação da Organização Mundial da Saúde para glioblastomas?
   a) IDH-mutante é a variante mais comum
   b) Tumores IDH-tipo silvestre, em geral, desenvolvem-se a partir de gliomas com grau mais baixo
   c) O termo *glioblastoma SOE* fica reservado para tumores cujo *status* de IDH não ficou estabelecido
   d) Os tumores IDH-mutantes, em geral, desenvolvem-se em pacientes mais velhos

A resposta correta é (**c**). Glioblastoma SOE fica reservado para tumores cujo *status* de IDH não ficou estabelecido. SOE significa *sem outra especificação* e é usado para classificar tumores cujo *status* IDH seja desconhecido. Os tumores IDH-tipo silvestre são mais comuns e tendem a ser ocorrência nova em pacientes mais velhos. Os tumores IDH-mutantes desenvolvem-se em pacientes mais jovens e podem originar-se de gliomas com grau mais baixo.

2. O que é verdadeiro com relação a imagens de tumor cerebral avançado para glioblastoma?
   a) Diminuição da permeabilidade tumoral (K^{trans})
   b) Redução do volume sanguíneo cerebral (VSC) relativo, em comparação com o cérebro normal
   c) Inversão da relação colina:creatina
   d) Elevação do *N*-acetilaspartato (NAA)

A resposta correta é (**c**). Os glioblastomas demonstram depressão de NAA com elevação de colina e inversão da relação colina:creatina. A perfusão em RM mostra elevação do fluxo sanguíneo cerebral, do VSC e de K^{trans}.

■ Caso 51

1. As seguintes alternativas são exemplos de tecidos com hiperintensidade intrínseca em T1 exceto...
   a) Melanina
   b) Hemossiderina
   c) Metemoglobina
   d) Manganês
   e) Proteína concentrada

A resposta correta é (**b**), hemossiderina. As moléculas de sangue com alto sinal em T1 são a metemoglobina intra e extracelular. A oxi-hemoglobina intracelular e a desoxi-hemoglobina demonstram intensidade de sinal intermediária a baixa em T1. A hemossiderina demonstra baixo sinal em T1.

2. Com referência à metástase de melanoma, qual afirmação é verdadeira?
   a) Por causa da hiperintensidade intrínseca do melanoma em T1, são desnecessárias imagens pós-contraste
   b) Melanomas amelanóticos não apresentam hiperintensidade intrínseca em T1
   c) Metástases de melanoma ocorrem cedo no curso da doença e têm boa resposta à terapia
   d) No exame não contrastado do cérebro por TC, as metástases de melanoma tendem a ser hipodensas

A resposta correta é (**b**). Melanomas amelanóticos não apresentam hipersinal intrínseco em T1. A T1 contrastada é mais sensível do que a não contrastada para detecção de metástase de melanoma. As metástases de melanoma ocorrem tardiamente no curso da doença e têm mau prognóstico. No exame não contrastado de TC cerebral, as metástases do melanoma tendem a ser hiperdensas.

■ Caso 52

1. Qual das seguintes afirmações é verdadeira sobre múltiplos meningiomas?
   a) Vistos em um terço dos pacientes com meningiomas
   b) Mais comuns no gênero masculino
   c) Grau mais alto do que os meningiomas solitários
   d) Podem associar-se à mutação do cromossomo 22
   e) Se sindrômicos, associam-se à NF1

A resposta correta é (**d**). Meningiomas múltiplos associam-se a mutações do cromossomo 22 em quase 50% dos casos. São vistos em menos de 10% dos pacientes com meningiomas e são mais frequentes na população feminina. Se sindrômicos, associam-se à NF2.

2. Qual dos seguintes achados favoreceria o diagnóstico de metástase dural, e não meningiomas múltiplos?
   a) Presença de massas contrastadas lentiformes durais
   b) Imagem ponderada em difusão mostrando aumento de celularidade
   c) Presença de calcificação
   d) Hemorragia no interior das lesões

A resposta correta é (d). Raramente se vê hemorragia em meningiomas múltiplos.

■ Caso 53

1. Qual característica é mais comum em pacientes com glioma do nervo óptico (GNO) não associado à neurofibromatose (NF) em comparação com aqueles presentes com NF?
   a) Envolvimento do quiasma óptico e degeneração cística
   b) Tendência de permanecer estável com o passar do tempo
   c) Envolvimento bilateral do nervo óptico
   d) Menos sintomático na ocasião do diagnóstico

A resposta correta é (a). Em pacientes sem NF e com envolvimento do quiasma óptico, o GNO é mais semelhante à massa, tendo degeneração cística e extensão a estruturas fora da via óptica. Esses pacientes têm uma tendência de progressão e, em geral, estão mais sintomáticos na ocasião do envolvimento. Envolvimento bilateral do nervo óptico é mais comum em pacientes com NF.

2. Intensa captação de contraste em uma bainha do nervo óptico aumentada com nervo não contrastado é aspecto clássico de qual condição?
   a) Neurite óptica
   b) Meningioma do nervo óptico
   c) GNO
   d) Nenhuma das anteriores

A resposta correta é (b). Intensa captação de contraste de uma bainha do nervo óptico aumentada com nervo não contrastado é denominada "sinal do trilho de trem", descrito no meningioma do nervo óptico.

■ Caso 54

1. Com referência aos subependimomas, qual é verdadeira?
   a) São tumores agressivos, geralmente grau III pela Organização Mundial da Saúde (OMS)
   b) São mais comuns no quarto ventrículo (60%) e nos ventrículos laterais em pacientes de meia-idade ou idosos
   c) Os subependimomas tendem a estar grandes na ocasião do diagnóstico, geralmente acima de 2 cm
   d) Frequentemente causam hidrocefalia

A resposta correta é (b). A maioria dos subependimomas ocorre no quarto ventrículo (60%) e no ventrículo lateral em pacientes de meia-idade ou idosos. Os subependimomas são tumores benignos (grau I da OMS), tipicamente com menos de 2 cm e assintomáticos.

2. Qual das seguintes lesões *não* se localiza tipicamente no quarto ventrículo?
   a) Ependimoma
   b) Hemangioblastoma
   c) Subependimoma
   d) Papiloma/carcinoma do plexo corióideo
   e) Cisto epidermoide

A resposta correta é (b). Os hemangioblastomas são comuns no hemisfério cerebelar, não no quarto ventrículo. Massas comuns no quarto ventrículo incluem ependimoma, subependimoma, papiloma/carcinoma do plexo corióideo, cisto epidermoide, neurocisticercose e tumor glioneuronal formador de rosetas.

■ Caso 55

1. Qual das seguintes doenças envolvendo as meninges pode apresentar-se não contrastada?
   a) Meningite criptocócica
   b) Carcinomatose meníngea
   c) Meningite bacteriana
   d) Meningite tuberculosa

A resposta correta é (a). A meningite por *Cryptococcus* pode-se apresentar não contrastada em virtude de uma falta de resposta inflamatória. Os exsudatos são vistos melhor em sequências de recuperação de inversão com atenuação do líquido livre.

2. A presença de difusão restrita nos espaços extra-axiais favorece qual das seguintes alternativas?
   a) Carcinomatose meníngea
   b) Tumor edematoso de Pott
   c) Meningite viral
   d) Meningite criptocócica
   e) Hematoma subdural crônico

A resposta correta é (b). O tumor edematoso de Pott é um abscesso subperiosteal não neoplásico secundário a sinusite e osteomielite infecciosas. O abscesso pode mostrar difusão restrita. Carcinomatose meníngea, meningite viral, meningite criptocócica e hematomas subdurais crônicos não demonstram difusão restrita.

■ Caso 56

1. Qual é o aspecto característico do cordoma clival?
   a) Captação de contraste homogênea
   b) Baixo sinal em T2
   c) Origem fora da linha média
   d) Destruição óssea vista em imagem por TC

A resposta correta é (**d**). A imagem em TC mostra massa circunscrita discretamente hiperdensa originada da linha média com destruição óssea. Os cordomas clivais, em geral, apresentam-se com padrão de captação de contraste heterogênea em "favo de mel" e, caracteristicamente, têm sinal alto em T2.

2. Qual é a localização mais comum dos cordomas?
   a) Ápice petroso
   b) Sacro
   c) *Clivus*
   d) Coluna cervical

A resposta correta é (**b**). O local mais frequente é o sacro em 50% dos casos, seguido pelo clivus em 35% e depois o restante da coluna. Os cordomas raramente se originam do ápice petroso.

■ Caso 57

1. Na diferenciação dos cistos epidermoides de cistos aracnoides, qual das seguintes alternativas é útil?
   a) Os cistos epidermoides têm alto sinal em T1, enquanto que os cistos aracnoides têm baixo sinal em T1
   b) Os cistos epidermoides captam contraste, e os cistos aracnoides não
   c) Os cistos epidermoides têm baixo sinal em T2, e os cistos aracnoides têm alto sinal em T2
   d) Os cistos epidermoides têm intensidade mista de isossinal a hipersinal em imagens de recuperação de inversão com atenuação do líquido livre, enquanto que os cistos aracnoides têm sinal semelhante ao do líquido cerebrospinal

A resposta correta é (**d**). As outras afirmações são falsas. Semelhantemente aos cistos aracnoides, os cistos epidermoides têm baixo sinal em T1, alto sinal em T2 e não se contrastam.

2. Das seguintes afirmações comparando as diferenças entre cistos epidermoides e cistos de inclusão dermoides, qual é verdadeira?
   a) Diferentemente dos cistos dermoides, os cistos epidermoides têm apêndices cutâneos que formam colesterol
   b) Os cistos epidermoides tendem a ter localização na linha média, enquanto que os cistos dermoides são mais frequentemente laterais
   c) Os cistos dermoides têm alto sinal em T1 secundariamente ao conteúdo gorduroso
   d) Os cistos epidermoides não mostram sinal em imagens ponderadas em difusão (DWI), enquanto que os cistos dermoides demonstram alto sinal em DWI

A resposta correta é (**c**). Os dermoides têm sinal alto em T1 secundariamente ao conteúdo de gordura. Todas as outras afirmações são falsas.

■ Caso 58

1. Qual é a massa mais comum no ângulo pontocerebelar (APC)?
   a) Meningioma
   b) Cisto aracnoide
   c) Schwannoma do acústico
   d) Aneurisma
   e) Metástase

A resposta correta é (**c**). Os schwannomas do acústico compõem 70 a 80% das massas do APC, seguidos pelos meningiomas e cistos de inclusão epidermoides.

2. Qual das seguintes características *não* é típica de um schwannoma do APC?
   a) Micro-hemorragia
   b) Cauda dural
   c) Avidez pela captação de contraste
   d) Aumento do sinal em T2
   e) Origem no canal auditivo interno (CAI)

A resposta correta é (**b**). Os schwannomas podem exibir micro-hemorragia, avidez pela captação de contraste, aumento do sinal em T2 e originam-se no CAI. A presença de uma cauda dural favorece o meningioma.

■ Caso 59

1. Qual das seguintes alternativas é característica dos plasmocitomas?
   a) Margens escleróticas
   b) Aspecto osteoblástico nas imagens de TC
   c) Envolvimento de ossos apendiculares
   d) Padrões variáveis de captação de contraste

A resposta correta é (**d**). Os plasmocitoma têm margens não escleróticas, ocorrem mais comumente nos ossos chatos e são líticos nas imagens de TC.

2. Depois da idade de 50 anos, qual é o tumor ósseo maligno mais comum em adultos?
   a) Mieloma múltiplo
   b) Plasmocitoma
   c) Metástase
   d) Sarcoma

A resposta correta é (**c**). Depois da idade de 50 anos, as metástases ósseas são o tumor ósseo maligno mais comumente encontrado.

Caso 60

1. Qual das seguintes alternativas não é uma característica da aracnoidite adesiva?
   a) Aumento de volume do manguito da raiz nervosa e do forame neural
   b) Espessamento e agrupamento das raízes nervosas
   c) Adesão das raízes nervosas à dura periférica (sinal do "saco vazio")
   d) Massa de tecidos moles (pseudomassa)
   e) História de cirurgia lombar, trauma, meningite espinal, anestesia espinal

A resposta correta é (**a**). A aracnoidite adesiva não causa aumento de volume do forame neural. Todas as outras são características da aracnoidite adesiva.

2. Causa de espessamento das raízes nervosas incluem todas as alternativas seguintes exceto...
   a) Meningite carcinomatosa
   b) Metástases intradurais
   c) Polineuropatias crônicas
   d) Mielite viral
   e) Linfoma

A resposta correta é (**d**). A mielite viral é um acometimento inflamatório agudo da medula espinal causado por infecção viral direta ou ataque imunológico pós-viral. Não causa espessamento das raízes nervosas.

Caso 61

1. Qual é a causa mais frequente de abscesso epidural espinal?
   a) Espondilodiscite bacteriana
   b) Espondilodiscite micobacteriana
   c) Complicação pós-cirúrgica
   d) Propagação hematogênica de infecção
   e) Cateteres de demora

A resposta correta é (**a**). Os abscessos epidurais são mais frequentemente associados à espondilodiscite.

2. Qual intervenção é indicada em pacientes com abscesso epidural extenso?
   a) Aspiração percutânea guiada por fluoroscopia
   b) Inserção percutânea de um dreno epidural
   c) Antibióticos intravenosos sem intervenção
   d) Drenagem cirúrgica aberta da coluna

A resposta correta é (**d**). A drenagem cirúrgica aberta é o tratamento de escolha em casos de abscessos epidurais extensos.

Caso 62

1. Qual é a característica da espondilodiscite piogênica?
   a) Poupa o disco intervertebral
   b) Edema dos tecidos moles pré-vertebrais
   c) Envolvimento dos elementos posteriores
   d) Propagação não contígua da infecção

A resposta correta é (**b**). Edema pré-vertebral é uma característica comum da espondilodiscite piogênica e auxilia na identificação dela com relação à espondilose degenerativa. Poupar o disco, envolvimento dos elementos posteriores e propagação não contígua da infecção são mais comuns na espondilite tuberculosa.

2. Qual é o sinal de resolução da infecção na espondilodiscite piogênica?
   a) Restauração do sinal normal de gordura na medula óssea
   b) Captação de contraste paravertebral
   c) Esclerose da placa terminal
   d) Formação de flegmão

A resposta correta é (**a**). A restauração do sinal normal de gordura na medula óssea e a redução do grau e extensão da captação de contraste paravertebral são sinais sensíveis de resposta ao tratamento.

Caso 63

1. Em pacientes imunodeprimidos, qual das seguintes entidades tende a desenvolver hemorragia?
   a) Infecção criptocócica
   b) Leucoencefalopatia multifocal progressiva (LMP)
   c) Encefalopatia pelo HIV
   d) Embolia séptica
   e) Toxoplasmose

A resposta correta é (**d**). A embolia séptica tem taxa alta de hemorragia. *Cryptococcus*, LMP, encefalopatia pelo HIV e toxoplasmose não apresentam tipicamente hemorragia. Essa característica pode ajudar a dar foco ao diagnóstico diferencial.

2. Qual das seguintes lesões *não* mostra captação de contraste em pacientes imunodeprimidos?
   a) Toxoplasmose
   b) Linfoma
   c) Embolia séptica
   d) Encefalite por HIV
   e) Síndrome inflamatória de reconstituição imune (IRIS) da LMP

A resposta correta é (**d**). A encefalite por HIV não se contrasta. Linfoma, embolia séptica, LMP-IRIS e toxoplasmose demonstrarão captação de contraste como característica de imagem.

■ Caso 64

1. Qual alternativa é verdadeira com referência a infecções fúngicas do sistema nervoso central (SNC)?
   a) O local primário de infecção é o SNC
   b) Meningite é manifestação rara
   c) Podem ocorrer em hospedeiros imunocompetentes
   d) Todos os patógenos têm características de imagens idênticas

A resposta correta é (**c**). Embora mais comum no hospedeiro imunodeprimido, as infecções fúngicas podem ocorrer em indivíduos saudáveis.

2. Qual não é a via típica de acesso das infecções fúngicas ao cérebro?
   a) Hematogênica
   b) Invasão direta da cavidade sinonasal
   c) Incidentalmente após trauma
   d) Propagação de um foco pulmonar

A resposta correta é (**c**). É incomum que um indivíduo previamente saudável desenvolva uma infecção fúngica no SNC após evento traumático.

■ Caso 65

1. As seguintes entidades são complicações de infecções de tecidos moles faciais exceto...
   a) Abscesso de Bezold
   b) Tumor edematoso de Pott
   c) Angina de Ludwig
   d) Pseudotumor orbital

A resposta correta é (**d**). O pseudotumor orbital refere-se a uma reação inflamatória orbital inespecífica não causada por qualquer etiologia conhecida ou doença sistêmica. Não é um processo infeccioso. Abscesso de Bezold (otomastoidite aguda causando erosão através do córtex medial até a fixação do esternocleidomastóideo), tumor edematoso de Pott e angina de Ludwig (celulite rapidamente progressiva do assoalho da boca causando o risco de rápido comprometimento das vias aéreas) são todas complicações de infecções faciais.

2. Qual das alternativas seguintes é verdadeira com referência a condições sinusais?
   a) A síndrome de Tolosa-Hunt é uma oftalmoplegia dolorosa causada por inflamação inespecífica do seio cavernoso ou da fissura orbital superior
   b) Doença de Rosai-Dorfman é secundária à propagação de celulite do etmoide
   c) Abscesso orbital subperiosteal é um transtorno proliferativo histiocitário que afeta os seios paranasais, a pele e o trato respiratório alto
   d) A síndrome de Ramsay Hunt é uma vasculite granulomatosa que pode envolver os seios

A resposta correta é (**a**). A síndrome de Tolosa-Hunt é uma oftalmoplegia dolorosa causada por reação inflamatória inespecífica do seio cavernoso ou da fissura orbital superior. Todas as outras afirmações são falsas. A síndrome de Ramsay Hunt refere-se à infecção pelo vírus varicela-zoster envolvendo fibras sensitivas dos nervos cranianos VII e VIII, bem como partes da orelha externa, inervada pelo nervo auriculotemporal. O abscesso orbital subperiosteal é secundário à propagação de celulite do etmoide. A doença de Rosai-Dorfman é um transtorno proliferativo histiocitário que afeta os seios, a pele e o trato respiratório alto. Granulomatose com poliangiite (granulomatose de Wegener) é uma vasculite granulomatosa que pode envolver os seios.

■ Caso 66

1. Pseudotumor apical da órbita, estendendo-se ao seio cavernoso e associado à oftalmoplegia dolorosa, é conhecido como qual das seguintes alternativas?
   a) Síndrome de Ramsay Hunt
   b) Síndrome de Tolosa-Hunt
   c) Síndrome de Horner
   d) Síndrome de Gradenigo
   e) Paralisia de Bell

A resposta correta é (**b**). Essa é a definição da síndrome de Tolosa-Hunt. A síndrome de Ramsay Hunt é a infecção pelo vírus varicela-zoster afetando as fibras sensitivas dos nervos cranianos VII e VIII. A síndrome de Horner é uma interrupção da via simpática cervical. A síndrome de Gradenigo é a apicite petrosa que apresenta dor retro-orbital e paralisia do nervo craniano. A paralisia de Bell é a paralisia dos nervos cranianos secundariamente à infecção por herpes simples.

2. Em um paciente com pseudotumor, qual das seguintes alternativas é a melhor característica de imagem sugerindo estar a causa relacionada com imunoglobulina-4 (IgG4)?
   a) Captação de contraste focal
   b) Sinal baixo em T1
   c) Sinal baixo em T2
   d) Sinal alto em T1
   e) Sinal alto em T2

A resposta correta é (**c**). O pseudotumor relacionado com IgG4 apresenta-se como baixo sinal em imagem ponderada em T2; isso ajuda a diferenciá-lo de linfomas, que tendem a mostrar aumento do sinal em imagens ponderadas em T2 relativamente ao músculo.

Caso 67

1. Qual condição tipicamente cursa com captação de contraste leptomeníngea nodular espessa?
   a) Meningite fúngica
   b) Meningite viral
   c) Meningite bacteriana
   d) Hipotensão intracraniana

A resposta correta é (**a**). A meningite fúngica, em geral, apresenta-se com captação de contraste leptomeníngea nodular espessa. As meningites virais e bacterianas mostram captação de contraste linear e menos espessa. A hipotensão intracraniana mostra captação de contraste paquimeníngea.

2. Qual é a alternativa verdadeira com referência à meningite piogênica?
   a) Exclusiva do hospedeiro imunocomprometido
   b) Em geral, tem evolução autolimitada
   c) Aumento do sinal em T2/recuperação de inversão com atenuação do líquido livre (FLAIR) nos sulcos cerebrais
   d) Facilmente distinguida da meningite viral

A resposta correta é (**c**). Aumento do sinal em T2/FLAIR nos sulcos cerebrais. O aumento do sinal em T2/FLAIR nos sulcos cerebrais é característica comum das imagens na meningite piogênica. Essa condição não é exclusiva do hospedeiro imunocomprometido, pode ser idêntica à meningite viral nas imagens e exige tratamento com antibióticos.

Caso 68

1. Qual das seguintes alternativas é a razão para difusão restrita no abscesso cerebral?
   a) Alta celularidade na cápsula
   b) Conteúdo proteináceo do material purulento
   c) Produtos do sangue subagudos nos restos necróticos
   d) Manganês nos restos necróticos

A resposta correta é (**b**), conteúdo proteináceo do material purulento e aumento da viscosidade do líquido. A alta celularidade em lesões neoplásicas causa difusão restrita. Metemoglobina extracelular causa difusão restrita nos hematomas subagudos. O manganês está presente em infecções fúngicas e contribui para seu baixo sinal em T2.

2. Qual das seguintes lesões mostra um centro de difusão restrita nas imagens ponderadas em difusão (DWI)?
   a) Abscesso
   b) Leucoencefalopatia multifocal progressiva
   c) Linfoma primário do SNC
   d) Toxoplasmose cerebral
   e) Lesões desmielinizantes

A resposta correta é (**a**). A restrição em DWI em um abscesso localiza-se predominantemente nos restos purulentos no centro da lesão. Todas as outras entidades podem apresentar restrição em DWI na periferia da lesão.

Caso 69

1. Qual achado de imagem sugere a síndrome da reconstituição inflamatória imune (IRIS) em um paciente com leucoencefalopatia multifocal progressiva (LMP)?
   a) Nova captação de contraste nas lesões
   b) Transformação hemorrágica das lesões
   c) Envolvimento cortical das lesões previamente vistas
   d) Desenvolvimento de hiperintensidade periventriculares simétricas
   e) Degeneração cística das lesões

A resposta correta é (**a**). Nova área de captação de contraste e edema de uma lesão são indicadores de IRIS.

2. Qual das seguintes entidades em pacientes com HIV não se contrasta?
   a) Encefalopatia por HIV
   b) LMP-IRIS
   c) Toxoplasmose
   d) Linfoma
   e) Êmbolos sépticos

A resposta correta é (**a**). A encefalopatia por HIV não mostra captação de contraste. LMP-IRIS, toxoplasmose, linfoma e êmbolos sépticos tipicamente mostram captação de contraste.

Caso 70

1. Qual das alternativas não é considerada fator de risco para o complexo de demência da AIDS?
   a) Idade baixa quando da infecção
   b) Infecção prolongada pelo HIV
   c) Baixas contagens de CD4
   d) Idade mais avançada na ocasião da soroconversão

A resposta correta é (**a**). Idade baixa na ocasião da infecção não é fator de risco para o desenvolvimento do complexo de demência da AIDS. Baixas contagens de CD4, idade mais avançada na ocasião da soroconversão e infecção prolongada pelo HIV, sim.

2. Qual é a característica típica do complexo de demência da AIDS?
   a) Difusão restrita envolvendo a substância branca profunda
   b) Anormalidade de sinal na substância branca na fossa posterior
   c) Predominância no lobo parietal
   d) Falta de efeito de massa

A resposta correta é (**d**). O complexo de demência da AIDS não cursa com efeito de massa ou captação de contraste.

■ Caso 71

1. Qual das seguintes alternativas *não* se associa à dilatação dos espaços perivasculares?
   a) Mucopolissacaridose
   b) Hidrocefalia
   c) Criptococose

A resposta correta é (**b**). A hidrocefalia não é causa de espaços perivasculares dilatados. A mucopolissacaridose e a criptococose são causas conhecidas de proeminência dos espaços perivasculares.

2. Condições que simulam hemorragia subaracnóidea em exames por TC incluem todas as seguintes exceto...
   a) Edema cerebral difuso
   b) Criptococose leptomeníngea
   c) Neurocisticercose racemosa
   d) Artefato de hiperoxigenação por ventilação mecânica

A resposta correta é (**d**). O artefato de hiperoxigenação por ventilação mecânica causará sinal anormal no espaço subaracnóideo nas sequências T2/FLAIR. No entanto, essa entidade não causará densidade anormal na TC. Edema cerebral difuso pode dar a aparência de "hemorragia pseudossubaracnóidea". A criptococose leptomeníngea e a neurocisticercose racemosa podem ter densidade anormal do espaço subaracnóideo na TC.

■ Caso 72

1. Qual das seguintes características favorece toxoplasmose em vez de linfoma?
   a) A presença de lesões contrastadas em anel afetando os núcleos da base
   b) Transformação hemorrágica e gliose em lesões depois do tratamento
   c) Captação de contraste subependimária ventricular
   d) Presença de edema vasogênico em torno de lesões contrastadas em anel

A resposta correta é (**b**). A transformação hemorrágica e a gliose em lesões depois de tratamento são tipicamente vistas somente na toxoplasmose. Presença de lesões contrastadas em anel afetando os núcleos da base e edema vasogênico em torno de lesões contrastadas em anel são vistos em ambas as doenças. Captação de contraste subependimária ventricular é vista somente no linfoma.

2. O "sinal do alvo excêntrico" é descrito em pacientes com HIV que têm qual das seguintes condições?
   a) Leucoencefalopatia multifocal progressiva
   b) Toxoplasmose
   c) Criptococose
   d) Linfoma primário do sistema nervoso central
   e) Encefalite pelo HIV

A resposta correta é (**b**). O "sinal do alvo excêntrico" é descrito na toxoplasmose.

■ Caso 73

1. Difusão restrita central está presente em qual das seguintes condições?
   a) Metástase
   b) Abscesso
   c) Cisto
   d) Neoplasia cerebral primária

A resposta correta é (**b**). O sinal alto em imagens ponderadas em difusão com valores baixos do coeficiente de difusão aparente está tipicamente presente centralmente nos abscessos cerebrais, representando difusão restrita verdadeira.

2. Baixo sinal interno em T2 em uma lesão cerebral pode indicar qual das seguintes alternativas?
   a) Líquido proteináceo
   b) Melanina
   c) Alta celularidade
   d) Produtos de degradação da hemoglobina
   e) Todas as anteriores

A resposta correta é (**e**). Qualquer uma das substâncias mencionadas pode resultar em baixo sinal em T2 em lesões intracranianas.

■ Caso 74

1. Na avaliação de infecção oportunista, qual das alternativas é correta?
   a) A encefalite por HIV causa efeito de massa e doença assimétrica da substância branca periventricular ou subcortical
   b) As lesões da substância branca na leucoencefalopatia multifocal progressiva (LMP) tendem a ser simétricas
   c) Toxoplasmose, linfoma e tuberculose podem-se apresentar como lesões contrastadas em anel
   d) A LMP tende a poupar as fibras U subcorticais

A resposta correta é (**c**). Toxoplasmose, linfoma e tuberculose podem-se apresentar como lesões contrastadas em anel. A encefalite pelo HIV causa atrofia e doença simétrica periventricular ou unilateral da substância branca. As lesões da substância branca na LMP tendem a ser assimétricas. A LMP tende a afetar as fibras U subcorticais.

2. Com referência à LMP, qual afirmação é verdadeira?
   a) Em LMP-IRIS, há uma recidiva ou recorrência de doença infecciosa preexistente
   b) Em LMP-IRIS, a reconstituição do sistema imune causa resposta imune anormal a antígenos infecciosos/não infecciosos
   c) Em LMP-não IRIS, as lesões tendem a ser simétricas, enquanto que em LMP-IRIS, são assimétricas
   d) LMP-não IRIS se caracteriza por lesões contrastadas em anel, enquanto que LMP-IRIS mostra lesões assimétricas na substância branca sem efeito de massa

A resposta correta é (**b**). Em LMP-IRIS, a reconstituição do sistema imune causa resposta imune anormal a antígenos infecciosos/não infecciosos. Em LMP-não IRIS, há uma reativação de infecção preexistente pelo vírus JC. Em LMP-não IRIS e em LMP-IRIS, as lesões tendem a ser assimétricas. LMP-não IRIS não se caracteriza por lesões contrastadas em anel.

■ Caso 75

1. Qual das seguintes alternativas é característica da apresentação típica de hematomas epidurais?
   a) Não atravessarão suturas
   b) Forma de meia-lua
   c) O conteúdo é sangue venoso
   d) Não atravessarão as pregas durais
   e) 50% são infratentoriais secundariamente a fraturas da base do crânio

A resposta correta é (**a**). Os hematomas epidurais tipicamente não atravessarão as suturas, têm forma biconvexa, o conteúdo é sangue arterial, atravessarão as pregas durais e mais de 90% têm localização supratentorial.

2. Qual das seguintes alternativas é uma característica de RM dos hematomas epidurais hiperagudos?
   a) Tipicamente se apresentam como lesão em forma de meia-lua
   b) O centro mostra hiperintensidade em imagem ponderada em difusão (DWI)
   c) Captam contraste difusamente com gadolínio
   d) Associam-se a doença sinusal subjacente
   e) São vistos nos sulcos cerebrais com mínimo efeito de massa

A resposta correta é (**b**). O centro dos hematomas epidurais hiperagudos mostra hiperintensidade em DWI em razão da presença de hemoglobina oxigenada. Não devem se contrastar com gadolínio e não se associam tipicamente com doença sinusal subjacente, como fazem os empiemas. É a hemorragia subaracnóidea que se vê nos sulcos cerebrais com mínimo efeito de massa.

■ Caso 76

1. Qual das seguintes alternativas é verdadeira com respeito ao rompimento do ligamento alar?
   a) Associa-se a fraturas com avulsão do côndilo occipital
   b) Associa-se à hiperextensão
   c) Apresenta-se com deslocamento posterior do dente do odontoide
   d) Geralmente secundário a fraturas em explosão de C1 e da massa lateral

A resposta correta é (**a**). O rompimento do ligamento alar associa-se a fraturas com avulsão do côndilo occipital do tipo III. O rompimento do ligamento alar é mais comum em crianças, sendo causado por flexão e rotação, e, em geral, não apresenta deslocamento posterior do dente do odontoide. O rompimento do ligamento transverso geralmente é secundário a fraturas em explosão de C1 e da massa lateral.

2. Qual das seguintes estruturas é uma continuação do ligamento longitudinal posterior?
   a) Ligamento apical
   b) Ligamento cruzado
   c) Ligamento alar
   d) Membrana tectorial

A resposta correta é (**d**). Membrana tectorial. A membrana tectorial é a continuação rostral do ligamento longitudinal posterior.

■ Caso 77

1. Com referência a traumatismo raquimedular, qual afirmação é verdadeira?
   a) Fraturas com retropulsão óssea, extrusões discais e hematomas epidurais não causam frequentemente compressão da medula espinal
   b) No traumatismo raquimedular sem anormalidade radiográfica (SCIWORA), não há fraturas nas imagens por radiografia simples ou TC, mas pode haver anormalidades no sinal medular na RM
   c) Em SCIWORA, os pacientes apresentam clinicamente mielopatia, mas demonstram achados normais nas imagens de radiografia simples, TC e RM
   d) Os pacientes com edema medular tendem a ter pior prognóstico do que os pacientes com hemorragia medular

A resposta correta é (**b**). No SCIWORA, não há fraturas nas imagens de radiografia simples e TC, mas pode haver anormalidades do sinal medular na RM. Fraturas com retropulsão óssea, extrusões discais e hematomas epidurais frequentemente causam compressão da medula espinal, tendo um papel significativo em pacientes com sinais clínicos de mielopatia. No SCIWORA, os pacientes apresentam-se clinicamente com mielopatia, mas demonstram achados normais na radiografia simples e na TC com ou sem anormalidades de RM. Os pacientes com hemorragia medular tendem a ter pior prognóstico do que os pacientes com edema medular.

2. Com referência aos traumatismos raquimedulares, as seguintes alternativas são verdadeiras exceto...
   a) Pacientes com déficit neurológico incompleto e instabilidade vertebral precisam ser tratados como emergência em decorrência do risco de progressão do déficit neurológico.
   b) Os pacientes com déficit neurológico completo têm chance mais alta de recuperação do que os pacientes com lesão incompleta da medula ou de raiz nervosa.
   c) Os pacientes com lesões em torno do nível de L1 têm risco da síndrome do cone medular com paralisia do intestino e da bexiga, inervados sacralmente, mas possível preservação da função motora dos membros inferiores.
   d) Pacientes com déficit neurológico incompleto e compressão medular extrínseca precisam ser tratados como emergência por causa do risco de progressão do déficit neurológico.

A resposta correta é (**b**). Os pacientes com déficit neurológico completo têm chance mais alta de recuperação do que os pacientes com lesão incompleta da medula ou de raiz nervosa. Os pacientes com déficit neurológico incompleto que apresentam instabilidade vertebral ou compressão extrínseca precisam ser tratados como emergência para evitar o risco de progressão do déficit neurológico. Os pacientes com lesões em torno do nível de L1 têm risco de síndrome do cone medular, com paralisia do intestino e da bexiga, que são inervados sacralmente. A função motora dos membros inferiores pode estar preservada.

■ Caso 78

1. Qual alternativa é verdadeira com referência a hemorragias de Duret?
   a) Ocorrem secundariamente à herniação transtentorial para cima
   b) Resultam em herniação tonsilar
   c) São mais comuns no bulbo
   d) Em geral, têm localização central

A resposta correta é (**d**). As hemorragias de Duret tipicamente têm localização central. São causadas por herniação transtentorial para baixo, não resultam necessariamente em herniação tonsilar e são mais comuns no mesencéfalo e ponte.

2. Qual das alternativas *não* é sinal de edema cerebral?
   a) Aumento de volume dos ventrículos
   b) Apagamento dos sulcos cerebrais
   c) Perda de diferenciação entre substância cinzenta-substância branca
   d) Hipoatenuação cerebral difusa

A resposta correta é (**a**). Aumento de volume dos ventrículos. O edema cerebral, em geral, causa ventrículos em fenda, a menos que haja um componente adicional de hidrocefalia.

■ Caso 79

1. Qual característica de RM favorece fratura patológica, e não fratura por compressão traumática?
   a) Edema da medula óssea
   b) Borda posterior convexa do corpo vertebral
   c) Morfologia bicôncava das placas terminais
   d) Deformidade em cunha do corpo vertebral

A resposta correta é (**b**). A borda posterior convexa do corpo vertebral é secundária à expansão do corpo vertebral no contexto de um tumor subjacente e não é vista em fraturas por trauma em osso normal. Edema da medula óssea, morfologia bicôncava das placas terminais e deformidade em cunha do corpo vertebral são características inespecíficas de fraturas que não ajudam a determinar a etiologia.

2. Qual das seguintes características de RM é vista tanto na fratura por compressão osteoporótica como na fratura patológica?
   a) Massa de tecidos moles associada
   b) Difusão restrita
   c) Ausência de queda de sinal em imagens fora de fase ponderadas em T1
   d) Edema da medula óssea

A resposta correta é (**d**). Edema da medula óssea tem aspecto semelhante para fraturas por compressão osteoporótica e fraturas patológicas. Massa de tecidos moles associada, difusão restrita e falta de queda de sinal em imagens fora de fase ponderadas em T1 são características das fraturas patológicas que ajudam a diferenciá-las das fraturas por compressão osteoporótica.

■ Caso 80

1. Qual das seguintes alternativas é verdadeira com relação à lesão axonal difusa (LAD)?
   a) Gradiente-eco em T2* é melhor do que imagens ponderadas em suscetibilidade (SWI) na detecção de micro-hemorragias
   b) Imagem por tensores de difusão mostra aumento da anisotropia fracional em regiões do cérebro com LAD
   c) O joelho é o local mais frequente das lesões por forças laterais no corpo caloso
   d) Imagem ponderada em difusão (DWI) mostrará aumento do sinal nas áreas de lesão
   e) A TC é melhor na detecção de microssangramento, em comparação com a RM

A resposta correta é (**d**). As imagens ponderadas em difusão demonstrarão áreas de aumento do sinal no ponto de LAD. A RM é superior à TC na detecção de microssangramentos, e a sequencia mais sensível é SWI.

2. Uma imagem em RM do cérebro de um paciente com 58 anos mostra múltiplos microssangramentos subcorticais em SWI no cérebro, sem envolvimento dos núcleos da base, recuperação de inversão com atenuação do líquido livre (FLAIR) e DWI normais em paciente sem história de trauma recente. Portanto, o diagnóstico mais provável seria:
   a) LAD
   b) Angiomas cavernosos tipo IV
   c) Angiopatia amiloide
   d) Angiopatia hipertensiva
   e) Embolia cardíaca

A resposta correta é (**c**). A angiopatia amiloide tende a ser vista principalmente na substância branca subcortical em pacientes sem evidências de doença microvascular crônica; neste caso, com FLAIR normal. A LAD favorece a substância branca subcortical, o corpo caloso e o tronco encefálico; as lesões tendem a ser positivas em DWI; e uma história de trauma deve estar presente. Os angiomas cavernosos tipo IV apresentam-se com micro-hemorragia dispersa difusa sem predileção pela substância branca subcortical. Embolia cardíaca deve mostrar difusão restrita.

■ Caso 81

1. Com referência à fratura de Chance, qual afirmação é verdadeira?
   a) Não há distração dos elementos posteriores
   b) Há fratura dos pedículos e envolvimento variável dos elementos posteriores
   c) É mais frequentemente centrada na junção craniocervical
   d) O complexo ligamentar anterior frequentemente está envolvido

A resposta correta é (**b**). Há fratura dos pedículos e envolvimento variável dos elementos posteriores. As fraturas de Chance são centradas mais frequentemente na junção toracolombar (não craniocervical). A distração dos elementos posteriores e o envolvimento do complexo ligamentar posterior (não anterior) são comuns.

2. Qual afirmação referente a lesões por distração é falsa?
   a) Nas lesões por distração, uma parte da coluna vertebral é separada da outra, deixando um espaço entre as duas
   b) Podem ser secundárias a lesão dos tecidos moles, fratura óssea ou ambas
   c) As lesões por extensão não são incluídas na categoria das lesões por distração
   d) Lesões por distração costumam ser muito instáveis
   e) As lesões por extensão em distração geralmente são vistas em pacientes com hiperostose esquelética idiopática difusa ou espondilite anquilosante

A resposta correta é (**c**). Lesões por extensão, na verdade, são incluídas na categoria das lesões por distração (lesão B3 no sistema de AOSpine Thoracolumbar Spine Injury Classification). As lesões por extensão em distração geralmente são vistas em pacientes com hiperostose esquelética idiopática difusa ou espondilite anquilosante. Nas lesões por distração, uma parte da coluna vertebral é separada da outra, deixando um espaço entre as duas. Lesões por distração podem ser secundárias a lesão dos tecidos moles, fratura óssea ou ambas e costumam ser muito instáveis.

■ Caso 82

1. Qual é o papel principal da RM no contexto de trauma cervical?
   a) Detectar a extensão da lesão da medula espinal
   b) Avaliar os tecidos moles pré-vertebrais
   c) Identificar os tratos de fratura
   d) Avaliar edema da medula óssea
   e) Identificar a presença de captação de contraste

A resposta correta é (**a**). O principal papel da RM é a detecção do tipo e extensão de lesão da medula espinal, o que afeta a conduta para o paciente. A RM é mais adequada para exclusão de lesões medulares do que detecção de lesões ligamentares ou de outros tecidos moles.

2. Qual das seguintes alternativas é característica comumente compartilhada por lesões translacionais e por distração na coluna cervical?
   a) Lesão da medula espinal
   b) Envolvimento do complexo discoligamentar (CDL)
   c) Poupar os ligamentos
   d) Deformidade por compressão dos corpos vertebrais

A resposta correta é (**b**). Lesões por distração e translacionais da coluna cervical subaxial tipicamente cursam com envolvimento do CDL.

■ Caso 83

1. Com respeito às fraturas com avulsão em luxação com hiperextensão, qual alternativa é correta?
   a) São mais comuns na coluna cervical alta
   b) São patognomônicas de lesões por hiperextensão
   c) Tendem a ter orientação mais horizontal
   d) Ocorrem na face posteroinferior do corpo vertebral

A resposta correta é (**c**). Tendem a ter orientação mais horizontal. A luxação com hiperextensão pode-se associar a fraturas com avulsão do corpo vertebral anteroinferior. Têm orientação mais horizontal e ocorrem na coluna cervical inferior.

2. Qual das alternativas *não* é um componente do complexo ligamentar posterior?
   a) Ligamento longitudinal posterior
   b) Ligamento interespinhoso
   c) Ligamento amarelo
   d) Ligamento supraespinhoso

A resposta correta é (**a**). O ligamento longitudinal posterior não faz parte do complexo ligamentar posterior.

■ Caso 84

1. Com referência às contusões parenquimatosas, qual afirmação é falsa?
   a) São causa de atrofia frontal bilateral
   b) Podem apresentar-se com ou sem hemorragia
   c) São secundárias a forças laterais nos axônios
   d) São secundárias ao impacto direto do córtex contra a calota craniana
   e) São mais frequentes na fossa craniana anterior e na média

A resposta correta é (**c**). As lesões axonais difusas, não as contusões parenquimatosas, são secundárias laterais nos axônios. As contusões parenquimatosas são causa de atrofia frontal bilateral, podem apresentar-se com ou sem hemorragia, são secundárias a impacto direto do córtex contra a calota craniana e são mais comuns na fossa anterior e na média.

2. Com referência à avaliação de lesão cerebral traumática, qual alternativa é correta?
   a) A RM do cérebro é usada para descartar hemorragia subaracnóidea em pacientes com cefaleia persistente e TC cerebral normal
   b) Sequências recuperação de inversão com atenuação do líquido livre (FLAIR) são mais sensíveis para detectar produtos do sangue agudos, subagudos e crônicos
   c) Imagens ponderadas em difusão (DWI), FLAIR e gradiente-eco (GRE) são úteis na avaliação de lesão axonal difusa
   d) A angiografia por ressonância magnética e a modalidade de escolha para avaliar lesão vascular traumática

A resposta correta é (**c**). DWI, FLAIR e GRE são todos úteis na avaliação de lesão axonal difusa. Sequências de RM com imagens em T2* e ponderadas em suscetibilidade (não FLAIR) são as mais sensíveis para detectar estágios agudo, subagudo inicial e crônico da lesão axonal difusa.

■ Caso 85

1. Com referência aos critérios de McDonald para esclerose múltipla (EM), qual afirmação é verdadeira?
   a) Lesões medulares e do nervo óptico não são incluídas na determinação de disseminação no espaço
   b) Disseminação no espaço pode ser mostrada pelo envolvimento de pelo menos três de cinco áreas do sistema nervoso central (três ou mais lesões periventriculares, uma ou mais lesões infratentoriais, uma ou mais lesões medulares, uma ou mais lesões do nervo óptico, uma ou mas lesões corticais ou justacorticais)
   c) A disseminação no tempo não pode ser estabelecida na ausência de exame prévio de RM para comparação
   d) A disseminação no tempo pode ser estabelecida pela presença de pelo menos uma nova lesão em T2 ou contrastada por gadolínio em exame de controle de RM com referência a um exame basal independentemente da ocasião em que tenha sido feita a RM basal

A resposta correta é (**d**). A disseminação no tempo pode ser estabelecida pelo seguinte: presença de pelo menos uma nova lesão em T2 ou contrastada por gadolínio em RM de controle com referência a um exame basal independentemente da ocasião em que tenha sido feita a RM basal ou presença simultânea de lesões assintomáticas contrastadas e não contrastadas por gadolínio em qualquer tempo.

2. Qual característica é mais comumente vista em hiperintensidade na substância branca por doença desmielinizante em comparação com a leucoaraiose?
   a) Intensidade de sinal heterogênea em T2
   b) Bordas indistintas
   c) Forma oval
   d) Tamanho puntiforme

A resposta correta é (**c**). As hiperintensidade da substância branca em T2 relacionadas com desmielinização têm mais probabilidade de ser ovais, ter mais de 3 mm (opostamente a serem puntiformes), circunscritas, intensidade de sinal homogênea e de localizações periventriculares ou justacorticais.

■ Caso 86

1. As seguintes características favorecem o diagnóstico de reação inflamatória linfocitária crônica com captação de contraste perivascular pontina responsiva a esteroides (CLIPPERS) exceto...
   a) Ataxia progressiva subaguda, diplopia e outras características clínicas de disfunção do tronco encefálico
   b) Resposta clínica e radiológica significativa aos glicocorticosteroides
   c) Efeito de massa e necrose em RM
   d) Captação de contraste linear e puntiforme
   e) Achados mínimos ou ausentes em sequências T2 e recuperação de inversão com atenuação do líquido livre (FLAIR)

A resposta correta é (**c**). O efeito de massa e a necrose em RM não são características da CLIPPERS e devem levar a uma investigação de etiologias alternativas. Ataxia progressiva subaguda, diplopia e outras características clínicas de disfunção do tronco encefálico, resposta clínica e radiológica significativa aos glicocorticosteróides, captação de contraste linear e puntiforme, bem como achados mínimos ou ausentes em sequências T2 e FLAIR, são todas características de CLIPPERS.

2. Com referência ao diagnóstico de CLIPPERS, qual alternativa é verdadeira?
    a) Demonstra um padrão de captação de contraste em anel com ou sem áreas de necrose central
    b) Fica confinada à ponte, e o envolvimento extrapontino deve levar a uma investigação de outras etiologias
    c) Tipicamente demonstra difusão restrita
    d) imagens em FLAIR e ponderadas em T2 tendem a mostrar anormalidades de sinal mínimas ou ausentes
    e) A angiografia cerebral demonstra aspecto em contas nos vasos da circulação posterior

A resposta correta é (**d**). Todas as outras afirmações são falsas. CLIPEERS geralmente demonstra áreas lineares e puntiformes de captação de contraste, possivelmente com padrão radial. Nem sempre fica confinada a ponte; pode envolver as outras áreas do tronco encefálico, cerebelo, medula espinal, núcleos da base ou substância branca cerebral. CLIPPERS não demonstra difusão restrita nem anormalidades na angiografia cerebral.

■ Caso 87

1. Qual das seguintes condições apresenta lesões com forma de charuto em imagens sagitais, imagens axiais em forma de cunha, excentricamente localizadas, e com um comprimento menor ou igual a dois corpos vertebrais?
    a) Esclerose múltipla
    b) Neuromielite óptica (NMO)
    c) Mielite transversa
    d) Infarto da medula espinal
    e) Degeneração combinada subaguda

A resposta correta é (**a**). As lesões de EM na medula espinal tipicamente têm essas características em RM.

2. Qual das seguintes é característica de envolvimento espinal na NMO?
    a) Lesões císticas
    b) Cobertura de hemossiderina
    c) Lesões envolvendo menos de 50% da área transversal da medula
    d) Captação de contraste focal em áreas de recidiva
    e) Lesões com menos de três corpos vertebrais de comprimento

A resposta correta é (**d**). A NMO apresenta padrão de contraste focal em áreas de recidiva, as lesões cobrem mais de metade da área da medula espinal em corte transversal e não se associam a cistos nem a hemorragia.

■ Caso 88

1. Qual das alternativas é verdadeira com referência a infartos da medula espinal?
    a) Envolvem mais comumente a metade posterior da medula
    b) Em geral, têm uma evolução insidiosa
    c) Infartos medulares anteriores são mais comumente bilaterais
    d) A apresentação clínica, em geral, é de paralisia flácida indolor

A resposta correta é (**c**). Infartos medulares anteriores, em geral, são bilaterais por causa da artéria sulcal única que dá origem à irrigação sanguínea dos cornos anteriores bilateralmente. A apresentação é tipicamente de dorsalgia aguda e, mais comumente, afeta a medula anterior.

2. Qual alternativa é verdadeira referentemente à irrigação da medula espinal?
    a) A maior parte da irrigação é oferecida por ramos medulares das artérias radiculares
    b) A artéria espinal anterior é formada pela confluência das artérias radiculares
    c) Uma artéria espinal posterior única tem seu trajeto ao longo da medula posterior medial
    d) Ramos do plexo circunferencial pial fornecem a maior parte do sangue para a substância cinzenta

A resposta correta é (**a**). A maior parte da irrigação é oferecida por ramos medulares das artérias radiculares. A artéria espinal anterior é formada pela confluência das artérias vertebrais intracranianas. O plexo pial irriga a substância branca periférica, e as artérias espinais posteriores são estruturas pares que têm um trajeto ao longo da face posterolateral bilateral da medula espinal.

■ Caso 89

1. Com referência à ossificação do ligamento longitudinal posterior (LLP), qual das seguintes alternativas é verdadeira?
    a) Tipicamente se apresenta com sindesmófitos, tendo ossificação dos ligamentos paraespinhosos ou do disco ligando dois corpos vertebrais adjacentes
    b) Tende a ser achado incidental em pacientes assintomáticos
    c) Pode coexistir com hiperostose esquelética idiopática difusa (DISH) ou ossificação do ligamento amarelo
    d) Predispõe os pacientes a fraturas atípicas e à pseudo-artrose

A resposta correta é (**c**). Pode coexistir com DISH ou ossificação do ligamento amarelo. A espondilite anquilosante tipicamente se apresenta com sindesmófitos, com ossificação dos ligamentos paraespinhosos ou discos ligando dois corpos vertebrais adjacentes. A espondilite anquilosante também predispõe os pacientes a fraturas atípicas e à pseudoartrose. DISH tende a ser achado incidental em pacientes assintomáticos. Embora a ossificação do ligamento longitudinal posterior (OLLP) possa ser assintomática, causa estenose do canal vertebral e frequentemente leva à mielopatia e à mielorradiculopatia.

2. Com referência ao diagnóstico de OLLP, qual das seguintes afirmações é falsa?
    a) A RM é usada para avaliar o apoio da medula e mielopatia
    b) É definida como ossificação corrente do LLP, abarcando pelo menos quatro corpos vertebrais contíguos
    c) DISH pode coexistir com OLLP em ~ 25% dos casos
    d) OLLP do tipo ponte causa perda de movimento segmentar e pode levar à instabilidade segmentar

A resposta correta é (**b**). DISH é definida como ossificação corrente do ligamento longitudinal anterior (não o posterior), englobando pelo menos quatro corpos vertebrais contíguos. Todas as outras afirmações são verdadeiras: a RM é usada para avaliar o apoio da medula e mielopatia, DISH pode coexistir com OLLP em ~ 25% dos casos e a OLLP do tipo ponte causa perda do movimento segmentar e pode levar à instabilidade segmentar.

■ Caso 90

1. Qual das seguintes é uma característica da síndrome de encefalopatia reversível posterior (PRES)?
    a) Metade dos casos mostra lesões com difusão restrita
    b) As lesões são tipicamente assimétricas
    c) É causada por vasoconstrição intensa
    d) As lesões são mais encontradas no tronco encefálico
    e) As lesões tipicamente sofrem reversão completa

A resposta correta é (**e**). As lesões na PRES tipicamente são completamente revertidas. Aproximadamente 10% dos casos mostram lesões com difusão restrita. As lesões são tipicamente simétricas. É secundária a um transtorno da autorregulação vascular. As lesões são mais encontradas nos lobos occipitais e parietais.

2. Qual das seguintes alternativas pode ser vista como complicação da PRES?
    a) Hemorragia
    b) Trombose venosa profunda
    c) Trombose cortical
    d) Oclusão da artéria basilar
    e) Hidrocefalia

A resposta correta é (**a**), hemorragia. Trombose venosa profunda, trombose cortical, oclusão da artéria basilar e hidrocefalia não se associam à PRES.

■ Caso 91

1. Qual das seguintes é imagem característica de degeneração olivar hipertrófica (DOH)?
    a) Captação de contraste
    b) Envolvimento uni ou bilateral
    c) Início precoce da hipertrofia após o insulto
    d) Diminuição do sinal em T2

A resposta correta é (**b**). A DOH pode demonstrar envolvimento unilateral ou bilateral. Por outro lado, o sinal em T2 geralmente é alto, não há captação de contraste e há início tardio da hipertrofia após o insulto.

2. Qual é a alternativa verdadeira com referência a DOH?
    a) É causada por dano ao trato corticospinal
    b) Hiperintensidade em T2 pode persistir indefinidamente
    c) Tipicamente, aparece primeiramente como atrofia do núcleo, seguida por hipertrofia
    d) A hipertrofia ocorre antes da alteração do sinal em T2

A resposta correta é (**b**). Embora a hipertrofia possa desaparecer, a hiperintensidade em T2 pode persistir indefinidamente. DOH ocorre secundariamente à lesão da via dentado-rubro-olivar, e o aumento do sinal em T2 precede a hipertrofia.

■ Caso 92

1. Qual das seguintes afirmações é verdadeira?
    a) A herniação quiasmática é mais comum na configuração primária de sela vazia
    b) A maioria dos pacientes com herniação quiasmática apresenta distúrbios do campo visual
    c) Angulação para baixo e inclinação do quiasma óptico são características de herniação quiasmática
    d) Herniação das partes anterior e inferior do terceiro ventrículo na sela é mais comum do que herniação do quiasma
    e) A herniação quiasmática normalmente se apresenta com ausência do septo pelúcido

A resposta correta é (**c**). Angulação para baixo e inclinação do quiasma óptico são características de herniação quiasmática. A herniação quiasmática é mais comum na configuração secundária, não primária da sela vazia. A maioria dos pacientes com herniação quiasmática é assintomática. A herniação das partes anterior e inferior do terceiro ventrículo na sela é menos frequente do que a herniação do quiasma. Não se descreve herniação quiasmática em correlação com ausência do septo pelúcido.

2. Qual das seguintes entidades cursa com hipoplasia quiasmática?
   a) Herniação quiasmática secundária a uma sela vazia primária
   b) Displasia septo-óptica
   c) Holoprosencefalia lobar
   d) Cisto da fenda de Rathke
   e) Hamartoma hipofisário

A resposta correta é (**b**), displasia septo-óptica. Herniação quiasmática secundária a uma sela vazia primária, holoprosencefalia lobar, cisto da fenda de Rathke e hamartoma hipofisário não se associam à hipoplasia quiasmática.

■ **Caso 93**

1. Quais áreas do cérebro, em geral, são poupadas de envolvimento cortical na encefalopatia hepática?
   a) Lobos frontais
   b) Lobos temporais
   c) Ínsulas
   d) Lobos occipitais

A resposta correta é (**d**), lobos occipitais. Envolvimento cortical/subcortical tende a ser mais variável e assimétrico. Em geral, são relativamente poupadas as regiões occipitais e perirrolândicas.

2. Qual alternativa é verdadeira com referência à espectroscopia por RM (MRS) na encefalopatia hepática?
   a) As anormalidades metabólicas são irreversíveis na encefalopatia hepática
   b) Alterações na MRS não se correlacionam com a gravidade da encefalopatia hepática
   c) A MRS pode mostrar elevação de glutamina/glutamato
   d) A MRS pode mostrar elevação do mioinositol

A resposta correta é (**c**). A MRS mostra uma elevação de glutamina/glutamato com diminuição do mioinositol e da colina. O grau de anormalidades metabólicas geralmente é proporcional à gravidade da encefalopatia hepática e pode ser reversível com o tratamento.

■ **Caso 94**

1. Achados de imagens de esclerose temporal mesial (ETM) incluem qual das seguintes alternativas?
   a) Hipocampo pequeno ou atrófico ipsilateral ao foco da epilepsia com aumento do sinal em T1.
   b) Perda da arquitetura interna e perda das digitações da cabeça do hipocampo.
   c) Dilatação do corno temporal contralateral
   d) Diminuição da intensidade de sinal em T2 na amígdala ipsilateral
   e) Atrofia do corpo mamilar e do fórnice contralaterais

A resposta correta é (**b**). Os achados de ETM incluem perda da arquitetura interna e perda das digitações na cabeça do hipocampo. Também incluem hipocampo pequeno ou atrófico ipsilateral ao foco das crises com aumento do sinal em T2 (não T1), dilatação do corno temporal ipsilateral, aumento (não diminuição) da intensidade de sinal em T2 na amígdala ipsilateral e atrofia do corpo mamilar e fórnice ipsilaterais (não contralaterais).

2. Com referência ao diagnóstico diferencial da ETM, qual alternativa é verdadeira?
   a) Na encefalite límbica, as alterações de sinal são confinadas ao sistema límbico
   b) Patologia dupla implica a presença de ETM e outra anomalia extra-hipocampal potencialmente epileptogênica
   c) ETM bilateral é mais fácil de reconhecer do que ETM unilateral
   d) Displasia cortical e lesões glióticas não são causas reconhecidas de patologia dupla

A resposta correta é (**b**). Patologia dupla implica a presença de ETM e outra anomalia extra-hipocampal potencialmente epileptogênica. Na encefalite límbica, as alterações de sinal *nem sempre* são confinadas ao sistema límbico. ETM bilateral pode ser difícil de reconhecer. Displasia cortical e lesões glióticas são causas *comuns* de patologia dupla.

■ **Caso 95**

1. Qual das seguintes alternativas é considerada variante de esclerose múltipla (EM)?
   a) Doença de Baló
   b) Encefalomielite disseminada aguda (ADEM)
   c) Neuromielite óptica (NMO)
   d) Mielinólise pontina central
   e) Síndrome de Susac

A resposta correta é (**a**). A esclerose concêntrica de Baló é considerada variante atípica de EM, juntamente com a EM tumefativa, a doença de Schilder e a doença de Marburg.

2. A presença de aquaporina-4 (AQP4) no líquido cerebrospinal relaciona-se com qual das seguintes entidades?
   a) Doença de Baló
   b) ADEM
   c) NMO
   d) Mielinólise pontina central
   e) Síndrome de Susac

A resposta correta é (**c**). As lesões NMO expressam AQP4.

Caso 96

1. Qual alternativa é verdadeira com referência ao mieloma múltiplo (MM)?
   a) Fraturas vertebrais por compressão são ocorrência comum
   b) As lesões ativas do mieloma não tendem a captar contraste
   c) O MM é visto mais comumente no gênero feminino
   d) O MM é a segunda malignidade óssea primária mais comum

A resposta correta é (**a**). As fraturas vertebrais por compressão podem ocorrer em até 70% dos casos. As lesões ativas do mieloma tendem a captar contraste, o MM é mais comum no gênero masculino e é a malignidade óssea primária mais comum em adultos.

2. Qual alternativa é verdadeira com respeito às imagens no MM?
   a) As imagens não são confiáveis para avaliar resposta ao tratamento
   b) As imagens por TC mostram lesões blásticas
   c) Há alta predileção por ossos com baixa concentração de medula óssea
   d) Técnicas de supressão de gordura permitem maior visibilidade das lesões

A resposta correta é (**d**). A RM com saturação de gordura oferece melhor contraste e visibilidade das lesões.

Caso 97

1. Qual é a característica da radionecrose?
   a) Margens bem definidas
   b) Captação de contraste sólida
   c) Diminuição do tamanho da lesão
   d) Aumento das alterações circundantes por recuperação de inversão com atenuação do líquido livre (FLAIR) em T2

A resposta correta é (**d**). Aumento das alterações circundantes em T2 FLAIR. Inicialmente, há aumento no edema circundante, seguindo-se uma perda de volume. As margens são mal definidas ou têm aspecto de pena, a lesão tende a aumentar de volume, e a captação de contraste é semelhante a bolhas de sabão ou queijo suíço.

2. Qual é a alternativa verdadeira referentemente a imagens avançadas na radionecrose?
   a) Aumento de N-acetilaspartato (NAA) nas imagens de espectroscopia por RM (MRS)
   b) Hipometabolismo na tomografia por emissão de pósitrons com fluordesoxiglicose (FDG-PET)
   c) Aumento do volume sanguíneo cerebral relativo (VSCr) nas imagens de RM com perfusão.
   d) Pico de mioinositol em imagens por MRS

A resposta correta é (**b**). A radionecrose, em geral, é hipometabólica em FDG-PET. O NAA diminui, o VSCr é baixo ou normal e não há pico de mioinositol nas imagens de MRS.

Caso 98

1. Qual das seguintes alternativas é a localização mais comum de cistos sinoviais na coluna?
   a) Junção craniocervical
   b) Coluna cervical subaxial
   c) Coluna torácica
   d) Coluna lombar
   e) Sacro

A resposta correta é (**d**). A coluna lombar é a localização mais frequente dos cistos sinoviais.

2. Qual das seguintes alternativas é uma característica do cisto sinovial da coluna?
   a) Não tem revestimento sinovial
   b) Ligado à faceta articular
   c) Secundário a um rompimento de fragmento de disco por extrusão discal
   d) Origem meningotelial com ávida captação de contraste
   e) Sempre mostra aumento de sinal em imagem ponderada em T1

A resposta correta é (**b**). Os cistos sinoviais sempre estão conectados à faceta articular, eles têm revestimento sinovial e, embora possam mostrar aumento do sinal em imagens ponderadas em T1, tipicamente mostram baixa intensidade nessas sequências. Ser secundário a um rompimento de fragmento de disco por extrusão discal é compatível com sequestro discal. Origem meningotelial com ávida captação de contraste é compatível com meningioma.

Caso 99

1. Qual das seguintes características é vista em um disco sequestrado?
   a) Captação de contraste periférica
   b) Continuidade com uma extrusão discal
   c) Localização posterior no canal vertebral
   d) Hemorragia
   e) Localização foraminal

A resposta correta é (**a**). Os discos sequestrados mostram captação de contraste periférica na fase inflamatória.

2. Um defeito discal focal em pelo menos um plano e diâmetro da base do material herniado é mais estreito do que o diâmetro do material herniado é a definição de qual das seguintes alternativas?
   a) Abaulamento anular
   b) Disco sequestrado
   c) Protrusão discal
   d) Extrusão discal
   e) Fissura anular

A resposta correta é (**d**). Essa é a definição de uma extrusão discal.

■ Caso 100

1. Qual é a alternativa verdadeira com referência a encefaloceles basais?
   a) Em geral, ficam clinicamente evidentes como massa nasal
   b) Não se vê conexão clara com o espaço subaracnóideo
   c) Em geral, está presente um trato com o forame cego
   d) Transetmoidal e transesfenoidal são suas variantes mais comuns

A resposta correta é (**d**). Transetmoidal e transesfenoidal são suas variantes mais comuns. Em geral, não são vistas externamente. Está presente uma conexão com o espaço subaracnóideo e ocorrem posteriormente ao forame cego na placa cribriforme e através do assoalho da sela.

2. Qual das categorias de encefalocele é a mais comum?
   a) Occipital
   b) Sincipital
   c) Basal
   d) Todas são igualmente prevalentes

A resposta correta é (**a**). As encefaloceles são classificadas em três categorias: occipital (75%), sincipital (15%) e basal (10%).

Leituras Sugeridas

■ Caso 1

Bosemani T, Orman G, Boltshauser E, Tekes A, Huisman TA, Poretti A. Congenital abnormalities of the posterior fossa. RadioGraphics 2015;35(1):200–220

Osborn AG. Posterior fossa malformations. Osborn's Brain: Imaging, Pathology, and Anatomy. Philadelphia, PA: Lippincott Williams & Wilkins; 2012:1055–1083

Yousem DM, Grossman RI. Neuroradiology: The Requisites. 3rd ed. Philadelphia, PA: Mosby Elsevier; 2010:773–809

■ Caso 2

Geerdink N, van der Vliet T, Rotteveel JJ, Feuth T, Roeleveld N, Mullaart RA. Essential features of Chiari II malformation in MR imaging: an interobserver reliability study—part 1. Childs Nerv Syst 2012;28(7):977–985

Stevenson KL. Chiari type II malformation: past, present, and future. Neurosurg Focus 2004;16(2):E5

■ Caso 3

Poretti A, Boltshauser E, Huisman TA. Cerebellar and brainstem malformations. Neuroimaging Clin N Am 2016;26(3):341–357

■ Caso 4

Barkovich AJ, Raybaud C. Pediatric Neuroimaging. 5th ed. Philadelphia, PA: Lippincott Williams & Wilkins; 2012

Hetts SW, Sherr EH, Chao S, et al. Anomalies of the corpus callosum: an MR analysis of the phenotypic spectrum of associated malformations. AJR 2016;187(5):1343–1348

Osborn AG. Nonneoplastic cysts. Osborn's Brain: Imaging, Pathology, and Anatomy. Philadelphia, PA: Lippincott Williams & Wilkins; 2012

Stroustrup Smith A, Levine D. Appearance of an interhemispheric cyst associated with agenesis of the corpus callosum. AJNR Am J Neuroradiol 2004;25(6):1037–1040

■ Caso 5

Cotes C, Bonfante E, Lazor J, et al. Congenital basis of posterior fossa anomalies. Neuroradiol J 2015;28(3):238–253

Doherty D. Joubert syndrome: insights into brain development, cilium biology, and complex disease. Semin Pediatr Neurol 2009;16(3):143–154

Merritt L. Recognition of the clinical signs and symptoms of Joubert syndrome. Adv Neonatal Care 2003;3(4):178–186, quiz 187–188

■ Caso 6

McKinney AM, Nascene D, Miller WP, et al. Childhood cerebral X-linked adrenoleukodystrophy: diffusion tensor imaging measurements for prediction of clinical outcome after hematopoietic stem cell transplantation. AJNR Am J Neuroradiol 2013;34(3):641–649

■ Caso 7

Osborn AG. Nonneoplastic cysts. Osborn's Brain: Imaging, Pathology, and Anatomy. Philadelphia, PA: Lippincott Williams & Wilkins; 2012:773–809

Osborn AG, Preece MT. Intracranial cysts: radiologicpathologic correlation and imaging approach. Radiology 2006;239(3):650–664

Yousem DM, Grossman RI. Neuroradiology: The Requisites. 3rd ed. Philadelphia, PA: Mosby Elsevier; 2010

■ Caso 8

Dubourg C, Bendavid C, Pasquier L, Henry C, Odent S, David V. Holoprosencephaly. Orphanet J Rare Dis 2007;2(8):8

Hahn JS, Pinter JD. Holoprosencephaly: genetic, neuroradiological, and clinical advances. Semin Pediatr Neurol 2002;9(4):309–319

Winter TC, Kennedy AM, Woodward PJ. Holoprosencephaly: a survey of the entity, with embryology and fetal imaging. RadioGraphics 2015;35(1):275–290

Caso 9

Rossi A, Cama A, Piatelli G, Ravegnani M, Biancheri R, TortoriDonati P. Spinal dysraphism: MR imaging rationale. J Neuroradiol 2004;31(1):3-24

Caso 10

Barkovich AJ, Guerrini R, Kuzniecky RI, Jackson GD, Dobyns WB. A developmental and genetic classification for malformations of cortical development: update 2012. Brain 2012;135(Pt 5):1348-1369

Prayson RA. Classification and pathological characteristics of the cortical dysplasias. Childs Nerv Syst 2014;30(11):1805-1812

Raybaud C, Widjaja E. Development and dysgenesis of the cerebral cortex: malformations of cortical development. Neuroimaging Clin N Am 2011;21(3):483-543, vii

Caso 11

Severino M, Allegri AE, Pistorio A, et al. Midbrainhindbrain involvement in septooptic dysplasia. AJNR Am J Neuroradiol 2014;35(8):1586-1592

Winter TC, Kennedy AM, Woodward PJ. Holoprosencephaly: a survey of the entity, with embryology and fetal imaging. RadioGraphics 2015;35(1):275-290

Caso 12

Arii J, Tanabe Y. Leigh syndrome: serial MR imaging and clinical followup. AJNR Am J Neuroradiol 2000;21(8):1502-1509

Barkovich AJ, Good WV, Koch TK, Berg BO. Mitochondrial disorders: analysis of their clinical and imaging characteristics. AJNR Am J Neuroradiol 1993;14(5):1119-1137

Bonfante E, Koenig MK, Adejumo RB, Perinjelil V, Riascos RF. The neuroimaging of Leigh syndrome: case series and review of the literature. Pediatr Radiol 2016;46(4):443-451

Osborn AG. Inherited metabolic disorders. Osborn's Brain: Imaging, Pathology, and Anatomy. Philadelphia, PA: Lippincott Williams & Wilkins; 2012:853-907

Saneto RP, Friedman SD, Shaw DWW. Neuroimaging of mitochondrial disease. Mitochondrion 2008;8(56):396-413

Yousem DM, Grossman RI. Neuroradiology: The Requisites. 3rd ed. Philadelphia, PA: Mosby Elsevier; 2010

Caso 13

Chao CP, Zaleski CG, Patton AC. Neonatal hypoxicischemic encephalopathy: multimodality imaging findings. RadioGraphics 2006;26(Suppl 1):S159-S172

Liauw L, PalmMeinders IH, van der Grond J, et al. Differentiating normal myelination from hypoxicischemic encephalopathy on T1weighted MR Images: a new approach. AJNR Am J Neuroradiol 2007;28(4):660-665

Wong DS, Poskitt KJ, Chau V, et al. Brain injury patterns in hypoglycemia in neonatal encephalopathy. AJNR Am J Neuroradiol 2013;34(7):1456-1461

Caso 14

Reichert R, Campos LG, Vairo F, et al. Neuroimaging findings in patients with mucopolysaccharidosis: what you really need to know. RadioGraphics 2016;36(5):1448-1462

Palmucci S, Attinà G, Lanza ML, et al. Imaging findings of mucopolysaccharidoses: a pictorial review. Insights Imaging 2013;4(4):443-459

Zafeiriou DI, Batzios SP. Brain and spinal MR imaging findings in mucopolysaccharidoses: a review. AJNR Am J Neuroradiol 2013;34(1):5-13

Caso 15

Barkovich AJ, Raybaud C. Pediatric Neuroimaging. 5th ed. Philadelphia, PA: Lippincott Williams & Wilkins; 2012

Raghavan N, Barkovich AJ, Edwards M, Norman D. MR imaging in the tethered spinal cord syndrome. AJR 1989;152(4):843-852

Yousem DM, Grossman RI. Neuroradiology: The Requisites. 3rd ed. Philadelphia, PA: Mosby Elsevier; 2010

Zaleska-Dorobisz U, Bladowska J, Biel A, Pałka LW, Hołownia D. MRI diagnosis of diastematomyelia in a 78yearold woman: case report and literature review. Pol J Radiol 2010;75(2):82-87

Caso 16

Arora R, Trehan V, Kumar A, Kalra GS, Nigam M. Transcatheter closure of congenital ventricular septal defects: experience with various devices. J Interv Cardiol 2003;16(1):83-91

Naidich TP, Griffiths PD, Rosenbloom L. Central nervous system injury in utero: selected entities. Pediatr Radiol 2015;45(Suppl 3):S454–S462

Sepulveda W, CortesYepes H, Wong AE, Dezerega V, Corral E, Malinger G. Prenatal sonography in hydranencephaly: findings during the early stages of disease. J Ultrasound Med 2012;31(5):799–804

Winter TC, Kennedy AM, Byrne J, Woodward PJ. The cavum septi pellucidi: why is it important? J Ultrasound Med 2010;29(3):427–444

■ Caso 17

Barkovich AJ, Raybaud C. Pediatric Neuroimaging. 5th ed. Philadelphia, PA: Lippincott Williams & Wilkins; 2012.

Blümcke I, Thom M, Aronica E, et al. The clinicopathologic spectrum of focal cortical dysplasias: a consensus classification proposed by an ad hoc Task Force of the ILAE Diagnostic Methods Commission. Epilepsia 2011;52(1):158–174

Colombo N, Tassi L, Galli C, et al. Focal cortical dysplasias: MR imaging, histopathologic, and clinical correlations in surgically treated patients with epilepsy. AJNR Am J Neuroradiol 2003;24(4):724–733

Kabat J, Król P. Focal cortical dysplasia—review. Pol J Radiol 2012;77(2):35–43

■ Caso 18

Saleem SN, Said AH, Lee DH. Lesions of the hypothalamus: MR imaging diagnostic features. RadioGraphics 2007;27(4):1087–1108

Vézina G. Neuroimaging of phakomatoses: overview and advances. Pediatr Radiol 2015;45(Suppl 3):S433–S442

■ Caso 19

Cai W, Kassarjian A, Bredella MA, et al. Tumor burden in patients with neurofibromatosis types 1 and 2 and schwannomatosis: determination on wholebody MR images. Radiology 2009;250(3):665–673

Kissil JL, Blakeley JO, Ferner RE, et al. What's new in neurofibromatosis? Proceedings from the 2009 NF Conference: new frontiers. Am J Med Genet A 2010;152A(2):269–283

■ Caso 20

Baron Y, Barkovich AJ. MR imaging of tuberous sclerosis in neonates and young infants. AJNR Am J Neuroradiol 1999;20(5):907–916

Osborn AG. Neurocutaneous syndromes. Osborn's Brain: Imaging, Pathology, and Anatomy. Philadelphia, PA: Lippincott Williams & Wilkins; 2012:1131–1171

Umeoka S, Koyama T, Miki Y, Akai M, Tsutsui K, Togashi K. Pictorial review of tuberous sclerosis in various organs. RadioGraphics 2008;28(7):e32

■ Caso 21

Shanbhogue KP, Hoch M, Fatterpaker G, Chandarana H. von HippelLindau disease: review of genetics and imaging. Radiol Clin North Am 2016;54(3):409–422

■ Caso 22

AlShahi Salman R, Berg MJ, Morrison L, Awad IA; Angioma Alliance Scientific Advisory Board. Hemorrhage from cavernous malformations of the brain: definition and reporting standards. Stroke 2008;39(12):3222–3230

Jeon JS, Kim JE, Chung YS, et al. A risk factor analysis of prospective symptomatic haemorrhage in adult patients with cerebral cavernous malformation. J Neurol Neurosurg Psychiatry 2014;85(12):1366–1370

Nikoubashman O, Di Rocco F, Davagnanam I, Mankad K, Zerah M, Wiesmann M. Prospective hemorrhage rates of cerebral cavernous malformations in children and adolescents based on MRI appearance. AJNR Am J Neuroradiol 2015;36(11):2177–2183

Yun TJ, Na DG, Kwon BJ, et al. A T1 hyperintense perilesional signal aids in the differentiation of a cavernous angioma from other hemorrhagic masses. AJNR Am J Neuroradiol 2008;29(3):494–500

■ Caso 23

Abdel Razek AA, Alvarez H, Bagg S, Refaat S, Castillo M. Imaging spectrum of CNS vasculitis. RadioGraphics 2014;34(4):873–894

Marder CP, Donohue MM, Weinstein JR, Fink KR. Multimodal imaging of reversible cerebral vasoconstriction syndrome: a series of 6 cases. AJNR Am J Neuroradiol 2012;33(7):1403–1410

Miller TR, Shivashankar R, MossaBasha M, Gandhi D. Reversible cerebral vasoconstriction syndrome, part 2: diagnostic work-up, imaging evaluation, and differential diagnosis. AJNR Am J Neuroradiol 2015;36(9):1580–1588

Patsalides AD, Atac G, Hedge U, et al. Lymphomatoid granulomatosis: abnormalities of the brain at MR imaging. Radiology 2005;237(1):265–273

■ Caso 24

Biondi A. Truncal intracranial aneurysms: dissecting and fusiform aneurysms. Neuroimaging Clin N Am 2006;16(3):453–465, viii

Krings T, Choi IS. The many faces of intracranial arterial dissections. Interv Neuroradiol 2010;16(2):151–160

■ Caso 25

Esnault P, Cardinale M, et al. Blunt cerebrovascular injuries in severe traumatic brain injury: incidence, risk factors, and evolution. J Neurosurg 2016;29:1–7

Flis CM, Jäger HR, Sidhu PS. Carotid and vertebral artery dissections: clinical aspects, imaging features and endovascular treatment. Eur Radiol 2007;17(3):820–834

Galyfos G, Filis K, Sigala F, Sianou A. Traumatic carotid artery dissection: a different entity without specific guidelines. Vasc Spec Int 2016;32(1):1–5

■ Caso 26

Leach JL, Fortuna RB, Jones BV, GaskillShipley MF. Imaging of cerebral venous thrombosis: current techniques, spectrum of findings, and diagnostic pitfalls. RadioGraphics 2006;26(Suppl 1):S19–S41, discussion S42–S43

Osborn AG. Osborn's Brain: Imaging, Pathology, and Anatomy. Philadelphia, PA: Lippincott Williams & Wilkins; 2012:215–243

■ Caso 27

Guey S, Tournier-Lasserve E, Hervé D, Kossorotoff M. Moyamoya disease and syndromes: from genetics to clinical management. Appl Clin Genet 2015;8:49–68

Liu W, Xu G, Liu X. Neuroimaging diagnosis and the collateral circulation in moyamoya disease. Interv Neurol 2013;1(2):77–86

■ Caso 28

Feng C, Xu Y, Bai X, et al. Basilar artery atherosclerosis and hypertensive small vessel disease in isolated pontine infarctions: a study based on highresolution MRI. Eur Neurol 2013;70(12):16–21

Kwon HM, Kim JH, Lim JS, Park JH, Lee SH, Lee YS. Basilar artery dolichoectasia is associated with paramedian pontine infarction. Cerebrovasc Dis 2009;27(2):114–118

■ Caso 29

Geibprasert S, Pongpech S, Jiarakongmun P, Shroff MM, Armstrong DC, Krings T. Radiologic assessment of brain arteriovenous malformations: what clinicians need to know. RadioGraphics 2010;30(2):483–501

Kumar S, Patel AM, Vaghela DU, Singh K, Solanki RN, Shah HR. The brain arteriovenous malformations (BAVMs): a pictorial essay with emphasis on role of imaging in management. Indian J Radiol Imaging 2006;16:757–764

Osborn AG. Vascular malformations. Osborn's Brain: Imaging, Pathology, and Anatomy. Philadelphia, PA: Lippincott Williams & Wilkins; 2012:135–169

Yousem DM, Grossman RI. Vascular diseases of the brain. Neuroradiology: The Requisites. 3rd ed. Philadelphia, PA: Mosby Elsevier; 2010

■ Caso 30

Kim LJ, Spetzler RF. Classification and surgical management of spinal arteriovenous lesions: arteriovenous fistulae and arteriovenous malformations. Neurosurgery 2006;59(5, Suppl 3) S195–S201, discussion S3–S13

Mull M, Nijenhuis RJ, Backes WH, Krings T, Wilmink JT, Thron A. Value and limitations of contrastenhanced MR angiography in spinal arteriovenous malformations and dural arteriovenous fistulas. AJNR Am J Neuroradiol 2007;28(7):1249–1258

Yang HK, Lee JW, Jo SE, et al. MRI findings of spinal arteriovenous fistulas: focusing on localisation of fistulas and differentiation between spinal dural and perimedullary arteriovenous fistulas. Clin Radiol 2016;71(4):381–388

■ Caso 31

Briet C, Salenave S, Bonneville JF, Laws ER, Chanson P. Pituitary apoplexy. Endocr Rev 2015;36(6):622–645

Semple PL, Jane JA, Lopes MB, Laws ER. Pituitary apoplexy: correlation between magnetic resonance imaging and histopathological results. J Neurosurg 2008;108(5):909–915

■ Caso 32

Arbelaez A, Castillo M, Mukherji SK. Diffusion-weighted MR imaging of global cerebral anoxia. AJNR Am J Neuroradiol 1999;20(6):999–1007

Huang BY, Castillo M. Hypoxicischemic brain injury: imaging findings from birth to adulthood. RadioGraphics 2008;28(2):417–439, quiz 617

Muttikkal TJ, Wintermark M. MRI patterns of global hypoxicischemic injury in adults. J Neuroradiol 2013;40(3):164–171

■ Caso 33

Cianfoni A, Caulo M, Cerase A, et al. Seizureinduced brain lesions: a wide spectrum of variably reversible MRI abnormalities. Eur J Radiol 2013;82(11):1964–1972

Masterson K, Vargas MI, Delavelle J. Postictal deficit mimicking stroke: role of perfusion CT. J Neuroradiol 2009;36(1):48–51

Rupprecht S, Schwab M, Fitzek C, Witte OW, Terborg C, Hagemann G. Hemispheric hypoperfusion in postictal paresis mimics early brain ischemia. Epilepsy Res 2010;89(23):355–359

■ Caso 34

Auriel E, Charidimou A, Gurol ME, et al. Validation of clinicoradiological criteria for the diagnosis of cerebral amyloid angiopathy-related inflammation. JAMA Neurol 2016;73(2):197–202

Yamada M. Cerebral amyloid angiopathy: emerging concepts. J Stroke 2015;17(1):17–30

■ Caso 35

Kumar N. Neuroimaging in superficial siderosis: an indepth look. AJNR Am J Neuroradiol 2010;31(1):5–14

Osborn AG. Subarachnoid hemorrhage and aneurysms. Osborn's Brain: Imaging, Pathology, and Anatomy. Philadelphia, PA: Lippincott Williams & Wilkins; 2012:105–135

■ Caso 36

Bang OY, Goyal M, Liebeskind DS. Collateral circulation in ischemic stroke: assessment tools and therapeutic strategies. Stroke 2015;46(11):3302–3309

Miller TR, Shivashankar R, MossaBasha M, Gandhi D. Reversible cerebral vasoconstriction syndrome, part 2: diagnostic work-up, imaging evaluation, and differential diagnosis. AJNR Am J Neuroradiol 2015;36(9):1580–1588

Nambiar V, Sohn SI, Almekhlafi MA, et al. CTA collateral status and response to recanalization in patients with acute ischemic stroke. AJNR Am J Neuroradiol 2014;35(5):884–890

■ Caso 37

Feng C, Xu Y, Bai X, et al. Basilar artery atherosclerosis and hypertensive small vessel disease in isolated pontine infarctions: a study based on highresolution MRI. Eur Neurol 2013;70(12):16–21

Kwon HM, Kim JH, Lim JS, Park JH, Lee SH, Lee YS. Basilar artery dolichoectasia is associated with paramedian pontine infarction. Cerebrovasc Dis 2009;27(2):114–118

■ Caso 38

Akgun V, Battal B, Bozkurt Y, et al. Normal anatomical features and variations of the vertebrobasilar circulation and its branches: an analysis with 64detector row CT and 3T MR angiographies. Sci World J 2013;2013:620162

Dimmick SJ, Faulder KC. Normal variants of the cerebral circulation at multidetector CT angiography. RadioGraphics 2009;29(4):1027–1043

Osborn AG. Arterial anatomy and strokes. Osborn's Brain: Imaging, Pathology, and Anatomy. Philadelphia, PA: Lippincott Williams & Wilkins; 2012:169–215

Yousem DM, Grossman RI. Neuroradiology: The Requisites. 3rd ed. Philadelphia, PA: Mosby Elsevier; 2010

■ Caso 39

Delgado Almandoz JE, Yoo AJ, Stone MJ, et al. The spot sign score in primary intracerebral hemorrhage identifies patients at highest risk of in-hospital mortality and poor outcome among survivors. Stroke 2010;41(1):54–60

Wada R, Aviv RI, Fox AJ, et al. CT angiography "spot sign" predicts hematoma expansion in acute intracerebral hemorrhage. Stroke 2007;38(4):1257–1262

■ Caso 40

Dalesandro MF, Andre JB. Posttreatment evaluation of brain gliomas. Neuroimaging Clin N Am 2016;26(4):581–599

■ Caso 41

Kim DH, Kim JH, Choi SH, et al. Differentiation between intramedullary spinal ependymoma and astrocytoma: comparative MRI analysis. Clin Radiol 2014;69(1):29–35

Koeller KK, Rosenblum RS, Morrison AL. Neoplasms of the spinal cord and filum terminale: radiologic-pathologic correlation. RadioGraphics 2000;20(6):1721–1749

Yuh EL, Barkovich AJ, Gupta N. Imaging of ependymomas: MRI and CT. Childs Nerv Syst 2009;25(10):1203–1213

■ Caso 42

Poretti A, Meoded A, Huisman TA. Neuroimaging of pediatric posterior fossa tumors including review of the literature. J Magn Reson Imaging 2012;35(1):32–47

Rasalkar DD, Chu WC, Paunipagar BK, Cheng FW, Li CK. Paediatric intraaxial posterior fossa tumours: pictorial review. Postgrad Med J 2013;89(1047):39–46

Zamora C, Huisman TA, Izbudak I. Supratentorial tumors in pediatric patients. Neuroimaging Clin N Am 2017;27(1):39–67

■ Caso 43

Castillo M, Davis PC, Takei Y, Hoffman JC Jr. Intracranial ganglioglioma: MR, CT, and clinical findings in 18 patients. AJR Am J Roentgenol 1990;154(3):607–612

Koeller KK, Henry JM; Armed Forces Institute of Pathology. From the archives of the AFIP: superficial gliomas: radiologicpathologic correlation. RadioGraphics 2001;21(6):1533–1556

Provenzale JM, Ali U, Barboriak DP, Kallmes DF, Delong DM, McLendon RE. Comparison of patient age with MR imaging features of gangliogliomas. AJR Am J Roentgenol 2000;174(3):859–862

■ Caso 44

Osborn AG. Pineal and germ cell tumors. Osborn's Brain: Imaging, Pathology, and Anatomy. Philadelphia, PA: Lippincott Williams & Wilkins; 2012:539–561

Smirniotopoulos JG, Rushing EJ, Mena H. Pineal region masses: differential diagnosis. RadioGraphics 1992;12(3):577–596

Smith AB, Rushing EJ, Smirniotopoulos JG. From the archives of the AFIP: lesions of the pineal region: radiologicpathologic correlation. RadioGraphics 2010;30(7):2001–2020

Yousem DM, Grossman RI. Neuroradiology: The Requisites. 3rd ed. Philadelphia, PA: Mosby Elsevier; 2010

■ Caso 45

Agarwal A, Kanekar S. Intraventricular tumors. Semin Ultrasound CT MR 2016;37(2):150–158

Vandesteen L, Drier A, Galanaud D, et al. Imaging findings of intraventricular and ependymal lesions. J Neuroradiol 2013;40(4):229–244

■ Caso 46

Choi SH, Kwon BJ, Na DG, Kim JH, Han MH, Chang KH. Pituitary adenoma, craniopharyngioma, and Rathke cleft cyst involving both intrasellar and suprasellar regions: differentiation using MRI. Clin Radiol 2007;62(5):453–462

Garnett MR, Puget S, Grill J, SainteRose C. Craniopharyngioma. Orphanet J Rare Dis 2007;2:18

Lubuulwa J, Lei T. Pathological and topographical classification of craniopharyngiomas: a literature review. J Neurol Surg Rep 2016;77(3):e121–e127

■ Caso 47

Griessenauer CJ, Rizk E, Miller JH, et al. Pediatric tectal plate gliomas: clinical and radiological progression, MR imaging characteristics, and management of hydrocephalus. J Neurosurg Pediatr 2014;13(1):13–20

Osborn AG. Astrocytomas. Osborn's Brain: Imaging, Pathology, and Anatomy. Philadelphia, PA: Lippincott Williams & Wilkins; 2012:453–493

Poussaint TY, Kowal JR, Barnes PD, et al. Tectal tumors of childhood: clinical and imaging followup. AJNR Am J Neuroradiol 1998;19(5):977–983

Smith AB, Rushing EJ, Smirniotopoulos JG. From the archives of the AFIP: lesions of the pineal region: radiologicpathologic correlation. RadioGraphics 2010;30(7):2001–2020

Yousem DM, Grossman RI. Neuroradiology: The Requisites. 3rd ed. Philadelphia, PA: Mosby Elsevier; 2010

■ Caso 48

Gonçalves VT, Reis F, Queiroz LdeS, França M Jr. Pleomorphic xanthoastrocytoma: magnetic resonance imaging findings in a series of cases with histopathological confirmation. Arq Neuropsiquiatr 2013;71(1):35–39

Moore W, Mathis D, Gargan L, et al. Pleomorphic xanthoastrocytoma of childhood: MR imaging and diffusion MR imaging features. AJNR Am J Neuroradiol 2014;35(11):2192–2196

Raz E, Zagzag D, Saba L, et al. Cyst with a mural nodule tumor of the brain. Cancer Imaging 2012;12:237–244

■ Caso 49

Johnson DR, Diehn FE, Giannini C, et al. Genetically defined oligodendroglioma is characterized by indistinct tumor borders at MRI. AJNR Am J Neuroradiol 2017;38(4):678–684

■ Caso 50

Altman DA, Atkinson DS Jr, Brat DJ. Best cases from the AFIP: glioblastoma multiforme. RadioGraphics 2007;27(3):883–888

Louis DN, Perry A, Reifenberger G, et al. The 2016 World Health Organization Classification of tumors of the central nervous system: a summary. Acta Neuropathol 2016;131(6):803–820

Osborn AG. Nonneoplastic cysts. Osborn's Brain: Imaging, Pathology, and Anatomy. Philadelphia, PA: Lippincott Williams & Wilkins; 2012

Yousem DM, Grossman RI. Neuroradiology: The Requisites. 3rd ed. Philadelphia, PA: Mosby Elsevier; 2010

■ Caso 51

Macellari F, Paciaroni M, Agnelli G, Caso V. Neuroimaging in intracerebral hemorrhage. Stroke 2014;45(3):903–908

Patnana M, Bronstein Y, Szklaruk J, et al. Multimethod imaging, staging, and spectrum of manifestations of metastatic melanoma. Clin Radiol 2011;66(3):224–236

■ Caso 52

Park MS, Suh DC, Choi WS, Lee SY, Kang GH. Multifocal meningioangiomatosis: a report of two cases. AJNR Am J Neuroradiol 1999;20(4):677–680

Strojan P, Popović M, Jereb B. Secondary intracranial meningiomas after highdose cranial irradiation: report of five cases and review of the literature. Int J Radiat Oncol Biol Phys 2000;48(1):65–73

■ Caso 53

Chung EM, Specht CS, Schroeder JW. From the archives of the AFIP: pediatric orbit tumors and tumorlike lesions: neuroepithelial lesions of the ocular globe and optic nerve. RadioGraphics 2007;27(4):1159–1186

Kornreich L, Blaser S, Schwarz M, et al. Optic pathway glioma: correlation of imaging findings with the presence of neurofibromatosis. AJNR Am J Neuroradiol 2001;22(10):1963–1969

Yousem DM, Grossman RI. Neuroradiology: The Requisites. 3rd ed. Philadelphia, PA: Mosby Elsevier; 2010

■ Caso 54

Vandesteen L, Drier A, Galanaud D, et al. Imaging findings of intraventricular and ependymal lesions. J Neuroradiol 2013;40(4):229–244

■ Caso 55

Fukui MB, Meltzer CC, Kanal E, Smirniotopoulos JG. MR imaging of the meninges. Part II. Neoplastic disease. Radiology 1996;201(3):605–612

Fukuoka H, Hirai T, Okuda T, et al. Comparison of the added value of contrast-enhanced 3D fluid-attenuated inversion recovery and magnetizationprepared rapid acquisition of gradient echo sequences in relation to conventional postcontrast T1weighted images for the evaluation of leptomeningeal diseases at 3T. AJNR Am J Neuroradiol 2010;31(5):868–873

Caso 56

Erdem E, Angtuaco EC, Van Hemert R, Park JS, AlMefty O. Comprehensive review of intracranial chordoma. RadioGraphics 2003;23(4):995–1009

Oot RF, Melville GE, New PFJ, et al. The role of MR and CT in evaluating clival chordomas and chondrosarcomas. AJR Am J Roentgenol 1988;151(3):567–575

Osborn AG. Miscellaneous tumors and tumorlike conditions. Osborn's Brain: Imaging, Pathology, and Anatomy. Philadelphia, PA: Lippincott Williams & Wilkins; 2012:727–745

Yeom KW, Lober RM, Mobley BC, et al. Diffusion-weighted MRI: distinction of skull base chordoma from chondrosarcoma. AJNR Am J Neuroradiol 2013;34(5):1056–1061, S1

Caso 57

Bonneville F, Savatovsky J, Chiras J. Imaging of cerebellopontine angle lesions: an update. Part 2: intraaxial lesions, skull base lesions that may invade the CPA region, and nonenhancing extraaxial lesions. Eur Radiol 2007;17(11):2908–2920

Demir MK, Yapıcıer O, Onat E, et al. Rare and challenging extra-axial brain lesions: CT and MRI findings with clinico- radiological differential diagnosis and pathological correlation. Diagn Interv Radiol 2014;20(5):448–452

Caso 58

Kim DY, Lee JH, Goh MJ, et al. Clinical significance of an increased cochlear 3D fluid-attenuated inversion recovery signal intensity on an MR imaging examination in patients with acoustic neuroma. AJNR Am J Neuroradiol 2014;35(9):1825–1829

Lakshmi M, Glastonbury CM. Imaging of the cerebellopontine angle. Neuroimaging Clin N Am 2009;19(3):393–406

Caso 59

Angtuaco EJC, Fassas ABT, Walker R, Sethi R, Barlogie B. Multiple myeloma: clinical review and diagnostic imaging. Radiology 2004;231(1):11–23

Lloret I, Server A, Taksdal I. Calvarial lesions: a radiological approach to diagnosis. Acta Radiol 2009;50(5):531–542

Major NM, Helms CA, Richardson WJ. The "mini brain": plasmacytoma in a vertebral body on MR imaging. AJR Am J Roentgenol 2000;175(1):261–263

Caso 60

Maulucci CM, Ghobrial GM, Oppenlander ME, Flanders AE, Vaccaro AR, Harrop JS. Arachnoiditis ossificans: clinical series and review of the literature. Clin Neurol Neurosurg 2014;124:16–20

Petty PG, Hudgson P, Hare WS. Symptomatic lumbar spinal arachnoiditis: fact or fallacy? J Clin Neurosci 2000;7(5):395–399

Caso 61

Cugati G, Singh M, Pande A, et al. Primary spinal epidural lymphomas. J Craniovertebr Junction Spine 2011;2(1):3–11

Gala FB, Aswani Y. Imaging in spinal posterior epidural space lesions: a pictorial essay. Indian J Radiol Imaging 2016;26(3):299–315

Gold M. Magnetic resonance imaging of spinal emergencies. Top Magn Reson Imaging 2015;24(6):325–330

Caso 62

Gouliouris T, Aliyu SH, Brown NM. Spondylodiscitis: update on diagnosis and management. J Antimicrob Chemother 2010;65(Suppl 3):iii11–iii24

Hong SH, Choi JY, Lee JW, Kim NR, Choi JA, Kang HS. MR imaging assessment of the spine: infection or an imitation? RadioGraphics 2009;29(2):599–612

Yousem DM, Grossman RI. Neuroradiology: The Requisites. 3rd ed. Philadelphia, PA: Mosby Elsevier; 2010

Caso 63

Smirniotopoulos JG, Murphy FM, Rushing EJ, Rees JH, Schroeder JW. From the archives of the AFIP: patterns of contrast enhancement in the brain and meninges RadioGraphics 2007;27:525–551

Caso 64

Jain KK, Mittal SK, Kumar S, Gupta RK. Imaging features of central nervous system fungal infections. Neurol India 2007;55(3):241–250

Shih RY, Koeller KK. Bacterial, fungal, and parasitic infections of the central nervous system: radiologicpathologic correlation and historical perspectives. RadioGraphics 2015;35(4):1141–1169

Starkey J, Moritani T, Kirby P. MRI of CNS fungal infections: review of aspergillosis to histoplasmosis and everything in between. Clin Neuroradiol 2014;24(3):217–230

■ Caso 65

Suwan PT, Mogal S, Chaudhary S. Pott's puffy tumor: an uncommon clinical entity. Case Rep Pediatr 2012;2012:386104

■ Caso 66

Kline LB, Hoyt WF. The TolosaHunt syndrome. J Neurol Neurosurg Psychiatry 2001;71(5):577–582

Wasmeier C, Pfadenhauer K, Rösler A. Idiopathic inflammatory pseudotumor of the orbit and Tolosa-Hunt syndrome—are they the same disease? J Neurol 2002;249(9):1237–1241

■ Caso 67

Kastrup O, Wanke I, Maschke M. Neuroimaging of infections. NeuroRx 2005;2(2):324–332

Osborn AG. Congenital, acquired pyogenic, and acquired viral infections Osborn's Brain: Imaging, Pathology, and Anatomy. Philadelphia, PA: Lippincott Williams & Wilkins; 2012:297–337

Smirniotopoulos JG, Murphy FM, Rushing EJ, Rees JH, Schroeder JW. Patterns of contrast enhancement in the brain and meninges. RadioGraphics 2007;27(2):525–551

Yousem DM, Grossman RI. Neuroradiology: The Requisites. 3rd ed. Philadelphia, PA: Mosby Elsevier; 2010

■ Caso 68

Finelli PF, Foxman EB. The etiology of ring lesions on diffusion-weighted imaging. Neuroradiol J 2014;27(3):280–287

Kapsalaki EZ, Gotsis ED, Fountas KN. The role of proton magnetic resonance spectroscopy in the diagnosis and categorization of cerebral abscesses. Neurosurg Focus 2008;24(6):E7

Lai PH, Weng HH, Chen CY, et al. In vivo differentiation of aerobic brain abscesses and necrotic glioblastomas multiforme using proton MR spectroscopic imaging. AJNR Am J Neuroradiol 2008;29(8):1511–1518

Whang JS, Kolber M, Powell DK, Libfeld E. Diffusionweighted signal patterns of intracranial haemorrhage. Clin Radiol 2015;70(8):909–916

■ Caso 69

Gottumukkala RV, Romero JM, Riascos RF, Rojas R, Glikstein RS. Imaging of the brain in patients with human immunodeficiency virus infection. Top Magn Reson Imaging 2014;23(5):275–291

Smith AB, Smirniotopoulos JG, Rushing EJ. From the archives of the AFIP: central nervous system infections associated with human immunodeficiency virus infection: radiologicpathologic correlation. RadioGraphics 2008;28:2033–2058

■ Caso 70

Osborn AG. HIV/AIDS. Osborn's Brain: Imaging, Pathology, and Anatomy. Philadelphia, PA: Lippincott Williams & Wilkins; 2012:375–405

Smith AB, Smirniotopoulos JG, Rushing EJ. From the archives of the AFIP: central nervous system infections associated with human immunodeficiency virus infection: radiologicpathologic correlation. RadioGraphics 2008;28(7):2033–2058

Yousem DM, Grossman RI. Neuroradiology: The Requisites. 3rd ed. Philadelphia, PA: Mosby Elsevier; 2010

■ Caso 71

Bowen LN, Smith B, Reich D, Quezado M, Nath A. HIVassociated opportunistic CNS infections: pathophysiology, diagnosis and treatment. Nat Rev Neurol 2016;12(11):662–674

Nakae Y, Kudo Y, Yamamoto R, Johkura K. Pseudosubarachnoid hemorrhage in cryptococcal meningitis: MRI findings and pathological study. Neurol Sci 2013;34(12):2227–2229

■ Caso 72

Gottumukkala RV, Romero JM, Riascos RF, Rojas R, Glikstein RS. Imaging of the brain in patients with human immunodeficiency virus infection. Top Magn Reson Imaging 2014;23(5):275–291

Smith AB, Smirniotopoulos JG, Rushing EJ. From the archives of the AFIP: central nervous system infections associated with human immunodeficiency virus infection: radiologicpathologic correlation. RadioGraphics 2008;28(7):2033–2058

Caso 73

KimuraHayama ET, Higuera JA, CoronaCedillo R, et al. Neurocysticercosis: radiologicpathologic correlation. RadioGraphics 2010;30(6):1705–1719

Shih RY, Koeller KK. Bacterial, fungal, and parasitic infections of the central nervous system: radiologicpathologic correlation and historical perspectives. RadioGraphics 2015;35(4):1141–1169

Caso 74

Berger JR, Aksamit AJ, Clifford DB, et al. PML diagnostic criteria: consensus statement from the AAN Neuroinfectious Disease Section. Neurology 2013;80(15):1430–1438

Sahraian MA, Radue EW, Eshaghi A, Besliu S, Minagar A. Progressive multifocal leukoencephalopathy: a review of the neuroimaging features and differential diagnosis. Eur J Neurol 2012;19(8):1060–1069

Caso 75

Silvera S, Oppenheim C, Touzé E, et al. Spontaneous intracerebral hematoma on diffusion-weighted images: influence of T2-shine-through and T2-blackout effects. AJNR Am J Neuroradiol 2005;26(2):236–241

Young RJ, Destian S. Imaging of traumatic intracranial hemorrhage. Neuroimaging Clin N Am 2002;12(2):189–204

Caso 76

Riascos R, Bonfante E, Cotes C, Guirguis M, Hakimelahi R, West C. Imaging of atlantooccipital and atlantoaxial traumatic injuries: what the radiologist needs to know. RadioGraphics 2015;35(7):2121–2134

Caso 77

Leypold BG, Flanders AE, Burns AS. The early evolution of spinal cord lesions on MR imaging following traumatic spinal cord injury. AJNR Am J Neuroradiol 2008;29(5):1012–1016

Mahajan P, Jaffe DM, Olsen CS, et al. Spinal cord injury without radiologic abnormality in children imaged with magnetic resonance imaging. J Trauma Acute Care Surg 2013;75(5):843–847

Miyanji F, Furlan JC, Aarabi B, Arnold PM, Fehlings MG. Acute cervical traumatic spinal cord injury: MR imaging findings correlated with neurologic outcome— prospective study with 100 consecutive patients. Radiology 2007;243(3):820–827

Potter K, Saifuddin A. Pictorial review: MRI of chronic spinal cord injury. Br J Radiol 2003;76(905):347–352

Caso 78

Osborn AG. Secondary effects and sequelae of CNS trauma. Osborn's Brain: Imaging, Pathology, and Anatomy. Philadelphia, PA: Lippincott Williams & Wilkins; 2012:51–73

Yousem DM, Grossman RI. Neuroradiology: The Requisites. 3rd ed. Philadelphia, PA: Mosby Elsevier; 2010

Caso 79

Cicala D, Briganti F, Casale L, et al. Atraumatic vertebral compression fractures: differential diagnosis between benign osteoporotic and malignant fractures by MRI. Musculoskelet Surg 2013;97(Suppl 2):S169–S179

Jung HS, Jee WH, McCauley TR, Ha KY, Choi KH. Discrimination of metastatic from acute osteoporotic compression spinal fractures with MR imaging. RadioGraphics 2003;23(1):179–187

Caso 80

Currie S, Saleem N, Straiton JA, MacmullenPrice J, Warren DJ, Craven IJ. Imaging assessment of traumatic brain injury. Postgrad Med J 2016;92(1083):41–50

Kuo KH, Pan YJ, Lai YJ, Cheung WK, Chang FC, Jarosz J. Dynamic MR imaging patterns of cerebral fat embolism: a systematic review with illustrative cases. AJNR Am J Neuroradiol 2014;35(6):1052–1057

Liu J, Kou Z, Tian Y. Diffuse axonal injury after traumatic cerebral microbleeds: an evaluation of imaging techniques. Neural Regen Res 2014;9(12):1222–1230

Mechtler LL, Shastri KK, Crutchfield KE. Advanced neuroimaging of mild traumatic brain injury. Neurol Clin 2014;32(1):31–58

■ Caso 81

Lopez AJ, Scheer JK, Smith ZA, Dahdaleh NS. Management of flexion distraction injuries to the thoracolumbar spine. J Clin Neurosci 2015;22(12):1853-1856

Swischuk LE, Jadhav SP, Chung DH. Aortic injury with Chance fracture in a child. Emerg Radiol 2008;15(5):285-287

Vaccaro AR, Oner C, Kepler CK, et al; AOSpine Spinal Cord Injury & Trauma Knowledge Forum. AOSpine thoracolumbar spine injury classification system: fracture description, neurological status, and key modifiers. Spine 2013;38(23):2028-2037

■ Caso 82

Vaccaro AR, Hulbert RJ, Patel AA, et al; Spine Trauma Study Group. The subaxial cervical spine injury classification system: a novel approach to recognize the importance of morphology, neurology, and integrity of the discoligamentous complex. Spine 2007;32(21):2365-2374

■ Caso 83

Bernstein MP, Baxter AB. Cervical spine trauma: pearls and pitfalls. ARRS Categorical Course 2012:21-25

Rao SK, Wasyliw C, Nunez DB Jr. Spectrum of imaging findings in hyperextension injuries of the neck. RadioGraphics 2005;25(5):1239-1254

■ Caso 84

Bodanapally UK, Sours C, Zhuo J, Shanmuganathan K. Imaging of traumatic brain injury. Radiol Clin North Am 2015;53(4):695-715, viii

Wintermark M, Sanelli PC, Anzai Y, Tsiouris AJ, Whitlow CT; ACR Head Injury Institute; ACR Head Injury Institute. Imaging evidence and recommendations for traumatic brain injury: conventional neuroimaging techniques. J Am Coll Radiol 2015;12(2):e1-e14

■ Caso 85

Filippi M, Rocca MA, Ciccarelli O, et al; MAGNIMS Study Group. MRI criteria for the diagnosis of multiple sclerosis: MAGNIMS consensus guidelines. Lancet Neurol 2016;15(3):292-303

Grueter BE, Schulz UG. Agerelated cerebral white matter disease (leukoaraiosis): a review. Postgrad Med J 2012;88(1036):79-87

Miller TR, Mohan S, Choudhri AF, Gandhi D, Jindal G. Advances in multiple sclerosis and its variants: conventional and newer imaging techniques. Radiol Clin North Am 2014;52(2):321-336

Okuda DT. Incidental lesions suggesting multiple sclerosis. Continuum (Minneap Minn) 2016;22(3):730-743

■ Caso 86

Dudesek A, Rimmele F, Tesar S, et al. CLIPPERS: chronic lymphocytic inflammation with pontine perivascular enhancement responsive to steroids. Review of an increasingly recognized entity within the spectrum of inflammatory central nervous system disorders. Clin Exp Immunol 2014;175(3):385-396

Hou X, Wang X, Xie B, et al. Horizontal eyeball akinesia as an initial manifestation of CLIPPERS: case report and review of literature. Medicine (Baltimore) 2016;95(34):e4640

Simon NG, Parratt JD, Barnett MH, et al. Expanding the clinical, radiological and neuropathological phenotype of chronic lymphocytic inflammation with pontine perivascular enhancement responsive to steroids (CLIPPERS). J Neurol Neurosurg Psychiatry 2012;83(1):15-22

■ Caso 87

Wan H, He H, Zhang F, Sha Y, Tian G. Diffusion-weighted imaging helps differentiate multiple sclerosis and neuromyelitis opticarelated acute optic neuritis. J Magn Reson Imaging 2017;45(6):1780-1785

■ Caso 88

Alblas CL, Bouvy WH, Lycklama À Nijeholt GJ, Boiten J. Acute spinal-cord ischemia: evolution of MRI findings. J Clin Neurol 2012;8(3):218-223

Masson C, Pruvo JP, Meder JF, et al; Study Group on Spinal Cord Infarction of the French Neurovascular Society. Spinal cord infarction: clinical and magnetic resonance imaging findings and short term outcome. J Neurol Neurosurg Psychiatry 2004;75(10):1431-1435

Poe LB. The owl's eyes sign. Radsource, March 2015. http://radsource.us/theowlseyessign/

Caso 89

Abiola R, Rubery P, Mesfin A. Ossification of the posterior longitudinal ligament: etiology, diagnosis, and outcomes of nonoperative and operative management. Global Spine J 2016;6(2):195–204

Saetia K, Cho D, Lee S, Kim DH, Kim SD. Ossification of the posterior longitudinal ligament: a review. Neurosurg Focus 2011;30(3):E1

Sartip KA, Dong T, Ndukwe M, et al. Ossification of the posterior longitudinal ligament: imaging findings in the era of crosssectional imaging. J Comput Assist Tomogr 2015;39(6):835–841

Caso 90

Bartynski WS. Posterior reversible encephalopathy syndrome, part 1: fundamental imaging and clinical features. AJNR Am J Neuroradiol 2008;29(6):1036–1042

Schweitzer AD, Parikh NS, Askin G, et al. Imaging characteristics associated with clinical outcomes in posterior reversible encephalopathy syndrome. Neuroradiology 2017;59(4):379–386

Caso 91

Goyal M, Versnick E, Tuite P, et al. Hypertrophic olivary degeneration: metaanalysis of the temporal evolution of MR findings. AJNR Am J Neuroradiol 2000;21(6):1073–1077

Yousem DM, Grossman RI. Neuroradiology: The Requisites. 3rd ed. Philadelphia, PA: Mosby Elsevier; 2010

Caso 92

Dhanwal DK, Sharma AK. Brain and optic chiasmal herniations into sella after cabergoline therapy of giant prolactinoma. Pituitary 2011;14(4):384–387

Kaufman B, Tomsak RL, Kaufman BA, et al. Herniation of the suprasellar visual system and third ventricle into empty sellae: morphologic and clinical considerations. AJR Am J Roentgenol 1989;152(3):597–608

Saindane AM, Lim PP, Aiken A, Chen Z, Hudgins PA. Factors determining the clinical significance of an "empty" sella turcica. AJR Am J Roentgenol 2013;200:1125–1131

Caso 93

Rovira A, Alonso J, Córdoba J. MR imaging findings in hepatic encephalopathy. AJNR Am J Neuroradiol 2008;29(9):1612–1621

Sharma P, Eesa M, Scott JN. Toxic and acquired metabolic encephalopathies: MRI appearance. AJR Am J Roentgenol 2009;193(3):879–886

UKingIm JM, Yu E, Bartlett E, Soobrah R, Kucharczyk W. Acute hyperammonemic encephalopathy in adults: imaging findings. AJNR Am J Neuroradiol 2011;32(2):413–418

Willson KJ, Nott LM, Broadbridge VT, Price T. Hepatic encephalopathy associated with cancer or anticancer therapy. Gastrointest Cancer Res 2013;6(1):11–16

Caso 94

Bote RP, Blázquez Llorca L, Fernández Gil MA, Alonso Nanclares L, Muñoz A, De Felipe J. Hippocampal sclerosis: histopathology substrate and magnetic resonance imaging. Semin Ultrasound CT MR 2008;29(1):2–14

da Rocha AJ, Nunes RH, Maia ACM Jr, do Amaral LLF. Recognizing autoimmune-mediated encephalitis in the differential diagnosis of limbic disorders. AJNR Am J Neuroradiol 2015;36(12):2196–2205

Van Paesschen W. Qualitative and quantitative imaging of the hippocampus in mesial temporal lobe epilepsy with hippocampal sclerosis. Neuroimaging Clin N Am 2004;14(3):373–400, vii

Caso 95

Hardy TA, Tobin WO, Lucchinetti CF. Exploring the overlap between multiple sclerosis, tumefactive demyelination and Baló's concentric sclerosis. Mult Scler 2016;22(8):986–992

Karaarslan E, Altintas A, Senol U, et al. Baló's concentric sclerosis: clinical and radiologic features of five cases. AJNR Am J Neuroradiol 2001;22(7):1362–1367

Pietroboni AM, Arighi A, De Riz MA, et al. Baló's concentric sclerosis: still to be considered as a variant of multiple sclerosis? Neurol Sci 2015;36(12):2277–2280

Caso 96

Angtuaco EJC, Fassas ABT, Walker R, Sethi R, Barlogie B. Multiple myeloma: clinical review and diagnostic imaging. Radiology 2004;231(1):11–23

Hanrahan CJ, Christensen CR, Crim JR. Current concepts in the evaluation of multiple myeloma with MR imaging and FDG PET/CT. RadioGraphics 2010;30(1):127–142

Healy CF, Murray JG, Eustace SJ, Madewell J, O'Gorman PJ, O'Sullivan P. Multiple myeloma: a review of imaging features and radiological techniques. Bone Marrow Res 2011;2011:583439

Yousem DM, Grossman RI. Neuroradiology: The Requisites. 3rd ed. Philadelphia, PA: Mosby Elsevier; 2010

Caso 97

Ruzevick J, Kleinberg L, Rigamonti D. Imaging changes following stereotactic radiosurgery for metastatic intracranial tumors: differentiating pseudoprogression from tumor progression and its effect on clinical practice. Neurosurg Rev 2014;37(2):193–201, discussion 201

Shah R, Vattoth S, Jacob R, et al. Radiation necrosis in the brain: imaging features and differentiation from tumor recurrence. RadioGraphics 2012;32(5):1343–1359

Sundgren PC. MR spectroscopy in radiation injury. AJNR Am J Neuroradiol 2009;30(8):1469–1476

Caso 98

Apostolaki E, Davies AM, Evans N, CassarPullicino VN. MR imaging of lumbar facet joint synovial cysts. Eur Radiol 2000;10(4):615–623

Cambron SC, McIntyre JJ, Guerin SJ, Li Z, Pastel DA. Lumbar facet joint synovial cysts: does T2 signal intensity predict outcomes after percutaneous rupture? AJNR Am J Neuroradiol 2013;34(8):1661–1664

Caso 99

Fardon DF, Williams AL, Dohring EJ, Murtagh FR, Gabriel Rothman SL, Sze GK. Lumbar disc nomenclature: version 2.0: recommendations of the combined task forces of the North American Spine Society, the American Society of Spine Radiology, and the American Society of Neuroradiology. Spine 2014;39(24):E1448–E1465

Williams AL, Murtagh FR, Rothman SL, Sze GK. Lumbar disc nomenclature: version 2.0. AJNR Am J Neuroradiol 2014;35(11):2029

Caso 100

Lowe LH, Booth TN, Joglar JM, Rollins NK. Midface anomalies in children. RadioGraphics 2000;20(4):907–922, quiz 1106–1107, 1112

Morón FE, Morriss MC, Jones JJ, Hunter JV. Lumps and bumps on the head in children: use of CT and MR imaging in solving the clinical diagnostic dilemma. RadioGraphics 2004;24(6):1655–1674

Índice Remissivo

A

Abscesso, 100
  cerebral, 100, 136
    difusão restrita no, 219
    localização, 136
    piogênico, 146
  epidural espinal, 122, 217
    localização, 122
Acidente vascular encefálico
  em perfurante basilar pontina, 74
  hemorrágico pontino, 56
    localização, 56
Acondroplasia, 28, 204
  apresentação, 28
Adenoma, 62
  da hipófise
    cístico, 92
Adrenoleucodistrofia
  ligada ao X, 12
Afasia, 65
Agenesia
  do corpo caloso, 8, 201
    achados de imagem, 14
      outros, 14
    apresentação clínica, 13
    diagnóstico diferencial, 14
    fatos essenciais, 14
    pérolas e armadilhas, 14
  do septo pelúcido, 22
Alar
  lesão do, 152
Alexander
  doença de, 12
Alterações
  da personalidade, 43
    apresentação clínica, 43
  do estado mental, 45
Amígdalas
  cerebelares, *2f*
    forma normal, 2
  ectopia das, 2
  herniação por, 2, 4
  morfologia, 2
Anastomose
  carótida-vertebrobasilar, 76
    causas, 76
Anemia
  falciforme, 53
    achados de imagem, 54
      outros, 54
    apresentação cínica, 53
    diagnóstico diferencial, 54
    fatos essenciais, 54
    pérolas e armadilhas, 54
Aneurisma
  com bolha de sangue, 48
  dissecante, 48
  infeccioso, 48
  parasselar, 62
  saculares, 207

Angiite
  primária
    do sistema nervoso central, 46
Angioma
  cavernoso, 209
Angiopatia
  amiloide
    cerebral, 68, 160, 168, 209, 223
      apresentação, 68
      características, 68
  moyamoya, 54
Apoplexia
  hipofisária, 62
    definição, 62
Aracnoidite
  adesiva, 120, 217
    definição, 120
  ossificante, 120
Assimetria mamária, 109
Artéria cerebral
  média
    oclusão da, 72
Artrite
  erosiva, 178
  inflamatória, 178
Astrocitoma(s), 36, 82, 206
  da medula espinal, 174
  pilocítico, 42, 84
  ressecção de, 181
    na fossa posterior, 181
  subependimário, 40
Atraso no desenvolvimento
  criança apresentando, 7
    achados de imagem, 8
      outros, 8
    diagnóstico diferencial, 8
    fatos essenciais, 8
    pérolas e armadilhas, 8

B

Blümcke
  classificação de, 34
Boca
  melanoma da, 101
Bolsa
  de Blake
    cisto da, 6

C

Campo visual
  defeitos no, 21
Canavan
  doença de, 12
Câncer
  de mama, 157
    dorsalgia após queda, 157
      achados de imagem, 158
        outros, 158
      apresentação clínica, 157
      diagnóstico diferencial, 158

fatos essenciais, 158
        pérolas e armadilhas, 158
    de pulmão, 193
        achados de imagem 194
            outros, 194
        apresentação clínica, 193
        diagnóstico diferencial, 194
        fatos essenciais, 194
        pérolas e armadilhas, 194
Carcinomatose
    leptomeníngea, 134
    meníngea, 110
        definição, 110
        ocorrência, 134
Cavernomatose
    familiar, 44
Cefaleia(s), 199
    achados de imagem, 2, 44, 58, 90, 92, 94, 98, 102, 104, 110, 112
        outros, 2, 44, 58, 90, 92, 94, 98, 102, 104, 110, 112
    apresentação clínica, 1, 43, 57, 89, 91, 93, 97, 101, 103, 109, 111
    com vertigem crônica, 171
    diagnóstico diferencial, 2, 44, 58, 90, 92, 94, 98, 102, 104, 110, 112
    fatos essenciais, 2, 44, 58, 90, 92, 94, 98, 102, 104, 110, 112
        patogênese, 2
    pérolas e armadilhas, 2, 44, 58, 90, 92, 94, 98, 102, 104, 110, 112
    progressiva, 141
Cervicalgia, 49, 163
    achados de imagem, 50, 164
        outros, 50, 164
    apresentação clínica, 49, 163
    diagnóstico diferencial, 50, 164
    fatos essenciais, 50, 164
    pérolas e armadilhas, 50, 164
Chance
    fratura de, 162, 223
Chiari
    malformação de, 4, 201
Choque séptico, 125, 133
    achados de imagem, 126
        outros, 126
    apresentação clínica, 126
    diagnóstico diferencial, 126
    fatos essenciais, 126
    pérolas e armadilhas, 126
Cirrose, 65
    achados de imagem, 66
        outros, 66
    apresentação clínica, 65
    diagnóstico diferencial, 66
    fatos essenciais, 66
    pérolas e armadilhas, 66
Cirurgia
    na coluna
        com dor
            e parestesia nas extremidades inferiores, 119
                achados de imagem, 120
                    outros, 120
                apresentação clínica, 120
                diagnóstico diferencial, 120
                fatos essenciais, 120
                pérolas e armadilhas, 120
Cisto
    aracnóideo, 6
        da fossa posterior, 6
    da aracnoide, 114
    da bolsa de Blake, 6

de inclusão epidermoide, 116
    dermoide, 114
        nasal, 200
    epidermoide, 108, 114
        localização, 108
    porencefálico, 14, 202
    sinovial, 196, 228
        da faceta, 198
CLIPPERS, 172, 210
    definição, 172
    diagnóstico alternativo, 172, 225
    etiologias alternativas, 172
Coluna lombar
    cirurgia na, 123
        achados de imagem, 124
            outros, 124
        apresentação clínica, 123
        diagnóstico diferencial, 124
        fatos essenciais, 124
        pérolas e armadilhas, 124
Complexo AIDS-demência, 140
Condrossarcoma, 112
    origem, 112
Congestão nasal, 199
    achados de imagem, 200
        outros, 200
    apresentação clínica, 199
    diagnóstico diferencial, 200
    fatos essenciais, 200
    pérolas e armadilhas, 200
Contusão bifrontal, 168
Contusão medular
    por colisão de veículo motorizado, 153
        achados de imagem, 154
            outros, 154
        apresentação clínica, 153
        diagnóstico diferencial, 154
        fatos essenciais, 154
        pérolas e armadilhas, 154
Convulsão
    inicial, 95
        achados de imagem, 96
            outros, 96
        apresentação clínica, 97
        diagnóstico diferencial, 97
        fatos essenciais, 97
        pérolas e armadilhas, 97
Cordoma clival, 112, 216
    definição, 112
Couro cabeludo
    nódulo no, 101
Crânio
    massa indolor no, 117
    sarcoma primário do, 118
Craniofaringioma, 92, 213
    definição, 92
    tipos, 92
Creutzfeldt-Jakob
    doença de, 64, 186
Criptococoma, 142
Criptococose, 142
    cerebral, 126
    manifestações, 142
Crises convulsivas
    menino com, 11, 19, 85
        achados de imagem, 12, 20, 86
            outros, 12, 20, 86

apresentação clínica, 11, 19, 85
diagnóstico diferencial, 12, 20, 86
fatos essenciais, 12, 20, 86
pérolas e armadilhas, 12, 20, 86
mulher apresenta, 33, 145
achados de imagem, 34, 146
outros, 34, 146
apresentação clínica, 33, 145
diagnóstico diferencial, 34, 146
fatos essenciais, 34, 146
pérolas e armadilhas, 34, 146
recorrentes, 39
achados de imagem, 40
outros, 40
apresentação clínica, 39
diagnóstico diferencial, 40
fatos essenciais, 40
pérolas e armadilhas, 40
Crises epilépticas
parciais
complexas, 187
achados de imagem, 188
outros, 188
apresentação clínica, 187
diagnóstico diferencial, 188
fatos essenciais, 188
pérolas e armadilhas, 188
Cryptococcus neoformans, 142
definição, 142

D
Dandy-Walker
malformação de, 6, 16, 202
Degeneração olivar
hipertrófica, 182
Desenvolvimento
atraso do, 3
achados de imagem, 4
outros, 4
apresentação clínica, 3
criança apresentando, 7
diagnóstico diferencial, 4
fatos essenciais, 4
pérolas e armadilhas, 4
Diabetes melito
tipo 2, 135
Diastematomielia, 30
definição, 30
Disartria, 135
achados de imagem, 136
outros, 136
apresentação clínica, 135
diagnóstico diferencial, 136
fatos essenciais, 136
pérolas e armadilhas, 136
Disco
sequestrado, 198, 228
definição, 198
Disfunção vesical, 121
Displasia
cortical focal, 34, 188
de Taylor, 40
septo-óptica, 22, 184
Dissecção
carotídea
traumática, 50

Distonia, 23
achados de imagem, 24
outros, 24
apresentação clínica, 23
diagnóstico diferencial, 24
fatos essenciais, 24
pérolas e armadilhas, 24
Distúrbio sensorial
nas extremidades superiores e inferiores, 169
achados de imagem, 170
outros, 170
apresentação clínica, 169
diagnóstico diferencial, 170
fatos essenciais, 170
pérolas e armadilhas, 170
Distúrbios visuais, 179
agudos, 61
achados de imagem, 62
outros, 62
apresentação clínica, 61
diagnóstico diferencial, 62
fatos essenciais, 62
pérolas e armadilhas, 62
Doença
de Alexander, 12
de Canavan, 12
de Creutzfeldt-Jakob, 64, 186
de Devic, 174
de Moyamoya, 54
de Pick, 168
Dor
nas costas, 29
Dorsalgia, 59, 157, 175
achados de imagem, 60
outros, 60
apresentação clínica, 59
diagnóstico diferencial, 60
difusa, 191
fatos essenciais, 60
pérolas e armadilhas, 60
progressiva
e claudicação, 195
Duret
hemorragia de, 156, 222
Dyke-Davidoff
síndrome de, 54

E
Embolia
séptica, 102, 142, 217
cerebral, 144
Empiema, 150
Encefalite
herpética, 26
límbica, 66
autoimune, 188
definição, 66
Encefalocele, 229
basal-transetmoidal, 200
Encefalomalacia
cística, 8, 14
definição, 8
Encefalomielite
disseminada
aguda, 172, 190
Encefalopatia
hepática, 186

hipoglicêmica, 64
necrosante, 24
por HIV, 140, 219
Ependimoma, 82, 84, 108, 211
Epilepsia
  do lobo temporal, 188
Esclerose concêntrica
  de Baló, 190
Esclerose múltipla, 170, 174, 224
  definição, 170
  variante de, 227
Esclerose temporal
  medial, 188
Esclerose tuberosa, 20, 40, 206
  achados, 40
Espectroscopia
  RM por, 24, 136
Espondilite
  anquilosante, 178
  tuberculosa, 124
Espondiloartropatia, 178
Espondilodiscite, 121
  achados de imagem, 122
    outros, 122
  apresentação clínica, 121
  bacteriana, 124
    definição, 124
  diagnóstico diferencial, 122
  fatos essenciais, 122
  pérolas e armadilhas, 122
  piogênica, 124, 217
Espondilose
  degenerativa, 124
Esquizencefalia, 20
  com lábio aberto, 14
    definição, 14
Estado mental
  alterações do, 45, 185
    achados de imagem, 46
      outros, 46
    após quimioterapia, 185
    apresentação clínica, 45
    diagnóstico diferencial, 46
    fatos essenciais, 46
    pérolas e armadilhas, 46
Estenose aquedutal, 94
  definição, 94
Estenose multifocal, 207
Estiramento
  por hiperextensão, 166
Estrabismo, 61

F

Fenda
  de Rathke, 209
    cisto da, 92
Fístula
  arteriovenosa
    espinal, 60
Fraqueza
  bilateral
    nas extremidades inferiores, 37, 197
      achados de imagem, 38
        outros, 38
      avaliação clínica, 37
      diagnóstico diferencial, 38
      fatos essenciais, 38
      pérolas e armadilhas, 38
    nas extremidades superiores, 81
      achados de imagem, 82
        outros, 82
      apresentação clínica, 81
      diagnóstico diferencial, 82
      fatos essenciais, 82
      pérolas e armadilhas, 82
  no hemicorpo esquerdo, 71
    achados de imagem, 72
      outros, 72
    apresentação clínica, 71
    diagnóstico diferencial, 72
    fatos essenciais, 72
    pérolas e armadilhas, 72
  no membro inferior, 29, 67
    achados de imagem, 30, 68
      outros, 30, 68
    apresentação clínica, 29, 67
    diagnóstico diferencial, 30, 68
    fatos essenciais, 30, 68
    pérolas e armadilhas, 30, 68
  progressiva, 173
Fratura
  de Chance, 162, 223
  patológica, 158
    definição, 158
  por insuficiência, 158

G

Ganglioglioma, 86, 96, 212
  definição, 86
Germinoma
  da pineal, 88
    definição, 88
    prognóstico, 88
Glioblastoma(s), 58, 79, 100, 213
  achados de imagem, 80
    outros, 80
  apresentação clínica, 79
  classificação, 100
  diagnóstico diferencial, 80
  fatos essenciais, 80
  necróticos, 136
  pérolas e armadilhas, 80
  subtipos, 100
Glioma(s)
  com baixo grau, 34
  do nervo óptico, 106
  infiltrativos, 208
  nasais, 130
  tectal, 94, 213
    definição, 94
Granulomatose
  linfomatoide, 46
Guillain-Mollaret
  triângulo de, 182
    interrupção do, 182

H

Hamartoma
  hipotalâmico, 36
Hemangioblastomas, 42, 206
Hematoma
  epidural, 221
    hiperagudo, 150
  espinal epidural, 122

parenquimatoso, 44
subagudo, 136
Hemorragia(s)
de Duret, 156, 222
intracerebral, 78
parenquimatosa, 211
pontinas, 56
subdural, 155
achados de imagem, 156
outros, 156
apresentação clínica, 156
diagnóstico diferencial, 156
pérolas e armadilhas, 156
Herniação
discal, 198
do quiasma óptico, 184
uncal. 156
Heterotopia, 203
da substância cinzenta, 40
definição, 20
subcortical, 20
Hidranencefalia, 16, 32, 205
definição, 32
Hidrocefalia, 2, 220
obstrutiva, 4
Hipertensão
paciente com, 55
e diminuição do nível de consciência, 55
achados de imagem, 56
outros, 56
apresentação clínica, 55
diagnóstico diferencial, 56
fatos essenciais, 56
pérolas e armadilhas, 56
Hipoestesia
bilateral
nos membros superiores, 175
achados de imagem, 176
outros, 176
apresentação clínica, 175
diagnóstico diferencial, 176
fatos essenciais, 176
pérolas e armadilhas, 176
Hipoglicemia
neonatal, 26
Hipopituitarismo, 21
achados de imagem, 22
outros, 22
apresentação clínica, 21
diagnóstico diferencial, 22
fatos essenciais, 22
pérolas e armadilhas, 22
Hipoplasia
quiasmática, 227
Hipotenção
espinal, 4
intracraniana, 2
Histiocitose
de células de Langerhans, 192
HIV, 133
achados de imagem, 134
outros, 134
apresentação clínica, 133
diagnostico diferencial, 134
fatos essenciais, 134
infecção pelo, 139, 147
pérolas e armadilhas, 134

positivo, 137, 143
declínio cognitivo, 137
Holoprosencefalia
alobar, 16, 32
definição, 16
lobar, 22
Hurler
síndrome de, 28

I

Inconsciência, 149
Infarto(s)
corticais, 142
da medula espinal, 176, 225
na artéria cerebral posterior esquerda, 47
achados de imagem, 48
outros, 48
apresentação clínica, 47
diagnóstico diferencial, 48
fatos essenciais, 48
pérolas e armadilhas, 48
venosos, 180
Invaginação
basilar, 4
Isquemia
cerebral, 180
watershed, 180

J

John Cunningham
vírus, 148
Joubert
síndrome de, 10, 202
definição, 10

K

Kallmann
síndrome de, 184
Kearns-Sayre
síndrome de, 24

L

Leigh
síndrome de, 24
Lesão(ões)
cerebral traumática, 159
achados de imagem, 160
outros, 160
apresentação clínica, 159
diagnóstico diferencial, 160
fatos essenciais, 160
pérolas e armadilhas, 160
da coluna cervical, 164
por distração, 164
hipóxico-isquêmica, 64
pontinas, 56
hemorrágicas, 56
Leucemia
aguda, 185
achados de imagem, 186
outros, 186
apresentação clínica, 185
diagnóstico diferencial, 186
fatos essenciais, 186
pérolas e armadilhas, 186

linfocítica
   aguda, 51
      achados de imagem, 52
         outros, 52
      apresentação clínica, 51
      diagnóstico diferencial, 52
      fatos essenciais, 52
      pérolas e armadilhas, 52
   crônica, 127
      achados de imagem, 128
         outros, 128
      apresentação clínica, 127
      diagnóstico diferencial, 128
      fatos essenciais, 128
      pérolas e armadilhas, 128
Leucoaraiose, 170
Leucodistrofia, 202
   metacromática, 28
Leucoencefalopatia
   multifocal, 138, 148
      progressiva, 138, 148
         características, 148
         definição, 148
Ligamento tranverso
   lesão do, 152
   rupturas do, 152
Linfoma
   cerebral, 126
   epidural, 122
   primário
      do sistema nervoso central, 144
Lipomielocele
   e lipomielomeningocele, 18
Luxação
   por hiperextensão, 166
      associação com, 166

M

Macrocefalia, 27
   achados de imagem, 28
   apresentação clínica, 27
   diagnóstico diferencial, 28
   fatos essenciais, 28
   pérolas e armadilhas, 28
Magnetoencefalografia, 20
Malformação
   arteriovenosa, 58
   cavernosa, 44, 58
   de Chiari I, 2, 201
      anomalias associadas, 2
      características, 2
      definição, 2
   de Chiari II, 4
      hipotensão espinal, 4
   de Dandy-Walker, 6, 16, 201, 202
Mama
   câncer de, 157
Massa, 113
   achados de imagem, 114
      outros, 114
   apresentação clínica, 113
   diagnóstico diferencial, 114
   indolor
      no crânio, 117
   fatos essenciais, 114
   pérolas e armadilhas, 114

Meckel-Gruber
   síndrome de, 6
Medula espinal
   edema da, 154
   infarto da, 176
Meduloblastoma, 84, 212
   definição, 84
   sintomas, 84
Melanoma
   da boca, 101
   metástase de, 102
Melanose
   neurocutânea, 70
Meningioma, 150, 196
Meningioangiomatose, 70, 210
   definição, 70
Meningiomatose, 104
   definição, 104
Meningioma(s), 116, 214
   definição, 116
   em placa, 110
   intraventricular, 90
   múltiplos, 104
Meningite, 126, 215
   bacteriana, 110
   diagnóstico, 128
   fúngica, 128, 218
   infecciosa, 134
   manifestações, 128
   piogênica, 128, 134
Meningocele, 203
Mielite
   tranversa, 176
   viral, 176, 217
Mielocistocele
   terminal, 18
Mielografia, 120
Mieloma
   múltiplo, 192, 228
Mielopatia
   mielomalácica, 154
Moyamoya, 207
   doença de, 54
   sinais, 54
Mucopolissacaridose, 28
   definição, 28
Mucocele, 130

N

Neoplasia
   hemorrágica, 58
Nervo óptico
   glioma do, 106, 214
   meningioma do, 106
Nervos cranianos
   paralisias de, 55
Neurite óptica, 106
   recorrente, 173
Neurocisticercose, 146
   classificação, 146
   definição, 146
Neurocitoma, 90
Neurofibromatose, 205
   tipo I, 36
      definição, 36
      sinais, 36

tipo 2, 38, 104
    definição, 38
Neuromielite
  óptica, 60, 174
    características, 174
    definição, 174
Nódulos
  subependimários, 40

O

Oligodendroglioma, 98, 214
  classificação, 98
  definição, 98
Ossificação, 226
  do ligamento longitudinal posterior, 178
Osteomielite
  frontal, 130

P

Papiloma
  do plexo coróideo, 90
Paralisia
  focal
    do sexto nervo craniano, 73
      achados de imagem, 74
        outros, 74
      apresentação clínica, 73
      diagnóstico diferencial, 74
      fatos essenciais, 74
      pérolas e armadilhas, 74
Paresia
  facial, 65
  pós-ictal, 66
Parestesias, 177
  achados de imagem, 178
    outros, 178
  apresentação clínica, 177
  diagnóstico diferencial, 178
  fatos essenciais, 178
  pérolas e armadilhas, 178
Perda auditiva, 69
  achados de imagem, 70
    outros, 70
  apresentação clínica, 70
  diagnóstico diferencial, 70
  fatos essenciais, 70
  pérolas e armadilhas, 70
  progressiva, 115
Perda visual, 105
  achados de imagem, 106
    outros, 106
  apresentação clínica, 106
  diagnóstico diferencial, 106
  fatos essenciais, 106
  pérolas e armadilhas, 106
Perguntas e respostas sobre os casos, 201
Perímetro cefálico, 31
  achados de imagem, 32
    outros, 32
  apresentação clínica, 31
  diagnóstico diferencial, 32
  fatos essenciais, 32
  pérolas e armadilhas, 32
Pick
  doença de, 168

Pineoblastoma, 88
  definição, 88
Pineocitoma, 88
  definição, 88
Placa pilosa
  na parte inferior do dorso, 17
    achados de imagem, 18
      outros, 18
    apresentação clínica, 17
    diagnóstico diferencial, 18
    fatos essenciais, 18
    pérolas e armadilhas, 18
Placenta
  descolamento prematuro de, 25
    achados de imagem, 26
      outros, 26
    apresentação clínica, 25
    diagnóstico diferencial, 26
    fatos essenciais, 26
    pérolas e armadilhas, 26
Plasmocitoma, 118, 216
  definição, 118
  margens, 118
  origem, 118
Porencefalia, 8, 14
  definição, 8, 14
Pott
  tumor edematoso de, 130, 215
    definição, 130
Proptose, 131
Ptose
  no olho esquerdo, 49
    apresentação clínica, 49
Pulmão
  câncer de, 193

Q

Quiasma
  óptico, 184
    herniação do, 184

R

Radiação
  tardia, 80
    necrose por, 80
  tratamento com, 79
Radiculopatia
  torácica, 59
Radionecrose, 194
  ocorrência de, 194
Rathke
  fenda de, 92, 209
  cisto da, 92, 209

S

Sarcoidose, 132, 172
  definição, 172
  manifestações, 172
Schwannoma, 216
  vestibular, 116
    definição, 116
    tamanho, 116
Schwannomatose, 38, 206
  definição, 38
  sinais, 38

Siderose
    superficial, 70, 210
Sinal de spot, 78
    definição, 78
Síndrome
    da encefalopatia posterior reversível, 180
    de Dyke-Davidoff, 54
    de Hurler, 28
    de Joubert, 10, 202
    de Kallmann, 184
    de Kearns-Sayre, 24
    de Leigh, 24
    de Meckel-Gruber, 6
    de Tolosa-Hunt, 132, 218
    de von Hippel-Lindau, 42, 206
    de Walker-Warburg, 6, 202
    do antifosfolípide, 131
Sinusite, 129
    achados de imagem, 130
        outros, 130
    apresentação clínica, 129
    diagnóstico diferencial, 130
    fatos essenciais, 130
    pérolas e armadilhas, 130
Spetzler-Martin
    sistema de graduação de, 208
Staphylococcus aureus, 126
Streptococcus viridans, 126
Subependimoma, 90, 108
    definição, 90, 108

T

Taylor
    displasia cortical focal de, 40
Temozolomida, 79
Teratoma
    sacrococcígeo, 18
Tolosa-Hunt
    síndrome de, 132, 218
Tonturas, 107
    achados de imagem, 108
        outros, 108
    apresentação clínica, 108
    diagnóstico diferencial, 108
    fatos essenciais, 108
    pérolas e armadilhas, 108
Toxoplasmose, 138, 142, 144, 220
Triângulo de Guillain-Mollaret, 182
Trombose
    do seio venoso, 68
    venosa cerebral
        profunda, 52
            definição, 52
            fisiopatologia, 52
Túber
    subcortical, 34
        características, 34
Tumor
    da pineal, 94
    edematoso de Pott, 130
    glioblastoma
        recorrência de, 80
    hemorrágico, 78

U

Ultrassonografia
    fetal
        anormal, 15
            achados de imagem, 15
                outros, 15
            apresentação clínica, 14
            diagnóstico diferencial, 15
            fatos essenciais, 15
            pérolas e armadilhas, 15
    obstétrica
        anormal, 5
            recém-nascido apresenta, 5
            achados de imagem, 6
                outros, 6
            apresentação clínica, 5
            diagnóstico diferencial, 6
            fatos essenciais, 6
            pérolas e armadilhas, 6
    pré-natal, 18

V

VACTERL
    associação, 30
Vasculite, 170
Vasculopatia(s), 68
Vasospasmo, 50
Vertigem, 41
    achados de imagem, 42
        outros, 42
    apresentação clínica, 41
    crônica, 171
    diagnóstico diferencial, 42
    fatos essenciais, 42
    pérolas e armadilhas, 42
Vírus
    John Cunningham, 148
Visão dupla, 87
    achados de imagem, 88
        outros, 88
    apresentação clínica, 87
    diagnóstico diferencial, 88
    fatos essenciais, 88
    pérolas e armadilhas, 88
Von Hippel-Lindau
    síndrome de, 42, 206
        definição, 42
        manifestações, 42

W

Walter-Warburg
    síndrome de, 6, 202
        definição, 10
Watershed, 64
    isquemia cerebral, 180

X

Xantoastrocitoma
    pleomórfico, 86, 96
        definição, 86, 96